本书获以下机构和课题资助

国家中医药管理局杨霓芝全国名老中医传承工作室

国家中医药管理局黄春林全国名老中医传承工作室

广东省中医药管理局刘旭生省名中医传承工作室

广东省中医院张大宁国医大师工作室

国家自然科学基金项目：三芪口服液调控 HIF-1a/PKM2/有氧糖酵解介导成
纤维细胞活化延缓慢性肾脏病进展的作用和机制，项目编号：82104779

狼疮性肾炎
中西医结合诊治

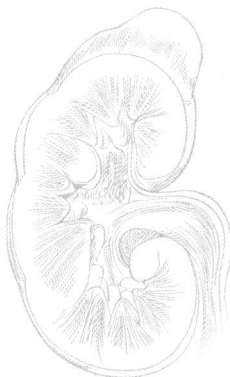

主 编

侯海晶　王立新　彭　钰

副主编

胡晓璇　许　苑　林俊杰　苏镜旭　李泽文　丘伽美

编　委（按姓氏笔画排序）

王立新　卢家言　卢富华　申妙莹　丘伽美　朱盛诚　刘 惠

许　苑　苏国彬　苏镜旭　李　琴　李虎才　李泽文　汪明华

张　腊　张迪飞　张翼飞　陈艺勤　陈白莹　陈国伟　林立豪

林俊杰　郑婷婷　胡晓璇　钟静怡　段若兰　侯洁琼　侯海晶

梁晓琳　梁展耀　彭　钰　蒋东君　游东欣

人民卫生出版社

·北 京·

图书在版编目（CIP）数据

狼疮性肾炎中西医结合诊治 / 侯海晶，王立新，彭钰主编. -- 北京 ：人民卫生出版社，2025. 2. -- ISBN 978-7-117-37740-9

Ⅰ. R593.24

中国国家版本馆 CIP 数据核字第 2025VF2620 号

人卫智网	www.ipmph.com	医学教育、学术、考试、健康，购书智慧智能综合服务平台
人卫官网	www.pmph.com	人卫官方资讯发布平台

狼疮性肾炎中西医结合诊治

Langchuangxingshenyan Zhongxiyi Jiehe Zhenzhi

主　　编：侯海晶　王立新　彭　钰
出版发行：人民卫生出版社（中继线 010-59780011）
地　　址：北京市朝阳区潘家园南里 19 号
邮　　编：100021
E - mail：pmph @ pmph.com
购书热线：010-59787592　010-59787584　010-65264830
印　　刷：河北博文科技印务有限公司
经　　销：新华书店
开　　本：710×1000　1/16　印张：23　插页：4
字　　数：401 千字
版　　次：2025 年 2 月第 1 版
印　　次：2025 年 2 月第 1 次印刷
标准书号：ISBN 978-7-117-37740-9
定　　价：69.00 元

打击盗版举报电话：010-59787491　E-mail: WQ @ pmph.com
质量问题联系电话：010-59787234　E-mail: zhiliang @ pmph.com
数字融合服务电话：4001118166　E-mail: zengzhi @ pmph.com

医学博士,硕士研究生导师,广东省中医院主任医师。

先后师从第五批全国老中医药专家学术经验继承工作指导老师、广东省名中医杨霓芝教授,国医大师张大宁教授,国医大师熊继柏教授。2002年硕士毕业后于广东省中医院工作至今,积累了丰富的中西医结合肾内科疾病诊治经验。

现任中华中医药学会补肾活血法分会常务委员、中国中医药肾脏病防治联盟专家委员会常务委员、广东省中医药学会肾病专业委员会常务委员、广东省中西医结合学会免疫性肾病专业委员会常务委员、广东省器官医学与技术学会中西医结合肾脏病专业委员会常务委员、广东省中医药学会经典传承创新中医学术专业委员会委员、中国民族医药学会肾病分会理事、广东省中西医结合学会代谢性肾病专业委员会委员、广东省精准医学应用学会肾脏病分会委员、广州市医学会医疗事故和医疗损害鉴定专家。2022年获评"广东省实力中青年医生"。主编、副主编论著4部。

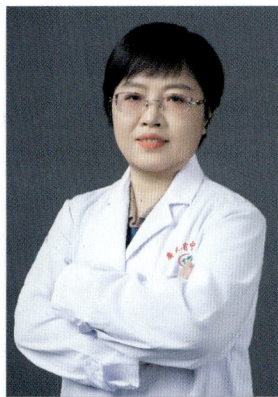

侯海晶

主编简介

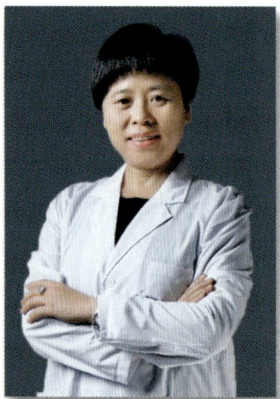

王立新

主任医师,医学博士,博士研究生导师。

广东省中医院芳村医院肾内科、血透室主任。广东省中西医结合学会免疫性肾病专业委员会主任委员,中华中医药学会肾病分会、补肾活血分会委员。博士师从全国老中医药专家学术经验继承工作指导老师杨霓芝教授,后师从全国名老中医李寿山主任医师、国医大师李士懋教授及国医大师张大宁教授。广东省中医院国医大师张大宁工作室负责人。连续入选2019—2022年岭南名医录,荣获2023年"羊城好医生"称号。2012—2014年广东省健康科普专家。广东省中医院名中医。

从事内科医疗、教学和科研工作30余年,积极发挥中医药特色与优势,以中医药为主治疗内科常见病、多发病,以中西医结合手段治疗肾内科疑难急危重症。主持及参与国家级及省部级课题多项,作为主要负责人获得中华中医药学会等各级奖项5项,参与发明专利5项,主编及参编《跟名中医杨霓芝教授做临床》《肾病综合征》《泌尿科专病中医临床诊治》,发表论文40余篇。20年来培养博士、硕士研究生50余名。

临证擅长运用中西医结合手段诊治各种肾内科常见病、多发病、疑难病,尤其擅长于IgA肾病、狼疮性肾炎、膜性肾病等免疫性肾病的中西医结合诊治,积累了丰富的临证经验。

主编简介

广东省中医院主任医师,硕士研究生导师。

从事中西医结合肾病临床工作近 20 年,熟练掌握各种原发性和继发性肾脏病的诊治,特别是对急慢性肾衰竭有着丰富的抢救和治疗经验,对慢性肾衰竭尿毒症各种并发症的中西医结合治疗具有丰富经验。

运用腹膜透析置管手术能力精湛,应用新的腹膜透析套管针置管技术熟练,目前完成腹膜透析手术近千例,套管针手术 300 余例,并首先在广东省内负责推广和应用此项手术技术。

担任中国民族医药学会肾病分会常务理事、广东省中西医结合学会血液净化专业委员会常务委员、广东省中西医结合学会代谢性肾病专业委员会常务委员、广东省医学会肾脏病分会腹膜透析学组成员、广东省医师协会肾脏病分会腹膜透析学组成员、广东省中医药学会慢病管理专业委员会委员、广东省中西医结合学会免疫性肾病专业委员会委员等。

主持和参与国家级及省级课题 9 项,主持并顺利完成广东省科技厅课题"基于黄春林教授调脾法探讨大黄、黄连、干姜联合调节腹膜透析患者肠道菌群及其代谢产物的临床研究",发表多篇核心期刊论文。2021 年获得广东省中医院"拔尖人才"称号。2022 年获得"广东省实力中青年医生"称号。

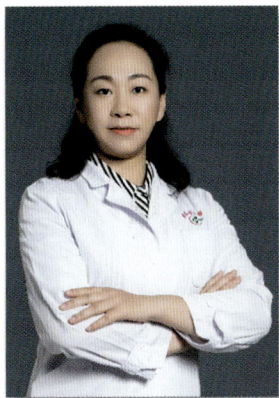

彭　钰

序 一

系统性红斑狼疮是一种多发于中青年女性的自身免疫性疾病，约 50%~70% 的系统性红斑狼疮患者会累及肾脏，进而发展为狼疮性肾炎。狼疮性肾炎的治疗面临药物毒性大、易引发感染等并发症以及复发率高等问题。因此，寻求更为有效、副作用更小的治疗方案是亟待解决的问题。

《狼疮性肾炎中西医结合诊治》一书是由广东省中医院肾内科长期从事狼疮性肾炎临床诊疗的一批优秀医师撰写。此书详细介绍了狼疮性肾炎的诊治要点以及中西医治疗方案的新研究进展。强调了激素、免疫抑制剂、生物制剂等传统治疗方法与中医药治疗结合的重要性。并通过分享临床中遇到的疑难病案，将西医学的研究进展与中医理论结合，验证于临床实践中，把治疗狼疮性肾炎的感悟和经验加以总结，医案之中诊断思路清晰、理法方药俱备，其活人之法，使后学可举一反三，为临床医生对狼疮性肾炎的诊治提供重要帮助，则临床水平逐日提高。

中医药是中华民族的传统瑰宝，以其显著的疗效、独特的理念和治疗方法屹立于世界医学之林，为人类健康做出了卓越贡献。广东省中医院肾病科是全国中医优秀重点专科，国家中医临床研究基地，一直在实践"现代医学发展跟得上，中医水平站在前沿"的广东省中医院特色理念。因此，相信这本理论结合实践的治疗狼疮性肾炎的书籍必将有助于后学临证水平之提高，促进中医治疗肾病学术经验的传承与创新，让中医药更好地为人民健康服务。这本书的临床实用性强，适用于各级肾病专科医师、风湿科医师，甚至是大内科专业的学者参研。此书易晓，娓娓可读，何幸如之。

张大宁

2024 年 1 月于天津

序 二

　　系统性红斑狼疮是一种系统性自身免疫性疾病,疾病的发展过程中多会累及肾脏,进展为狼疮性肾炎,是肾内科常见的继发性肾脏病。目前,西医学对狼疮性肾炎的治疗仍以糖皮质激素、免疫抑制剂为主,有疗效,但毒副作用较多。因此探索有效治疗狼疮性肾炎的中西医结合之路值得肾病学者深入研讨。

　　狼疮性肾炎的中医基本病机是本虚标实,以热毒、瘀血为标,肾虚为本;病在肌表或四肢经络,则病情较轻,由表入里伤及脏腑,则病情较重。中医药治疗狼疮性肾炎在改善临床症状,减轻激素及免疫抑制剂毒副作用,提高生活质量等方面已被证实具有一定的作用,中西医结合治疗可取长补短,达到增效减毒的目标。

　　《狼疮性肾炎中西医结合诊治》是广东省中医院肾内科临床医师多年临床经验的总结,凝结了广东省中医院肾内科多年来在狼疮性肾炎的中西医结合诊治过程的心血,对狼疮性肾炎的中西医治疗方案、中西医结合预防调护、中医药治疗增效减毒、中医专病专药效果的发挥均有创见,有最新的医学进展,也有名老中医的经验传授,是肾病专科医师在日常临床过程不可多得的参考资料。相信这本专著的出版,能够对肾病专科医师在诊疗过程中发散思维有所帮助,令系统性红斑狼疮患者得到早期、规范的治疗,为狼疮性肾炎治疗的减毒增效开阔思路。读有所感,庆幸之余,乐之为序。

杨霓芝
2024 年 2 月于广州

前　言

　　"面赤斑斑如锦文",古之谓阴阳毒者,今谓之红斑狼疮。狼疮性肾炎是系统性红斑狼疮所导致的常见且难治的肾脏疾病,其病情复杂、变化多端。表现上,它"千人千面",有面颊红斑者,有四肢浮肿者,有关节疼痛者,有神志异常者,故易导致误诊误治;治疗上,它"难关重重",激素、免疫抑制剂的长期应用,可能导致严重感染、股骨头坏死、生殖障碍等并发症,让医者慨叹无能为力;预后上,它"野火烧不尽",稍有不慎就会复发。正是这些困阻,让临床医生在狼疮性肾炎的诊治中显得力不从心。缜密的诊断思路、新型生物制剂的应用以及中西医结合的探索,可以为狼疮性肾炎的诊治开辟新的道路。中西合参,取长补短,相辅相成,尤其在控制狼疮活动度、缓解症状、避免复发等方面,中西医诊治显得不可或缺。

　　本书旨在通过回顾临床案例、总结前沿研究进展为医者提供诊治思路,引导患者配合治疗。本书上篇通过结合国内外最新狼疮性肾炎研究进展和中医名家学术思想,对系统性红斑狼疮、狼疮性肾炎的研究概况、诊断、中西医结合治疗和调护进行了归纳和分析,下篇则总结了近20年来就诊于广东省中医院肾内科的狼疮性肾炎及各种合并症的临床真实案例32例,启发读者临床诊治思路和传承中医辨证论治思想。理论与实践相结合,其中有广东省名中医杨霓芝教授、黄春林教授、刘旭生教授指导的中医治疗,令学者在立足于西医学前沿的同时,拓宽中西医辨治狼疮性肾炎思路。

　　在编写过程中,编写团队务求内容翔实,依据指南,紧贴临床。病案选择务求各具特色,或初期误诊,或后期难治,或合并有药物或病情本身导致的严重并发症,或医疗团队在为老年患者治疗时战战兢兢,或为幼年患者治疗时不遗余力,力图展示出跌宕起伏的系统性红斑狼疮、狼疮性肾炎的诊治之路。但系统性红斑狼疮、狼疮性肾炎病情复杂,部分病案年代较远,难免有不尽之处,期盼广大读者批评指正。

编者
2024 年 1 月

目　录

上篇　狼疮性肾炎中西医研究进展

下篇　狼疮性肾炎病案集锦

上篇

狼疮性肾炎中西医研究进展

第一章
系统性红斑狼疮的概述

第一节　系统性红斑狼疮的流行病学

系统性红斑狼疮（systemic lupus erythematosus，SLE）是一种表现为全身多系统损害的自身免疫性结缔组织病，其病理表现为自身抗原和抗体结合形成的免疫复合物沉积在肾、皮肤、关节、浆膜、心、肺、中枢神经系统等多部位、多系统而导致的损伤。SLE临床表现复杂多样，病程迁延反复，病情缓解和加重相互交替。2019年全球SLE患病率约为43.7（15.87~108.92）/10万，患病人口341万。患病率存在地域与人种的差异。美国、欧洲SLE患病率分别为（19~159）/10万、（28~97）/10万，我国SLE预估患病率为（30~70）/10万，患病人数约为70万。美国黑种人特别是女性患病率高于西班牙裔人2倍，高于白种人3倍，而亚洲血统SLE患病率又较白种人高。

SLE最容易受累的人群是女性，尤其是20~40岁育龄期女性，男女发病比例约为1：（10~12）。2019年女性中SLE发病率为8.82（2.4~25.99）/10万，每年新确诊病例数为0.34万，而在男性中这些数值均较低，分别为每年1.53（0.41~4.46）/10万和每年0.06万。

随着SLE诊治水平的不断提高，SLE患者的生存率大幅度提高。5年生存率从20世纪50年代的50%~60%升高至90年代的超过90%，并在2008—2016年逐渐趋于稳定。高收入国家成年人SLE的5年、10年和15年总生存率分别为0.95、0.89和0.82，低/中等收入国家分别为0.92、0.85和0.79。虽然SLE患者生存率较前提高，但相比于正常同龄人，SLE患者死亡率仍高出2~3倍，最主要的死因为感染、肾脏疾病、心血管疾病，其中感染在SLE患者主要死亡原因中居首位。

（林俊杰　李虎才　王立新）

参考文献

[1]　LAUSTRUP H，VOSS A，GREEN A，et al. Occurrence of systemic lupus erythematosus in a Danish community：an 8-year prospective study［J］. Scand J Rheumatol，2009，38（2）：128-132.

[2]　REES F，DOHERTY M，GRAINGE M，et al. The incidence and prevalence of systemic lupus erythematosus in the UK，1999-2012［J］. Ann Rheum Dis，2016，75（1）：136-141.

[3]　REES F，DOHERTY M，GRAINGE M J，et al. The worldwide incidence and prevalence of systemic lupus erythematosus：a systematic review of epidemiological studies［J］. Rheumatology（Oxford），2017，56（11）：1945-1961.

[4]　ZENG Q Y，CHEN R，DARMAWAN J，et al. Rheumatic diseases in China［J］. Arthritis Res Ther，2008，10（1）：17.

[5]　IZMIRLY P M，PARTON H，WANG L，et al. Prevalence of Systemic Lupus Erythematosus in the United States：Estimates From a Meta-Analysis of the Centers for Disease Control and Prevention National Lupus Registries［J］. ArthritisRheumatol，2021，73（6）：991-996.

[6]　ZHANG S，YE Z，LI C，et al. Chinese Systemic Lupus Erythematosus Treatment and Research Group（CSTAR）Registry XI：gender impact on long-term outcomes［J］. Lupus，2019，28（5）：635-641.

[7]　ZHANG S，SU J，LI X，et al. Chinese SLE Treatment and Research group（CSTAR）registry：V. gender impact on Chinese patients with systemic lupus erythematosus［J］. Lupus，2015，24（12）：1267-1275.

[8]　TEKTONIDOU M G，LEWANDOWSKI L B，HU J，et al. Survival in adults and children with systemic lupus erythematosus：a systematic review and Bayesian meta-analysis of studies from 1950 to 2016［J］. Ann Rheum Dis，2017，76（12）：2009-2016.

[9]　中华医学会风湿病学分会，国家皮肤与免疫疾病临床医学研究中心，中国系统性红斑狼疮研究协作组. 2020 中国系统性红斑狼疮诊疗指南［J］. 中华内科杂志，2020，59（3）：172-185.

[10]　YEN E Y，SHAHEEN M，WOO J M P，et al. 46-Year Trends in Systemic Lupus Erythematosus Mortality in the United States，1968 to 2013：A Nationwide Population-Based Study［J］. Ann Intern Med，2017，167（11）：777-785.

[11]　LEE Y H，CHOI S J，JI J D，et al. Overall and cause-specific mortality in systemic lupus erythematosus：an updated meta-analysis［J］. Lupus，2016，25（7）：727-734.

第二节　系统性红斑狼疮的病因

SLE 是一种病因不明的自身免疫性疾病，病因复杂，遗传、环境、激素等多种因素均可引起体内免疫调节异常，持续产生自身抗体，损害体内组织而致病。

(一) 遗传因素

罹患 SLE 的高度一致率表明 SLE 的发生可能与遗传相关。研究发现,女性罹患 SLE 的风险比男性高 10 倍,而患者(XXY)罹患 SLE 的风险高达 14 倍,这暗示 SLE 与 X 染色体上的基因相关,但尚未发现确切的基因。许多全基因组关联分析研究已经确定了 80 多种遗传易感性,除人类白细胞抗原(human leucocyte antigen,HLA)区域外,相关的单核苷酸多态性明显增加 SLE 患病风险,而早期补体成分 C1q、C1r、C1s(90 风险)、血清补体 4(serum complement 4)(50 风险)、补体成分 2(C2)(20 风险)和 *TREX1* 等基因的突变也被认为是发生 SLE 的重要原因。

(二) 外界因素

外界因素与遗传因素相互作用,增加 SLE 患病易感性。研究表明 SLE 患病风险增加与多种外界因素相关,包括药物、感染、吸烟、紫外线、其他生活方式或污染等。

1. 药物 药物可以诱发红斑狼疮。有报道认为药物性狼疮与药物的乙酰化水平和剂量有关。此外,药物还可能通过表观遗传学机制诱导红斑狼疮发生。目前已有多种药物报道可诱发 SLE,高危类药物有:普鲁卡因胺、肼屈嗪;中危类药物:奎尼丁、异烟肼、柳氮磺吡啶;低危类药物:甲基多巴、卡托普利、醋丁洛尔、氯丙嗪、米诺环素、卡马西平、丙硫氧嘧啶、D-青霉胺、氨苯磺胺和 5-氨基水杨酸。

2. 日光和紫外线、食物 约 40% 的 SLE 患者暴露于阳光或紫外线中,可见面部蝶形红斑加重,或出现新的皮损,或使全身症状加重,这种现象称为光敏感。磺胺类药、四环素等药物因为能诱发光敏感,所以会增强紫外线的效应。含有补骨脂素的食物,如芹菜、无花果等具有增强 SLE 患者光敏感的潜在作用。

3. 感染 感染可诱发机体产生自身免疫性反应,这被认为是 SLE 发病的诱因。一项来自丹麦的大型登记研究(1945—2000 年,450 万人)表明,感染住院史与 SLE 和其他自身免疫疾病相关,SLE 患者在确诊前 5~10 年的住院感染风险增加 2 倍。多种病毒感染尤其是爱泼斯坦-巴尔病毒(Epstein-Barr virus,EBV)、人类细小病毒 B19、内源逆转录病毒和巨细胞病毒可能与 SLE 发病相关。SLE 患者中抗 EB 病毒衣壳抗原免疫球蛋白 G(immunoglobulin G,IgG)和抗 EB 病毒抗体滴度均显著高于健康个体。

4. 吸烟 吸烟也会导致 SLE 的发生,且具有剂量反应。吸烟者发生 SLE 的危险性是不吸烟者的 7 倍,但早期被动吸烟并不增加女性成年后发生 SLE 的风险。

（三）女性激素

女性的性激素是影响 SLE 发生的重要危险因素之一。雌激素和催乳素可促进自身免疫,增加 B 细胞活化因子的产生,并调节淋巴细胞的活化。雌激素和催乳素增高与 SLE 高发生率相关。外源性激素的使用(包括口服避孕药和激素替代疗法)也与 SLE 发生风险增加显著相关。

（林俊杰 李虎才 王立新）

参考文献

［1］ PARKS C G,SANTOS A S E,BARBHAIYA M,et al. Understanding the role of environmental factors in the development of systemic lupus erythematosus［J］. Best Pract Res Clin Rheumatol,2017,31(3):306-320.

［2］ AIMO A,PATERAS K,STAMATELOPOULOS K,et al. Relative Efficacy of Sacubitril-Valsartan,Vericiguat,and SGLT2 Inhibitors in Heart Failure with Reduced Ejection Fraction:a Systematic Review and Network Meta-Analysis［J］. Cardiovasc Drugs Ther,2021,35(5):1067-1076.

［3］ HANLON P,AVENELL A,AUCOTT L,et al. Systematic review and meta-analysis of the sero-epidemiological association between Epstein-Barr virus and systemic lupus erythematosus［J］. Arthritis Res Ther,2014,16(1):3.

第三节 系统性红斑狼疮的发病机制

SLE 发病过程中,抗原呈递细胞如树突状细胞对自身抗原或外来抗原识别及激活先天免疫和炎症反应,导致适应性免疫系统 T、B 细胞功能紊乱,如 Th1/Th2 细胞平衡打破,自身反应性 B 细胞过度活跃并产生大量自身抗体,这些自身抗体反馈形成免疫复合物,从而诱导不断扩大的组织损伤和全身炎症。

近年来,关于 SLE 发病机制研究取得一些新进展,如正常情况下红细胞中没有线粒体,研究发现 SLE 患者红细胞中线粒体异常残留,可诱发 SLE 自身免疫反应发生发展。

黑色素瘤缺乏因子 2 炎症小体(absent in melanoma 2 inflammasome,AIM2)能感知病原体相关或宿主来源的核酸,从而激活细胞的天然免疫反应,而过表达的 AIM2 可通过调节 Bcl-6-Blimp-1 轴促进 B 细胞分化,参与 SLE 的发生和发展。

肠道菌群失衡也与 SLE 发生发展存在密切联系。研究发现 SLE 患者肠道菌群在物种组成和功能分布上与正常人群存在显著差异,SLE 患者肠道中 *Atopobium rimae*、*Shuttleworthia satelles*、*Actinomyces massiliensis* 等细菌显著升高,并且支链氨基酸合成、肌醇降解和硫胺素合成水平显著降低,而细菌脂多糖合成水平显著升高。*Odoribacter splanchnicus* 和 *Akkermansia muciniphila* 细菌产生的肽段不仅分别与红斑狼疮特征性自身抗原 Sm 抗原和 Fas 抗原的表位高度相似,还可以分别激活 CD4[+]T 细胞和 B 细胞,这两种细菌可通过分子模拟机制触发自身免疫应答。

SLE 患者固有免疫细胞在红斑狼疮发病进展中具有关键性作用,谷胱甘肽过氧化物酶4(glutathione peroxidase 4,GPX4)是细胞铁死亡的关键调节因子,GPX4 介导的中性粒细胞铁死亡可诱发自身免疫反应,抑制中性粒细胞铁死亡可明显缓解 SLE 病程进展。

中期因子是肝素结合表皮生长因子家族中一员,除了参与细胞增殖分化和发育,还具有免疫调节功能,可通过调节辅助性 T 细胞 1 和调节性 T 细胞的分化、促进 B 细胞存活、募集中性粒细胞及促炎性细胞因子白细胞介素-17(interleukin-17,IL-17)的分泌影响 SLE 的疾病进展,与疾病活动呈正相关。

SLE 新发病机制的阐明可为后续研究提供新的思路和新的治疗靶点。

(林俊杰　王立新)

参考文献

［1］　CAIELLI S,CARDENAS J,DE JESUS A A,et al. Erythroid mitochondrial retention triggers myeloid-dependent type I interferon in human SLE［J］. Cell,2021,184(17):4464-4479.

［2］　YANG M,LONG D,HU L,et al. AIM2 deficiency in B cells ameliorates systemic lupus erythematosus by regulating Blimp-1-Bcl-6 axis-mediated B-cell differentiation［J］. Signal Transduct Target Ther,2021,6(1):341.

［3］　MA Y,GUO R,SUN Y,et al. Lupus gut microbiota transplants cause autoimmunity and inflammation［J］. Clin Immunol,2021,233(108892).

［4］　CHEN B D,JIA X M,XU J Y,et al. An Autoimmunogenic and Proinflammatory Profile Defined by the Gut Microbiota of Patients With Untreated Systemic Lupus Erythematosus［J］. Arthritis Rheumatol,2021,73(2):232-243.

［5］　LI P,JIANG M,LI K,et al. Glutathione peroxidase 4-regulated neutrophil ferroptosis induces systemic autoimmunity［J］. Nat Immunol,2021,22(9):1107-1117.

［6］　王轶奇,安佳,王旭霞,等. 中期因子在系统性红斑狼疮发病机制中的研究进展［J］. 中华风湿病学杂志,2022,26(4):276-280.

第四节　系统性红斑狼疮的中医认识

中医古籍中并无 SLE 相对应的疾病名称,但其类似症状散见于历代文献中。古代医家多从皮肤特征入手命名,有"蝴蝶斑""阴阳毒""红蝴蝶疮""马樱丹""猫眼疮"等诸多名称。如《金匮要略》云"阳毒之为病,面赤斑斑如锦文""阴毒之为病,面目青,身痛如被杖,咽喉痛",提出了"阴阳毒"的病名及治疗方药,对后世医家多有启发;《黄帝内经》从"痹证"及"五脏痹"的角度命名,其中"五脏痹"认为 SLE 与五脏虚损相关;《外科启玄》中描述"三伏炎天,勤苦之人,劳于任务,不惜身命,受酷日晒曝,先疼后破,而成疮者",将其命名为"日晒疮",认为本病主要是"酷日晒曝"造成的;另《诸病源候论》提到"夫人冬月触冒寒毒者……至夏遇热,温毒始发出于肌肤,斑烂隐疹如锦文也"。根据这一特点,将其命名为"温毒发斑"。《外科正宗》有"葡萄疫其患……郁于皮肤不散,结成大小青紫斑点,色若葡萄,发在遍体头面"的描述,将其命名为"葡萄疫"。还有医家以 SLE 发病的其他突出表现命名,如水肿、虚劳、发热等。

中医学认为本病是由先天禀赋不足,加之外因毒邪侵入引起的。其内因多为先天禀赋不足,导致阴阳气血失调,肝肾亏虚,尤以阴亏为要。外因多与感受邪毒有关,邪毒以热毒最为关键。而病后体虚、劳累过度、外感六淫、阳光暴晒、七情内伤均为该病的重要诱因,使疾病反复发作,缠绵不愈。如果病情迁延,正气愈虚,邪气愈盛,日久则可发生癃闭、关格、肾衰等病。

总之,SLE 的发病,患者先天禀赋不足,肾阴亏虚是疾病发生的内在基础,感受外界六淫疫疠之邪为疾病发生的外部条件。此外有医家将本病归于温病学的伏气温病范畴,认为邪热郁毒炽盛为其致病的外因,邪热日久,耗气伤阴,肾气阴两虚而发病。

现代医家对 SLE 的中医病名认识往往承袭古代论著,但是对 SLE 中医病因病机的认识更加深入,辨证分型更加丰富多样。

1. 分型辨证论治 中医辨证论治是现阶段中西医结合的主要诊疗思路,现在对 SLE 的分型种类繁多,各中医家在继承先贤的基础上,根据自己的临床经验和学术特点从不同角度总结 SLE 的临床证型。1994 年由国家中医药管理局颁发的《中医病证诊断疗效标准》中将其分为 5 型即气阴两伤、热毒炽盛、脾虚肝旺、脾肾阳虚、气滞血瘀。2002 年国家药品监督管理局颁发的《中药新药临床研究指导原则》则将 SLE 分为 6 型即阴虚内热、热毒炽盛、风湿热痹、瘀热痹阻、气血两虚、脾肾阳虚。

国医大师张大宁认为系统性红斑狼疮可分为热毒炽盛、肝肾阴虚、脾肾阳虚等,根据不同证型,分别采用"清、补、温"的治法,并配以"活血化瘀、疏通经络""凉血散血、补虚勿忘化瘀"的治法。王文春教授认为系统性红斑狼疮的发病根源在于肝肾阴虚、先天不足,后天发病除皮肤的表现之外,尚累及多脏器、系统,且病情迁延反复。初起以阳热症状为主,属火毒炽盛,继则热盛伤阴,阴虚火旺,再则可阴损及阳,出现气阴亏虚、阴阳俱虚,甚则脾肾阳虚而出现水肿为主的症状等。在疾病发展的过程中,可因肝脏阴虚阳亢而肝木乘土,以致脾虚肝郁或脾虚肝旺;也可出现气滞血瘀证。范永升认为 SLE 以素体正气不足为主,外界的热毒壅滞、瘀血阻络为其标,临床常见热毒之邪、阴液亏少、瘀血内阻相互交结。何世东认为 SLE 多由于先天禀赋不足或后天失养,导致阴阳失调,肾精不充,以致肝肾阴虚;再加之情志失调,饮食劳倦或外感火热毒邪等因素,致使气血失衡,血行不畅,郁滞经络,郁而化火,表现为红斑,皮疹,雷诺现象等,故瘀热互结为其另一基本病机,且肝肾阴虚,瘀热互结贯穿疾病始终。

2. 分期辨证论治　除分型辨证论治 SLE 外,许多医家在临床上依据病情分期治疗,亦能起到明显的疗效。呼永河认为 SLE 发病属于本虚标实,肾阴亏虚为本,热毒炽盛,瘀阻脉络为标,病位在周身血脉,并提出了分期论治的方法。早期以滋阴清热为主,佐以活血。若病情来势凶猛,发病急骤,高热不退,面部及周身红斑鲜红成片,则病机属阴虚内热、气血两燔;中期病机多为瘀阻脉络,以凉血通络为主,清热养阴为辅;缓解期素体正气亏虚,加之病程漫长、缠绵难愈,邪毒日久耗伤肾阴,加重肝肾亏虚,且治疗过程中长久用激素,其多属补火助阳之品,易耗阴伤津,进一步加重患者阴虚火旺,故此期患者多见肝肾阴虚,以滋补肝肾为主,辅以养阴清热防止复发。张超认为 SLE 为本虚标实之证,以肾气亏虚为本,以毒瘀痹阻为标。在急性发作期重在治标,当选清瘟败毒饮、清营汤加减治疗,清热解毒、凉血化瘀。慢性缓解期病程较长,可分两个阶段调理疾病的脾肾损伤,在阴虚内热阶段,以肾阴亏虚为主,应着重扶正,辅以祛邪;正气极虚阶段,气血两虚,脾肾亏损较严重,重在补虚调整其阴阳平衡。刘健将该病分为急性发作期和慢性缓解期。急性期热毒与阴虚并见,当以清热解毒为主,佐以健脾燥湿,防止湿热互结,缠绵难愈;缓解期患者多病久体弱,治疗虽以养阴清热为主,但其强调顾护脾胃,充养先天的同时亦能调补后天。

激素为 SLE 治疗用药之首选,大剂量使用时,病人会有肾阴虚表现,叶任高认为此时应使用滋养肾阴药,以滋阴降火,减轻大剂量激素引起的阴虚火旺之症。激素撤减又可出现不同程度的停药反应,主要表现为肾阳虚、气虚,宜加用益气温阳之类药物,促使体内肾上腺皮质激素分泌,减少反跳现象,有助于巩固疗效。

虽不同的医家对于 SLE 分期不同,但大体都将其分为急性活动期和慢性缓解期。辨证方面,多采用分期辨证,在疾病的不同时期,应该分清其标本虚实的主次。急性活动期为疾病中重度活动期临床表现多以实证为主,病机为瘀热互结,燔灼营血;缓解期病情较前有所好转,但激素不良反应开始显现,患者多以阴虚火旺,气血阴阳不足为主要表现;慢性缓解期,因疾病日久,阴虚更甚,阴损及阳,出现阴阳两虚的病理状态。

(林俊杰 李虎才 王立新)

参考文献

[1] 张大宁.张大宁谈肾病常见肾脏疾病的治疗和护养之七——系统性红斑狼疮性肾炎[J].开卷有益—求医问药,2015(2):8-9.

[2] 潘之,王思农,杨桂兰,等.名老中医王文春治疗系统性红斑狼疮经验撷英[J].西部中医药,2014,27(6):26-27.

[3] 范永升.系统性红斑狼疮的中医临床探索与实践[J].浙江中医药大学学报,2019,43(10):1030-1035.

[4] 刘晓羽,彭剑虹.何世东分期辨治系统性红斑狼疮[J].实用中医内科杂志,2017,31(5):7-8.

[5] 胡志鹏,杨茂艺,呼永河.呼永河分期辨治系统性红斑狼疮经验[J].湖南中医杂志,2019,35(11):33-34.

[6] 张超,刘英.分期辨证治疗系统性红斑狼疮的体会[J].中国民族民间医药,2015,24(11):22.

[7] 朱福兵,刘健,方利,等.刘健教授治疗系统性红斑狼疮经验[J].中国临床保健杂志,2015,18(1):86-88.

[8] 柯凌.叶任高教授治疗狼疮性肾炎的思路与经验[J].中国中西医结合肾病杂志,2001(4):190-191.

第五节 系统性红斑狼疮的诊断与临床表现

一、系统性红斑狼疮的诊断

系统性红斑狼疮(systemic lupus erythematosus,SLE)是一种系统性自身免疫性疾病,以全身多系统多脏器受累、反复复发与缓解、体内存在大量自身抗体为主要临床特点,如不及时治疗,会造成受累脏器的不可逆损害,最终导致患者死亡。随着目前诊治及诊断水平的提高,系统性红斑狼疮的生存率逐年上升,系统性红斑狼疮疾病从急性、高病死性疾病逐渐向慢性、可控性疾病转变。

(一)诊断变迁

1971年美国风湿病协会(American Rheumatism Association,ARA)发表了

SLE 的早期分类标准,其中包含 14 项内容,是后续 1982 年和 1997 年分类标准的雏形。由于标准制订和验证的 SLE 患者基本都是在 20 世纪 60 年代确诊的患者,故 1971 年标准列入了多达 6 项的皮肤表现,但在 SLE 免疫学特征方面的认识却很有限。

1971 年 ARA 分类标准发表后,经过若干验证研究,获得了很多意见,如分类标准中纳入过多的皮肤表现,而太少的脏器表现降低了标准的特异性。

1. 1982 年美国风湿病协会(ARA)标准　①颧部蝶形红斑;②盘状红斑;③光过敏;④口腔溃疡;⑤关节炎;⑥浆膜炎;⑦肾脏病变:持续性蛋白尿大于 0.5g/d 或大于 +++;管型可为红细胞管型、血红蛋白管型、颗粒管型或混合性管型;⑧神经精神异常;⑨血液系统异常:溶血性贫血伴网织红细胞增多;⑩免疫学异常:狼疮细胞(lupus erythematosus cell,LE)阳性,或抗双链 DNA 抗体(anti-double strand DNA antibody,anti-dsDNA)阳性,或抗 Sm 抗体(anti-Sm antibody,anti-Sm)阳性,或梅毒血清学反应假阳性;⑪抗核抗体阳性。

2. 1997 年美国风湿病学会(American College of Rheumatology,ACR)改进标准　在 1982 年 ARA 标准中第 10 项免疫学异常中,取消 LE 细胞阳性;将最后的梅毒血清学反应假阳性改为抗磷脂抗体阳性。

活体组织检查(简称活检)确定狼疮性肾炎患者可能仍然不满足标准。

(1) 高度相关的皮肤特征(如颊部红斑和光敏性)可能重叠。

(2) 未纳入其他皮肤表现(如斑丘疹或多环状疹)。

(3) 遗漏了很多 SLE 的神经系统表现(如脊髓炎)。

(4) 没有纳入相关的免疫学信息,如补体成分的血清水平较低。

3. 2012 系统性红斑狼疮国际临床协作组(SLICC)SLE 诊断标准　2012 年的系统性红斑狼疮国际临床协作组(Systemic Lupus International Collaborating Clinics,SLICC)分类标准更加强调临床表现和免疫学指标相结合,取消了部分特异性和敏感性不高的临床表现,且更重视系统受累,提高了肾活检在诊断中的重要性。(表 1-1)

表 1-1　2012 年 SLICC 诊断标准

皮肤系统	急性皮肤红斑狼疮和亚急性皮肤红斑狼疮
	慢性皮肤红斑狼疮
	口腔溃疡
	非瘢痕性脱发
关节表现	≥2 个外周关节的滑膜炎,表现为疼痛、压痛、肿胀或晨僵≥30min

浆膜炎	胸膜炎;或典型胸膜疼痛 >1 天;或胸膜摩擦音;或胸腔积液证据;或心包炎;或典型心包疼痛 >1 天;或心电图提示心包炎
肾脏	尿蛋白总量 >500mg/24h 或尿蛋白-肌酐比值 >0.5mg/g;或红细胞管型
血液系统	溶血性贫血
	或 ≥1 次的白细胞减少($<4 \times 10^9$/L);或 ≥1 次的淋巴细胞减少($<1.0 \times 10^9$/L)
	或 ≥1 次的血小板减少($<100 \times 10^9$/L)
神经系统	癫痫发作、神经病、多发性单神经炎、外周或脑神经病变、脑炎(急性精神错乱状态)
免疫学	ANA 高于实验室参考范围
	抗双链 DNA 抗体高于实验室参考范围(酶联免疫吸附试验检测需要 2 次高于实验室参考范围)
	抗 Sm 抗体阳性
	抗磷脂抗体,或梅毒螺旋体抗原血清试验及非梅毒螺旋体抗原血清试验假阳性,或抗心磷脂抗体至少 2 倍正常中高滴度,或抗 β2 糖蛋白 I 抗体阳性
	低补体:低血清补体 3(serum complement 3,C3);或低 C4;或低血清总补体活性(CH50)
	对无溶血性贫血者,直接库姆斯试验(direct Coombs test)阳性
诊断	满足 4 条:其中至少包括 1 条临床标准和 1 条免疫学标准;或活检证实的狼疮性肾炎,伴抗核抗体(anti-nuclear antibody,ANA)阳性或抗双链 DNA 抗体阳性

诊断须满足 17 项标准中的至少 4 项,其中包括 11 项临床标准中的至少 1 项和 6 项免疫标准中的 1 项。此外,患者在存在 ANA 抗体或抗双链 DNA 抗体的情况下,若具有与 SLE 相符的经活检证实的肾炎,也可诊断。1971 年至 2012 年各项标准对比如下表(表 1-2)。

表1-2 1971 年至 2012 年各项标准对比

项目	1971 年 ARA 标准	1982 年 ARA 标准	1997 年 ACR 标准	2012 年 SLICC 标准
皮肤表现	6 项	4 项	4 项	4 项
	面部红斑(蝶形红斑)	蝶形红斑	蝶形红斑	急性皮肤红斑狼疮和亚急性皮肤红斑狼疮
	盘状红斑	SLE 皮损	SLE 皮损	慢性皮肤狼疮

项目	1971 年 ARA 标准	1982 年 ARA 标准	1997 年 ACR 标准	2012 年 SLICC 标准
皮肤表现	雷诺现象 脱发 光敏感 口腔或鼻咽溃疡	光敏感 口腔溃疡	光敏感 口腔溃疡	口腔溃疡 非瘢痕性脱发
关节表现	1 项 关节炎,表现为疼痛、压痛或肿胀而无关节畸形	1 项 ≥2 个外周关节的非侵蚀性关节炎,表现为疼痛、压痛或肿胀	1 项 ≥2 个外周关节的非侵蚀性关节炎,表现为疼痛、压痛或肿胀	1 项 ≥2 个外周关节的滑膜炎,表现为疼痛、压痛、肿胀或晨僵≥30min
浆膜炎	1 项 以下任一: 胸膜炎、胸膜摩擦音、浆膜炎病史、胸膜增厚和胸腔积液的证据,心包炎,心电图提示心包炎	1 项 以下任一: 胸膜炎、心包炎	1 项 以下任一: 胸膜摩擦音、胸腔积液的证据、心包炎、心电图提示心包炎	1 项 以下任一: 胸膜炎、典型胸膜疼痛>1d、胸膜摩擦音、胸腔积液证据、心包炎、典型心包疼痛>1d、心电图提示心包炎
肾脏表现	2 项 尿蛋白总量≥3 500mg/24h 尿液显微镜检查见细胞管型	1 项 以下任一: 尿蛋白总量>500mg/24h 尿液显微镜检查见细胞管型	1 项 以下任一: 尿蛋白总量>500mg/24h 尿液显微镜检查见细胞管型	1 项 以下任一: 尿蛋白-肌酐比值>0.5mg/g、尿液显微镜检查见红细胞管型
血液系统受累	1 项 以下任一:溶血性贫血,白细胞减少($<4\,000/mm^3$)≥2 次、血小板减少($<1\,000\,000/m^3$)	1 项 以下任一:溶血性贫血,白细胞减少($<4\,000/mm^3$)、血小板减少($<1\,000\,000/m^3$)	1 项 以下任一:溶血性贫血伴网织红细胞升高、白细胞减少($<4\,000/mm^3$)≥2 次、淋巴细胞减少($<1\,500/mm^3$)≥2 次、血小板减少($<1\,000\,000/m^3$)	3 项 溶血性贫血白细胞减少或淋巴细胞减少(白细胞<$4\,000/mm^3$、或淋巴细胞<$1\,000/mm^3$至少 1 次)、血小板减少($<100\,000/mm^3$)至少 1 次

项目	1971 年 ARA 标准	1982 年 ARA 标准	1997 年 ACR 标准	2012 年 SLICC 标准
神经系统受累	1 项 精神病或抽搐（基于患者病史或医生观察，排除尿毒症或药物因素影响）	1 项 癫痫发作或精神病，除外药物或已知的代谢紊乱因素影响	1 项 癫痫发作或精神病，除外药物或已知的代谢紊乱因素影响	1 项 癫痫发作、精神病、多发性单神经炎、外周或脑神经病变、脑炎（急性神经混乱状态）
免疫学异常	2 项 ①狼疮细胞 ②慢性梅毒血清学试验假阳性	2 项 ①狼疮细胞阳性，或抗双链 DNA 抗体或抗 Sm 抗体阳性，或梅毒血清学假阳性 ②ANA 阳性	2 项 ①抗双链 DNA 抗体，或 抗 Sm 抗体或抗磷脂抗体阳性 ②ANA 阳性（间接免疫荧光或同等方法）	6 项 ①ANA 高于实验室参考范围 ②抗双链 DNA 抗体高于实验室参考范围（酶联免疫吸附试验检测，须 2 次高于实验室参考范围） ③抗 Sm 抗体阳性 ④抗磷脂抗体：I.狼疮抗凝物阳性；Ⅱ.梅毒血清学试验假阳性；Ⅲ.抗心磷脂抗体水平至少为正常值 2 倍中高滴度；Ⅳ.抗 β2 糖蛋白 I 抗体阳性 ⑤低补体：a.低 C3；b.低 C4；c.低 CH50 ⑥对无溶血性贫血者，直接 Coombs 试验阳性。 满足 4 条（其中至少包括 1 条临床标准和 1 条免疫学标准）；或活检证实的狼疮性肾炎，伴 ANA 阳性或抗双链 DNA 抗体阳性

4. 2019 年 EULAR/ACR 的 SLE 诊断标准　2019 年欧洲抗风湿病联盟（European League Against Rheumatism，EULAR）/ACR 指南采用入围与分类双重诊断标准（表 1-3）。将 ANA 阳性作为 SLE 分类诊断的"入围"标准，ANA 阴性则不考虑诊断 SLE。因为在特定条件下，ANA 阴性的 SLE 几乎不存在。

表 1-3　2019 年 EULAR/ACR 诊断标准

	临床标准	权重		免疫学标准	权重
全身	发热	2	抗磷脂抗体	抗心磷脂抗体 IgG>40GPL 单位或抗 β2-GP1IgG>40U 或狼疮抗凝物阳性	2
皮肤	非瘢痕性脱发	2	补体	低 C3 或低 C4	3
	口腔溃疡	2		低 C3 和低 C4	4
	亚急性皮肤红斑狼疮或盘状红斑狼疮	4	高特异性抗体	抗双链 DNA 抗体	6
	急性皮肤红斑狼疮	6		抗 Sm 抗体	6
关节炎	滑膜炎≥2 个关节或压痛≥2 个关节及晨僵≥30 分钟	6	总分≥10 分，可诊断 SLE		
神经系统	谵妄	2	声明：	每个标准，如其他病因（感染、肿瘤、药物、内分泌紊乱、其他自身免疫性疾病）较 SLE 可能性更大，则不评分。	
	精神病	3		既往符合某条标准可以评分。	
	癫痫	5		以上方面不需要同时发生。	
浆膜炎	胸腔积液或心包积液	5		至少出现一个临床标准。	
	急性心包炎	6		在每一项中取最高分。	
血液系统	白细胞减少	3			
	血小板减少	4			
	自身免疫性溶血	4			
肾脏方面	蛋白尿 >0.5g/24h	4			
	肾活检提示Ⅱ型或Ⅴ型狼疮性肾炎	8			
	肾活检提示Ⅲ型或Ⅳ型狼疮性肾炎	10			

（二）系统性红斑狼疮诊断

中华医学会风湿病学分会颁布《2020 中国系统性红斑狼疮诊疗指南》推荐使用 2012 年系统性红斑狼疮国际临床协作组（SLICC）或 2019 年 EULAR/ACR 制定的 SLE 分类标准对疑似 SLE 者进行诊断；在尚未设置风湿免疫科的医疗机构，对临床表现不典型或诊断有困难者，建议邀请或咨询风湿免疫科医师协助诊断，或进行转诊、远程会诊。

二、系统性红斑狼疮的临床表现

系统性红斑狼疮临床表现

1. 全身临床症状 SLE 患者常见全身症状，如乏力、发热、皮疹等，部分患者可见皮肤病变如皮疹（如大疱性皮疹、斑丘疹样皮疹、光敏感皮疹）、典型红斑（颧部红斑、盘状红斑等）、中毒性表皮坏死松解症等。部分患者可见黏膜病变，如口鼻腔黏膜溃疡、脱发等。

2. 浆膜炎 胸膜炎和心包炎，可出现典型胸膜疼痛持续 >1 天，或胸膜渗出、胸膜摩擦音；或出现卧位疼痛，前倾坐位时典型的心包疼痛加重持续 >1 天，或心包渗出、心包摩擦音；或心电图证实心包炎。须排除如感染、尿毒症、心肌梗死后综合征。

关节疼痛：累及 ≥2 个关节的滑膜炎，以肿胀、渗出为特征；或 ≥2 个关节疼痛伴至少 30 分钟的晨僵。

3. 肾脏病病变 尿常规出现白细胞尿、尿潜血（棘形红细胞）或管型尿（白细胞管型、红细胞管型等），或蛋白尿，24 小时尿蛋白总量 >500mg/24h。伴或不伴有血肌酐升高。部分患者可能因大量蛋白尿漏出导致出现低蛋白血症引起的水肿；或因肾功能急剧性下降出现少尿或无尿。

4. 神经病变 患者可能出现神志异常，如癫痫、精神病、多发性单神经炎（排除其他原因如原发性血管炎）、脊髓炎、外周或脑神经病变（排除其他原因如原发性血管炎、感染、糖尿病）、急性精神错乱状态（排除其他原因，包括毒性或代谢性因素、尿毒症、药物）。

5. 血液系统病变 系统性红斑狼疮常出现血液系统病变，如三系均可出现异常，常见白细胞减少、血小板减少、慢性贫血等病变。系统性红斑狼疮中常见白细胞减少，一般可能由淋巴细胞或继发性中性粒细胞减少所引起，常与 SLE 疾病活动期相关。血小板减少亦与疾病活动期相关。自身免疫性溶血性贫血相对罕见，一般病情严重，须立即治疗。

6. 心脏和血管表现 SLE 患者可能出现多种心脏和血管异常情况。部分患者可出现心包炎等表现;部分患者可出现大血管或小血管炎。如皮肤小血管炎可表现为可触性紫癜、瘀点、丘疹结节性皮损、网状青斑、脂膜炎、裂片形出血或浅表溃疡;或狼疮性肠系膜血管炎、肝脏血管炎、胰腺血管炎、冠状动脉血管炎、肺血管炎和视网膜血管炎、外周或中枢神经系统血管炎。部分 SLE 可存在抗磷脂抗体,出现血栓栓塞性疾病。

7. 胃肠道受累 SLE 相关胃肠道病变包括食管炎、假性肠梗阻、蛋白丢失性肠病、狼疮性肝炎、急性胰腺炎、狼疮性肠系膜血管炎、缺血以及腹膜炎。

8. 肺部受累 SLE 的肺部受累包括胸膜炎、肺炎、间质性肺疾病、肺泡出血综合征、肺动脉高压等。在治疗期间的系统性红斑狼疮患者,需要区分肺部疾病症状与感染的相关性,特别是在使用免疫抑制剂的患者人群中,需要注意合并病原菌感染的可能。

(胡晓璇　卢富华)

参考文献

［1］ FRIES J F,SIEGEL R C . Testing the Preliminary criteria for classification of SLE ［J］. Ann Rheum Dis,1973,32(2):171-177.

［2］ TAN E M,COHEN A S,FRIES J F,et al . The 1982 revised criteria for the classification of systemic lupus erythematosus ［J］. Arthritis Rheum,1982,25(11):1271-1277.

［3］ HOCHBERG M C. Updating the American College of Rheumatology revised criteria for the classification of systemic lupus erythematosus ［J］. Arthritis Rheum,1997,40(9):1725.

［4］ PETRI M,ORBAI A M,ALARCON G S,et al. Derivation and validation of the Systemic Lupus International Collaborating Clinics classification criteria for systemic lupus erythematosus ［J］. Arthritis Rheum,2012,64(8):2677-2686.

［5］ ARINGER M,COSTENBADER K,DAIKH D,et al. 2019 European League Against Rheumatism/American College of Rheumatology classification criteria for systemic lupus erythematosus ［J］. Ann Rheum Dis,2019,78(9):1151-1159.

［6］ 中华医学会风湿病学分会,国家皮肤与免疫疾病临床医学研究中心,中国系统性红斑狼疮研究协作组 . 2020 中国系统性红斑狼疮诊疗指南［J］. 中华内科杂志,2020,59(3):172-185.

第六节　系统性红斑狼疮的活动评分

对于 SLE 患者而言,疾病活动度高,意味器官损害和死亡风险增加,因此需要定期进行评估及监测。现有 SLE 疾病活动度评估工具 7 个,每个工具均需要医生对病史、体检和实验室检查进行综合评估。医师的个人偏好和专业知识、评估成本(是否需要使用计算机,检查成本)和用时等均会影响对评估工具的选择。目前国内临床实践中常采用系统性红斑狼疮疾病活动性指数-2000(Systemic Lupus Eryth ematosus Disease Activity Index-2000, SLEDAI-2000)和英岛狼疮评定组指数-2004(British Isles Lupus Assessment Group-2004,BILAG-2004)来进行疾病活动度评估,SLEDAI-2000 的结果为0~105,BILAG-2004 的结果分为 A、B、C、D、E 5 个类别。相比于 BILAG-2004,使用 SLEDAI-2000 进行评估,医生所用时间更短,并且其墨西哥简化版因为去除了免疫学检测,评估更简便,可以优先选择此工具。同时,建议基于SLEDAI-2000 评分标准,并结合临床医师的综合判断进行疾病活动度评估(表1-4)。应对患者进行定期随访,并根据疾病活动度及时调整治疗方案,直至疾病稳定。

　　系统性红斑狼疮疾病活动性指数(Systemic Lupus Eryth ematosus Disease Activity Index,SLEDAI)包括 9 个器官系统的 24 项临床指标,分数越高,活动性越高,最高可能得分 105 分,根据北京协和医院张文等人报告超过 9 分可以认为 SLE 活动。SLEDAI 临床操作较为简单,敏感性和特异性均可超过 90%,故应用范围较广。SLEDAI-2000(表 1-4)是近年来由原 SLEDAI 改进而来,主要变化表现在对蛋白尿、皮疹、脱发、黏膜溃疡 4 项的定义。SLEDAI-2000 不再要求上述病变必须是新发或复发,持续存在的病变同样可以计分,这一改进更好地体现慢性损害对患者预后的影响,使预后的评价更加理想。然而,SLEDAI 系统未体现临床表现的严重性,可能使轻中度临床症状被忽视,从而影响其敏感性。

　　英岛狼疮评定组指数(British Isles Lupus Assessment Group Index,BILAG)(表 1-5)是由英国和爱尔兰的研究中心提出,在英国应用较多,而世界其他地区使用较少。BILAG 以治疗为目的,包括一般情况、皮肤黏膜、神经系统、肾脏、血液系统、肌肉关节、心肺、血管 8 个系统,由 136 项临床指标组成,各系统分别以 A、B、C、D 区分。A 表示病情非常活动,需要积极治疗;B 表示病情有活动,需要密切监测或对症治疗;C 表示病情稳定;D 表示无该系统受累。为方便统计,可将 A、B、C、D 计分如下:A=9,B=4,C=1,D=0。BILAG 的敏感性在 90% 以上,而特异性则可达 95% 以上。但该指数内容相当复杂,应用时较为烦琐,需要计算机辅助,重复性相对较差。

　　SLEDAI-2000 评分系统优势在于其用时少,操作简单,而缺点在于其不能反映已存在症状的改善或恶化,各个系统受累的情况及评分体系中各个指标的严重程度;BILAG 量表的优势在于,它是唯一一个可以一目了然地判断某一系统或器官病情活动度的评分体系,并有利于评价临床药物的治疗效果,且其能较为准确地感知疾病活动程度的微小变化。而美中不足之处在于其评分指标中不包括抗双链 DNA 抗体等免疫学指标,且评分系统存在"天花板效应"等问题。

在 SLEDAI-2000 的基础上,目前还有将疾病活动度进行分级的标准,《2020 中国系统性红斑狼疮诊疗指南》针对主要的 4 种疾病活动度分级标准进行了讨论,建议优先选择 EULAR 提出的标准,即轻度活动为 SLEDAI-2000≤6 分,中度活动为 7≤SLEDAI-2000≤12 分,重度活动为 SLEDAI-2000>12 分。由于较高的 SLEDAI-2000 预示着患者器官损害风险(HR=1.18,95%CI 1.02~1.37)和死亡风险增加(HR=1.14,95%CI 1.02~1.22),因此需要定期对 SLE 患者的疾病活动度和器官损害进行监测。由于仅基于 SLEDAI-2000 和 BILAG-2004 进行疾病活动度的评估均存在一定的局限性,因此还须结合临床医师的总体评价(physician global assessment,PGA),参照 SLE 患者的临床表现和其他表现,来提高评估的准确性。

表1-4　SLEDAI-2000(系统性红斑狼疮疾病活动性指数-2000)

计分	得分	临床表现	定义
8		癫痫样发作	近期发作,除外代谢、感染及药物因素
8		精神症状	严重的认知障碍,因而正常活动能力改变,包括幻觉,思维无连贯性、不合理,思维内容缺乏、无衔接,行为紧张、怪异、缺乏条理。除外尿毒症及药物因素。
8		器质性脑病综合征	大脑功能异常,定向力、记忆力及其他智能障碍,临床表现突出并有波动性,包括意识模糊、对周围环境注意力不集中,加上以下至少 2 项:认知障碍、语言不连贯、嗜睡或睡眠倒错、精神运动增加或减少。须除外代谢性、感染性及药物因素。
8		视力受损	SLE 的视网膜病变,包括可见絮状渗出物、视网膜出血,严重的脉络膜渗出或出血及视神经炎。须除外高血压、感染及药物因素。
8		脑神经异常	新发的包括脑神经在内的感觉或运动神经病。
8		狼疮性头痛	严重持续的头痛,可以为偏头痛,但必须对镇痛药治疗无效。
8		脑血管意外	新发的脑血管意外,除外动脉硬化。
8		血管炎	溃疡、坏疽、痛性指端结节、甲周梗死、片状出血。活检或血管造影证实存在血管炎。

续表

计分	得分	临床表现	定义
4		关节炎	2 个以上关节疼痛及炎症表现,如:压痛、肿胀及积液。
4		肌炎	近端肌肉疼痛或无力,合并肌酸磷酸激酶(creatine phosphokinase,CPK)或醛缩酶升高,或肌电图或肌活检存在肌炎。
4		管型尿	出现颗粒管型或红细胞管型。
4		血尿	红细胞(red blood cell,RBC)>5 个/HP。除外结石、感染或其他因素。
4		蛋白尿	蛋白尿 >0.5g/24h。
4		脓尿	白细胞(white blood cell,WBC)>5 个/HP。除外感染因素。
2		皮疹	炎性皮疹。
2		脱发	异常片状或弥漫性脱发。
2		黏膜溃疡	口、鼻溃疡。
2		胸膜炎	出现胸膜炎性疼痛,有胸膜摩擦音或胸腔积液或胸膜增厚。
2		心包炎	心包疼痛,加上以下至少一项:心包摩擦音、心包积液或心电图或超声心动图证实。
2		低补体	CH20、C3、C4 低于正常值低限。
2		抗双链 DNA 抗体增加	>25%［法尔试验(Farr test)］或高于检测范围。
1		发热	>38℃。须除外感染因素。
1		血小板降低	<100 × 10^9/L。
1		白细胞减少	<3 × 10^9/L。须除外药物因素。

注:上述计分为前 10 天之内的症状和检查。

表1-5　英岛狼疮评定组指数-2004（BILAG-2004）

全身症状

　1. 发热-记录体温 >37.5℃　　　　　　　　是

　2. 体重减轻-非自愿性 >5%

　3. 淋巴结肿大/脾大

　4. 食欲减退

皮肤和黏膜症状

　　5.* 皮疹—重度,活动性(盘状/大疱状)

　　6. 皮疹-轻度　　　　　　　　　　　　　　是

　　7. 血管性水肿-重度

　　8. 血管性水肿-轻度

　　9. 黏膜溃疡-重度

　　10. 黏膜溃疡-轻度

　　11. 脂膜炎-重度

　　12. 脂膜炎-轻度

　　13. 皮肤血管炎/血栓

　　14. 肢端坏死/结节性血管炎

　　15.* 脱发-重度

　　16. 脱发-轻度　　　　　　　　　　　　　　是

　　17. 甲周红斑/冻疮

　　18. 碎裂出血

神经精神症状

　　19. 无菌性脑膜炎

　　20. 脑血管炎

　　21. 脱髓鞘

　　22. 脊髓病变

　　23. 谵妄/急性精神错乱状态

　　24. 精神病

　　25. 急性炎性脱髓鞘多神经病

　　26. 单神经病变(单一/多发)

　　27. 脑神经病变

　　28. 神经丛病变

　　29. 多神经病变

　　30. 癫痫

　　31. 癫痫持续状态

　　32. 脑血管疾病(非血管炎原因)

33. 认知功能障碍

34. 运动障碍

35. 自主神经障碍

36. 小脑共济失调

37. 严重持续性狼疮性头痛

38. 颅内高压引起的头痛

肌肉骨骼系统

39. 肌炎-轻度

40. 关节炎（重度）

41. 关节炎（中度）/肌腱炎/滑膜炎　　　　　是

42. 关节炎（轻度）/关节痛/肌痛　　　　　是

43. 肌炎-轻度　　　　　　　　　　　　　是

心血管和呼吸系统

44. 心肌炎-轻度

45. 心肌炎/心内膜炎伴心力衰竭

46. 心律失常

47. 新发心脏瓣膜功能障碍

48. 胸膜炎/心包炎

49. 心脏压塞

50. 伴有呼吸困难的胸腔积液

51. 肺出血/血管炎

52. 间质性肺炎/肺炎

53. 肺皱缩综合征

54. 主动脉炎

55. 冠状动脉血管炎

胃肠道

56. 狼疮性腹膜炎

57. 腹部浆膜炎或腹水

58. 狼疮性肠炎/结肠炎

59. 吸收不良综合征

续表

60. 蛋白丢失性肠病

61. 假性肠梗阻

62. 肝炎

63. 急性胆囊炎

64. 急性胰腺炎

眼科

65. 眼眶炎/肌炎/眼球突出

66. 角膜炎-重度

67. 角膜炎-轻度

68. 前葡萄膜炎

69. 后葡萄膜炎/视网膜血管炎-重度

70. 后葡萄膜炎/视网膜血管炎-轻度

71. 巩膜外层炎

72. 巩膜炎-重度

73. 巩膜炎-轻度

74. 视网膜/脉络膜血管闭塞病

75. 孤立的棉絮斑(细胞体)

76. 视神经炎

77. 前部缺血性视神经病变

肾脏			是否为其他原因引起
78. 收缩压/mmHg	数值	正常值上限 140mmHg	是/否 *
79. 舒张压/mm Hg	数值	正常值上限 90mmHg	是/否 *
80. 急进性高血压	是/否		
81. 尿蛋白	(+=1,++=2, +++=3)		是/否 *
82. 尿白蛋白-肌酐比/mg·mmol^{-1}	数值		是/否 *
83. 尿蛋白-肌酐比值/mg·mmol^{-1}	数值		是/否 *
84. 24 小时尿蛋白/g	数值		是/否 *

续表

85. 肾病综合征	是/否		
86. 血肌酐	μmol/L	0.8mg/dl	是/否 *
87. 肾小球滤过率(glomerular filtration rate,GFR)/ml·min^{-1}	<50ml·min^{-1}		是/否 *
88. 活动性尿沉渣	是/否		
89. 活动性肾炎的病理证据	是/否		
血液系统			是否为其他原因引起
90. 血红蛋白/g·dl^{-1}	数值		是/否 *
91. 白细胞/10^9·L^{-1}	数值	2.1×10^9/L	是 *
92. 中性粒细胞/10^9·L^{-1}	数值		是/否 *
93. 淋巴细胞/10^9·L^{-1}	数值		是/否 *
94. 血小板/10^9·L^{-1}	数值	4 000/mm^3	是 *
95. 血栓性血小板减少性紫癜(thrombotic thrombocytopenic purpura,TTP)	是/否		
96. 活动性溶血	是/否		
97. 直接库姆斯试验阳性	是/否		

注:确认这种临床表现为系统性红斑狼疮疾病活动引起。

资料来源:Adapted from Yee CS,Cresswell L,Farewell V,et al. Numerical scoring for the BILAG-2004 index.*Rheumatology*(*Oxford*). 2010;49:1665-1669.

（苏镜旭　侯海晶）

参考文献

［1］ KEELING,S O,ALABDURUBALNABI Z,AVINA-ZUBIETA A,et al. Canadian Rheumatology Association Recommendations for the Assessment and Monitoring of Systemic Lupus Erythematosus［J］. The Journal of rheumatology vol,2018,45(10):1426-1439.

［2］ URIBE A G,Vilá L M,Jr G M,et al. The Systemic Lupus Activity Measure-revised,the Mexican Systemic Lupus Erythematosus Disease Activity Index(SLEDAI),and a modified SLEDAI-2K are adequate instruments to measure disease activity in systemic lupus erythematosus［J］. The Journal of rheumatology vol,2004,31(10):1934-1940.

［3］ 冯丹丹,耿晶晶,徐亮,等. 采用不同临床评分系统评估某医院狼疮激素用量的合理性分析［J］.中华疾病控制杂志,2019,23(3):332-335.

［4］ 中华医学会风湿病学分会,国家皮肤与免疫疾病临床医学研究中心,中国系统性红斑狼疮研究协作组 .2020 中国系统性红斑狼疮诊疗指南［J］.中华内科杂志,2020,59(3):172-185.

［5］ FANOURIAKIS A,KOSTOPOULOU M,ALUNNO A,et al. 2019 update of the EULAR recommendations for the management of systemic lupus erythematosus ［J］. Annals of the rheumatic diseases vol,2019,78(6):736-745.

［6］ KEELING S O,VANDERMEER B,MEDINA J et al. Measuring Disease Activity and Damage with Validated Metrics:A Systematic Review on Mortality and Damage in Systemic Lupus Erythematosus ［J］. The Journal of rheumatology vol,2018,45(10):1448-1461.

第七节　系统性红斑狼疮的预后

随着诊疗水平的提高,SLE 的长期预后目前得到明显的改善。在 20 世纪 50 年代,激素尚未应用于治疗,SLE 的 5 年存活率为 5%。2016 年北京协和医院团队对我国红斑狼疮预后研究进行荟萃分析(meta-analysis),结果显示 5 年生存率为 94%,10 年生存率为 89%,与国际生存水平基本相当。患者生存情况改善的原因多样,包括诊断性检查敏感性提高带来的疾病识别增加、更早期的诊断或治疗、较轻微病例的纳入、治疗越来越正确以及并发症的及时处理。随着 SLE 患者生存期的延长,疾病会反复发作和缓解,同时组织器官的损伤也会逐渐积累且不可逆转。这些情况不仅会严重影响患者的日常生活,还会增加死亡风险。我国 SLE 患者复发率较国外队列复发率高,长期缓解率低,脏器复发以肾脏、血液系统和神经系统复发为主,其中超 10% 的复发由未规律随访或未规律服药导致。我国平均发病年龄 30 岁的 SLE 患者,至 55~60 岁时超过一半患者死亡。

影响 SLE 预后不良的因素包括肾脏疾病的类型、高血压、性别、年龄、发病年龄、疾病活动度等等。关于 SLE 的死亡原因,最初几年的主要死亡原因是活动性疾病[如中枢神经系统(central nervous system,CNS)受累和肾脏疾病]或免疫抑制引起的感染,而晚期的死亡原因包括 SLE 并发症(如,终末期肾病)、治疗引起的并发症和心血管疾病。在疾病的晚期常常由于疾病活动度和感染风险之间难以平衡,最终导致患者常因多器官功能衰竭而死亡。随着治疗手段的进步,部分患者可通过肾移植、激素冲击等治疗挽救生命。随着环磷酰胺、吗替麦考酚酯等免疫抑制剂及生物制剂的应用,SLE 的预后已经得到很大的改善,但是仍有许多患者长期处于病情复发与缓解交替或持续疾病活动状态。长期口服中小剂量糖皮质激素、持续的疾病活动状态及药物性骨质疏松、糖尿病等因素仍是 SLE 较高病死率的原因。因此,早发现、早诊断、早治疗是目前国内各处的治疗原则。

在整个病程中疾病复发和缓解交替存在,经适当治疗后,一些患者进入临床缓解期,不再需要治疗。然而,缓解并不常见,即使获得缓解,通常也不持久。2021 年系统性红斑狼疮缓解定义(definition of remission in SLE,DORIS)工作组就 SLE 缓解的定义达成最终共识,包括:①SLE 疾病活动指数(SLEDAI)=0分;②患者总体评价指数(PGA)<0.5 分(标准为 0~3 分);③可使用抗疟药、小剂量糖皮质激素剂量≤5mg/d 和/或稳定剂量免疫抑制剂,包括生物制剂。虽然完全缓解是 SLE 治疗中最理想的治疗目标。但在临床实践中,SLE 的完全缓解其实很难达到,低疾病活动状态患者往往占比例更高。狼疮低疾病活动度(lupus low disease activity state,LLDAS)的定义包括:①SLEDAI-2K≤4 分,无主要器官及系统受累(肾脏、中枢神经系统、心肺),无溶血性贫血和消化道受累;②与既往评估相比,无新发狼疮活动(基于 SLEDAI-2000);③患者总体评价指数(PGA)≤1 分;④当前激素用量:泼尼松剂量(或等效剂量)≤7.5mg/d;⑤可使用抗疟药,稳定剂量的免疫抑制剂和生物制剂。近年一些研究表明,基于 LLDAS 的治疗可有效减少患者的累积器官损伤、减少复发;DORIS 与累积器官损伤减少、疾病复发减少和健康相关生存质量(health-related quality of life,HR-QOL)提高相关。最后,鉴于 LLDAS 较 DORIS 更容易实现,并且达到了相似程度的临床保护作用,有助于减少器官损伤和疾病复发。因此,在 SLE 的达标治疗中,LLDAS 可作为治疗目标。

在 SLE 病情进展过程全身脏器易受损害,为了评估器官的损害程度和预后,系统性红斑狼疮国际临床协作组和美国风湿病学会(SLICC/ACR)提出了 SLE 的损伤指数(表 1-6),所提到的临床表现一般应持续 6 个月以上,以排除急性活动期的表现。该指数采用积分方法对 12 个脏器的损伤程度进行评估,指数越高,提示预后越差。

表 1-6　系统性红斑狼疮国际临床协作组和美国风湿病学会提出的 SLE 患者损伤指数

受损的脏器	积分
眼	
任何白内障病史	1
视网膜病变或视神经萎缩	1
神经精神系统	
认知损害(例如,记忆缺损、计算困难、注意力不集中、语言或书写困难、行为水平损害)或严重的精神病	1

续表

受损的脏器	积分
癫痫样症状需要治疗 6 个月以上	1
脑血管意外病史（如果多于 1 次,计 2 分）	1 或 2
脑神经或外周神经病（除外视神经）	1
横贯性脊髓炎	1
肾脏	
评估或测量的肾小球滤过率 <50%	1
尿蛋白总量 >3.5g/24h	1
终末期肾脏病（不考虑是否透析或移植治疗）	3
肺部	
肺动脉高压（右心室扩大或第 2 心音亢进）	1
肺纤维化（体征和影像学证实）	1
缩减肺（影像学证实）	1
胸膜纤维化（影像学证实）	1
肺梗死（影像学证实）	1
心血管系统	
心绞痛或冠状动脉搭桥术后	1
心肌梗死病史（如果多于 1 次,计 2 分）	1 或 2
心肌病（心室功能障碍）	1
瓣膜病变（舒张期杂音或收缩期杂音 >3/6）	1
心包炎持续 6 个月或心包切除术后	1
外周血管	
跛行持续 6 个月	1
较小组织丧失（牙髓腔）	1
明显的组织丧失（如手指或肢体丧失,如果 >1 处,计 2 分）	1 或 2
静脉血栓伴有肿胀,溃疡或静脉淤滞	1
消化系统	
任何原因的十二指肠以下肠、脾、肝或胆囊梗死或切除病史（如果 >1 处,计 2 分）	1 或 2
肠系膜功能不全	1
慢性腹膜炎	1
上消化道狭窄或手术病史	1

续表

受损的脏器	积分
骨骼肌肉系统	
肌肉萎缩或无力	1
致畸性或侵蚀性关节炎(包括可减轻的畸形,除外无血管性坏死)	1
骨质疏松伴有骨折或椎骨压缩(除外无血管性坏死)	1
无血管性坏死(如果多于 1 次,计 2 分)	1 或 2
骨髓炎	1
皮肤	
慢性瘢痕性脱发	1
广泛的黏膜瘢痕形成(除外头皮和牙髓腔)	1
皮肤溃疡(除外栓塞引起)持续 6 个月	1
性腺早衰	1
糖尿病(不考虑是否治疗)	1
恶性肿瘤(如果 >1 处,计 2 分)1 或 2	1 或 2

　　损伤(不可逆的改变,与急性炎症反应无关)由临床评价确定,除非特殊规定存在应超过 6 个月,进展发作必须间隔 6 个月以上,计 2 分。相同损伤不能重复计分。

(苏镜旭　侯海晶)

参考文献

[1]　王紫倩 . 中国系统性红斑狼疮患者的长期预后[D]. 北京 : 北京协和医学院, 2016.

[2]　SELEZNICK M J, FRIES J F. Variables associated with decreased survival in systemic lupus erythematosus [J]. Semin Arthritis Rheum, 1991, 21 (2) : 73-80.

[3]　WARD M M, PYUN E, STUDENSKI S. Mortality risks associated with specific clinical manifestations of systemic lupus erythematosus [J]. Arch Intern Med, 1996, 24 ; 156 (12) : 1337-1344.

[4]　ABU-SHAKRA M, UROWITZ M B, GLADMAN D D, et al. Mortality studies in systemic lupus erythematosus. Results from a single center. Ⅱ. Predictor variables for mortality [J]. Rheumatol, 1995, 22 (7) : 1265-1270.

[5]　ZEN M, IACCARINO L, GATTO M, et al. Prolonged remission in Caucasian patients with SLE : prevalence and outcomes [J]. Ann Rheum Dis, 2015, 74 (12) : 2117-2122.

[6]　TSELIOS K, GLADMAN D D, UROWITZ M B. How can we define low disease activity in systemic lupus erythematosus? [J] Semin Arthritis Rheum, 2019, 48 (6) : 1035-1040.

第二章
狼疮性肾炎的诊断与病理分型

第一节　狼疮性肾炎的诊断

　　肾脏是 SLE 最常累及的器官,40%~60% 的 SLE 患者起病初即有狼疮性肾炎(lupus nephritis,LN),在我国,近半数 SLE 并发 LN,高于白种人。LN 是我国最常见的继发性免疫性肾小球疾病。LN 主要由循环或原位免疫复合物沉积引起肾脏损伤所致,少部分 SLE 通过非免疫复合物途径(如狼疮间质性肾炎),或肾血管病变损伤肾脏。

　　LN 作为 SLE 最常见且最严重的并发症之一,及时、准确作出诊断对于治疗及预后相当重要。但由于 SLE 临床表现的异质性和病情的多变性,没有临床表现或实验室检查可单独作为 SLE 的确诊依据,故 SLE 的诊断是综合一系列临床症状、体征和实验室检查而得出的。因此,对在 SLE 基础上继发的 LN 作出明确诊断同样是一个临床难题与挑战。

　　近年来,我国及多个国际组织,包括改善全球肾脏病预后组织(Kidney Disease:Improving Global Outcomes,KDIGO)、美国风湿病学会(American College of Rheumatology,ACR)、欧洲抗风湿病联盟/欧洲肾脏病学会(European Renal Association,ERA)-欧洲透析移植学会(European Dialysis and Transplant Association, EDTA)、拉丁美洲狼疮研究小组(Grupo Latino Americano De Estudio del Lupus, GLADEL)/泛美风湿病联盟(Pan American League of Associations for Rheumatology, PANLAR)及亚洲 LN 协作组等陆续推出了 SLE 及 LN 的诊治指南,对临床均有一定参考价值。

一、狼疮性肾炎诊断的变迁

(一)ACR 诊断标准

　　根据 1997 年 ACR 推荐的定义,LN 是指 SLE 患者出现持续性蛋白尿(24h

尿蛋白总量 >500mg/24h,或尿蛋白 >+++);或尿液中出现细胞管型,包括由红细胞、血红蛋白、颗粒、肾小管上皮细胞等形成的管型或混合管型。

2012 年 6 月 ACR 于《关节炎护理与研究》(Arthritis Care & Research)杂志发布了 LN 筛查、治疗和管理的首个指南。该指南最初于 2011 年 ACR 年会提出,并对 LN 定义做出修改。

(1) 可用尿蛋白-肌酐比值 >0.5 代替 24 小时尿蛋白总量测定。

(2) 可用尿沉渣阳性(排除感染情况下尿红细胞 >5 个/高倍镜视野或尿白细胞 >5 个/高倍镜视野,或红细胞管型,或白细胞管型)代替细胞管型。

(3) 肾活检显示符合 LN 病理改变的免疫复合物肾小球肾炎,是诊断 LN 最可靠的指标。

ACR 建议所有有临床证据且未经治疗的活动性 LN 患者,若无明确禁忌证,均应进行肾活检,而后根据国际肾脏病学会(International Society of Nephrology,ISN)/肾脏病理协会(Renal Pathology Society,RPS)-LN 病理分型进行分类并评估活动度和慢性病变,以及肾小管和血管改变。并强烈建议有以下特征的患者进行肾活检:①无明确诱因(如脓毒症、低血容量或药物)的血肌酐升高;②24h 尿蛋白总量 ≥1 000mg/24h(24 小时定量或尿蛋白-肌酐比值均可);③出现下列 2 种情况且不能用其他原因解释:①蛋白尿(24h 尿蛋白总量 ≥500mg/24h)及血尿(红细胞 ≥5/高倍镜视野(high power field,HPF);②蛋白尿(24h 尿蛋白总量 ≥500mg/24h)及细胞管型。

(二) 2019 年中国诊断标准

《2019 年中国狼疮肾炎诊断和治疗指南》指出 SLE 患者出现以下一项临床和实验室检查异常时,即可诊断为 LN,包括以下几方面。

1. 蛋白尿持续 >0.5g/24h,或随机尿检查尿蛋白 +++,或尿蛋白-肌酐比值 >500mg/g(50mg/mmol)。

2. 细胞管型包括红细胞管型、血红蛋白管型、颗粒管型、管状管型或混合管型。

3. 活动性尿沉渣(除外尿路感染,尿 WBC>5 个/HPF,尿 RBC>5 个/HPF),或红细胞管型,或白细胞管型。

肾活检病理显示为免疫复合物介导的肾小球肾炎则进一步确定 LN 的诊断,SLE 患者应早期识别肾脏是否受累,有 LN 的临床表现且既往未行肾活检者,均推荐行肾活检病理检查(除非有肾活检绝对禁忌)。

存在高危肾脏损伤风险的 SLE 患者(男性,青少年及血清学指标活动)应严密监测(至少 3 个月 1 次),以尽早发现肾脏损伤。

(三) 2019 版 EULAR/ERA-EDTA 诊断标准

2019 版 EULAR/ERA-EDTA 的 LN 管理建议更新认为 SLE 患者只要有肾脏受损表现,尤其是持续性蛋白尿 ≥0.5g/24h(或晨尿尿蛋白-肌酐比值(urinary protein-creatinine ratio,UPCR)≥500mg/g),和/或不明原因的 GFR 下降时,应考虑肾活检。肾活检是不可缺少的,其诊断和预后价值不能被其他临床或实验室检查所取代。

(四) KDIGO 诊断标准

2012 版 KDIGO 未提及 LN 定义及诊断,2020 年 KDIGO 草案版建议的检测指标有:①血肌酐;②尿常规;③尿蛋白-肌酐比值。

2021 版 KDIGO 增加了血清学检查(抗双链 DNA 抗体和补体),并建议:①以 500mg/24h 的蛋白尿水平作为进一步检查的阈值以避免不必要的肾活检;②肾活检有助于确诊和评估疾病活动度和慢性损害程度,从而决定治疗和判断预后。

2021 年 KDIGO 肾小球疾病临床实践指南 LN 诊断流程见图 2-1。

二、血清学检查

肾活检因其创伤性难以重复进行,血肌酐、尿蛋白等常规检测指标虽与肾损伤相关,但敏感性有限,在预测疾病、肾组织学变化和预后判断上并没有卓越的表现,近几年新的生物标志物逐渐涌现,最为突出的是自身免疫异常,临床上有重大参考价值。

抗双链 DNA 抗体是最早发现的直接参与 LN 的自身抗体,可与细胞表面抗原或肾小球基膜(glomerular basement membrane,GBM)暴露的染色质直接或间接地结合,诱导炎症的级联反应,也可传入细胞,影响基因表达,诱导细胞凋亡。抗双链 DNA 抗体在 LN 中阳性率为 60%~90%,SLE 患者有肾脏损伤的抗双链 DNA 抗体水平较无肾脏损害患者明显升高。

抗 Sm 抗体是 SLE 所特有的,与蛋白尿相关,可以提示肾炎的发生。高滴度的抗 Sm 抗体可作为 LN 发病早期的预测指标。

抗核抗体既可与肾小球基膜结合生成原位免疫复合物,又参与循环免疫复合物(circulating immune complexes,CIC)的沉积,介导炎症发生。ANA 在 LN 中阳性率为 50%~90%,是评估 LN 病理活动的潜在的生物标志物,可以作为早期疾病检测的指标。

抗核糖体 P 蛋白抗体(anti-ribosomal P antibodies,Rib-P)可通过与 Th1 细胞介导而致 LN,可能参与 V 型 LN 的发生,在 SLE 中的阳性率为 10%~42%,在

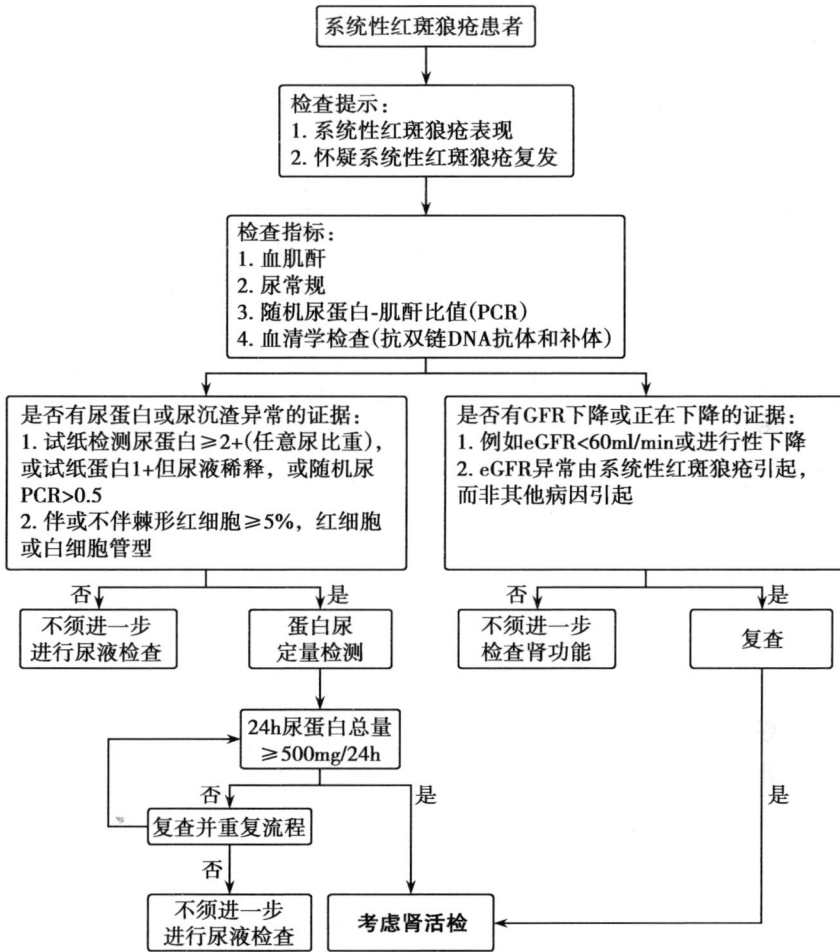

图 2-1　2021 年 KDIGO 肾小球疾病临床实践指南 LN 诊断流程

LN 中阳性率为 22%~75%,因此,阴性并不能排除 LN 的可能。相关研究表明,Rib-P 在 SLE 活动指数评分 >5 分时出现,与抗双链 DNA 抗体同时存在则更大可能致肾炎的发生。

抗磷脂抗体(antiphospholipid antibodies,APA)可与纤溶酶、凝血酶等反应,影响机体抗凝和纤维蛋白溶解系统,与 LN 患者短期肾功能相关,可评估治疗效果,作为 LN 的预后指标。

单体 C 反应蛋白抗体可与内源性抗原结合,参与免疫复合物(immune complex,IC)的形成,从而诱导或加剧炎症反应,亦可用于评估治疗效果,观察预后情况。

三、鉴别诊断

一些肾脏受累的系统性疾病与 LN 的临床表现类似,因此,在诊断 LN 前,需要系统检查其他疾病。

免疫球蛋白 A(immunoglobulin A,IgA)血管炎除肾受累外,可伴皮肤紫癜、消化道出血、关节痛,但血 ANA 阴性,肾脏病理可见 IgA 沉积。

原发性小血管炎相关肾损害除肾受累外,亦有全身多系统的改变,血清抗中性粒细胞胞质抗体(antineutrophil cytoplasmic antibody,ANCA)多为阳性,肾脏病理常为节段性坏死性改变,常伴新月体形成。

肾淀粉样变性除肾受累外,可累及消化系统、心脏、关节及皮肤等,但血液 ANA 检测呈阴性,受累组织刚果红染色阳性,电镜下肾有淀粉样纤维丝。

(陈国伟 林立豪 许苑)

参考文献

[1] 中国狼疮肾炎诊断和治疗指南编写组.中国狼疮肾炎诊断和治疗指南[J].中华医学杂志,2019(44):3441-3442.

[2] TAN E M,Cohen A S,Fries J F,et al. The 1982 revised criteria for the classification of systemic lupus erythematosus. [J]. Arthritis Rheum,1982,25(11):1271-1277.

[3] HAHN BEVRA H,A MCMAHON M AAUREEN,ALAN WILKINSON A,et al. American College of Rheumatology guidelines for screening,treatment,and management of lupus nephritis. [J]. Arthrit Care Res,2012,64(6):797-808.

[4] FANOURIAKIS A,KOSTOPOULOU M,CHEEMA K,et al. 2019 Update of the Joint European League Against Rheumatism and European Renal Association-European Dialysis and Transplant Association(EULAR/ERA-EDTA) recommendations for the management of lupus nephritis. [J]. Ann Rheum Dis,2020,79(6):713-723.

[5] Kidney Disease:Improving Global Outcomes(KDIGO) Glomerular Diseases Work Group. KDIGO 2021 Clinical Practice Guideline for the Management of Glomerular Diseases [J]. Kidney Int,2021,100(4S):1-276.

[6] GOILAV B,PUTTERMAN C. The Role of Anti-DNA Antibodies in the Development of Lupus Nephritis:A Complementary,or Alternative,Viewpoint? [J]. Semin Nephrol,2015,35(5):439-443.

[7] BARDIN N,DESPLAT-JEGO S,DANIEL L,et al. BioPlex 2 200 multiplexed system:simultaneous detection of anti-dsDNA and anti-chromatin antibodies in patients with systemic lupus erythematosus. [J]. Autoimmunity,2009,42(1):63-68.

[8] QUINTANA G,CORAL-ALVARADO P,AROCA G,et al. Single anti-P ribosomal antibodies are not associated with lupus nephritis in patients suffering from active systemic lupus erythematosus [J]. Autoimmun Rev,2010,9(11):750-755.

第二节 狼疮性肾炎的病理分型及活动评分

LN 的病理分型经历了多次演变,早在 1975 年,LN 病理分型雏形初现,尔后相继有国际儿童肾脏疾病研究会(International Study of Kidney Disease in Children,ISKDC)分型/WHO1982 分型、1995 年修订病理分型。基于从肾活检结果推导的临床病理关系,肾脏病理学、肾病学及风湿病学专家组在 2004 年制定了 LN 分型系统——国际肾脏病学会/肾脏病理协会狼疮性肾炎分型(ISN/RPS-LN),并于 2018 年进行了修订,和以往分型相比,修订版 ISN/RPS-LN 病理分型中 LN 病变的定义和分型更清晰和精确,明显提高了可重复性。

由于疾病活动性的血清和尿液标志物提供的信息价值均不及组织病理学,因此应根据肾活检确定 LN 分型。虽然各个分型往往具有独特的组织学、临床和预后特征,但部分因为取样差异,各型之间存在大量重叠。此外,由于不同的组织学类型代表了对免疫复合物沉积的非特异性反应,相当大比例的患者可于治疗后或自发从一类 LN 变为另一类。修订版 ISN/RPS-LN 根据肾活检组织病理学将 SLE 相关性肾小球疾病分为 6 种类型,LN 活动性和慢性程度指数还可以为活动性和慢性病变的诊断提供更多的信息。

一、狼疮性肾炎病理分型

(一) 狼疮性肾炎的特征性病理分型

1. 轻微系膜性 LN(Ⅰ型) Ⅰ型 LN 是最早期、最轻微的肾小球受累类型,其临床常表现为尿液分析结果正常、无或仅有轻微蛋白尿,且血清肌酐正常,故很少得到诊断。因此通常未行肾活检。

肾脏病理普通光镜下表现无异常。单纯免疫荧光或免疫荧光联合电镜下可看到仅存在系膜区的免疫复合物沉积。

系膜增生性 LN(Ⅱ型) Ⅱ型 LN 临床常表现为镜下血尿和/或蛋白尿,高血压不常见,基本不会出现肾病综合征和肾功能受损。

光镜下可见系膜区细胞增多(1 个系膜区有 ≥4 个系膜细胞)或系膜基质扩张。免疫荧光或电镜下可见少数孤立的上皮下或内皮下沉积物。

若光镜下见内皮下沉积物,或者存在任何球性或节段性肾小球瘢痕(可能为既往毛细血管内细胞增多、坏死或新月体形成的结果),则不是Ⅱ型 LN,这些发现提示Ⅲ型或Ⅳ型 LN。若临床上见肾病综合征伴广泛足细胞融合,则应怀疑足细胞病变。

2. 局灶性 LN(Ⅲ型) Ⅲ型 LN 临床常表现为血尿及蛋白尿,一些患者还会出现高血压、GFR 降低和/或肾病综合征。

光镜下可见受累肾小球不到 50%,但免疫荧光显微镜检查(针对 IgG 和 C3)显示肾小球几乎全部受累。活动性或非活动性毛细血管内/外肾小球肾炎几乎总是呈节段性(即受累的肾小球毛细血管丛≤50%)。电镜检查通常显示肾小球毛细血管壁内皮下及系膜区存在免疫复合物沉积。

且临床上须注意,受累肾小球比例与可能存在的取样误差有关。这是因为常规经皮穿刺肾活检取样的肾小球数量相对较少,从而可能影响Ⅲ型 LN 预后判断的准确性。

3. 弥漫性 LN(Ⅳ型) Ⅳ型 LN 是最常见和最严重的 LN 组织学类型,几乎所有活动性Ⅳ型 LN 患者都有血尿和蛋白尿,且常伴肾病综合征、高血压及 GFR 降低。通常还存在明显低补体血症(尤其是 C3)和抗双链 DNA 抗体水平升高,尤其是在疾病活动期。

光镜下可见受累肾小球超过 50%,表现为毛细血管内肾小球肾炎,伴或不伴毛细血管外肾小球肾炎,且可能观察到系膜区异常。电镜下可见内皮下沉积物,或仅在活动期可见。须注意的是,存在弥漫性白金耳样(wire loop)沉积物但几乎没有肾小球增生时,也应考虑为Ⅳ型 LN。

疾病处于活动期时,可能出现受累肾小球细胞增多、坏死性病变及新月体形成。此时免疫荧光显示免疫球蛋白(尤其是 IgG)和补体(尤其是 C3)的大量沉积导致肾小球毛细血管壁变厚,光镜下表现与膜增生性肾小球肾炎表现类似。这些病变的特征为大量促炎症细胞(单核细胞、抑制性/细胞毒性 T 细胞)汇集,可导致出现细胞性新月体。

4. 膜性 LN(Ⅴ型) Ⅴ型 LN 见于 10%~20% 的 LN 患者。临床通常有肾病综合征表现,类似于原发性膜性肾病。可伴有镜下血尿及高血压,肌酐浓度通常正常或仅轻度升高。若存在明显血尿和细胞管型,无论血清肌酐是否升高,都提示合并增生性疾病,该情况并不少见,并且预后较单纯Ⅴ型 LN 差。

光镜下可见肾小球毛细血管壁弥漫性增厚。免疫荧光或电镜下可见上皮下免疫复合物沉积(可为球性或节段性受累),也可能存在系膜区受累。

单纯Ⅴ型 LN 在免疫荧光或电镜下可见稀少的内皮下沉积物,但若光镜下可见这类沉积物,则应考虑诊断为Ⅲ型合并Ⅴ型或Ⅳ型合并Ⅴ型。此时可根据沉积物的分布情况来判定其合并Ⅲ型抑或是Ⅳ型 LN。

狼疮膜性肾病可能不出现 SLE 的其他临床或血清学表现,如补体水平可能正常,抗双链 DNA 抗体可能为阴性。然而,如果电镜或免疫荧光显微镜检出相关表现,则强烈提示潜在狼疮,而非原发性膜性肾病。

5. 晚期硬化性 LN(Ⅵ型) Ⅵ型 LN 临床通常表现为慢性进展性肾功能不全伴蛋白尿,尿沉渣检查相对正常。

肾脏病理检查可发现 90% 以上的肾小球出现球性硬化,这表示既往炎症损伤修复及慢性Ⅲ型、Ⅳ型或Ⅴ型 LN 的晚期,该型中不应观察到活动性肾小球肾炎。

(二)狼疮性肾炎的特殊病理诊断

1. 肾小管间质性病变 肾小管间质性病变(间质浸润、小管损伤)伴或不伴免疫复合物沿肾小管基底膜沉积是 LN 的常见表现,大多数同时合并有肾小球病变。肾小管间质受累的严重程度是一项重要的预后指标,与存在高血压、血浆肌酐浓度升高及进展性临床病程呈正相关。少数患者肾小管间质性病变是 LN 的唯一表现。如果 SLE 患者表现为血浆肌酐浓度升高,而尿液分析相对正常或显示仅少量红细胞和/或白细胞,则应怀疑肾小管间质性病变。

2. 血管病变 原 ISN/RPS-LN 病理分型并未涉及血管病变,修订后确定 LN 血管病变的定义为:小动脉或小叶间动脉壁内免疫复合物沉积,致管腔狭窄,常伴纤维素样病变,无炎细胞浸润,免疫荧光证实动脉壁内免疫球蛋白和补体沉积。LN 相关的血管病变除免疫复合物沉积,还包括血管炎和栓塞性微血管病(thrombotic microan-giopathy,TMA)。

中国狼疮性肾炎诊断和治疗指南中亦提出"狼疮血栓性微血管病"(Lupus TMA)的病理诊断。SLE 导致 TMA 引起的肾脏损伤称为狼疮 TMA。当血清抗心磷脂抗体(anticardiolipin antibody,ACA)、抗 β2-GP1 抗体、狼疮抗凝物、解聚蛋白样金属蛋白酶 13(ADAMTS13)活性增高,病理表现为入球小动脉"微血栓"形成,或间质小动脉内皮呈"洋葱皮样"改变,可诊断为狼疮 TMA。TMA 与 LN 并存时,患者肾脏损伤严重,且远期预后不佳。

3. 狼疮足细胞病 另外,中国狼疮性肾炎诊断和治疗指南在 ISN/RPS 病理分型基础上提出"狼疮足细胞病"特殊病理诊断。狼疮足细胞病诊断标准为:满足 SLE 诊断,临床表现符合肾病综合征,光镜下轻度系膜细胞增生,免疫荧光下血管袢无免疫沉积,足突融合≥70%,可伴系膜区电子致密物沉积而无内皮下或上皮侧电子致密物沉积。狼疮足细胞病可以出现在 LN 任一病理类型中,多见于Ⅱ型 LN。

(三)原 ISN/RPS-LN 病理分型及定义和分型的修订

原 ISN/RPS-LN 病理分型见表 2-1。

表 2-1　2003 年 ISN/RPS 推荐的 LN 病理分型

分型	病理分型	病理表现
Ⅰ型	系统轻微病变性 LN	光镜下肾小球正常,免疫荧光可见系膜区免疫复合物沉积
Ⅱ型	系膜增殖性 LN	肾小球系膜区系膜细胞增生伴免疫复合物沉积
Ⅲ型	局灶性 LN	肾小球毛细血管内细胞增多,内皮下免疫复合物沉积,病变累及 <50% 肾小球
		Ⅲ型活动性病变(A):局灶增生性
		Ⅲ型活动和慢性化病变(A/C):局灶增生及硬化
		Ⅲ型慢性病变(C)伴肾小球瘢痕:局灶硬化性
Ⅳ型	弥漫性 LN	肾小球毛细血管内细胞增多,内皮下免疫复合物沉积,病变累及 ≥50% 肾小球
		Ⅳ型节段性病变[累及 <50% 肾小球毛细血管袢(S)](A):弥漫性节段性增生
		Ⅳ型球性病变[累及 ≥50% 肾小球毛细血管袢(G)](A):弥漫性球性增生
		Ⅳ型 S(A/C):弥漫性节段性增生及硬化
		Ⅳ型 G(A/C):弥漫性球性增生及硬化
		Ⅳ型 S(C):弥漫性节段性硬化
		Ⅳ型 G(C):弥漫性球性硬化
Ⅴ型	膜性 LN	肾小球基底膜增厚,上皮下免疫复合物沉积,可与Ⅲ型或Ⅳ型合并存在
Ⅵ型	硬化性 LN	≥90 肾小球球性硬化,且无活动性病变

ISN/RPS-LN 定义和分型的修订见表 2-2。

表 2-2　ISN/RPS-LN 定义和分型的修订

分类	修订	对原 ISN/RPS-LN 病理分型的述评
Ⅱ型	系膜区细胞增多定义调整:系膜细胞数≥4 个,系膜细胞被基质包绕,不包括球门部	系膜区细胞增多的 cut-off 值定义不明确
Ⅲ型和Ⅳ型	毛细血管内增殖的命名调整为:毛细血管内细胞增多	毛细血管内增殖的定义不明,尤其是"增殖"定义不明

分类	修订	对原 ISN/RPS-LN 病理分型的述评
Ⅲ型和Ⅳ型	新月体定义:毛细血管外细胞增多,由不同类型的细胞组成(足细胞、壁层上皮细胞、单核/巨噬细胞),可混有纤维蛋白或纤维性基质;至少占10% 的包囊壁周长	原定义新月体至少占 25% 的包囊壁周长
	①细胞性:>75% 细胞成分和纤维素,<25% 纤维基质; ②纤维性:>75% 纤维基质,<25% 细胞成分和纤维蛋白; ③纤维细胞性:25%~75% 细胞成分和纤维蛋白,其余为纤维基质;	无纤维细胞性和纤维性新月体的定义
	粘连定义:孤立的细胞外基质将血管袢与囊壁相连,无明显硬化	无粘连定义
	纤维素样坏死定义:血管袢 GBM 断裂和(或)系膜基质溶解,伴纤维蛋白,不需要同时出现核碎裂	无纤维素样坏死定义
	取消Ⅳ型的球性/节段性病变亚型	节段和球性病变的定义不明确,不同观察者间可重复性差,临床意义不明确
	修订美国国立卫生研究院(National Institutes of Health,NIH)关于 LN 的活动性/慢性化评分系统(AI、CI)评分,替代现有的"A,C,A/C"	"A,C,A/C"太宽泛且不特异,建议采用半定量方法描述活动和慢性化病变
肾小管间质病变	间质炎细胞浸润区区分间质纤维化区域和非纤维化区域	缺乏评价肾小管间质病变严重程度 cut-off 值

二、狼疮性肾炎活动评分

Austin 评分是最早的狼疮性肾炎活动性和慢性化评分。在此基础上,NIH 活动性指数(activity index,AI)和慢性化指数(chronicity index,CI)在狼疮性肾炎的评价中得到了最为广泛的使用。在 2018 年修订后的 NIH 关于 LN 活动和慢性化指数评分系统中,AI 总评分为 24 分,CI 总评分为 12 分(表 2-3)。虽然修订后各个指标都带有一定的主观性,且暂时缺乏相关循证支持,但相较原

ISN/RPS-LN 病理分型中仅标明活动性(A)、慢性化(C)和 A/C 病变,其提供了更详细的信息。

表2-3　2018年修订的 NIH 关于 LN 活动和慢性化指数评分系统

病理改变	病变肾小球占总肾小球的比例	积分
活动性指数(AI)		
毛细血管内细胞增多	<25% 为 +,25%~50% 为 ++,>50% 为 +++	0~3
中性粒细胞浸润和/或核碎裂	同上	0~3
纤维素样坏死	同上	(0~3)×2
内皮下沉积物(包括透明样微栓塞)	同上	0~3
细胞性和/或纤维细胞性新月体	同上	(0~3)×2
间质炎细胞浸润	同上(占皮质区间质比例)	0~3
总分		0~24
慢性化指数(CI)		
肾小球硬化(包括球性和节段)	<25% 为 +,25%~50% 为 ++,>50% 为 +++	0~3
纤维性新月体	同上	0~3
肾小管萎缩	同上(占皮质区间质比例)	0~3
间质纤维化	同上(占皮质区间质比例)	0~3
总分		0~12

原有 NIH 活动性指数评分将核碎裂和纤维素样坏死归为一类,修订后纤维素样坏死单列为一类进行评分;将核碎裂归为中性粒细胞浸润,因为多数核碎裂代表中性粒细胞的程序性死亡;最初白细胞浸润单指中性粒细胞,修订后包括中性粒细胞和(或)核碎裂;将纤维细胞性新月体归为 AI 指标进行评分。

原 ISN/RPS-LN 病理分型未对肾小管间质病变严重程度进行评估。新修订的 NIH 肾小管间质病变的活动性和慢性化指数评分能很好地评判其损伤的严重程度。目前间质炎症是活动性指数评分的指标,间质纤维化和肾小管萎缩分开进行慢性化指数评分,但是建议在报告中列出间质炎症位于纤维化区还是非纤维化区。

Austin 评分中毛细血管内细胞增多指单个核细胞浸润导致细胞增多。国际肾脏病理学工作组会议拟在 ISN/RPS-LN 病理分型第 2 阶段修订中明确毛细血管内细胞增多的炎症细胞类型,中性粒细胞单独积分是否具有重要意义;用循证方法重新评估 AI 和 CI,改进可重复性,验证预测预后的价值;对纤维素样坏死和细胞性/纤维细胞性是否应该双倍加权进行评估。

(陈国伟　林立豪　许苑)

参考文献

[1] BAJEMA I M,WILHELMUS S,ALPERS C E,et al. Revision of the International Society of Nephrology/Renal Pathology Society classification for lupus nephritis: clarification of definitions,and modified National Institutes of Health activity and chronicity indices [J]. Kidney Int,2018,93(4):789-796.

[2] 中国狼疮肾炎诊断和治疗指南编写组. 中国狼疮肾炎诊断和治疗指南[J]. 中华医学杂志,2019(44):3441-3442.

[3] 曾彩虹,刘志红. ISN/RPS 狼疮性肾炎病变定义及分型修订共识[J]. 肾脏病与透析肾移植杂志,2019,28(1):47-51.

第三章

狼疮性肾炎的中西医治疗进展

对于狼疮性肾炎（LN）来说，其治疗包括初始诱导治疗和后续维持治疗，尤以局灶性（Ⅲ型）或弥漫性（Ⅳ型）LN，治疗周期漫长，且诱导缓解效果因人而异，绝大多数人在获得完全缓解后的维持治疗时间通常至少为 3 年。治疗过程中需要定期随诊，以调整药物剂量、治疗方案、评估疗效和防治合并症。而缓解炎症和降低免疫活动性，以实现完全缓解，是我们的最终目标。多项研究定义了完全缓解，包括尿蛋白排泄显著减少、血清肌酐降低或保持稳定、尿沉渣镜检结果改善。

第一节　狼疮性肾炎的诱导治疗方案

LN 的治疗应当以患者的肾脏病理、疾病活动程度作为基础，选择不同诱导及维持治疗方案。对于Ⅰ、Ⅱ型 LN 来说，因其病变轻微，所以不管是诱导缓解治疗还是维持治疗阶段，均以激素或者是激素联合其他免疫抑制剂控制肾外狼疮活动表现为主。对于蛋白尿 >0.5g/24h，但 <3.0g/24h 的Ⅱ型 LN，《中国狼疮性肾炎诊断和治疗指南（2019 年）》推荐可采用口服激素 0.5~0.6mg/(kg·d) 方案。而对于蛋白尿量 >3g/24h 的患者，则应采用激素单药诱导，或激素联合免疫抑制剂诱导缓解。有研究报道指出，对于反复复发的患者也可联合利妥昔单抗治疗，尤其是对吗替麦考酚酯（Mycophenolate Mofetil，MMF）或环磷酰胺（Cyclophosphamide，CYC）耐药的患者，使用利妥昔单抗可能存在有利结果。但也有报道指出，利妥昔单抗联合 MMF 与单用 MMF 相比，其缓解率差异并无统计学意义，因此利妥昔单抗不用于初始治疗。

对于Ⅴ型 LN 患者，若同时存在局灶性或弥漫性的病理类型，应采用与局灶性或弥漫性 LN 患者相同的治疗。而《中国狼疮性肾炎诊断和治疗指南

(2019年)》推荐,当V型LN患者尿蛋白总量≥2 000mg/24h时应进行免疫抑制治疗,选择多靶点方案或钙调磷酸酶抑制剂(Calmodulin inhibitor,CNI)[他克莫司(Tacrolimus,Tac)/环孢素(Cyclosporin A,CsA)方案诱导],或雷公藤多苷(Triperygium wilfordii multiglucoside,TWM)短疗程治疗。维持期可采用激素联合MMF或CNI方案。尿蛋白总量<2 000mg/24h的V型LN采用激素和肾素-血管紧张素系统抑制剂减少蛋白尿。

对于局灶性(Ⅲ型)或弥漫性(Ⅳ型)狼疮性肾炎的诱导治疗,其治疗周期长短不一,其中短的可以为3个月或长达1年,平均时长大约为6个月。诱导治疗是为了尽快控制肾脏的急性炎性损伤,更好地达到完全缓解。诱导治疗包括基础治疗以及免疫抑制方案。对于治疗的监控,诱导治疗3个月内如果出现了肾脏损伤加重,如蛋白尿排泄增多、血清肌酐升高,则须及时调整治疗方案。

(一)基础治疗

若无绝对禁忌,激素及硫酸羟氯喹(Hydroxychloroquine,HCQ)应作为基础治疗。而大部分的患者其泼尼松起始剂量为0.5~1mg/(kg·d),且最大剂量不超过60mg/d,4~6周后逐步减量。对于活动增生性狼疮性肾炎(Ⅲ型、Ⅳ型、Ⅲ/Ⅳ+V型)及伴有狼疮血栓性微血管病(TMA),先给予大剂量甲泼尼龙静脉冲击治疗(500mg/d或750mg/d,静脉滴注,连续3d)。而病变特别严重的患者,甲泼尼龙静脉冲击治疗可重复一个疗程。而羟氯喹的最大治疗剂量不超过5mg/(kg·d),缓解期可以减量为0.2g/d。

硫酸羟氯喹(HCQ)长期使用的副作用是无害的皮肤变色、视网膜病变,在极少数情况下,还有心脏或神经肌肉毒性。这些并发症都很少见,而且只有在长期使用HCQ后才会发生。一般而言,所有开始服用HCQ的患者都应该在治疗的第1年进行眼科检查,包括眼底检查,注意要定期进行系统检查评估副作用。

(二)吗替麦考酚酯(MMF)方案

国际上基于一项大规模的研究——ALMS研究方案,其第1周,MMF一次0.5g,一日2次;第2周,一次1g,一日2次;此后尝试增加剂量至一次1.5g,一日2次;其MMF总剂量可能达到2~2.5g/d,因我国及其他亚洲国家患者体型较欧美人更小,这可能导致我国的患者更容易产生恶心、腹痛、腹泻,甚至重症感染等严重并发症。因此我国临床研究中使用的MMF剂量通常为1.5~2.0g/d。

(三)环磷酰胺(CYC)方案

对于Ⅲ型、Ⅳ型的狼疮性肾炎,尤其血肌酐>265.2μmol/L(3mg/dl),或肾组织慢性指数(CI>3 分)时,可选择静脉 CYC 诱导方案,缓解后优先选择 MMF 作为维持。根据《中国狼疮性肾炎诊断和治疗指南(2019 年)》推荐,CYC 方案有 3 种:①美国国立卫生研究院(NIH)大剂量静脉 CYC 冲击治疗(每个月 CYC 0.5~1.0g/m^2,静脉滴注,疗程 6 个月);②小剂量 CYC 静脉冲击方案(欧洲 CYC 方案,每 2 周 CYC 500mg 静脉滴注,共 3 个月);③口服 CYC 方案[1.0~1.5mg/(kg·d),最大剂量 150mg/d,2~4 个月]。

CYC 主要的不良反应包括骨髓抑制、消化道症状(恶心、呕吐、胃胀及上腹痛等)、肝损伤、出血性膀胱炎、生殖毒性(持续性闭经、少精或无精症、致畸风险)、心脏毒性(心肌病、心包炎、心肌梗死和致死性充血性心衰)、感染及肿瘤(白血病、膀胱癌)。使用 CYC 过程中须密切监测血白细胞数量和尿常规。妊娠期及哺乳期妇女禁用。

(四) 贝利尤单抗联合 MMF 或 CYC 方案

贝利尤单抗作为一种抑制可溶性 B 细胞存活因子的人单克隆抗体,在狼疮性肾炎的治疗当中的作用越来越受到人们的重视,将会在第三章第三节进一步阐释。目前贝利尤单抗有静脉及皮下剂型,均可用于治疗系统性红斑狼疮和狼疮性肾炎。贝利尤单抗静脉给药方案为 10mg/kg,每 2 周 1 次,共 3 剂,然后给予维持剂量,每 4 周 1 次。贝利尤单抗皮下给药的初始剂量为 400mg,一周 1 次,共 4 剂,然后 200mg,一周 1 次。

(五) 钙调磷酸酶抑制剂(calcineurin inhibitor,CNI)+MMF 方案

激素 +MMF+ 他克莫司(tacrolimus,Tac)联合治疗也称为多靶点方案,其在抗炎、免疫抑制和足细胞保护等方面发挥协同作用,提高疗效。而且在多个临床研究中,与Ⅳ-CYC 方案相比,多靶点方案有着更高的缓解率,且不良反应并无差异。因此《中国狼疮性肾炎诊断和治疗指南(2019 年)》中推荐多靶点方案作为Ⅲ型和Ⅳ型、Ⅲ/Ⅳ+Ⅴ型(尤其表现为肾病综合征)的首选治疗方案。其联用方案为 MMF 治疗量为 1.0g/d,再联合以下药物的选择:①他克莫司(Tac),一般起始口服 1~2mg,一日 2 次,逐渐上调剂量。②伏环孢素(Voclosporin,VCS)剂量为口服 23.7mg,一日 2 次;③环孢素(Cyclosporin A,CsA)起始剂量一般为口服 100~200mg,一日 2 次,逐渐上调剂量。

需要注意的是,CNI 除了有感染、腹泻、恶心呕吐等不良反应外,还增加了肾毒性,因此对于慢性肾脏病和肾小球滤过率估算值(eGFR)≤45ml/(min·1.73m^2)的患者,应谨慎使用 CNI。在使用该类药物时,须监测药物的血药浓度、肌酐水平,以便对药物及时做出调整。

（六）来氟米特/硫唑嘌呤（Azathioprine，AZA）

2022 年 KDIGO 指南中指出在药物不耐受或因药物价格过高等因素影响下，可考虑激素联合来氟米特或硫唑嘌呤替代其他初始治疗方案。

第二节　狼疮性肾炎的维持治疗方案

狼疮性肾炎有 33%~40% 的复发率，往往导致不良预后，因此需要规范的维持治疗，维持治疗时间目前尚无明确定论，中国 LN 队列研究发现，维持治疗时间小于 3 年是血肌酐倍增、终末期肾脏疾病或死亡的独立危险因素。因此最佳维持治疗时间通常大于 2 年，一些专家组则认为至少是 3~5 年。

（一）激素治疗

目前对于激素何时减量、维持时间缺乏强而有力的临床证据，我们根据患者的病理类型、缓解情况、服药后产生的并发症等，充分评估以便调整激素用量。2019 年 EULAR/ERA-EDTA，倡导激素在 3~6 个月时逐渐减量至 ≤7.5mg/d，以长期维持。

（二）吗替麦考酚酯（MMF）方案

MMF 的维持剂量通常为 1.0g/d 或更低，一般在诱导治疗 6 个月后开始逐渐减量。总疗程应维持 2 年，其后可改硫唑嘌呤维持。MMF 治疗期间，如果有条件，应动态观察外周血淋巴细胞计数。淋巴细胞持续下降或 $CD4^+T$ 淋巴细胞 <200/μl 时，MMF 应减量或暂停使用。对感染高危患者，在 MMF 治疗前 3 个月内，应预防性使用复方磺胺甲噁唑。

（三）环磷酰胺（cyclophosphamide，CYC）方案

研究表明，长期疗程的 CYC 和维持 MMF/AZA 均有较好疗效，但由于长期 CYC 的累积，可能会产生不同程度的感染、骨髓抑制、性腺抑制、泌尿道反应的不良反应，有些专家会根据不良反应情况来调整用药剂量，因此 CYC 诱导缓解方案后，优先选择 MMF 作为维持治疗方案，而且使用 MMF 其复发率和治疗失败率显著低于硫唑嘌呤维持治疗。

（四）CNI+MMF 方案

前面提到的多靶点方案作为活动性狼疮性肾炎的首选方案，在治疗 6 个月后 MMF 减为 0.50~0.75g/d，Tac 剂量 2~3mg/d，我们把患者血清学、不良反应等指标，如血清肌酐及白蛋白水平，药物的需要浓度，作为调整剂量的依据。

（五）硫唑嘌呤（azathioprine，AZA）方案

因长期使用 MMF 存在导致胎儿畸形的风险，对于有怀孕需求的患者须调

整治疗方案,可选择 AZA,其维持剂量为 1.5~2.0mg/(kg·d),但须监测患者是否会出现骨髓抑制或肝功能异常等不良反应。

(郑婷婷　彭钰)

参考文献

［1］ 刘志红.中国狼疮肾炎诊断和治疗指南［J］.中华医学杂志,2019,99(44):3441-3445.

［2］ KORBET S M,LEWIS E J,SCHWARTZ M M,et al. Factors predictive of outcome in severe lupus nephritis. Lupus Nephritis Collaborative Study Group［J］. Am J Kidney Dis, 2000,35(5):904.

［3］ APPEL G B,CONTRERAS G,DOOLEY M A,et al. Mycophenolate mofetil versus cyclophosphamide for induction treatment of lupus nephritis［J］. J Am Soc Nephrol, 2009,20(5):1103.

［4］ ACCESS Trial Group. Treatment of lupus nephritis with abatacept:the Abatacept and Cyclophosphamide Combination Efficacy and Safety Study［J］. Arthritis Rheumatol, 2014;66(11):3096.

［5］ 李慧娟,陈樱花,胡伟新.利妥昔单抗用于难治性狼疮性肾炎的治疗［J］.肾脏病与透析肾移植杂志,2018,27(1):94-99.

［6］ WEIDENBUSCH M,RÖMMELE C,SCHRÖTTLE A,et al. Beyond the LUNAR trial. Efficacy of rituximab in refractory lupus nephritis［J］. Nephrol Dial Transplant, 2013,28(1):106.

［7］ ROVIN B H,FURIE R,LATINIS K,et al. Efficacy and safety of rituximab in patients with active proliferative lupus nephritis:the Lupus Nephritis Assessment with Rituximab study ［J］. Arthritis Rheum,2012,64(4):1215.

［8］ FU J,WANG Z,LEE K,et al. Transcriptomic analysis uncovers novel synergistic mechanisms in combination therapy for lupus nephritis［J］. Kidney Int,2018,93(2): 416-429.

［9］ 宗亚雯,杨柳,陈樱花,等.吗替麦考酚酯治疗增殖性狼疮性肾炎的疗效和远期预后 ［J］.肾脏病与透析肾移植杂志,2017,26(3):206-211.

［10］ CONTRERAS G,PARDO V,LECLERCQ B,et al. Sequential therapies for proliferative lupus nephritis［J］. N Engl J Med,2004,350(10):971-980.

［11］ DOOLEY M A,JAYNE D,GINZLER E M,et al. Mycophenolate versus azathioprine as maintenance therapy for lupus nephritis［J］. N Engl J Med,2011,365(20):1886-1895.

第三节　生物制剂在狼疮性肾炎中的应用

系统性红斑狼疮(systemic lupus erythematosus,SLE)是一种由多种因素参与的自身免疫性疾病中较为常见的疾病,常累及皮肤和黏膜、肾脏、肺等器官,严重危害了人类健康。由于肾脏血管丰富,是 SLE 最常累及的脏器之一,SLE

患者中狼疮性肾炎(lupus nephritis,LN)的发病率为20%~60%,具体比例取决于研究人群的年龄、性别、种族等人口统计学特征。SLE的肾脏受累与较高的死亡率相关,特别是对于进展为肾衰竭的患者。治疗LN的最终目标是保留肾功能并降低与慢性肾脏病(chronic kidney disease,CKD)和肾衰竭相关的发病率和死亡率,同时最大程度地减少与药物相关的毒性。目前国内主要采用糖皮质激素与环磷酰胺(Cyclophosphamide,CTX)、吗替麦考酚酯(mycophenolate mofetil,MMF)或其他免疫抑制剂治疗。尽管现在使用联合用药被认定为有效的治疗方案,但也往往伴随着较高的复发率和较大的毒副作用。随着西医学进展,特异性抑制异常病理性免疫反应的生物制剂在LN的治疗中发挥了新的作用。2021年KDIGO指南提出治疗应答不满意的LN患者除了一线治疗方案,可加用利妥昔单抗或其他生物制剂。而可用于治疗LN的生物制剂可分为以下6大类:①促进B细胞耗竭的生物制剂;②阻断B细胞刺激的生物制剂;③抑制T细胞活化的生物制剂;④抗细胞因子的生物制剂;⑤免疫耐受相关的生物制剂;⑥合成肽免疫原的生物制剂。现综述如下。

一、促进B细胞耗竭的生物制剂

B细胞在LN发病机制中的各个环节均有重要作用,因此,通过各种途径减少B细胞数量及抗体的产生,是治疗LN的有效手段。目前针对B细胞的生物制剂作为生物治疗领域的重点研究对象,其研发和应用对于LN的治疗具有重大意义。

(一)抗CD20抗体

CD20与B细胞的分化成熟过程密切相关,是一种仅由B细胞表达的膜相关糖蛋白,主要通过钙离子调节通路直接调节B细胞的分化。B细胞耗竭疗法(B cell depletion therapy,BCDT)最初用于消除癌性B细胞,现在用于治疗自身免疫疾病,通过应用抗CD20单克隆抗体使B淋巴细胞凋亡,治疗B细胞过度增殖,从而改善狼疮性肾炎。

通过耗竭B淋巴细胞的生物制剂主要是单克隆抗体利妥昔单抗(Rituximab,RTX)。RTX是一种针对CD20抗原的特异性人鼠嵌合的抗B淋巴细胞的单克隆抗体,其在体内通过抗体依赖的细胞介导的细胞毒作用、补体介导的细胞凋亡作用能有效选择性清除异常增生的B淋巴细胞。有一项大型临床随机对照研究LUNAR试验,是针对RTX治疗LN评估治疗效果及安全性的,研究结果呈阴性,但与对照组相比,利妥昔单抗治疗后补体和抗双链DNA抗体水平有更大改善,蛋白尿减少量更大。目前推荐的RTX的给药方法主要有两种:第 1、15 天各使用 1 000mg;每周 1 次,每次剂量 375mg/m²,连续 4 周,后续治疗可根据临床疗效及监测外周血 B 细胞计数给予调整给药方案。

除了 RTX 还有一种Ⅱ型抗 CD20 单抗奥妥珠单抗注射液(Obinutuzumab)可能可以使用于 LN 的治疗,为人源性单克隆抗体,它连接的表位与 RTX 不同,但部分重叠。研究发现,奥妥珠单抗在 SLE 体外全血试验中诱导 B 细胞毒性的效率相较于利妥昔单抗更高,且可导致更完全的 B 细胞耗竭,这提示该单抗能更有效地清除外周和肾间质内 B 细胞,提供更有效的治疗。目前奥妥珠单抗治疗增殖性 LN 的第 2 阶段试验正在进行中。

(二) 抗 CD22 抗体

跨膜糖蛋白 CD22 抗原表达于成熟的 B 淋巴细胞表面,为一个以酪氨酸为基础的免疫受体抑制性基序(Immunoreceptor Tyrosine-based Inhibitory Motif, ITIM),通过调节免疫系统过度表达发挥生物学效应。近年来生物治疗领域也逐渐关注抗 CD22 抗体的生物效应,其中代表的生物制剂是依帕珠单抗(Epratuzumab),是一种单克隆抗体。与利妥昔单克隆单抗不同,依帕珠单抗可调节 B 细胞信号传送而不会显著减少 B 淋巴细胞的数量,仅介导部分 B 细胞耗竭。最近一项评估了依帕珠单抗疗效(1 921 例 SLE 患者)的 meta 分析表明,依帕珠单抗可能是治疗中重度活动期 SLE 的有效药物。虽然关于使用依帕珠单抗治疗仍然缺少有力的证据,但因其可调节 B 细胞信号传送,减少 B 细胞数量,提示其有治疗潜力。

(三) 嵌合抗原受体 T 细胞免疫治疗

嵌合抗原受体 T 细胞免疫治疗(chimeric antigen receptor T cell immuno-therapy,CAR-T)是通过逆转录技术,在体外将能识别某种肿瘤抗原的抗体的抗原结合部与 CD3⁻ζ 链或 FcεRIγ 的胞内部分进行偶联,形成一个嵌合蛋白。经过离体扩增后回输到患者体内,使其能识别特定抗原并靶向表达相关抗原的肿瘤细胞,从而达到治愈目的的新型疗法。目前主要用于治疗肿瘤性疾病,尤其是白血病和恶性肿瘤疾病。

目前 CD19 靶向的嵌合抗原受体 T 细胞是研究范围最广泛、临床疗效最佳的一类嵌合抗原受体 T 细胞。CD19 是表达于所有 B 细胞表面的细胞标志物。在德国进行的一项小型临床试验评估了 5 名重症或耐药 SLE 患者 CD19 CAR-T 的耐受性和疗效。结果显示,经 3 个月的 CAR-T,5 名患者的 SLE 体征和症状均改善,所有用于治疗的免疫调节剂和免疫抑制剂均可停药,其中包括糖皮质激素和羟氯喹。且研究过程中未发现明显的细胞因子释放综合征和神经系统毒副反应。这项研究表明 CD19 CAR-T 不仅可以有效地消耗 SLE 患的 B 细胞,而且实现了无药物缓解。这为 CAR-T 治疗 SLE 的临床应用提供了依据,也为自身免疫疾病的治疗提供了新选择。

CAR-T 用于 SLE 的治疗有着广泛的前景与市场,但目前还欠缺大型临床研究为其良好的治疗效果和较小的毒副作用提供有力证据。

二、阻断 B 细胞刺激的生物制剂

B 细胞活化因子(B cell-activating factor,BAFF)属于肿瘤坏死因子(Tumor Necrosis Factor,TNF)一种,它以两种可溶性形式和一种膜形式存在,其受体分为 B 细胞活化因子受体(B cell-activating factor receptor,BAFF-R)、B 细胞成熟抗原(B cell maturation antigen,BCMA)和钙调和亲环素配基相互作用因子(transmembrane activator and calcium-modulator and cyclophilin ligand interactor,TACI)三种。而增殖诱导配体(A proliferation-inducingligand,APRIL)也为 TNF 的一种,其受体为 BCMA 和 TACI。BAFF 与 APRIL 通过与其受体结合,在 B 细胞的存活和成熟中起核心作用。Kang 等人研究向易感狼疮的小鼠注射可溶性 BAFF 受体,从而降低小鼠 BAFF 水平,结果发现肾脏炎症减轻,T 细胞定位在肾小球内的数量减少且较多 T 细胞位于肾小球外。因此推测 BAFF 是通过促进 T 细胞在肾小球内的定位和刺激肾小球系膜细胞增殖,致使 LN 发生和进展。那么,阻断 B 细胞刺激对治疗 LN 有很大价值。

(一)贝利木单克隆抗体

贝利木单抗(Belimumab/Benlysta)是一种人免疫球蛋白 G 型单克隆抗体,与可溶性 BAFF 结合,从而有效阻止 B 淋巴细胞增殖,促进其凋亡,降低自身免疫反应。2019EULAR 指南建议贝利木单抗作为激素与免疫抑制剂的补充方案。一项关于贝利木单抗肾脏获益的大型Ⅲ期临床研究,共纳入了 21 个国家 107 个中心的 448 例活动 LN 患者,两组患者在标准治疗基础上分别予贝利木单抗和安慰剂对照,随访 2 年,以肾脏事件为主要及次要终点。研究结果表明,在标准治疗基础上加用贝利木单抗,增加了综合反应有效性与完全缓解率,并且降低了肾脏相关不良事件的发生与死亡率。在一些大规模随机临床试验中研究了贝利木单抗的疗效和安全性,包括 BLISS-52、BLISS-76、BLISS-SC、和 BLISS-Northeast Asia,发现贝利木单抗能够提高 SLE 应答率并降低 SLE 活性,同时还减少了复发和糖皮质激素的剂量。

因此,贝利木单抗被认为是一种有效的附加治疗选择。就贝利木单抗治疗 LN 的疗效和安全性而言,美国食品药品监督管理局(FDA)批准贝利木单抗治疗 2020 年 12 月接受标准治疗的活动性 LN 成人。然而,贝利木单抗长期治疗 LN 的安全性和有效性尚未在文献中报道,需要进一步的临床研究来验证这一点。

(二)Blisibimod(目前尚在研究阶段,暂未用于临床)

贝利木单抗仅能与可溶性 BAFF 结合,而新 BAFF 抑制剂 Blisibimod 是一种由自噬体产生的 BAFF 结合肽与 IgG 形成的单克隆抗体,不仅可与可溶性 BAFF 结合,也可以和膜形式 BAFF 结合。一项Ⅲ期临床试验未达到基于 SLE 反应指数-6(SLE responder Index-6,SRI-6)的临床终点,但该研究发现 Blisibimod 可减少患者糖皮质激素的使用量,并可减轻患者的蛋白尿和降低其抗双链 DNA 抗体水平。Blisibimod 最常见的不良事件是上呼吸道感染、尿路感染和腹泻。

(三)Atacicept(目前尚在研究阶段,暂未用于临床)

Atacicept 是一种水溶性、与 IgG 部分融合的蛋白,是 BAFF 与 APRIL 的共同受体,从而可阻断 BAFF、APRIL 与 TACI 结合,抑制 B 细胞增殖及过度表达。Atacicept 是否可用于治疗 LN,当前尚有争议。有研究发现,在 BAFF 转基因小鼠中,TACI 在过度 BAFF 信号刺激中驱动自身抗体产生和组织损伤,且 TACI 信号通路在 BAFF 转基因小鼠自身免疫性肾炎的发生发展中起重要作用。在针对 LN 的临床试验中,Atacicept 的评估由于低丙种球蛋白血症和感染等不良事件而提前终止;但是,用于治疗 SLE 的 Atacicept 的开发尚未完全放弃。

三、抑制 T 细胞活化的生物制剂

关于 LN 的发病机制现在普遍认为是免疫复合物沉积导致肾损伤。由浆细胞样树突细胞(plasmacytoid dendritic cell,pDC)受刺激后产生干扰素-α(interferon alpha,IFN-α),促进 B 细胞向浆细胞分化,产生自身抗体,并与自身抗原结合成免疫复合物沉积在肾脏内,使炎性细胞聚集,导致肾损伤和炎症。而 B 细胞的增殖依靠 T 细胞的刺激,因此改变生物制剂可以根据 T、B 细胞或抗原递呈细胞(antigen presenting cell,APC)的相互作用进行干预,抑制 T 细胞的活化,阻断 T、B 细胞的相互作用,从而抑制 B 细胞活化的作用。通过抑制 T 细胞活化的生物制剂主要包括抗 CD40L、抗 CD11a、抗 CD80/86 单克隆抗体和共抑制分子-细胞毒性 T 淋巴细胞相关抗原 4(coinhibitory receptor cytotoxic T lymphocyte-associated antigen4,CTLA-4)融合物等。

(一)抗 CD40L 抗体(目前尚在研究阶段,暂未用于临床)

CD40 分子属于肿瘤坏死因子受体超家族(TNFR-SF)成员,主要表达于 B

细胞、胸腺上皮细胞、活化的单核/巨噬细胞及肿瘤细胞等。CD40L 也称 T 细胞-B 细胞活化分子(T cell-B cell-activating molecule,T-BAM),主要表达于活化的 CD4$^+$T 细胞,以及部分活化的 CD8$^+$T 细胞、嗜碱粒细胞、肥大细胞和 NK 细胞。CD40/CD4OL 分子可以促进 B 细胞的分化、增殖、成熟和促进 T 细胞分化。

抗 CD40L 的单克隆抗体可以抑制 CD40 和 CD40L 的协同刺激信号作用。Dapirolizumab 是人源化,单价聚乙二醇化 CD40L 拮抗单克隆抗体的 Fab 片段,其阻断 T 细胞和表达 CD40 的抗原呈递细胞之间的共刺激相互作用。Dapirolizumab 在对标准治疗反应不足的活动性 SLE 患者中进行了 2b 期研究。该研究未达到其主要终点(在 24 周时达到剂量反应)。BI655064 是一种人源化拮抗抗 CD40 单克隆抗体,在 Fc 区具有两个替代突变,可防止血小板活化和 Fc 区介导的抗体依赖性互补介导的细胞毒性。BI655064 的安全性已在健康受试者中得到证明,目前其用于狼疮性肾炎的Ⅱ期临床试验正在招募受试者(NCT03385564)。CD40L 启动的共刺激途径在 SLE 中是一个有吸引力的靶标,因此有关于 CD40 的研究还在继续。

(二) 抗 CD80/CD86(抗 B7-1/B7-2)抗体

配体 B7-1(CD80)和 B7-2(CD86)表达于活化的 B 细胞和一些 APC 表面,为 T 细胞的活化提供共刺激信号。CTLA-4 通过与 Arcs 上表达的 B7-1 和 B7-2 结合抑制 T 细胞活化。阿巴西普(Abatacept,CTLA-4Ig)是由 CTLA4 和免疫球蛋白组成的融合蛋白,其结合 B7 比 CD28 的亲和力更高,可阻断 CD80/86 与其配体 CD28-B7 的结合,抑制 CD28 信号传送,从而抑制 T 细胞的活化。一项在标准治疗(激素、环磷酰胺诱导治疗,小剂量激素、硫唑嘌呤维持治疗)的基础上,随机给予阿巴西普或安慰剂的 ACCESS 研究结果未显示阿巴西普联合标准治疗能使 LN 患者获益。一项 695 名参与者参加的比较阿巴西普与安慰剂的试验(ALLURE),发现阿巴西普与安慰剂没有显著差异,但接受阿巴西普的患者似乎显示更持续的蛋白尿减少。目前有关于 CD80/CD86 的致病机理以及治疗药物尚在探索,也有搭配其他药物一同治疗 LN 的研究在进行中。

四、抗细胞因子的生物制剂

在自身免疫系统疾病中,细胞因子起着触发和维持的重要作用,因此,细胞因子也成为 LN 的治疗靶点。目前针对细胞因子的生物制剂主要有抗白介素-10(Interleukin 10,IL-10)单抗、抗 TNF-α、抗 IL-6 受体(IL-6R,托珠单抗,tocilizumab)、抗肿瘤坏死因子相关弱凋亡诱导因子(tumor necrosis factor-like weak inducer of apoptosis,TWEAK)生物制剂、干扰素-α 受体阻断剂 anifrolumab、IL-1β

抑制剂、IL-38 等。

(一) 抗 IL-10 单克隆抗体

IL-10 是具有多效性功能的细胞因子,既可以促进 B 细胞分化,又可以抑制 T 细胞的作用。IL-10 由 B 细胞、骨髓细胞和某些 T 细胞亚群产生,包括滤泡外 T 辅助细胞,其在表型上不同于与生发中心(germinal centers,GC)形成相关的滤泡辅助 T 细胞。有证据表明,它在系统性红斑狼疮(SLE)中起着双重作用,在 SLE 中,它可能抑制促炎效应子功能,但似乎也是 GC 外的滤泡外抗体反应的主要驱动因素。且 IL-10 可促进活化的 B 细胞直接分化为浆细胞,而不是刺激 GC 反应。IL-10 支持 SLE 中自身反应性 b 细胞增殖和分化为浆细胞,从而推动疾病进展。有关 IL-10 作用于 SLE 及 LN 的发病机理还待进一步完善。

Martin 等研究发现在 pristane 诱导的狼疮 BALB/c 小鼠中,IL-10 与 D2 的预防性联合疫苗可以通过作为预防性 DNA 耐受疗法来改善肾脏损害,并降低蛋白尿水平和抗 nRNP/Sm 水平的。

(二) 抗 TNF-α 单克隆抗体

TNF-α 是一种促炎性细胞因子,具有多效性和功能,包括激活导致组织破坏的一系列炎症事件。该细胞因子是炎症级联反应的一部分,其激活导致 NF-Kb 的炎症信号传送,进而激活促炎基因靶标如 IL-1β,IL-6 和 IL-8 的转录。因此,TNF-α 是自身免疫性疾病中炎症和组织损伤的主要介质之一。TNF-α 在 SLE 患者中有较高水平,与疾病活动度有关。

最常用的 TNF-α 阻滞剂是英夫利西单抗。英夫利西单抗(infliximab)是人鼠嵌合的抗 TNF-α 单克隆抗体。一项关于英夫利西单抗治疗 SLE 的开放标签安全性研究表明,英夫利西单抗对 LN 具有显著的治疗效果,虽可能会出现抗双链 DNA 抗体 IgG 抗体滴度升高,但蛋白尿水平在一周后显著下降,并在停止使用英夫利西单抗后的数月内可保持在较低水平。有关于抗 TNF-α 的使用尚有待进一步临床评价,评估其临床使用的安全性。

(三) 抗 IL-6 单克隆抗体

IL-6 是一种炎性因子,与狼疮活动程度及抗双链 DNA 抗体水平关系密切。IL-6 只作用于表达 IL-6 受体的 B 淋巴细胞,诱导浆母细胞向浆细胞分化。IL-6 也是杀伤细胞分化因子,因其能诱导前 CTL 分化成熟。因 IL-6 参与调控免疫系统,故抗 IL-6 受体抗体治疗应可用于 SLE 的治疗。托珠单抗(tocilizumab)是一种 IL-6 受体单克隆抗体,其可以阻止 IL-6 与 B 淋巴细胞的 IL-6 受体结合,从而阻止炎症的产生。有关抗 IL-6 单克隆抗体的 I 期临床试验正在进行中,其疗效及安全性,尚待进行更多临床试验证实。

(四) 抗 TWEAK 生物制剂

TWEAK/成纤维细胞生长因子诱导分子 14(fibroblastgrowth factor-inducible 14,Fn14)通路在 LN 的发生发展过程中起重要的作用。研究发现,Fn14 缺乏症通过减少肾小球 IgG 沉积和局部炎症反应,有效保护 SCID 小鼠免受肾损害。但在一项针对 BIIB023(阻断 TWEAK 的单克隆抗体)的 II 期临床研究中,未发现 BIIB023 与安慰剂组对 LN 肾炎治疗效果的差别(临床试验 NCT01499355)。有关于 TWEAK/Fn14 通路有待进一步研究,而阻断 TWEAK 细胞因子通路可能为 LN 的治疗提供新的方向。

五、免疫耐受相关的生物制剂

免疫耐受相关生物制剂可降低抗双链 DNA 抗体水平,减少产生抗双链 DNA 抗体的 B 细胞数量,包括 LJP394(阿贝莫司)等。LJP394 是一种 B 细胞耐受原,可与 B 淋巴细胞膜表面的抗双链 DNA 抗体结合,诱导 B 细胞的凋亡;还可与抗双链 DNA 抗体结合形成免疫复合物,促进其排泄而不激活相应 T 细胞的活性信号。加利福尼亚州拉霍亚的 La Jolla Pharmaceutical Company 总共启动了 14 项有关阿贝莫司的试验,但包括 2 项关键注册试验在内的多项试验未能达到其主要终点,故因此放弃了进一步寻求药物批准。

六、合成肽免疫原的生物制剂

SLE 患者免疫系统对自身抗原的免疫耐受丧失后,可通过激活免疫诱导 B 细胞产生自身免疫抗体,进而导致疾病发生。因此,抑制 B 细胞产生病理性抗体,诱导 B 细胞耐受原性应答是恢复免疫耐受最有效的方法。耐受原是指能诱导机体对再次接触的同一抗原产生特异性免疫无反应状态的抗原。由于 T 细胞识别抗原是通过多肽片段,合成肽是一种理想的耐受原,可通过针对一种肽表位的致耐受治疗引起更加广泛的免疫耐受,进而缓解 SLE 的发展。

(一) P140

P140 是一种合成肽,为核内蛋白表位类似物,可与 HSPA8/HSC70 伴侣蛋白结合。它可以在体外或体内干扰过度活化的伴侣蛋白介导的自噬,改变主要组织相容性复合物 II 类分子的过表达和向自身反应性 T 细胞的抗原呈递。Schall 等研究发现 P140 治疗的狼疮小鼠在淋巴组织和外周血中不再检测到影响 T 和 B 细胞的异常表达。且通过消耗过度激活的自身反应性 T 和 B 细胞发挥作用,恢复正常的免疫稳态。P140 虽然不能纠正 T 和 B 细胞异常表达,但是可以清除有害的 T 和 B 细胞。一项Ⅱb 期的双盲、随机、安慰剂对照临床研究,发现 P140 200μg/月的疗效(根据 SLEDAI 评分)明显优于安慰剂,而最常见的不良事件是注射部位红斑。从这项研究得出的关键结论是,P140 使用3 次,每月一次,连同标准治疗是安全且耐受性良好的,没有记录到与药物相关的重大不良事件,并且对狼疮患者有效。目前 P140 已经进行了Ⅲ期临床研究,有关机制尚在研究,但为未来狼疮性肾炎的治疗提供方向。

(二) pConsensus

抗双链 DNA 抗体是 SLE 的致病性抗体之一,患者血清中的抗双链 DNA抗体水平与疾病活动度相关。pConsensus(pCons)是根据小鼠抗双链 DNA 抗体互补可变区设计的具有免疫原性的多肽。一项研究以狼疮模型小鼠为对象,每周注射一次高剂量的 pCons,维持 4 周,发现小鼠生存时间延长,LN 发生延迟,且狼疮相关抗体和促炎细胞因子 γ 干扰素(interferon-γ,IFN-γ)的产生受到抑制。目前尚无 pCons 治疗 LN 患者的临床试验,但通过口服的方式诱导免疫耐受可能会成为其治疗的亮点。

(三) hCDR1

hCDR1(GYYWSWIRQPPGKGEEWIG)是一种由 19 个氨基酸残基组成的聚体耐受性多肽,它通过调控各种细胞因子和分子发挥保护作用,降低T 细胞凋亡率,通过 BAFF 抑制影响 B 细胞存活和自身反应性来减少抗双链 DNA 抗体。依屈肽(edratide)是基于人抗双链 DNA 抗体的互补决定区(complementarity-determing region,CDR)设计的一种合成多肽。一项Ⅱ期以评估依屈肽在治疗活动性 SLE 时的安全性和有效性的随机、双盲、安慰剂对照临床试验结果显示,依屈肽有较好的安全性和良好耐受性。依屈肽可能成为治疗 SLE 和 LN 的新药,但其效果仍须进一步的临床试验来确定。

除了以上提到的生物制剂外,还有其他新型靶向治疗药物尚在临床药物试验中,包括 CD40 及配体的单抗 CFZ533X2202,酪氨酸激酶 2 抑制剂BMS-986165(NCT03920267),和蛋白酶体抑制剂 KZR-616(NCT03393013)等,都处于临床Ⅱ期或Ⅲ期研究中。关于生物制剂的免疫病理学和临床疗效的数据正在积累,在临床的运用也越来越广泛,但其从长期结果看还有待观察,仍有许多药物处于临床试验阶段。根据目前研究结果,生物制剂的不良反应比糖皮质激素及免疫抑制剂等传统药物少,也扩大了治疗选择和潜在治疗组合的范围。故生物制剂在临床应用中应得到重视,进行进一步的调查研究,为用于 LN的治疗提供更可靠、更有价值的依据,提出更有效且毒副作用小的治疗方案。

(侯海晶　丘伽美)

参考文献

［1］ Kidney Disease：Improving Global Outcomes（KDIGO）Glomerular Diseases Work Group. KDIGO 2021 Clinical Practice Guideline for the Management of Glomerular Diseases［J］. Kidney Int,2021,100（4S）:1-276.

［2］ ROVIN B H,FURIE R,LATINIS K,et al. Efficacy and safety of rituximab in patients with active proliferative lupus nephritis：the Lupus Nephritis Assessment with Rituximab study［J］. Arthritis Rheum,2012,64（4）:1215-1226.

［3］ 陈崴,夏茜. 生物制剂在狼疮性肾炎治疗中的应用［J］. 肾脏病与透析肾移植杂志, 2021,30（3）:246-247.

［4］ FURIE R A,AROCA G,CASCINO M D,et al. B-cell depletion with obinutuzumab for the treatment of proliferative lupus nephritis：a randomised,double-blind,placebo-controlled trial［J］. Ann Rheum Dis,2022,81（1）:100-107.

［5］ LI J,WEI M M,SONG Q,et al. Anti-CD22 epratuzumab for systemic lupus erythematosus： A systematic review and meta-analysis of randomized controlled trials［J］. Exp Ther Med, 2019,18（2）:1500-1506.

［6］ MACKENSEN A,MÜLLER F,MOUGIAKAKOS D,et al. Anti-CD19 CAR T cell therapy for refractory systemic lupus erythematosus［J］. Nat med,2022,28（10）:2124-2132.

［7］ KANG S,FEDORIW Y,BRENNEMAN E K,et al. BAFF Induces Tertiary Lymphoid Structures and Positions T Cells within the Glomeruli during Lupus Nephritis［J］. J Immunol（1950）,2017,198（7）:2602-2611.

［8］ FURIE R,ROVIN B H,HOUSSIAU F,et al. Two-Year,Randomized,Controlled Trial of Belimumab in Lupus Nephritis［J］. The New England journal of medicine,2020,383（12）: 1117-1128.

［9］ ZHANG C,ZENG M,GE Y,et al. Effectiveness and safety of Belimumab combined with standard therapy in severe active lupus nephritis requiring kidney replacement therapy：A case report and literature review［J］. Front Immunol,2022,13:977377.

［10］ MERRILL J T,SHANAHAN W R,SCHEINBERG M,et al. Phase Ⅲ trial results with blisibimod,a selective inhibitor of B-cell activating factor,in subjects with systemic lupus erythematosus（SLE）:results from a randomised,double-blind,placebo-controlled trial ［J］. Ann Rheum Dis,2018,77（6）:883-889.

［11］ PARODIS I,GATTO M,SJOWALL C. B. cells in systemic lupus erythematosus：Targets of new therapies and surveillance tools［J］. Front Med（Lausanne）,2022,9:952304.

［12］ LIOSSIS S N,STAVERI C. What's New in the Treatment of Systemic Lupus Erythematosus ［J］. Frontiers in medicine,2021,8:655100.

［13］ ALAMILLA-SANCHEZ M E,ALCALA-SALGADO M A,ALONSO-BELLO C D,et al. Mechanism of Action and Efficacy of Immunosupressors in Lupus Nephritis［J］. Int J Nephrol Renovasc Dis,2021,14:441-458.

［14］ MARTÍN-MÁRQUEZ B T,SATOH M,HERNÁNDEZ-PANDO R,et al. The DNA co-vaccination using Sm antigen and IL-10 as prophylactic experimental therapy ameliorates nephritis in a model of lupus induced by pristane [J]. PloS one, 2021, 16 (10): 259114.

[15] SAID J T, ELMAN S A, MEROLA J F. Evaluating safety and compatibility of anti-tumor necrosis factor therapy in patients with connective tissue disorders [J]. Ann Transl Med, 2021, 9 (5): 430.

[16] MICHAELSON J S, WISNIACKI N, BURKLY L C, et al. Role of TWEAK in lupus nephritis: a bench-to-bedside review [J]. J Autoimmun, 2012, 39 (3): 130-142.

[17] FURIE R M, TODER K M, ZAPANTIS E M. Lessons Learned From the Clinical Trials of Novel Biologics and Small Molecules in Lupus Nephritis [J]. Semin Nephrol, 2015, 35 (5): 509-520.

[18] SCHALL N, TALAMINI L, WILHELM M, et al. P140 Peptide Leads to Clearance of Autoreactive Lymphocytes and Normalizes Immune Response in Lupus-Prone Mice [J]. Front. Immunol, 2022, 13: 904669.

[19] MULLER S. Excipients: not so inert? When the excipient plays the role of an active substance, as exemplified by systemic lupus [J]. Swiss Med Wkly, 2018, 148: 14631.

[20] UROWITZ M B, ISENBERG D A, WALLACE D J. Safety and efficacy of hCDR1 (Edratide) in patients with active systemic lupus erythematosus: results of phase II study [J]. Lupus Sci Med, 2015, 2 (1): 104.

第四节 狼疮性肾炎的中医药治疗

狼疮性肾炎(lupus nephritis, LN)是系统性红斑狼疮(systemic lupus erythematosus, SLE)常见且严重的系统损害之一,是我国继发性肾脏病变中最常见原因,也是影响 SLE 患者远期预后和死亡的主要因素。近年来,糖皮质激素和免疫抑制剂联合生物制剂的应用在控制 LN 病情活动、延缓疾病进展方面,取得了巨大进展,显著改善了患者预后,但部分患者在治疗后仍不能缓解,或在疾病缓解后复发,最终进展至终末期肾病(end-stage renal disease, ESRD)。同时,西医治疗有时会带来糖脂代谢紊乱、骨质疏松、继发感染、电解质平衡紊乱等问题,影响患者的生活质量与预后。因此,中医药在 LN 治疗中起着至关重要的作用,可以提高临床疗效、改善患者预后、延缓病情进展速度和减少副作用。

一、中医药对狼疮性肾炎的认识

(一)病名

《金匮要略·百合狐惑阴阳毒病》云:"阳毒之为病,面赤斑斑如锦文,咽喉痛,唾脓血。五日可治,七日不可治,升麻鳖甲汤主之。阴毒之为病,面目青,身痛如被杖，咽喉痛。五日可治，七日不可治，升麻鳖甲汤去雄黄、蜀椒主之。"中医学未有明确 LN 的病名，但可以根据患者的临床症状特点、病因病机及其病程演变规律，将其归属于中医学的"阴阳毒""虚劳""红蝴蝶疮""蝴蝶斑""肾痹""水肿""腰痛"等范畴。

中医古籍中关于 LN 的命名是从不同角度出发的，《金匮要略》命名为"阴阳毒"是从阴阳学说分析所得；"蝴蝶斑""红蝴蝶疮""日晒斑"是从皮损的特点出发，指出 SLE 患者皮肤的特征；"虚劳""腰痛""肾痹"是根据患者某一阶段的突出的临床表现概括而成。有关于 LN 的中医病名目前尚未有定论，目前主要以临床特征和西医诊断为指导进行命名。

（二）病因病机

《金匮要略》首次提出"阴阳毒"的概念，其描述的症状与 SLE 的发热、咽喉痛、皮疹、雷诺现象、关节痛等临床症状极为相似，故 LN 也可属于阴阳毒的范畴。

尤怡于《金匮要略心典·百合狐惑阴阳毒病脉证治第三》中指出："毒，邪气蕴结不解之谓"，强调阴阳毒以毒邪致病为病理关键。其所指的毒邪至少分为两大类，即天行异毒和内生毒邪。其感染的毒邪性质是影响阴阳毒发生的因素之一，毒邪入侵机体，血分热盛则为阳毒；若毒邪内陷，气血凝滞则为阴毒。然患者本身的体质也是影响阴阳毒发生的主要因素。《伤寒总病论·叙论》载："凡人禀气各有盛衰，宿病各有寒热，因伤寒蒸起宿疾，更不在感异气而变者，假令素有寒者，多变阳损阴盛之疾，或变阴毒也；素有热者，多变阳盛阴虚之疾，或变阳毒也"。若患者身体强壮，但素有积热则发为阳毒；体质素弱或内有虚寒则发为阴毒。阴阳毒的发病为本虚标实，正虚和邪毒相合而为病，而阳毒抑或是阴毒则为同一疾病的不同阶段和不同表现。毒邪多兼夹其他病邪，常与风、火、寒、湿、瘀等邪气胶着。故 SLE 多表现为多脏器、多系统的损害且病情易反复、病程较长、治疗相对困难。因此仅从阴阳毒辨证体系论治 LN 常难以取得较为满意的治疗效果，故在长期的经典理论分析并结合临床经验总结后，出现了许多 LN 病因病机的学说。

LN 的临床表现不一，病情复杂多变，对应的中医病名呈多样化，但归其病因病机总属正虚邪实。在病因方面，历代医家认为应该分为内因和外因两个方面。内因多为先天禀赋不足，或饮食情志内伤，或劳累过度以及经孕产乳耗伤正气，导致脏腑阴阳气血失调；外因为外感六淫疫疠邪毒，邪毒乘虚蕴聚脏腑经络，内伤营血，泛溢肌肤，痹阻关节，损伤肾络，伤津耗液，脉络瘀滞。内因外因合而为病，互相影响作用，虚实夹杂，产生痰、热、瘀、毒、湿等病理产物，进一步加重病情,呈恶性循环。

目前,各位医者对 LN 的病因病机有多种认识,在治疗上也有不同的侧重点。但尽管 LN 病机复杂多变,也可以总结 LN 多为本虚标实证,以肾虚为本,贯穿疾病全过程;以风、湿、热、瘀、毒为标,构成 LN 的致病关键因素。故在此基础上衍生出了许多关于 LN 病因病机的学说,如:正气不足说、风湿外感与内扰说、湿瘀交阻说、阴虚热毒说、邪毒伏藏说等。以下分点进行简单的介绍。

1. 正气不足说 《素问·刺法论》载:"正气存内,邪不可干;邪之所凑,其气必虚。"正气是指人体抗邪的能力,维持人体正常生理功能,抵御邪气对人体功能的破坏;若正气亏虚与虚邪贼风相结合,疾病即发生。先天是指中医理论的正气不足,人体抗御外邪以及自身调节控制的能力下降,易感受邪气,复加气候、饮食、环境、情志等不良刺激影响导致疾病的发生。而后天主要是指感受外在环境中的致病因素,或人体内部产生的具有致病作用的各种因素导致疾病的发生。如六淫、疫疠、七情、饮食失宜、痰饮和瘀血等。肾为先天之本,肾虚则显示着五脏六腑皆不足;若五脏六腑存在虚损也会影响肾脏的功能。

2. 风湿外感与内扰说 《儒门事亲·汗下吐三法该尽治病诠》谓:"病之一物,非人身素有之也。或自外而入,或由内而生,皆邪气也。"提出疾病皆由邪气所致。风湿闭阻经络,导致肾脏、筋骨肌肉、关节气血运行不畅,从而出现了关节屈伸不利,或寒或热,或四肢酸麻肿痛,或皮肤疮疡等临床症状。湿邪与风邪相合,不仅侵袭机体表面,还内扰于下焦,影响肾脏调节水液的功能。"肾主水,司开阖"邪气使肾的闭藏固摄受扰,肾精不能固摄,肾络受损瘀阻,故临床表现为蛋白尿、血尿。风邪为百病之长,善行数变;湿邪为阴邪,性趋下,常缠绵难愈,两邪相合,病机多复杂、病情多变化、迁延难愈。

3. 湿瘀交阻说 《血证论·阴阳水火气血论》曰:"血水同源。"人体内的血与水都由脾胃腐熟水谷,散布身体四肢。若水液输布代谢失常,湿浊内停阻滞气机,气机不畅致血液运行不利,则出现瘀。湿与瘀互结,既是病理产物也是致病因素,可进一步使病情加重。LN 可引起肢体浮肿、小便不利、血栓风险增加、皮肤出现皮疹红斑;这些均是湿、瘀壅结耗伤正气,湿瘀交阻肾精失固的表现。

4. 阴虚热毒说 《素问·生气通天论》曰:"阴平阳秘,精神乃治。阴阳离决,精气乃绝。"指出阴阳平和体质的人不容易患病,若出现阴阳偏盛偏衰的情况,则容易被邪气所感。SLE 好发于女性,《临证指南医案·淋带门》谓:"女子以肝为先天。"女性患者因情绪较为敏感,易忧郁多虑,致七情内伤,耗气伤津,导致肝肾阴虚,久之耗损气血,内生虚火,酿成热毒,毒邪在脏腑经络中郁积,煎熬津液,耗伤肾络。

5. 邪毒伏藏说 《素问·生气通天论》云:"冬伤于寒,春必温病"。清代刘吉人《伏邪新书》载:"感六淫而即发病者,轻者谓之伤,重者谓之中。感六淫而不即病,过后方发者,总谓之曰伏邪。"早在《黄帝内经》就已经详细论述伏邪发病的规律,历代医家也认为许多疾病的发生、发展、转归都与伏邪密切相关。本病初起就以里证为主要特征,若由里达表,疾病向愈;若内陷深入,则病程延长。周仲瑛进一步补充了伏气温病学说理论,她认为"伏毒"既可外感亦可内生。外感伏邪诸如细菌、病毒、六淫等致病因素,而内生毒邪则多因脏腑功能失调,导致病理产物生成。毒邪内伏于肾,瘀阻肾络,致肾脏气化不利,进而酿成水瘀毒热等病变。

二、LN 的辨证分型

(一) 传统辨证分型

根据 2008 年中华中医药学会肾病分会制定的《狼疮肾炎的诊断、辨证分型及疗效评定》,可将 LN 分为本证和兼证:本证可分为热毒炽盛、肝肾阴虚、气阴两虚、脾肾气虚、脾肾阳虚、风湿内扰 6 个证型,兼证有血瘀证和湿热证。LN 的临床表现复杂多变,目前 LN 的中医辨证分型标准尚未达成统一,各位医家也在临床实践及研究中结合古籍经典和当代医家经验总结自己的辨证论治方法。

(二) 实验室指标与辨证分型

肖敬等研究显示 LN 的中医辨证证型以脾肾阳虚证最为多见,其次是阴虚内热证、热毒炽盛证、气阴两虚证。将证型与其实验室指标进行对比发现,热毒炽盛证患者的 C3 水平下降明显,且抗双链 DNA(DS-DNA 抗体)抗体和抗干燥综合征 B 抗体(SSB 抗体)阳性率较高;而脾肾阳虚证血红蛋白降低明显,且肌酐、尿素氮、尿蛋白水平较其他证型显著升高。罗珊珊等通过对 220 例 LN 患者研究发现 LN 的中医辨证分型与 24 小时尿蛋白定量存在联系。24 小时尿蛋白总量≥3 500mg/24h 以脾肾阳虚证(占 58.3%)为主,1 000~3 500mg/24h 尿蛋白定量患者则以肝肾阴虚证(占 55.3%)多见。

(三) 肾脏病理与辨证分型

刘允等研究中医辨证分型与肾脏病理及临床指标的相关性,按本证和标证进行分析,发现本证中脾肾气虚型以狼疮性肾炎的Ⅳ型、Ⅲ型、Ⅴ型为主,非脾肾气虚型病理以Ⅳ型、Ⅲ型为主。标证中水湿型以Ⅳ型为主,湿热型以Ⅳ型、Ⅲ型、Ⅴ型为主,血瘀型以Ⅳ型、Ⅲ型为主,湿浊型以Ⅳ型为主。范丽花等通过对

145例进行肾穿刺活检的LN患者进行分析,认为LN的所有病理类型均有瘀血证存在,脾肾气虚证和气阴两虚证多见于Ⅱ型和Ⅲ型,而Ⅳ型和Ⅳ+Ⅴ型中则以脾肾阳虚证、肝肾阴虚证为主。

随着科技的进步,医学的发展,LN的辨证分型逐渐趋于标准化、统一化及量化。通过将中医证型与相关性指标结合,同时积累总结相关临床经验,医生可以更好地掌握疾病的发生、发展及演变过程,从而更好地指导临床用药、判断疾病转归,最大程度缓解患者症状,改善预后。

三、LN的中医辨治

(一)分型分期辨证论治

辨证论治是中医的治疗原则,LN的病情复杂多变,多采用分期论治,能够更好地提高本病治疗的疗效。

1. 辨证辨病结合分型论治

临床证候常见类型:①热毒炽盛证:症见高热不退,烦渴喜冷饮,躁扰不安,甚则神昏谵语,面部及皮肤红斑,色泽鲜红,衄血尿血,或关节红肿热痛,舌红绛,苔黄,脉洪数或弦数。治当清热解毒、凉血散瘀,方选清瘟败毒饮加减。②肝肾阴虚证:症见面色潮红,红斑隐现,咽干口燥,五心烦热,腰膝酸软,或持续低热,颧红盗汗,头晕耳鸣,溲赤便干,舌红苔少,脉细数。治当滋阴降火、凉血解毒,方选知柏地黄汤合青蒿鳖甲汤。③气阴两虚证:症见神疲乏力,气短懒言,自汗盗汗,口干咽燥,五心烦热,或低热,舌质红、苔少或苔薄、脉细数或细弱。治当益气养阴,方选参芪地黄汤加减。④脾肾阳虚证:症见神疲乏力,腰膝酸软,纳少腹胀,畏寒肢冷,便溏尿清,或全身浮肿,腰以下水肿,舌淡胖有齿痕,苔白腻,脉沉细。治当健脾益肾、活血利水,方选参苓白术散合金匮肾气丸加减。

2. 根据标本缓急分期论治

"急则治其标,缓则治其本"为中医治疗原则之一。部分医家依据病情活动及病程进展将LN分为急性活动期、慢性缓解期和久病迁延期。认为LN急性活动期以标实为主,阳毒为害,以热毒和血瘀等邪盛为主要表现,治疗以清热解毒、凉血祛瘀、滋补肝肾为治法。当进入疾病的慢性缓解期,此时正邪交争,以正虚为主,多表现为阴虚或气阴两虚为主,治疗以养阴清热、活血利水为主。当LN久治不愈,进入久病迁延期时,患者多以脾肾两虚、浊瘀阻络辨证,以温补脾阳为法,延缓肾脏病进展。梁晓平认为,急性发作期多见热毒壅滞证,治以清热解毒、凉血消斑,可选犀角地黄汤或五味消毒饮加减;慢性活动期常见肝肾阴虚证,治以养阴清热、补益肝肾,常选二至丸合知柏地黄汤加减;疾病稳定期多为气阴两虚证,治以益气养阴,选四君子汤合六味地黄汤加减;久病终成脾肾阳虚证,当用济生肾气丸合附子理中汤加减以温补脾阳、化气行水。

3. 依据激素的使用分阶段治疗

在 LN 的初期,为尽快控制症状,阻断肾脏病理损害,常使用大剂量的激素和免疫抑制剂,这会带来许多毒副作用。而中医在此阶段辅以滋阴凉血、清热解毒、活血化瘀之法,可协助控制病情,改善患者症状,减轻毒副作用,有协同治疗效果。治疗一定时间后,在病情允许的情况下,激素和免疫抑制剂可逐渐减量或维持,此时用药以中医治疗为主,西药为辅,以调整免疫功能,促进肾脏病理恢复,防止复发为治疗目标。因此,此阶段中医宜以益气养阴、滋补肝肾或温补脾肾,化瘀利水为法。

刘春莹等根据临床特点将 LN 分为激素冲击、激素减量及激素维持三个阶段。激素冲击阶段的主要病机为气血两燔,激素为温热之品,大量使用激素后加重热邪伤及腠理脏腑,故本阶段以清热利湿凉血为法,方选犀角地黄汤或疏凿饮子和清热地黄汤加减。在激素减量阶段,或因加入免疫抑制剂,常出现免疫力下降、气虚等临床表现,病机考虑为脾肾亏虚,以补肾健脾益气为法,方选四君子汤和济生肾气丸加减。而在激素维持阶段病情趋于稳定,此时邪去正虚,气虚血瘀,治宜益气活血化瘀,方选生脉饮和四物汤;或肝肾阴虚血瘀,应以滋补肝肾,益气活血为则,方选左归丸和四物汤加减。

(二) 中成药治疗

1. 昆仙胶囊　昆仙胶囊由昆明山海棠、淫羊藿、枸杞子、菟丝子组成,具有补肾通络,祛风除湿的作用。一项随机对照研究显示昆仙胶囊联合激素治疗可显著抑制 LN 病情活动,降低尿蛋白及补体数值,疗效与环磷酰胺相似,但不良反应更小。

2. 金水宝胶囊　金水宝胶囊的成分是发酵虫草菌粉(Cs-4)。冬虫夏草属肾、肺经,具有益肾补肺,止血化痰的功效。刘国钦等研究发现,金水宝胶囊治疗 LN,可以发挥抗氧化应激、调节免疫、改善微炎症状态等作用,进而改善肾功能及疾病预后。

3. 百令胶囊　百令胶囊的主要成分是发酵冬虫夏草菌粉(CS-C-Q80),有补肺益气、益肾填精的作用。一项多中心前瞻性研究发现百令胶囊可以显著降低 LN 患者发生感染的概率。马志俊等通过观察百令胶囊治疗 60 例病理分期为Ⅲ-Ⅴ型 LN 患者的疗效,发现基础治疗配合使用百令胶囊可以减少自身抗体的表达,增强细胞免疫功能,抑制炎症因子,达到治疗的目的。其中患者的红细胞沉降率(erythrocyte sedimentation Rate,ESR)、抗双链DNA抗体、抗核抗体(antinuclear antibody,ANA)水平明显下降,C3、C4水平明显升高,且治疗组血清白细胞介素18(interleukin-18,IL-18)、干扰素(IFN-γ)水平明显降低。

4. 雷公藤多苷片　《全国中草药汇编》记载雷公藤性味归经为:归心、肝经,性味苦、辛、凉。有大毒,不可内服,有祛风除湿,解毒杀虫,活血通络的功效。虽然雷公藤作为中药饮片只可外用,但其的提取物可以用于治疗类风湿性关节炎、肾病综合征、白塞综合征等免疫性疾病。研究发现,雷公藤多苷片联合激素治疗可以提高治疗LN的疗效,减少药物不良反应,调节免疫系统,抑制补体系统的激活。因雷公藤制剂主要作用于活化的外周细胞,对胸腺细胞并不产生影响,故长期服用雷公藤制剂的患者发生严重感染的概率非常小。

5. 黄葵胶囊　黄葵胶囊的主要成分是黄蜀葵花,具有清利湿热,解毒消肿的作用。现代药理学研究表明,黄蜀葵花及其提取物具有抗血小板聚集、抗肾小球免疫炎症反应、抗氧化和抗氧自由基、清除免疫复合物等作用。孙忠惠等研究发现黄葵胶囊联合激素治疗可以降低LN患者24小时尿蛋白总量和血肌酐,改善肾功能作用明显。

6. 白芍总苷胶囊　白芍总苷的主要组成是在白芍饮片中提取的总苷。白芍饮片具有养血柔肝、敛阴止痛的功效,而白芍总苷常用于类风湿性关节炎等免疫系统疾病的治疗,具有抗炎、镇痛、护肝和免疫双向调节等的作用。多项研究发现,在LN治疗中白芍总苷和一线治疗药物联合运用可以有效提高治疗有效率,减少不良反应,延缓病情的进展。

除了以上中成药外,还有许多其他中成药也可用于狼疮性肾炎的治疗中。如:灯盏细辛注射液、黄芪注射液、复方丹参注射液、杏丁注射液、狼疮静颗粒等。中成药一般具有性质稳定、疗效确切、毒副作用相对较小、剂量固定,服用、携带、储存、保管方便等特点,故在临床上也较为常用。

(三) 名家经验

张鸣鹤教授提出了热毒致病说,阐述LN的基本病机是热毒伤肾,以清热解毒为主要治法,兼补肾活血。基本方是金银花20g、连翘20g、红花10g、牡丹皮20g、绵马贯众15g、车前子30g、荜澄茄10g、芡实20g、覆盆子20g、桑螵蛸10g、金樱子15g、菟丝子20g、山茱萸12g、高良姜5g。杨霓芝教授认为,狼疮性肾炎的主要病机是阴虚、热毒和瘀血。阴虚火旺,热毒炽盛,一实一虚,二者同气相求,耗伤机体的气血,使病情迁延和病程缠绵,逐渐致气血亏虚,故表现为正虚邪实、虚实夹杂的病机。瘀血是本病进展过程中产生的病理产物,或因热毒炽盛致血溢脉外而成瘀血阻滞脉络,或因病情迁延致气阴两虚而致瘀血,从而进一步影响病情的发展。杨教授提出,在狼疮的活动期,以标实为主,以清热解毒、活血化瘀为法,可选用清热地黄汤为基本方,方药组成:生地黄 15g、黄连 10g、白芍 10g、荆芥 10g、知母 10g、黄柏 10g、当归 15g、牡丹皮 10g、地榆 15g。可根据临床症状加用桃仁、红花、川牛膝、鸡血藤、大黄、白花蛇舌草等以活血化瘀,解毒清热。而在狼疮性肾炎的缓解期,以本虚为主,当以补益肝肾、养阴清热为法,可选用六味地黄丸为基本方,酌加女贞子、墨旱莲、枸杞、白芍等以养阴清热。

郑建民教授认为脾肾亏虚是 LN 的发病基础,瘀血阻络贯穿于整个病程,热毒湿浊是导致 LN 发生、病程迁延的重要原因。故治疗上以健脾补肾、益气养阴、扶正固本为主,基于热毒湿浊等致病因素适时给予清热解毒、降腑泄浊之治法,重视瘀血致病的病理机制,将活血祛瘀、通经活络贯穿治疗始终。郑老在健脾补肾、益气养阴方面着重于补气,主张“补气以黄芪用重”,黄芪的剂量多为 30~60g,最多可至 120g。而郑教授在临证时常以“开鬼门、洁净府、去菀陈莝”为法,治以清热解毒、通腑泄浊为主,兼发汗、利小便,其中尤推崇“大黄涤荡之功”,大黄用量可根据病情及体质不同取 10~50g,阳虚者可配伍肉桂、制附子,气虚者可配伍黄芪、西洋参等。

(四) 实验研究

陈美玲等通过用巴戟天提取物联合脂肪间充质干细胞疗法治疗狼疮小鼠,结果发现巴戟天提取物可促进脂肪间充质干细胞的增殖,调节免疫炎性因子,改善小鼠肾脏病理结构,降低狼疮小鼠的尿蛋白、抗双链 DNA 抗体、IL-10、IL-17、IL-6 水平。王璟等发现金匮肾气丸可以显著降低狼疮小鼠的抗双链 DNA 抗体水平,并减轻肾脏结构破坏及炎症出血。

(五) 中医外治法

1. 结肠透析和中药灌肠　结肠透析是利用结肠黏膜作为半透膜,向结肠腔内注入透析液,借助于由结肠黏膜分开的毛细血管内血液及透析液中的溶质浓度梯度和渗透压梯度,通过弥散和渗透原理清除体内潴留的水分及代谢产物,并将这些物质随透析液排出体外,同时由透析液中补充必要的物质。通过不断更换透析液反复透析,达到清除毒素、脱水、纠正水电解质酸碱平衡紊乱的治疗目的。而中药灌肠是将中药汤剂自肛门灌入直肠至结肠,有润肠作用或治疗各种慢性炎症。LN 患者可能需要长期服用激素,容易诱发和加重消化性溃疡,若通过肠道途径给药可避免服用大量中药导致加重胃肠道不适。一项研究收集分析了 100 例接受糖皮质激素和/或免疫抑制治疗的 LN 患者,应用中药保留灌肠辅助治疗,结果发现患者 24h 尿蛋白总量、尿沉渣红细胞、血清肌酐水平均较前下降,有较显著的临床疗效。

2. 针灸疗法 一项观察在环磷酰胺—激素治疗基础上联合"标本配伍"针灸疗法(本穴选肝俞、肾俞、足三里、三阴交,标穴选太冲、膈俞、后溪、鱼际、阳陵泉、绝骨)在 LN 缓解期的疗效,结果显示联合针灸治疗后的治疗组 SLEDAI 评分、中医证候积分、肾功能相关指标、尿液足细胞检出率及表达蛋白足盂蛋白(podocalyxin,PCX)均明显低于对照组($P<0.05$),表明辨证使用针灸疗法结合西医常规治疗可从细胞层面改善 LN 患者病情。

目前越来越多中医特色疗法用于狼疮性肾炎的治疗,如中药渗透疗法、药浴、足浴、肾区中医热熨、推拿按摩及饮食疗法等;然而有关于中医外治法用于 LN 治疗的具体操作规范和疗效评价研究仍相对较少,这需要各位医家继续发掘中医药内在潜力,把切实可行、有效的中医外治法推广,以拓宽 LN 的治疗途径和更好缓解患者的症状。

综上所述,随着相关研究的不断深入,中医通过辨证论治、中医外治法等不同方法,在治疗 LN 方面取得了一定的进展,在改善肾功能、减量激素、减轻西药毒副作用、减少复发率以及改善预后等方面发挥了重要的作用,凸显了中医药治疗 LN 的独特优势。然而因目前大多数文献仅停留在临床观察和经验报道,中医药治疗 LN 的机制尚不明确,临床分型及疗效评价尚无统一标准;今后需要开展更多大样本、多中心、随机化的 LN 中医药研究,提高中医药治疗 LN 的科学性和规范性,逐渐形成统一的临床诊疗方案和临床路径,以便在临床更为广泛运用。

(侯海晶 丘伽美)

参考文献

[1] 李丽丽,王翔鹏,向阳.狼疮性肾炎病因病机探析[J].风湿病与关节炎,2017,6(11):58-60.

[2] 周仲瑛."伏毒"新识[J].世界中医药,2007(2):73-75.

[3] 韩履祺.狼疮肾炎的诊断、辨证分型及疗效评定(试行方案)[J].上海中医药杂志,2008(2):9-10.

[4] 肖敬,史伟,吴金玉,等.狼疮肾炎中医证型与肾脏病理类型及实验室指标相关性研究[J].时珍国医国药,2013,24(12):3012-3014.

[5] 罗珊珊,刘文礼.狼疮性肾炎中医辨证分型与实验室检查相关性分析[J].中医学报,2017,32(1):139-141.

[6] 刘允,杨海峰,王立新.狼疮性肾炎中医辨证分型与肾脏病理及临床指标相关性分析[J].广州中医药大学学报,2009,26(6):565-569.

［7］　范丽花.狼疮性肾炎肾小管间质病变的中医辨证分型及相关危险因素分析［D］.广州：广州中医药大学,2018.

［8］　王慧娟,梁晓平,宋辉,等.梁晓平从本虚标实分型辨治狼疮性肾炎经验［J］.中医药临床杂志,2020,32(3):436-439.

［9］　朱安琪,刘春莹.刘春莹主任医师治疗狼疮性肾炎经验撷拾［J］.陕西中医,2020,41(7):951-953.

［10］　祝昌昊,杨精华,刘远航等.中医药治疗狼疮性肾炎的研究进展［J］.西安文理学院学报(自然科学版),2023,26(4):70-73.

［11］　刘国钦,胡国强,冼玉荣,等.金水宝胶囊联合吗替麦考酚酯治疗狼疮性肾炎的疗效观察［J］.广东医科大学学报,2019,37(3):345-348.

［12］　刘佳蕊,周祎然,张兴坤.狼疮性肾炎的中西医治疗进展［J］.湖南中医杂志,2020,36(7):172-174.

［13］　马志俊,李娅,金立民.百令胶囊联合吗替麦考酚酯胶囊治疗狼疮性肾炎疗效及对免疫学指标和血清 IL-18、IFN-γ 的影响［J］.现代中西医结合杂志,2019,28(23):2533-2536.

［14］　孙忠惠,王爱平,王雪洁,等.黄葵胶囊联合甲泼尼龙治疗狼疮性肾炎的疗效观察［J］.中国医药指南,2012,10(12):647-648.

［15］　潘艳丽,张立亭.张鸣鹤教授治疗狼疮性肾炎的经验介绍［J］.风湿病与关节炎,2012,1(5):53-55.

［16］　张蕾,杨霓芝.杨霓芝教授治疗狼疮性肾炎经验［J］.云南中医中药杂志,2010,31(2):6-7.

［17］　刘艳芳,任永朋,薛黎明,等.郑建民教授辨证论治狼疮性肾炎经验［J］.中医研究,2017,30(11):32-35.

［18］　陈美玲.脂肪间充质干细胞联合巴戟天提取物对 B6. MRL-Faslpr/Nju 小鼠肾损伤及免疫炎性因子的影响［D］.广州：广州中医药大学,2019.

［19］　王璟,钟芳芳,周炜根,等.金匮肾气丸对 B6. MRL-Faslpr/NJU 自发狼疮小鼠抗 dsDNA 抗体及狼疮性肾炎病理改变的影响［J］.甘肃中医药大学学报,2016,33(2):4-6.

［20］　韦婷婷,黄雪霞,李丽容等.中医药治疗狼疮性肾炎的研究进展［J］.湖南中医杂志,2021,37(9):194-196.

第四章
狼疮性肾炎的中西医调护

中医认为,狼疮性肾炎(LN)的病机主要为本虚标实,是由于先天不足、肝肾阴虚、正气亏虚所导致,而后天湿热毒邪是诱发以及导致病情加重、反复迁延不愈的原因。目前 LN 的中医辨证分型标准尚未统一,但应用较多的为以下两种辨证分型方法:①在中华中医药学会肾病分会制定的《狼疮性肾炎的诊断、辨证分型及疗效评定(试行方案)》中,将 LN 分为风湿内扰、热毒炽盛、肝肾阴虚、气阴两虚、脾肾气虚、脾肾阳虚 6 个本证,以及血瘀和湿热 2 个兼证;②在《中药新药治疗系统性红斑狼疮的临床研究指导原则》中,将其分为热毒炽盛型、肝肾阴虚型、脾肾阳虚型、气阴两虚型 4 型。中医方面的调护可从生活起居、情志调护、饮食调护、药物调护、运动调护及治未病调护方面进行。

第一节　生活起居调护

一、保持适宜温湿度

中医学强调"天人相应"的观点,生活起居应顺应自然,起居有常,劳逸适度,慎避外邪。室内环境安静,定时开窗通风。使用深色窗帘,避免阳光直射,温湿度适宜。热毒炽盛型、阴虚内热型患者室内宜凉爽,温度应保持在 18~20℃,湿度保持在 60% 左右;脾肾阳虚型室内宜温暖,温度应保持在 25~28℃,湿度保持在 40% 左右。

(一) 预防光过敏

LN 患者对光过敏,主要是因为被强烈阳光暴晒后,患者的面部或手部及其他暴露部位可出现红斑,而原有红斑皮损的患者暴晒后则会使皮损加重,严重者会引起疾病的复发。因此 LN 患者不可长时间日晒,应避免在阳光最强的时刻(一般为 10:00—15:00)外出,尤其是夏天,尽量不要外出或减少外出时间,如若外出则须穿戴好长衣裤,撑伞或戴帽,可涂抹防晒霜,做好物理和化学防护,避免紫外线直接照射皮肤,更不宜在海滩、室外泳池游泳或进行日光浴。此外,染发剂和某些化妆品,尤其是彩妆中含有可能诱发红斑狼疮、加重病情的物质,LN 患者要避免接触,挑选化妆品时要首选温和不刺激的产品,或在皮肤科医生的指导下选用医用护肤品。

(二)防外邪入侵机体

LN 患者自身免疫系统紊乱,往往需要使用激素或者是免疫抑制剂治疗,会导致阳损及阴,阴虚火旺,壮火食气,致气阴两虚,加重患者的免疫能力低下,因此,此类患者应治以益气养阴为主,清热解毒、凉血活血为辅,在日常生活中应注意防止外邪入侵,确保屋内空气流通和清新,注意保暖,避免受凉,饮食卫生,以免诱发或加重疾病。

(三)预防感染

LN 患者容易发生口腔溃疡,甚至部分抵抗力较差患者,口腔溃疡可反复发作,应指导患者加强口腔护理,养成早晚刷牙、饭后漱口的良好生活习惯。对已有溃疡的患者每日用 1∶2 000 氯己定溶液或 1∶5 000 呋喃西林溶液漱口数次,为预防口腔真菌感染可用 1%~3% 碳酸氢钠溶液或 1%~4% 克霉唑溶液漱口。

(四)合并皮肤血管炎的护理

当 LN 患者合并有皮肤血管炎时,要避免劳累、撞伤、砸伤及冻伤;着衣应选择柔软的材质和宽松的版型,避免摩擦皮肤导致破损;保持皮肤清洁卫生干燥,避免刺激损害皮肤。

(五)脱发的护理

由于疾病影响皮肤导致局部毛囊发生病变,LN 患者还会出现脱发的症状。患者一般是在病情急性活动期才会出现明显的脱发伴有发质的改变,表现为头发稀疏、没有光泽以及易折断。随着患者病情的稳定和好转,患者的脱发症状会逐渐减轻,而且发质也可以逐渐恢复到正常水平。中医认为,LN 患者肾虚居多,所以调理应从滋养肾阴开始,要注意休息,提高自身免疫力,还可促进皮肤及毛发的新陈代谢;多食用富含铁质及维生素 E 的食物,促进毛发生长;避免紫外线直接照射,保持头皮和头发清洁,同时保持乐观心态。

二、情志调护

LN 属于免疫性疾病,常累及机体的多个脏器,且疾病和药物均会在不同程度改变患者的外貌,还会进一步影响患者的生活、工作和学习,让患者产生忧思焦虑、恐惧、自卑等不良情绪,需要医护人员对其进行情志调护,疏导其不良情绪,建立对抗疾病的信心和决心。同时,应鼓励患者的家庭成员共同参与到患者的情志调护中,协助患者对抗疾病,给予其支持和鼓励,更有利于患者的治疗。LN 患者的情志调护可采用五行音乐法、移情易性法来帮助患者调节情绪问题。

(一) 五行音乐法

随着疾病的发生发展,以及患者外貌、社交活动的改变,患者常出现忧思焦虑、自卑、悲观的情绪,思伤脾,脾在音为宫,可配合《月光奏鸣曲》《月儿高》《塞上曲》《春江花月夜》《平湖秋月》等宫调式乐曲进行调理气机;情绪悲观沮丧者可配合《黄河》《潇湘水云》等商调式乐曲;烦躁易怒者可配合《列子御风》《庄周梦蝶》《江南好》《春风得意》《江南竹丝乐》等角调式乐曲,可令人乐观开朗,积极向上。

此外,由于疾病症状的出现,如关节痛、面部蝶形红斑等,部分患者会出现恐惧的心理问题,恐伤肾,肾在音为羽,恐慌失眠时可配合《二泉映月》《江河水》《塞上曲》《汉宫秋月》《平沙落雁》等羽调式乐曲。

(二) 移情易性法

鼓励家庭成员、朋友积极参与到患者的情志调护中,帮助建立其与患者之间的联系,通过鼓励患者向其倾诉感受来排解情绪。也可通过看电影、电视、听音乐、绘画、舞蹈、书法等个人喜闻乐见的方式转移注意力。

三、围产期调护

LN 患者妊娠风险高,妊娠可诱发或加重 SLE 病情活动,SLE 使妊娠及胎儿不良并发症风险明显增加,即使完全缓解的患者仍有部分孕期 LN 复发及出现妊娠/新生儿并发症,妊娠前 LN 活动是发生母婴不良并发症的危险因素,尿蛋白总量 >1 000mg/24h 可预测胎儿不良并发症的风险增加,如果妊娠前 LN 完全缓解,妊娠结局与非 LN 者无差异,因此建议 LN 患者获得完全缓解后再妊娠。

处于狼疮活动期的 LN 患者应注意卧床休息,减少活动以减少机体消耗,同时应注意防范并发症发生。当进入缓解期后可动静结合,适当运动增强抵抗力,降低疾病复发的概率,加强肢体功能的锻炼,促进下肢血液循环,防止关节的挛缩,肌肉的萎缩。运动强度以微微出汗为宜,可选择散步、游泳、健肾拍打操、八段锦、太极拳等低强度运动,避免剧烈运动和劳累。女性患者在病情活动期应严格避孕,经正规治疗,病情获完全缓解至少半年,以 1 年以上为佳,才可考虑妊娠。LN 并非妊娠的禁忌证,但妊娠期间有可能出现狼疮活动、病情恶化、胎儿的流产、早产、宫内发育迟缓的比例也较高。LN 患者应在医生的指导下妊娠。

第二节　饮食药物调护

在 LN 的饮食护理中,保持清淡易消化、高热量、增加优质蛋白的摄入量。中医理论有"食治胜于药治,药补不如食补"之说,推崇"药食同源"的观点,重视辨证施食。热毒炽盛型饮食清淡易消化,多食清热解毒之品,如冬瓜、绿豆汤、苦瓜等;阴虚内热型宜进食滋阴降火的食物,如甲鱼、百合等;脾肾阳虚型宜选用补益脾肾、利尿消肿的食物,如山药、红豆、玉米须;气阴两虚型宜食用补气养阴的食物,如红枣、枸杞等。

(一) 低钠饮食

对于发生心功能不全、高血压等患者,应当对钠盐的摄入量进行限制,尽量避免吃加工食物,比如火腿、腊肉、腌菜、果脯、熟食罐头等,指导其少饮水。但长时间的低钠饮食不利于患者食欲的恢复,可能加重患者营养不良进而引发低钠血症的形成。因此,当患者水肿和高血压不太显著,尿量较多的时候,可以适当放松患者钠盐的摄入量。

(二) 饮水量

无水肿者无须限制饮水量,轻度水肿时要减少饮水量,明显水肿时要限制饮水,出现尿量减少时则需要量出而入(每日饮水量 = 前 1 日尿量 +500ml)。

(三) 慎食致光过敏食物

不应食用或少食用具有增强光敏感作用的食物,如无花果、紫云英、油菜、黄泥螺以及香菜、芹菜等,如食用后应避免阳光照射;人参、补骨脂、白芷、独活等可引起光过敏,应忌食。

(四) 忌食伤肾食物

蘑菇、香菇等蕈类和某些食物染料及烟草也会使系统性红斑狼疮加重,也尽量不要食用或少食用;忌食辛辣等刺激性食物,如辣椒、生葱、生蒜等;杨桃、小龙虾、鱼腥草、高雌激素含量食物以及紫河车、脐带、蛤蟆油、蜂王浆等可增加体内雌激素的食物均可能会对肾脏健康造成影响,也要避免食用。

(五) 用药期间饮食宜忌

环磷酰胺是 LN 患者常用的药物之一,由于其对泌尿系统有毒副作用,因此用药期间应根据患者的身体情况指导其多饮水,以促进药物的排泄。

对于服用激素的患者,由于激素能够加快蛋白质的代谢分解,并引发患者出现骨质疏松等问题。对此,需要保证患者每天饮食中具有含钾、钙以及维生素 D 较高的食物,比如香蕉、紫菜、橙子等,适当多喝鲜牛奶等。

(六) 药物调护

使用通俗易懂的语言向患者讲解药物作用机制,提前告知患者用药期间可能出现的不良症状,如脱发、口腔溃疡、关节疼痛或面部红斑,提前做好心理准备,避免患者产生紧张、焦虑、恐惧的情绪,指导患者应严格遵医嘱用药,告知其过量用药或擅自停药的危害性,强调疾病缓解期持续用药的必要性和重要性,纠正患者错误认识,提高其治疗依从性。

指导患者在治疗期内避免服用异烟肼、氯丙嗪以及青霉胺等可能诱发狼疮性肾炎的药物。中药和西药间隔 1 小时左右服用,推荐餐后用药以减少胃肠道刺激。热毒炽热型中药宜凉服,阴虚内热型中药宜偏凉服,脾肾阳虚型中药宜热服,气阴两虚型中药宜温服或偏凉服。

第三节　治未病调护（既病防变，瘥后防护）

我国《素问·四气调神大论》中指出,"是故圣人不治已病治未病,不治已乱治未乱,此之谓也。"这是最早我国中医对"治未病"思想的体现。历代医家在传承、发展中将该理论体系不断丰富和发展,唐代的中医大家孙思邈又将其延伸为"上医医未病之病,下医医已病之病"。并在其他的中医理论书籍中均有对治未病思想的提出与自我理论的讨论。治未病思想主要包括未病先防、既病防变、新愈防复等内容。临床将其逐渐深入到实际的应用中,对患者病情的有效预防,避免病情加重,对病情有效地控制,继而较大程度地满足人们追求健康的目标。

(一) 未病先防

亚健康时,应尽快采用有效对策,促使机体向健康状态转变,以防疾病到来。中医认为,狼疮性肾炎的病因病机有内外两方面,内因为先天禀赋不足,素体虚弱,肝肾亏虚。外因多与感受邪毒、过度劳累、七情内伤、房事不节、药物或饮食所伤等因素有关。因此,《金匮要略·脏腑经络先后病脉证》云:"若人能养慎,不令邪风干忤经络,禽兽灾伤,房室勿令竭乏。"强调了防止外邪侵体的重要性,平时要防止外邪的侵袭,以免诱发或加重病情。

(二) 既病防变

疾病发生后,实施积极的治疗预防疾病的进一步发展、传播是既病防变的主要思想。LN 发生的初期阶段,没有明显的症状表现,患者主要阐述为关节疼痛、发热以及有皮疹,但是没有出现蛋白尿、血尿、水肿等情况,较多的患者并没有引起必要的重视,但是基于既病防变的原则,当发现机体不适后应及时治疗,避免因拖延而错过疾病最佳治疗时机。

(三) 新愈防复

新愈后邪气未尽,正气未复,气血未定,阴阳未平,必须进一步调摄方能稳定康复。因狼疮性肾炎经口服激素或中药等治疗缓解后,虽然症状消失,复查尿蛋白或血尿阴性,但在停药或减量过程中,病情仍有可能出现反复。因此,切忌擅自减药或停药。

(李泽文　刘惠　汪明华)

参考文献

［1］ 韩履祺.狼疮肾炎的诊断、辨证分型及疗效评定(试行方案)［J］.上海中医药杂志, 2008,42(2):5-6

［2］ 杨金风.中西医结合治疗狼疮性肾炎患者的临床观察［J］.光明中医,2018,33(2): 246-248

［3］ 余小玲,陈柳珍,黄启霞.临床综合护理模式对提升狼疮性肾炎患者遵医水平的效果观察.中外医学研究,2017,15(11):90-91

［4］ WU J,ZHANG W H,MA J,et al. Prediction of fetal loss in Chinese pregnant patients with systemic lupus erythematosus:a retrospective cohort study ［J］. BMJ Open,2019,9(2): 023849.

［5］ 储兰芳,刘凌昕.系统性红斑狼疮皮肤黏膜损害中西医结合护理的临床应用［J］.中国中医急症,2010,19(7):1267-1268.

［6］ 何泽民,何勇强.中医学"治未病"理论内涵及其指导意义［J］.中医杂志,2015,56 (22):1900-1903.

［7］ 刘文姣,胡迎.中西医结合治疗狼疮性肾炎的护理体会［J］.中国中医药现代远程教育,2015,13(9):108.

［8］ 郝桂锋.系统性红斑狼疮的中医治疗思路.中国中医急症,2010,19(8):1337.

［9］ 黄勇,曹式丽.中医治未病思想在尿酸性肾病防治中的应用.陕西中医,2014(5): 575-577.

［10］ 杨栋,易无庸,骆继杰.骆继杰教授"治未病"思想在慢性肾炎防治中的应用.中华中医药学刊,2010(6):1150-1151.

下篇

狼疮性肾炎病案集锦

第一章

狼疮性肾炎伴神经系统损伤

第一节　狼疮性肾炎合并狼疮性脑病

一、病例资料

（一）病史摘要

1. 基本信息

黄某某,女,21岁,2014年11月19日入院。

2. 主诉

反复双下肢浮肿5年余伴发热头痛2周。

3. 病史简介

患者于2009年3月出现双下肢浮肿伴面部红斑,查尿常规:尿蛋白++++,尿潜血++++,遂于当年4月入我科接受专科治疗,住院期间查白蛋白(albumin,ALB):18.2g/L,自身免疫抗体检测:C3:0.75g/L,CH50:20U/ml。肾穿刺活检提示:Ⅱ期膜性肾病(不典型性),诊断为:膜性肾病(狼疮性肾炎不排除),经治疗症状改善后出院,定期在我院门诊复诊,甲泼尼龙片40mg每日1次(q.d.)口服配合中药治疗,后规范减量至2mg qod,门诊治疗期间曾配合吗替麦考酚酯胶囊口服免疫抑制,现已停用,同时服用缬沙坦胶囊控制血压80mg qod、减少尿蛋白,病情控制可。2周前,患者开始出现发热,伴寒战、头痛,无鼻塞流涕,无咳嗽咳痰,无恶心欲呕,无皮下紫癜,无关节疼痛,无尿频尿急尿痛,无腹泻腹痛,体温38~39℃,服用日夜百服宁后可汗出热退,但症状反复,遂至我院急诊就诊,胸部X线检查未见异常,降钙素原检测:0.06ng/ml,1,3-β-D葡聚糖(G试验定量):980pg/ml,呼吸道抗原阴性,肺炎支原体阴性,血细菌培养阴性,给予对症退热、补液支持等治疗后,患者热可退,但症状反复,现患者为进一步系统诊治收入我科。

入院诊治：患者神清，精神疲倦，颜面部、耳垂可见圆形红斑，无瘙痒，仍有发热，体温 38.5℃，无咳嗽咳痰，无腹泻腹痛，无尿频急痛，口干口苦，汗多，发热时头痛，偶有恶心欲呕，无皮疹，无浮肿，纳眠差，大便干结，2~3 天/次，小便可。

既往无冠心病、高血压、糖尿病及传染病病史。

（二）体格检查

体温 38.5℃，心率 112 次/min，呼吸 20 次/min，血压 90/58mmHg。神志清楚，精神疲倦，发育正常，形体适中，自动体位，对答合理，查体合作。巩膜无黄染，双眼睑苍白，颜面部、耳垂可见圆形红斑，浅表淋巴结未触及肿大，头颅无畸形，双瞳孔等大等圆，直径 3.0mm，对光反应灵敏，耳鼻无异常，咽充血(−)，双侧扁桃体无肿大，颈软，无颈静脉怒张，气管居中，双甲状腺无肿大。胸廓对称无畸形，双侧呼吸动度一致，叩诊呈清音，双肺呼吸音清，未闻及干湿啰音，心前区无隆起，心界不大，心率 112 次/min，律齐，各瓣膜听诊区未闻及病理性杂音。脊柱四肢无畸形，双下肢无浮肿。神经系统检查：脑膜刺激征阴性，生理反射存在，病理反射未引出。舌淡暗，苔薄黄，脉细数。双侧输尿管行程区无压痛，双肋脊点、肋腰点无压痛，双肾区叩击痛(−)，颜面及双下肢无水肿。

（三）辅助检查

1. 实验室检查

自身免疫抗体检测：抗核抗体(ANA)阳性，抗核抗体　核型　颗粒型，抗核抗体效价 1∶1 000，重组 Ro-52 阳性(++)，抗 SSA 抗体阳性(++)，抗 Sm 抗体弱阳性(±)，抗 U1-RNP 自身抗体阳性，抗双链 DNA 抗体(免疫印迹法)阴性(−)，抗双链 DNA 抗体(间接免疫荧光法)阴性(−)；超敏 C 反应蛋白(hsCRP)4.1mg/L；血常规：白细胞计数(WBC)4.17×10⁹/L，中性粒细胞百分比(NEUT%)75.3%，红细胞计数(RBC)3.07×10¹²/L，血红蛋白(Hb)92.0g/L；尿常规：尿白细胞酯酶(干化学)+，尿白细胞计数 12.54 个/μl；免疫功能检测：C3 0.576g/L，C40.094 9g/L，CH50 19.6U/ml；血常规：白细胞计数(WBC)4.74×10⁹/L，中性粒细胞百分比(NEUT%)75.1%，红细胞计数(RBC)2.98×10¹²/L，血红蛋白测定(Hb)91.0g/L，溶血性贫血检测未见异常。

脑脊液生化：脊液葡萄糖(glucose，Glu)2.72mmol/L，脑脊液氯(Cl)121.59mmol/L，脑脊液蛋白 752.0mg/L；脑脊液常规：脑脊液颜色无色，脑脊液透明度清，脑脊液凝块无凝块，脑脊液潘氏蛋白试验 +，脑脊液红细胞计数 20.0×10⁶/L，脑脊液白细胞计数 6.0×10⁶/L；脑脊液新型隐球菌涂片、脑脊液结核细菌涂片、脑脊液细菌涂片未见异常。生化：钾离子(K⁺)3.42mmol/L，肌酐(creatininc，Cr)44.0μmol/L，肝功能：天冬氨酸转氨酶(aspartate transaminase，AST)42.0U/L，血清总蛋白(serum total protein，TP）60.8g/L，白蛋白（ALB）33.2g/L；抗磷脂综合征相关指标检测、G试验、粪便常规+潜血正常；血培养、脑脊液细菌及厌氧菌培养阴性。

2. 其他检查

颅脑+胸部CT检查：①颅脑CT平扫未见异常；②双下肺所见，未除炎症，建议治疗后复查；③甲状腺左右叶低密度影，建议彩色多普勒超声（简称彩超）检查。颈部彩超：①双侧颈部多发淋巴结肿大声像；②双侧颌下腺内低回声团块，考虑肿大淋巴结可能（结构不良声像），请结合临床。心脏彩超：二尖瓣少量反流，三尖瓣少量反流。

头颅磁共振成像（magnetic resonance imaging，MRI）：①双侧尾状核头部、双侧豆状核、双侧内囊前后肢、外囊后部及双侧放射冠信号异常，结合系统性红斑狼疮病史，考虑狼疮性脑病可能性大，请结合临床。②颅脑MRA未见明确异常。

（四）肾病理活检

Ⅱ期膜性肾病（不典型性）。

（五）诊断分析

年轻女性患者，既往系统性红斑狼疮、狼疮性肾炎病史，本次发病以发热伴头痛为主要临床表现，须鉴别感染性发热与狼疮活动；一般来说，神经系统受损在系统性红斑狼疮的活动期。在诊断狼疮性脑病前要排除大剂量激素所致的精神异常，或尿毒症、电解质紊乱、糖尿病酮症酸中毒，以及高血压所致的头痛或精神症状。入院后，完善胸部X线检查未见异常、炎症指标升高不明显，完善腰椎穿刺脑脊液检查未见明显感染情况，同时头颅MRI提示狼疮性脑病，给予足量激素诊断性治疗，患者热势下降、头痛症状改善，考虑患者红斑狼疮重度活动，给予甲泼尼龙500mg冲击，连用5天，后改为足量激素继续治疗，患者体温可降至正常，头痛完全缓解，进一步证明上述症状为红斑狼疮活动所致，后续给予环磷酰胺冲击治疗抑制免疫。

1. 西医方面

患者以"反复双下肢浮肿5年余伴发热头痛2周"为主诉入院，结合病史，有肾脏损害（血尿、蛋白尿），合并血液系统损害（三系下降），神经系统病变，ANA阳性，抗双链DNA抗体阳性，低补体血症，符合系统性红斑狼疮诊断标准4条，系统性红斑狼疮诊断明确，肾活检病理：Ⅱ期膜性肾病（不典型）。结合病史及肾穿刺活检的免疫病理，系统性红斑狼疮、狼疮性肾炎、狼疮性脑病诊断明确。

2. 中医方面

中医学中无狼疮性肾炎之病名，但根据古籍中的表述可将其归为"阴阳毒"范畴。如《金匮要略·百合狐惑阴阳毒病证治》云："阳毒之为病，面赤斑斑如锦文……""阴毒之为病,面目青,身痛如被杖,咽喉痛。"本案患者既往出现面颊红斑,符合"面赤斑斑如锦义"之描述。患者疲倦乏力、舌淡、脉细、口干等为气阴两虚、津液输布失常之象,形体失养。口干口苦、头痛、苔黄为湿热瘀阻、不痛则通之象;综上,患者应诊断为"阴阳毒",病机为气阴两虚、湿热瘀阻,病性为本虚标实。

中医内科学中将发热分为外感发热与内伤发热。外感发热是指在原有某种或多种内科疾病的根底上,又感受六淫之邪或温热疫毒之气,导致体温升高并持续不减,伴有恶寒、面赤、烦渴、脉数为主要临床表现;内伤发热是指以内伤为病因,脏腑功能失调,气血阴阳失衡为基本病机,一般起病较缓,病程较长,临床上多表现为低热。患者本次发热之病程较短,发热持续不退,同时伴有纳差、苔黄、口苦等湿热瘀阻之征,究其病机为素体脾气亏虚,外感风热之邪后而致邪气乘虚内陷,中焦运化失常,脾失升降而致湿热瘀毒互阻。

(六) 最后诊断

1. 中医诊断

(1) 发热(外感风热)

(2) 阴阳毒(气阴两虚,湿热瘀阻)

2. 西医诊断

(1) 系统性红斑狼疮

狼疮性肾炎(Ⅱ期膜性肾病)

(2) 狼疮性脑病

(七) 治疗过程及随访

患者接受甲泼尼龙静脉滴注抑制免疫治疗,12 月 5 日行第 1 程 CTX 冲击治疗,并配合缬沙坦胶囊降蛋白尿,尼美舒利对症退热,骨化三醇补钙,易善复护肝。出院后逐渐减量激素,从甲泼尼龙 40mg 口服(p.o.)减少至 4mg p.o.。规律行 CTX 冲击治疗,至 2017 年 7 月返院治疗,查尿蛋白-肌酐比值:0.07mg/g,抗核抗体阳性,抗核抗体效价 1∶1 000,尿潜血阴性,此时环磷酰胺共累计 11.6g,随后门诊定期复诊。

出院中药方剂:玄参 15g、生地黄 15g、麦冬 20g、厚朴 15g、大黄 10g、甘草 5g、太子参 20g、川芎 15g、知母 10g、火麻仁 20g,水煎服。后随证加减。本方以增液汤为底方辨证加减,方中玄参咸寒润燥清热生津,生地黄、知母清热养阴,麦冬、太子参滋肺胃之阴,大黄、火麻仁增清热润肠泻下之力,川芎加强行气活血通络止痛之功。诸药合用,寓泻于补,养阴增液而清热,使肠燥得润,大便自下。

二、讨论与诊治体会

(一) 对狼疮性脑病的认识

狼疮性脑病主要发生于系统性红斑狼疮的活动期或终末期,由于病变累及中枢神经系统,故出现一系列的精神、神经症状,轻者如焦虑、轻度认知损害,重者如脑卒中、癫痫发作等。SLE 的脑部损害发病率仅次于狼疮性肾病和感染;研究表明,有 12%~95% 的系统性红斑狼疮患者伴随中枢系统受累。狼疮性脑病的发病机制尚不明确,目前认为其发生和多种自身抗体及病情变化有关:以弥漫性的高级皮质功能障碍为表现的神经精神狼疮,多与抗神经元抗体、抗核糖体蛋白抗体相关;有局灶性神经定位体征的神经精神狼疮,可分为伴抗磷脂抗体阳性或伴全身血管炎表现和明显病情活动两种。

狼疮性脑病累及中枢神经系统约占 75%,其主要是引起小动脉和毛细血管的反应性增生改变,从而导致脑皮质,脑白质以及脑干多发性微梗死或较大梗死,颅内出血(脑出血,蛛网膜下腔出血或硬脑膜下出血)。系统性红斑狼疮除直接导致脑病外,还有间接性脑病,如长期使用抗肿瘤药物和激素,可加重脑萎缩和脑白质病变,重度系统性病变时,全身代谢紊乱,缺氧,可以导致中枢神经系统的免疫损伤。长期运用免疫抑制剂可继发感染,常见有隐球菌性脑膜炎,细菌性脑膜炎,结核,脑水肿和病毒性脑炎。

狼疮患者若出现精神障碍或脑脊液异常时多考虑 SLE 导致的狼疮性脑病。狼疮性脑病的诊断尚无统一的分类和诊断标准,目前一般参考 Barada 诊断标准,即红斑狼疮病人病程中突然出现癫痫、精神神经症状,并伴脑电图或脑脊液异常,或影像学显示脑实质损害,同时排除其他疾病以及颅内感染、精神病、高血压、尿毒症性脑病等疾病及激素治疗过程出现的精神神经异常者。CT 对狼疮性脑病的检出率为 29%~59%,MRI 狼疮性脑病具有较高的敏感性,检出率高达 75%。

狼疮性脑病多发生在 SLE 的活动期间,是病情危重的征兆。治疗方面,在排除颅内感染的条件下给予针对性的方案。根据 2019 年欧洲抗风湿病联盟(EULAR)对 NPSLE 的推荐,SLE 出现明显精神症状或狼疮危象时,使用大剂量糖皮质激素冲击才能控制病情。对于症状严重且高度疑似活动性 SLE 的患者,建议在评估非 SLE 病因的同时,开始大剂量静脉给予("冲击")糖皮质激素治疗。排除了非 SLE 病因后,可加用免疫抑制剂作为类固醇助减疗法,例如环磷酰胺或吗替麦考酚酯。静脉用免疫球蛋白(intravenous immune globulin,IVIG)和利妥昔单抗也已用于难治性病例。

（二）治疗与预后

1. 西医方面

（1）对症治疗

患者发热原因未明确时，先后予布洛芬、尼美舒利对症退热，葡萄糖、维生素 C、维生素 B 静脉滴注补液，注意维持水、电解质及酸碱平衡。

（2）基础治疗

所有患者应用羟氯喹——除有禁忌证外，建议任何疾病活动程度和类型的 SLE 患者都使用羟氯喹或氯喹治疗。

（3）糖皮质激素

重点排除颅内感染以及合并其他系统感染后，考虑目前狼疮活动属于重度活动，当积极给予大剂量甲泼尼龙静脉冲击（0.5g×5d）治疗，后续改足量激素维持治疗，并给予丙种球蛋白免疫支持。

（4）免疫抑制剂

包括环磷酰胺，吗替麦考酚酯等，常与激素一并联合治疗。研究结果显示，糖皮质激素和免疫抑制剂联合使用可显著降低狼疮活动度评分及抗双链 DNA抗体水平，改善狼疮精神症状，能较快地控制病情。

（5）丙种球蛋白

免疫球蛋白中含有多种抗异型抗体，能够灭活参与免疫反应的多克隆性B 淋巴细胞和活性 T 细胞，中和病理性抗体，减少血液循环中自身抗体的滴度，抑制自身抗体产生。临床上常采用静脉注射大剂量丙种球蛋白联合激素等冲击治疗狼疮性脑病。近年的临床实践发现，丙种球蛋白联合糖皮质激素及环磷酰胺使用还能有效降低患者感染概率。

2. 中医方面

患者年轻女性，经治疗后患者病情稳定，体温正常。在发热期，辨证为"邪在少阳"，以"和解少阳，清热通络"为法；热势退去后基于狼疮之阴阳毒的病机，辨证为"气阴两虚，湿热瘀阻"。

广东省名中医刘旭生教授认为治疗狼疮性肾炎分期辨证，早期急性期应以祛邪为主，稳定期则扶正养阴祛邪为法治疗。针对本患者以发热为主证，则以"发热期"和"热退期"两个阶段进行辨证论治。患者刚入院时以发热为主要表现，当以解决患者的主要症状为目标。《伤寒杂病论》第 7 条云："病有发热恶寒者，发于阳也，无热恶寒者，发于阴也。"结合患者临床症状可知其病在三阳的范畴。而患者近两周出现反复发热，同时伴有口干口苦，纳眠差，大便干结等症状，联系《伤寒杂病论》第 96 条："伤寒五六日，中风，寒热往来，胸胁苦满，默默不欲饮食,心烦喜呕,或胸中烦而不呕,或渴,或腹中痛,或胁下痞硬,或心下悸,小便不利,或不渴,身有微热,或咳者,与小柴胡汤主之。"本案抓住反复发热,口干口苦之主证,由此可知该病的病位主要在少阳,而口干、便干、苔黄等提示兼有阳明里热,治法当以和解少阳,清热通络为法,方选小柴胡加石膏汤加减。

热势逐渐减退后,狼疮之阴阳毒的病机显露。热势渐退后,患者疲倦、舌淡、纳差、脉细等气虚之象已显,兼有口干、便干等阴虚之证,同时伴有苔黄腻等湿热瘀阻之征,故辨证为"气阴两虚,湿热瘀阻",此时当以扶正为大法,故用增液承气汤加减。增液承气汤出自《温病条辨·中焦篇》风温温热第 17 条,其原条文谓:"阳明温病,下之不通,其证有五……津液不足,无水舟停者,间服增液,再不下者,增液承气汤主之。"方中重用玄参苦甘咸寒,其入肺、胃、肾经,清热养阴,《神农本草经》卷 3 谓其"主腹中寒热积聚",其也善入营血分,能凉营生津、散结解毒;生地黄甘苦寒,能清热凉血,养阴生津,痛经逐血痹;大黄苦寒除泻下攻积外,更可泻火解毒、凉血祛瘀。三药相合,使该方具有了凉血散瘀、泻火解毒、滋阴生津的新功效。麦冬甘微寒,入肺、心、胃经,养阴生津。去芒硝之峻下,改为火麻仁润肠通便;加当归辅助润肠兼活血,加知母增强清热滋阴之力。

3. 预后方面

SLE 的临床病程各异,轻则为相对良性的疾病,重则快速进展为爆发性器官衰竭和死亡。经恰当治疗后,临床缓解不常见,即使获得临床缓解,通常也不持久。SLE 患者的死亡率是一般人群的 2~5 倍。患病最初几年的主要死因是活动性疾病(如,CNS 和肾脏)或免疫抑制所致感染,而后期死因包括 SLE 并发症(如,终末期肾病)、治疗相关并发症和心血管疾病。由于活动性疾病和药物(如,糖皮质激素和细胞毒性药物)的副作用,并发症风险也显著增加。

(三) 体会

当系统性红斑狼疮患者出现头痛、发热甚至精神异常时,须重点鉴别狼疮性脑病与其他感染性疾病,可在评估狼疮活动的同时完善炎症指标、影像学(如头颅 MRI)、腰椎穿刺完善脑脊液相关检查,排查 SLE 的病因后,应当尽早使用糖皮质激素以及免疫抑制剂治疗对疾病活动进行控制,同时配合中药方剂改善症状、减少以及预防激素、免疫抑制剂等治疗带来的可能副作用,增强药物治疗效果。本例患者经中西医结合治疗后症状改善,病情缓解。

(苏镜旭　陈艺勤　侯海晶)

参考文献

[1]　BERTSIAS G K, BOUMPAS D T. Pathogenesis, diagnosis and management of neuropsychiatric

SLE manifestations [J]. Nat Rev Rheumatol, 2010, 6(6): 358-367.

[2] 邓国民. 应关注系统性红斑狼疮脑组织损害的发病机制[J]. 中国现代神经疾病杂志, 2014, 14(9): 741-743.

[3] EUSTACE S, HUTCHINSON M, BRESNIHAN B. Acute cerebrovascular episodes in systemic lupus erythematosus [J]. Q J Med, 1991, 80(293): 739-750.

[4] FANOURIAKIS A, KOSTOPOULOU M, ALUNNO A, et al. 2019 update of the EULAR recommendations for the management of systemic lupus erythematosus [J]. Ann Rheum Dis, 2019, 78(6): 736-745.

[5] HANLY J G, LI Q, SU L, et al. Psychosis in Systemic Lupus Erythematosus: Results From an International Inception Cohort Study [J]. Arthritis Rheumatol, 2019, 71: 281.

[6] LEE S I, JEON H S, YOO W H. Reversible dementia in systemic lupus erythematosus without antiphospholipid antibodies or cerebral infarction [J]. Rheumatol, Int 2004, 24: 305.

[7] FUJITA Y, FUKUI S, ISHIDA M, et al. Reversible Cognitive Dysfunction in Elderly-onset Systemic Lupus Erythematosus, Successfully Treated with Aggressive Immunosuppressive Therapy [J]. Intern Med, 2018, 57: 3025.

[8] EVANS D T, GILES M, HORNE D J, et al. Cerebral lupus erythematosus responding to plasmaphaeresis [J]. Postgrad Med J, 1981, 57: 247.

[9] MILSTONE A M, MEYERS K, ELIA J. Treatment of acute neuropsychiatric lupus with intravenous immunoglobulin (IVIG): a case report and review of the literature [J]. Clin Rheumatol, 2005, 24: 394.

[10] NARVÁEZ J, RÍOS-RODRIGUEZ V, DE LA FUENTE D, et al. Rituximab therapy in refractory neuropsychiatric lupus: current clinical evidence [J]. Semin Arthritis Rheum, 2011, 41: 364.

第二节　狼疮性肾炎合并以精神症状为表现的狼疮性脑病

一、病例资料

（一）病史摘要

1. 基本信息

黎某某, 女, 17 岁, 2021 年 1 月 6 日入院。

2. 主诉

腹痛伴呕吐 10 余天。

3. 病史简介

患者于 2020 年 12 月无明显诱因出现脐周持续性疼痛, 不向他处放射, 伴呕吐胃内容物,约1天/次,解黏液状便,无腹胀,无反酸嗳气,无烧心感,无发热恶寒,无头晕头痛,无心慌胸闷。至当地医院就诊,具体过程不详,治疗后症状无明显缓解。2021年1月5日出现饮水以及进食后剧烈呕吐10余次,伴胸闷,无胸痛、气促,至我院急诊科就诊,查腹部增强CT检查提示:①胃、小肠、结肠及直肠肠壁弥漫性增厚、水肿;腹腔及盆腔少量积液,腹膜增厚。②肠系膜血管未见明确栓塞征象。急诊以"腹痛查因"收住我院结直肠外科,症见:患者神清,精神疲倦,下腹部疼痛,伴胸闷感,无里急后重感,无反酸嗳气,无发热恶寒,无头晕头痛,纳眠差,小便可,无便血。入院后完善相关检查,查尿蛋白+++,且抗核抗体(ANA)等自身抗体阳性,经我科会诊后,考虑为"系统性红斑狼疮、狼疮性肾炎",转入我科进一步诊治。

既往史、个人史、家庭史无特殊。

(二) 体格检查

体温36℃,心率103次/min,呼吸20次/min,血压121/82mmHg。神志清楚,精神疲倦,发育正常,体形中等,营养欠佳,以车床推入病房。全身皮肤黏膜未见皮疹,巩膜未见黄染,全身浅表淋巴结未触及肿大。头颅五官无畸形,双瞳孔等大等圆,直径约3mm,对光反射灵敏,头颅五官端正无异常,口唇无发绀,伸舌居中,咽无充血,双扁桃体无肿大。颈软无抵抗,颈静脉稍充盈,肝-颈静脉回流征(–)。气管居中,甲状腺未扪及明显异常。胸廓对称,双侧呼吸活动度一致,双肺叩诊呈清音,双肺呼吸音清,无干啰音、湿啰音、细湿音、哮鸣音、捻发音,心前区无隆起,无抬举样搏动,心界无扩大,心率103次/min,律齐,各瓣膜听诊区未闻及病理性杂音。腹部软,无包块,未见腹壁静脉曲张,未见胃肠型及蠕动波,下腹轻压痛,无反跳痛,肠鸣音弱,肠鸣音2次/min,肝脾肋下未触及,右肾区轻压痛及叩痛,双输尿管行程无压痛,肋脊点、肋腰点无压痛,墨菲征(–)。脊柱四肢无畸形,四肢肌力、肌张力正常。神经系统检查:生理反射存在,病理反射未引出。舌淡暗,苔微黄腻,脉弦滑。

(三) 辅助检查

1. 实验室检查

尿常规:尿比重1.034,尿白细胞酯酶(干化学)+,尿蛋白(干化学)+++,尿酮体(干化学)++,尿胆红素(干化学)++,尿白细胞计数11.9个/μl。24小时尿蛋白+排泄率:尿蛋白浓度1 658.0mg/L,24h尿蛋白总量701.3mg/24h。尿蛋白-肌酐比值1.819mg/g。尿液肾功能检测:尿免疫球蛋白G(IgGU)247.00mg/L,尿免疫球蛋白κ轻链(kapU)236.00mg/L,尿免疫球蛋白λ轻链(lamU)88.30mg/L,尿β2微球蛋白(β2-Mg)42.00mg/L,尿微量白蛋白(ALBU)1 280.00mg/L,尿α1

微球蛋白(α1-MU)253.00mg/L,尿转铁蛋白(TrfU)145.00mg/L。中段尿涂片找抗酸杆菌、尿免疫固定电泳、中段尿细菌培养 + 药敏未见明显异常。

血常规:中性粒细胞百分比(NEUT%)87.7%,淋巴细胞百分比(LYM%)9.3%,血红蛋白测定(hemoglobin,Hb)111g/L,血小板计数(platelet count,PLT)554×10^9/L。凝血功能:纤维蛋白原(fibrinogen,FIB)1.98g/L,D-二聚体8.12mg/L FEU,纤维蛋白(原)降解产物(fibrin degradation produc,FDP)25.67mg/L。红细胞沉降率(erythrocyte sedimentation rate,ESR)36mm/h;C反应蛋白(C reactive protein,CRP)6.87mg/L;降钙素原0.12ng/ml;血生化:前白蛋白(prealbumin,PA)162mg/L,丙氨酸转氨酶(alanine transaminase,ALT)45U/L,血清总蛋白(TP)53.1g/L,γ-谷氨酰基转移酶(GGT)51U/L;肌酸激酶同工酶(CK-MB)27U/L,乳酸脱氢酶(LDH)341U/L,血淀粉酶(AMY)27U/L,钾离子(K$^+$)3.08,mmol/L,氯离子(Cl$^-$)110.7mmol/L,钙离子(Ca^{2+})2.04mmol/L,葡萄糖(Glu)7.80mmol/L。结核γ干扰素释放试验未见异常。

免疫学检查:C3 0.45g/L,C4 0.08g/L,CH50 15U/ml,抗核抗体(ANA)阳性,抗U1-RNP自身抗体213AU/ml,抗Sm抗体549AU/ml,抗SSA(Ro-60)抗体410AU/ml,抗Ro-52抗体435AU/ml,血清淀粉样蛋白A(SAA)35.01mg/L,结核抗体、风湿3项(抗链球菌溶血素O试验、C反应蛋白以及类风湿因子测定)、抗人球蛋白,抗CMV-IgM未见异常。

粪便常规:粪便白细胞1+/HP,潜血试验阳性++。

2. 其他检查

心电图:①窦性心律;②电轴右偏。

胸部CT检查:①右肺上叶尖段磨玻璃结节;②右肺下叶后基底段实性小结节,左肺下叶前基底段少许纤维灶;③心包少量积液。

腹部CT(2021年1月6日):①胃、小肠、结肠及直肠肠壁弥漫性增厚、水肿,肠系膜血管增粗,腹腔及盆腔积液;②胆囊结石;③右侧输尿管及右肾盂、肾盏轻度积液扩张,未见明确阳性结石征象。

上、中、下腹部螺旋CT平扫 + 增强 + 三维重建(2021年1月10日):①直肠管壁弥漫性增厚,符合直肠癌,周围脂肪间隙模糊,双侧髂血管区淋巴结增大。②胃、小肠、结肠弥漫性增厚、水肿,腹腔及盆腔积液,腹膜增厚。③胆囊结石,慢性胆囊炎。④膀胱壁增厚、毛糙。

无痛电子内窥肠镜检查(2021年1月14日):所见回肠末端及大肠黏膜未见明显器质性病变;痔。

心脏彩超:左心功能测量,心脏射血分数(ejection fraction,EF)65%,左心室短轴缩短分数(fractional shortening,FS)35%,心输出量(cardiac output,CO)2.4L/min,每搏输出量(stroke volume,SV)26ml/bit,E/A>1,多普勒组织成像(tissue doppler imaging,TDI)Ea/Aa>1。

(四)入院后病情变化

患者于 1 月 9 日解水样便数次,并于傍晚呕吐白色唾液及黄绿色水样胃内容物,呕吐剧烈,无发热,体检发现腹软,无包块,腹部压痛不明显,无反跳痛,肠鸣音弱,约 2 次/min,大便潜血试验阳性(++),腹部 CT 提示胃肠壁水肿并腹腔积液,未见急性胆囊炎、肠梗阻征象,考虑患者反复呕吐与胃肠壁水肿相关,暂予禁食,复方氨基酸、氯化钾维持内环境稳定,枸橼酸莫沙必利片促胃肠动力,经治疗后患者症状改善,后查粪便常规提示粪便白细胞 1+/HP,潜血试验阳性(++),体格检查未见触痛及反跳痛,排除消化道出血可能;肠镜检查提示所见回肠末端及大肠黏膜未见明显器质性病变,痔。1 月 10 日患者出现精神亢奋,胡言乱语,行为失常,可自行缓解,无下腹部疼痛,无胸闷感,检查颅脑 MRI 提示轻度皮质萎缩,并未见血管病变,后经广州市惠爱医院会诊后考虑患者精神症状为躯体疾病所致精神障碍的存在可能性大,考虑为狼疮性脑病,治疗上予舍取林口服控制精神症状。1 月 15 日患者再次出现情绪亢奋,欲奔走,大声吼叫,后表情淡漠,眼神空洞,无法对答交流,查体发现血压140/86mmHg,心率 126 次/min,血糖 11.4mmol/L,予地西泮静脉注射后情绪稍稳定,后患者清醒后可识人,情绪反复激动、哭泣,易激惹,再予地西泮静脉注射,并口服利培酮后情绪恢复平静。颅脑 MRI 平扫(3.0T):轻度皮质萎缩,余颅脑 MRI 平扫未见异常。

(五)诊断分析

1. 西医方面

患者为青年女性,入院时以腹痛和呕吐为主要临床表现,尿常规提示尿蛋白 +++,低 C3 和 C4,抗 SM 抗体阳性,根据 2019 年 EULAR/ACR SLE 诊断标准,总分 =14 分 >10 分,系统性红斑狼疮及狼疮性肾炎诊断明确。同时,结合腹部增强 CT 结果,原发病因考虑为系统性红斑狼疮相关性消化道水肿。

患者既往无精神病史,在住院治疗期间出现突发的精神异常,颅脑 MRI 未见血管病变,结合患者的临床表现及实验室检查结果,SLEDAI-2000 评分≥15分,属于狼疮重度活动,根据患者的基础疾病及服药史,在排除激素相关性脑病后,经心理科医生协助诊断,确诊为狼疮性脑病、躯体疾病所致精神障碍。

2. 中医方面

患者症见下腹部疼痛,部位在胃脘以下、耻骨毛际以上,属中医"腹痛"范畴,转入我科时,患者病程较短,正气未伤,寒邪客于胃肠,脉络绌急,不通则痛则见腹痛,拒按;寒邪客胃,胃失和降,则见剧烈呕吐,呕吐物多为涎沫或胆汁,色清,以实证为主,故初期辨证为"胃寒证"。后期患者腹痛好转,尿中多泡沫,小便混浊,伴胸膈满闷,嗳气频繁,腹泻严重,属中医"尿浊"范畴。《黄帝内经》:"饮入于胃,游溢精气,上输于脾,脾气散精,上归于肺,通调水道,下输膀胱,水精四布,五经并行。"患者大病之后,伤及脾胃,脾气虚弱,运化失司,聚湿生痰,湿邪下注膀胱则见小便混浊,湿邪困遏肠道,则见腹泻,湿阻气机则见胸闷、嗳气。舌淡暗,苔微黄腻,脉弦滑均为脾虚湿蕴之象。

综上所述,本病病位在肾,与脾相关,病机为脾虚湿蕴,病性前期以实为主,后期虚实夹杂,以虚为主。

(六)最后诊断

1. 中医诊断

(1)尿浊(脾虚湿蕴证)

(2)腹痛(脾虚湿蕴证)

2. 西医诊断

(1)系统性红斑狼疮,累及器官或系统(胃肠道、肾、脑)

狼疮性肾炎

(2)狼疮性脑病

(3)躯体疾病所致精神障碍(可能性大)

(4)胆囊结石伴慢性胆囊炎

(5)痔不伴有并发症

(七)治疗经过及随访

1. 西医方面

患者主要以腹痛、呕吐和精神异常为主要临床表现,依据临床表现和实验室检查结果,可确诊为系统性红斑狼疮。患者前期主要以胃肠道症状为主,后期以精神障碍为主,基于患者的临床表现,可将治疗主要分为两个阶段。

第1阶段,患者疾病初期出现下腹部疼痛,呕吐,纳差,查体发现下腹部轻压痛及肾区轻压痛,且腹部 CT 提示,消化道水肿、腹腔盆腔积液。根据患者 SLE 的诊断,该患者消化道反应为系统性红斑狼疮累及胃肠道所致,先给予甲泼尼龙(2021 年 1 月 8 日—2021 年 1 月 9 日 40mg q.d. 静脉滴注(i.v.gtt.);2021 年 1 月 10 日—2021 年 1 月 12 日 80mg q.d. i.v.gtt.)激素治疗、硫酸羟氯喹[0.2g 每日 2 次(b.i.d.)p.o.]抑制免疫,碳酸钙 D₃颗粒、骨化三醇预防骨质疏松、甲氧氯普胺对症止呕、泮托拉唑钠护胃、双歧杆菌三联活菌散调节肠道菌群等治疗。其间患者出现剧烈腹泻及呕吐,予禁食处理,复方氨基酸、氯化钾维持内环境稳定,枸橼酸莫沙必利片促胃肠动力,经治疗患者腹痛症状明显缓解,胃肠道水肿减轻,因此将禁食改为半流食,且给予白蛋白静脉滴注并配合螺内酯利尿继续改善胃肠道水肿。

第 2 阶段,患者呕吐症状改善,但仍时有腹痛,考虑系统性红斑狼疮所致血管炎导致,遂予甲泼尼龙冲击治疗(2021 年 1 月 13 日—2021 年 1 月 15 日 250mg q.d. i.v.gtt.,15 日患者出现精神异常,狂躁,考虑狼疮性脑病,但精神症状于使用激素冲击后加重,亦未排除激素相关性脑病,予甲泼尼龙减量,后经颅脑 MRI 检查及心理科会诊后确诊为狼疮性脑病。患者临床症状主要表现为脱发、肾损害、腹痛,临床检验提示低补体血症、24h 尿蛋白总量 >500mg/24h,伴有可疑系统性红斑狼疮相关性精神症状,SLEDAI-2000 评分≥15 分,属于狼疮重度活动,改服醋酸泼尼松片(40mg q.d. p.o.),并配合贝利尤单抗(450mg)行免疫抑制治疗。在精神治疗方面,先后给予舍曲林、利培酮、奥氮平进行对症处理。

2. 中医方面

疾病前期因患者腹痛呕吐剧烈,呕吐白色唾液,腹泻,质稀,气味淡,结合舌脉,辨证为胃寒证,治以温胃散寒,方药选取吴茱萸汤加减。《金镜内台方议》:"吴茱萸能下三阴之逆气。"以吴茱萸为君,取其辛苦热之性温味散寒,兼降逆止呕;生姜为呕家之圣药,为臣助之,二者相须为用,温降并行,降阴寒之气逆;佐以党参、大枣补中焦脾胃;四药合用,清阳得升、浊阴得降,则使胃气和;患者腹痛甚,加延胡索、诃子行气止痛。

服中药后,患者腹痛症状减轻,但仍腹泻严重,伴胸膈满闷,嗳气频繁,结合舌脉,辨证为脾虚湿蕴证,治以健脾祛湿,中药汤剂予胃苓汤加减,此方出自《丹溪心法》,为五苓散和平胃散两方相合而成。脾为太阴湿土,得阳始运,故用苍术、厚朴、陈皮以燥湿行气化湿,甘草补中益气,使脾气健而运化得常;猪苓、茯苓、泽泻等利水渗湿之品以祛脾胃之湿,佐白术补气健脾以燥湿,共奏淡渗利湿,健脾助运之效。

本例患者出院后出现烦躁,情绪不稳定,2021 年 1 月 25 日停止服用所有药物,2021 年 2 月 9 日加服吗替麦考酚酯胶囊(0.75g p.o. q.d.),后每月规律至我院行贝尤利单抗(450mg)抑制免疫治疗,其间精神症状并未再次复发,随访 5 个月后(2021 年 6 月 23 日)尿蛋白-肌酐比值降低至 0.546mg/g,8 个月后(2021 年 9 月 26 日)尿蛋白-肌酐比值降低至 0.269mg/g,其后复查均 <0.5g/g,达到 SLE 完全缓解状态。

二、讨论与诊治体会

(一)系统性红斑狼疮消化道症状

患者入院后完善相关检查,明确诊断为系统性红斑狼疮。腹痛方面予多次 CT 检查排除急腹症,考虑为 SLE 所并发的血管炎所致。

据调查研究发现,SLE 患者的胃肠道受累是临床常见表现,高达 50% 的患者可以在病程中出现消化道症状。并且另一项队列研究显示,SLE 伴胃肠道受累患者有更高的住院率、死亡率和 SDI(SLICC damage index,SDL)指数。SLE 患者的胃肠道反应可累及食管、胃、小肠、结肠、肝脏、胰腺及肠系膜等器官,通常以腹痛、恶心呕吐和腹泻为主要症状,发生概率高达 60%~90%,这些患者的 SLEDAI 评分中位数为 7。并且,实验室检查发现,88% 的患者出现补体水平下降,92% 的患者出现 ANA 阳性,74% 出现抗双链 DNA 抗体阳性,47% 出现蛋白尿($> 0.5g/24h$)。腹部 CT 可作为确诊的手段,其常可表现为腹壁增厚、肠壁水肿、肠系膜血管充血等征象。

患者入院前主要出现腹痛及恶心呕吐,遂首诊入住胃肠外科,但腹部 CT 未提示有梗阻等病变,经完善自身免疫性抗体检查,依据 2019 年 EULAR/ACR 系统性红斑狼疮分类标准,最终确诊为系统性红斑狼疮所致的血管炎。因 SLE 的胃肠道症状的特异性不高,容易造成误诊,在出现多段消化道受累时,应及时完善腹部 CT 和免疫学检查,排除其他自身免疫疾病。

此外,SLE 是恶性肿瘤的危险因素之一,多项研究发现,SLE 患者发生肿瘤的风险略高于正常人群。其中在胃肠道方面,SLE 会增加肛门癌、食管癌的患病风险,却并不会增加直肠癌的风险。本例患者入院三天后出现剧烈的泻水样便、呕吐,为了解患者病情变化和排除合并其他胃肠道疾病,我们对其进行了全腹部增强 CT 检查和粪便常规检查,结果发现粪便隐血并且 CT 提示可疑直肠癌。结合患者腹痛腹泻、便血的症状以及影像学结果,无法完全排除存在占位性病变。通过后期的肠镜检查,我们才否定了直肠癌的诊断,且判断粪便隐血为痔疮所致。回顾性分析疾病的诊断过程,直肠管壁弥漫性增厚、直肠癌改变的影像学证据或可归属于系统性红斑狼疮所致血管炎的误诊,这也警示 SLE 造成的消化道水肿,极易干扰影像学结果,须通过其他检查手段予以甄别。

(二)神经精神性系统性红斑狼疮

神经精神性系统性红斑狼疮(Neuropsychiatric systemic lupus crythematosus,NPSLE)是指与系统性红斑狼疮直接相关的一系列神经和精神症状,包括中枢神经受累及周围神经受累。1999 年美国风湿病学会(ACR)定义了 19 种可能发生在 SLE 患者中的神经精神综合征,其中有 12 种中枢神经系统受累,7 种周围神经系统受累,并将这 19 种分成精神病综合征和神经系统综合征两类。其中脑血管疾病、癫痫较为常见(累计发生率 >5%),认知功能障碍、急性精神错乱状态和周围神经疾病较少见(累计发生率 1%~5%)。患者主要表现出听幻觉、关系妄想和情绪交替出现烦躁易怒、低落、焦虑、兴奋等精神病综合征症状。研究发现,SLE 患者出现精神病的概率仅为 1.53%,是 NPSLE 的罕见表现。对于 NPSLE 的诊断目前并没有金标准,临床上主要以排他性诊断方法确诊,脑 MRI、脑脊液穿刺、脑电图及心理测试可作为协助确诊的重要手段。因此,NPSLE 的鉴别诊断显得尤为重要。

1. 中枢神经系统病变

首先对于 NPSLE 患者突发的精神异常,应该排除中枢神经系统病变,防止疾病病程的延误。一项回顾性研究结果发现,急性神志异常的患者可由脑卒中诱发,约占 7%。而中枢神经系统感染也可作为神志异常的原因之一。我们可根据患者的临床表现及实验室、影像学检查进行区别。脑 MRI、脑 CT 可首先排除脑部器质性病变,如缺血性或出血性脑卒中。

其次,对于中枢神经系统感染的患者除了神志异常的表现外,还可出现发热、颅内高压、脑膜刺激征等。脑脊液检查可作为鉴别的金标准,因此 SLE 患者出现精神异常伴颅内感染症状时,应高度怀疑为中枢神经系统感染,及时进行脑脊液检查以资鉴别。

2. 激素相关性脑病

神经精神性系统性红斑狼疮与激素相关性脑病治疗截然相反,前者往往需要大剂量糖皮质激素和免疫抑制剂治疗,而后者需要立即停用或迅速减量糖皮质激素,两者的鉴别通常会直接影响到患者的治疗及预后。

激素相关性精神异常具有显著的剂量依赖性,当每日泼尼松等效剂量≥40mg/d 时,发病风险增加,常发生于激素治疗最初几周内,可在停止糖皮质激素后症状缓解。患者使用激素治疗第 4 天后出现神志异常,其间激素用量为 40~80mg/d,其使用的用量和时间符合出现激素相关性精神异常条件,因此并不能完全排除激素导致的可能性。

其次,神经精神性狼疮常发生于系统性红斑狼疮高活动状态。一项前瞻性队列研究发现与非 NPSLE 患者相比,NPSLE 患者的 SLEDAI-2000(P=0.002)和 SDI(P=0.045)更高,证明更高的疾病活动性和更不可逆的损伤时,应首先考虑神经精神性系统性红斑狼疮。

脑 MRI 和自身抗体检查也为 NPSLE 的鉴别诊断提供了一些有利证据。

一般 SLE 的患者 MRI 可表现出脑白质高密度病变和脑萎缩，但对 NPSLE 的诊断并不具备特异性。研究表明，与非 NPSLE 患者相比，NPSLE 患者白质高信号（WHM）的体积更大，且炎症性的 NPSLE 可出现明显的变化，如总脑容量减少、白质容量减少和 WHM 容量增加等。此外，目前没有诊断 NPSLE 的特异性抗体，虽然一些研究表明，抗核糖体 P 蛋白抗体与 SLE 的神经精神病学表现（尤其是精神病性症状）相关，但一项 meta 分析共 1 537 例 SLE 患者的观察数据发现抗核糖体 P 蛋白抗体对 NPSLE 并没有诊断价值。

对于 NPSLE 的治疗药物方面，除了针对临床表现的对症治疗外，2019 年欧洲抗风湿病联盟（EULAR）指出对 NPSLE 的治疗应基于患者的发病机制主要与炎症还是缺血性通路相关选择具体治疗方案。糖皮质激素（glucocorticoid，GC）、免疫抑制剂（immunosuppressant，IS）、生物制剂用于炎症介导的 NPSLE；而抗凝/抗血栓药物应用于缺血性通路介导的 NPSLE，尤其是存在抗磷脂抗体（anti-phospholipid antibody，APA）阳性。

其中糖皮质激素治疗常选用甲泼尼龙静脉冲击治疗方案，用法为 500~1 000mg/d，每日 1 次静脉滴注，连续 3 天为一个疗程。冲击治疗后可改服口服泼尼松 0.5~1mg/(kg·d) 或等效剂量的其他激素，治疗时间通常为 4~8 周。然而激素的应用可能会加重 NPSLE 的精神症状，因此应根据患者的具体情况进行适量调整。

免疫抑制剂也对控制疾病活动度、降低激素剂量有着良好的效果。《2020 中国系统性红斑狼疮诊疗指南》指出对于重度 NPSLE 患者，激素冲击治疗效果不佳时，可加用环磷酰胺治疗。但是由于环磷酰胺的生殖毒性及致畸作用，对于还有生育需求的女性应谨慎使用或改用其他药物。

有研究发现，针对 B 细胞的靶向治疗的利妥昔单抗，也可作为 NPSLE 的二线治疗手段。其在改善 NPSLE 的病情方面疗效优异，尤其是对于表现为癫痫、认知功能障碍、急性意识模糊状态的患者。此外，NPSLE 患者还可采用血浆置换、鞘内注射甲氨蝶呤及地塞米松、静脉注射免疫球蛋白等治疗。

本例患者转入我科后，根据 SLEDAI 评分，脱发、低补体血症、24h 尿蛋白总量 >500mg/24h，伴有可疑系统性红斑狼疮相关性精神症状 >15 分，为狼疮重度活动，在这种重度活动状态下，发生 NPSLE 的风险会显著增加，因评估 SLE 处于高度活动状态，SLE 的活动为主要矛盾，因此在排除非 SLE 病因的同时，应进行大剂量糖皮质激素冲击治疗，同时应用抗精神病药物控制精神异常的症状。我们给予患者 40mg 醋酸泼尼松片联合贝利尤单抗免疫抑制治疗,同时口服奥氮平控制患者精神症状,(出院后患者烦躁,情绪不稳定,2021年1月25日停止服用所有药物,2021年2月9日在精神药物服用控制精神症状后,加服吗替麦考酚酯胶囊,患者自坚持治疗3个月后,精神症状并未复发,回顾性分析患者病程后,确定患者精神异常为NPSLE所致,并非由于激素副作用)。由于SLE患者常联合激素治疗,当出现精神异常表现时,常难与激素相关性脑病鉴别,此案例提示,在一些重度活动的狼疮患者中,发生神志异常表现时,应抓住主要矛盾,如果各方面临床证据提示狼疮所致的精神异常概率高,即使无法排除激素的相关性,也应以治疗SLE为主,可根据后期患者对治疗方案的反应性,积极调整用药方案。

(三) 诊治体会

少数SLE患者在发病过程中能够以精神异常为主要表现。

1. SLE患者的基础治疗方案多为糖皮质激素加免疫抑制剂进行治疗。当SLE患者出现精神异常时,应首先明确病因,避免误治所导致的疾病加重。

2. 若SLE患者病情严重且处于重度狼疮活动状态时,应抓住主要矛盾,在评估病因的同时,先使用糖皮质激素配合抗精神病药物治疗或改用免疫抑制剂联合生物制剂,待明确后,再调整方案。

3. 对于精神异常的症状可作为辅助治疗手段,重点应在控制SLE疾病活动度上。

(张迪飞　段若兰　胡晓璇)

参考文献

[1] CHNG H H, TAN B E, TEH C L, et al. Major gastrointestinal manifestations in lupus patients in Asia: lupus enteritis, intestinal pseudo-obstruction, and protein-losing gastroenteropathy [J]. Lupus, 2010, 19 (12): 1404-1413.

[2] TEJERA SEGURA B, ALTABÁS GONZÁLEZ I, RÚA-FIGUEROA I, et al. Relevance of gastrointestinal manifestations in a large Spanish cohort of patients with systemic lupus erythematosus: what do we know? [J]. Rheumatology (Oxford), 2021, 60 (11): 5329-5336.

[3] CHEN Z, ZHOU J, LI J, et al. Systemic lupus erythematosus gastrointestinal involvement: a computed tomography-based assessment [J]. Sci Rep, 2020, 10 (1): 6400.

[4] BREWER B N, KAMEN D L. Gastrointestinal and Hepatic Disease in Systemic Lupus Erythematosus [J]. Rheum Dis Clin N Am, 2018, 44 (1): 165-175.

[5] BERNATSKY S, RAMSEY-GOLDMAN R, LABRECQUE J, et al. Cancer risk in systemic lupus: an updated international multi-centre cohort study [J]. J Immunol, 2013, 42: 130-135.

[6] CAO L, TONG H, XU G, et al. Systemic lupus erythematous and malignancy risk: a

meta-analysis［J］. PloS one,2015,10(4):0122964.

［7］　NI J,QIU L J,HU L F,et al. Lung,liver,prostate,bladder malignancies risk in systemic lupus erythematosus:evidence from a meta-analysis［J］. Lupus,2014,23(3):284-292.

［8］　PARIKH-PATEL A,WHITE R H,ALLEN M,et al. Cancer risk in a cohort of patients with systemic lupus erythematosus(SLE)in California［J］. Cancer causes control,2008,19(8): 887-894.

［9］　TALLBACKA K R,PETTERSSON T,PUKKALA E. Increased incidence of cancer in systemic lupus erythematosus:a Finnish cohort study with more than 25 years of follow-up ［J］. Scand J Rheumatol,2018,47(6):461-464.

［10］　CLARKE A E,POOLEY N,MARJENBERG Z,et al. Risk of malignancy in patients with systemic lupus erythematosus:Systematic review and meta-analysis［J］. Semin Arthritis Rheum,2021,51(6):1230-1241.

［11］　BERTSIAS G K,IOANNIDIS J P,ARINGER M,et al. EULAR recommendations for the management of systemic lupus erythematosus with neuropsychiatric manifestations:report of a task force of the EULAR standing committee for clinical affairs［J］. Ann Rheum Dis, 2010,69(12):2074-2082.

［12］　HANLY J G,LI Q,SU L,et al. Psychosis in Systemic Lupus Erythematosus:Results From an International Inception Cohort Study［J］. Arthritis Rheumatol(Hoboken),2019,71(2): 281-289.

［13］　BHANGLE S D,KRAMER N,ROSENSTEIN E D. Corticosteroid-induced neuropsychiatric disorders:review and contrast with neuropsychiatric lupus［J］. Rheumatol Int,2013,33(8): 1923-1932.

［14］　INGLESE F,KANT I M J,MONAHAN R C,et al. Different phenotypes of neuropsychiatric systemic lupus erythematosus are related to a distinct pattern of structural changes on brain MRI［J］. Eur Radiol,2021,31(11):8208-8217.

［15］　MACKAY M,TANG CC,VO A. Advanced neuroimaging in neuropsychiatric systemic lupus erythematosus［J］. Curr Opin Neurol,2020,33(3):353-361.

［16］　KARASSA FB,AFELTRA A,AMBROZIC A,et al. Accuracy of anti-ribosomal P protein antibody testing for the diagnosis of neuropsychiatric systemic lupus erythematosus:an international meta-analysis［J］. Arthritis Rheumatol,2006,54(1):312-324.

［17］　FANOURIAKIS A,KOSTOPOULOU M,ALUNNO A,et al. 2019 update of the EULAR recommendations for the management of systemic lupus erythematosus［J］. Ann Rheum Dis,2019,78(6):736-745.

［18］　中华医学会风湿病学分会,国家皮肤与免疫疾病临床医学研究中心,中国系统性红斑狼疮研究协作组.2020中国系统性红斑狼疮诊疗指南[J]. 中华内科杂志,2020, 59(3):172-185.

［19］　DALL'ERA M,WOFSY D. Biologic therapy for systemic lupus erythematosus［J］. Discov Med,2010,9(44):20-23.

第三节 新月体型狼疮性肾炎合并狼疮性脑病

一、病例资料

(一) 病史摘要

1. 基本信息

王某某,女,14岁,2022年3月4日入院。

2. 主诉

双下肢浮肿2周。

3. 病史简介

患者2022年2月18日开始出现双下肢水肿,当时无头痛,无面部红斑,无口腔溃疡,无皮疹,无脱发,无呕吐,无关节疼痛,伴有泡沫尿。初期患者及家属未予重视,未行特殊处理,后水肿逐渐加重,遂至当地医院住院,查血红蛋白(Hb):118g/L,血小板计数(PLT):208×10^9/L;血肌酐(serum creatinine,Scr):204μmol/L;白蛋白(ALB):14.8g/L;C3:0.39g/L;IgG:4.33g/L;抗双链DNA抗体(定量):249.42IU/ml,抗核抗体(定量):235.00IU/ml;尿常规:尿蛋白++++。当地医院考虑为系统性红斑狼疮、狼疮性肾炎,予丙种球蛋白2.5g/瓶 ×5瓶 ×2天治疗,住院期间有发热,体温最高达39.2℃,予护肾、利尿消肿、调脂、补充白蛋白、降钾及头孢曲松抗感染等治疗后,2022年3月3日复查血红蛋白(Hb):106g/L,血小板计数(PLT):159×10^9/L;血肌酐(Scr):362μmol/L。2022年3月4日复查血肌酐(Scr):456μmol/L,且双下肢水肿未见明显改善。患者及家属为进一步系统诊治,由门诊以"狼疮性肾炎、系统性红斑狼疮"为诊断收入院。

入院症见:患者神清,精神疲倦,无关节疼痛,无口腔溃疡,无脱发,无头晕头痛,无发热恶寒,无胸闷气促,无咳嗽咳痰,无恶心呕吐,双下肢中度水肿,纳差,眠可,尿量偏少,尿中少许泡沫,大便调。

否认既往有糖尿病、高血压、冠心病等内科病史。否认肝炎、结核等传染病史。个人史和家族史无特殊。否认药物过敏史。

(二) 体格检查

体温36.3℃,心率70次/min,呼吸20次/min,血压110/70mmHg。神志清楚,精神疲倦,贫血貌(-),形体适中,言语流利,对答合理,营养良好,步行入院,查体合作。全身皮肤巩膜无黄染,全身浅表淋巴结无肿大。头颅五官无畸形,双瞳孔等大等圆,直径约3mm,对光反射灵敏,咽无充血,双扁桃体无肿大,无脓性分泌物。颈软无抵抗,颈部活动可,颈静脉无怒张,肝-颈静脉回流征(-)。气管居中,甲状腺无肿大,无压痛及震颤。胸廓对称无畸形,局部无压痛,呼吸频率正常,深度正常,节律正常,双肺叩诊呈清音,双肺呼吸音正常,无哮鸣音、捻发音。心界无扩大,心前区无隆起,心脏未触及震颤及摩擦感,心率70 次/min,律齐,各瓣膜听诊区未闻及病理性杂音。腹部平坦,腹软,无包块,全腹有轻压痛,无反跳痛,肝脾肋下未触及,肝脾肾区无叩痛,麦氏点压痛(-),墨菲征(-),肠鸣音 4 次/min,腹部移动性浊音(-)。肋脊点及肋腰点无压痛,双肾区叩击痛(-),双侧输尿管全程无压痛及叩痛,膀胱隆起(-),无压痛及叩痛。无颜面浮肿(-),双下肢中度水肿。脊柱四肢无畸形。神经系统检查:四肢肌力肌张力正常,生理反射存在,病理反射未引出。舌淡红,苔白腻,脉弦细。

(三)辅助检查

1. 实验室检查

尿液分析与沉渣定量:尿比重 1.031,尿白细胞酯酶 +,尿潜血 +++,尿蛋白 ++,尿葡萄糖 +,尿白细胞计数 13.2 个/μl,尿红细胞计数 792.0 个/μl,尿胆原、尿胆红素、尿亚硝酸盐、尿酮体阴性。24h 尿蛋白 + 排泄率:24 小时尿量 180ml/24h,24h 尿蛋白总量 2 078.5mg/24h。尿蛋白-肌酐比值 5.762mg/g。尿液肾功:尿免疫球蛋白 G 1 230.00mg/L,尿 β2 微球蛋白 0.46mg/L,尿微量白蛋白 6 080.00mg/L,尿 α1 微球蛋白 199.00mg/L,尿 α2 巨球蛋白 117.00mg/L,尿转铁蛋白 302.00mg/L,N-乙酰-β-D-氨基葡萄糖苷酶 54.6IU/L。尿轻链:尿免疫球蛋白 κ 轻链 343.00mg/L,尿免疫球蛋白 λ 轻链 198.00mg/L,κ/λ 比值(尿)1.73。

血常规:WBC 3.91×10^9/L,淋巴细胞计数(lymphocyte,LYM)0.80×10^9/L,Hb 98g/L。血生化:总二氧化碳 16.4mmol/L,尿素 36.80mmol/L,血肌酐 525μmol/L,钙离子 1.42mmol/L,磷离子 2.79mmol/L。肝功能:血清总蛋白 48.4g/L,白蛋白 22.3g/L。凝血功能:纤维蛋白原 4.95g/L,D-二聚体 6.67mg/L,纤维蛋白(原)降解产物 19.08mg/L。尿酸:602μmol/L。

免疫学指标检测:抗核抗体阳性,抗核抗体效价 1∶1 000,抗组蛋白抗体 424AU/ml,抗核小体抗体 334AU/ml,抗双链 DNA 抗体阳性,抗双链 DNA 抗体(定量)722IU/ml。C3 0.41g/L,C4 0.08g/L,CH50 9U/ml。

大便检查:粪便常规未见异常,隐血阴性。

2. 其他检查

泌尿系彩超:双肾大小形态正常。双肾实质回声增强。双侧集合系统内未见明显异常回声。双侧输尿管未见扩张。心电图:正常心电图。胸部 CT 平扫检查 + 三维重建:①双侧少量胸腔积液,双肺下叶部分肺组织含气不全;

②右肺中叶内侧段及左肺上叶下舌段少量纤维灶;③心腔密度减低,提示贫血;④肝S8小钙化灶。腹部彩超:胆囊萎缩,胆囊壁增厚。副脾。腹腔积液声像。肝脏、胰腺、脾脏未见明显异常声像。心脏彩超:EF:57%。二尖瓣少量反流。三尖瓣少量反流。轻度肺动脉高压。少量心包积液。

(四) 肾穿刺活检(2022-04-14)

免疫荧光:检及肾小球5个,IgA+++,IgG+++,IgM+++,C3+,C1q++,FRA-,κ轻链(kappa light chain,Kappa)++,λ轻链(lambda light chain,Lambda)++,乙型肝炎表面抗原(hepatitis B surface antigen,HBsAg)未检,乙型肝炎核心抗原(hepatitis B core antigen,HBcAg)未检,沉积方式:沿毛细血管祥及系膜区呈多部位沉积。

光镜检查:共检及肾小球15个。其中肾小球球性硬化:0个。肾小球节段性硬化:0个。肾小球新月体形成:14个(10个细胞-纤维性新月体,2个小细胞-纤维性新月体,2个小细胞性新月体)。肾小球系膜细胞及基质弥漫性中至重度增生。内皮细胞弥漫性增生,伴少量中性粒细胞浸润,个别肾小球见毛细血管祥内假血栓形成。肾小球基底膜轻微增厚,系膜区可见嗜复红蛋白沉积,未见典型白金耳结构。肾小管上皮细胞弥漫性空泡变性及颗粒变性,灶状近曲小管上皮细胞刷毛缘脱落。肾间质弥漫性水肿,伴灶状淋巴细胞、单核细胞浸润,偶见中性粒细胞。肾小动脉管壁轻度增厚。

主要诊断:结合临床,符合狼疮性肾炎。

损伤模式:新月体性肾小球肾炎。

积分/分级:ISN/RPS分类Ⅳ-G(A)型。

其他特征:急性弥漫性肾小管间质损伤。

(五) 诊断分析

1. 西医方面

本例患者为年轻女性,临床表现为——肾脏损害、血液系统损害,伴有抗核抗体、抗双链DNA抗体等自身抗体阳性,符合2012年系统性红斑狼疮国际协助组(Systemic Lupus Erythematosus International Collaborating Clinics,SLICC)SLE诊断标准,SLE诊断成立。同时,该患者以急性肾功能损伤为临床表现,狼疮性肾炎(LN)诊断明确。且最终肾活检病理明确诊断为Ⅳ型狼疮性肾炎合并急性弥漫性肾小管间质损伤。

2. 中医方面

狼疮性肾炎在中医典籍中鲜少描述,《黄帝内经》中有一"肾风"概念与之相近。而结合现代医学检查结果,诊断为"阴阳毒"更为全面。患者为年轻女性,起病初期以水肿、尿量减少、尿中夹泡沫为主要表现。精神疲倦为脾肾气虚的表现,气血运化失调,形神失养;双下肢中度水肿,苔白腻为水停于内,因脾肾气虚,无力运行水液,故水液停聚下注;小便夹有泡沫为肾虚失摄,精微下注之象;纳差为脾虚失运,运化失司;脉弦细为久病瘀血内阻之象。综上所述,该患者起病初期的病位主要在脾肾,病机为脾肾气虚水停,病性为本虚标实。随着激素及免疫抑制的使用,考虑耗气伤阴明显,中医中药的治疗以益气养阴为法。

(六) 最后诊断

1. 中医诊断

阴阳毒(气阴两虚)

2. 西医诊断

(1) 系统性红斑狼疮

狼疮性肾炎

狼疮性脑病

(2) 重症肺炎

(七) 治疗经过及随访

患者诊断明确,合并重症肺炎,初始治疗予大量丙种球蛋白冲击、头孢曲松钠抗感染及护肾、利尿消肿、补充白蛋白等对症处理后,患者肾损害及水肿表现未见明显改善。收入我科后,考虑患者血肌酐进行性升高,少尿,有透析治疗指征,经患者及家属知情同意,予深静脉置管以行血液透析治疗。同时予硫酸羟氯喹、激素抑制免疫(2022-03-05 予甲泼尼龙 0.5g 冲击 ×3 天,后续予足量激素),配合补钙、护胃预防激素副作用,舒普深抗感染。经治疗患者双下肢仍轻度浮肿,尿量约 100~200ml/d。2022-03-09 患者突发肢体抽搐,双目上视,呼之不应,口吐白沫,考虑癫痫发作,予抗癫痫治疗,完善颅脑 MRI 考虑狼疮性脑病。考虑患者狼疮活动,于 2022-03-10 启动血浆置换治疗,并予第 2 轮甲泼尼龙冲击治疗(0.5g i.v.gtt. q.d.×3 天)。患者于 2022 年 3 月 10 日至 3 月 20 日接受了 6 次血浆置换治疗,输注洗涤红细胞,环磷酰胺抑制免疫 + 贝利尤单抗治疗,患者未再发癫痫,贫血、凝血功能逐渐改善,但肾功能仍未恢复,考虑狼疮活动没有得到完全控制,继续于门诊行透析治疗。后患者于 2022 年 4 月 13 日返院评估病情,复查血肌酐仍偏高,需要行肾活检了解狼疮活动情况,与患者及其家属充分沟通后,及时行肾活检。肾活检提示Ⅳ型狼疮性肾炎合并急性弥漫性肾小管间质损伤。考虑患者肾脏活动性病变明显,继续予激素 + 贝利尤单抗 + 环磷酰胺 + 血浆置换 + 免疫吸附治疗方案。治疗过程中,患者出现发热、咳嗽,完善胸部 CT 检查提示双肺多发炎症,先后予头孢哌酮钠舒巴坦钠、美罗培南、奥司他韦、氟康唑等抗感染治疗,5月5日出现气促、呼吸困难,查血气分析提示氧合指数185,考虑重症肺炎、呼吸衰竭,病情危重,经患者家属知情同意,请麻醉科床边气管插管接呼吸机辅助通气,并转重症监护治疗病房(intensive care unit,ICU)进一步监护治疗。转入ICU后,肺泡灌洗液病原微生物检出细环病毒,予更换抗感染方案为注射用醋酸卡泊芬净+美罗培南+磷酸奥司他韦胶囊+更昔洛韦,同时维持床旁连续性肾脏替代治疗(continuous renal replacement therapy,CRRT),经免疫抑制、护胃、补钙、纠正贫血、补充白蛋白及利尿等治疗后,患者症状改善,拔除气管插管,5月10日转回肾内科继续专科治疗。继续行下一程贝利尤单抗及环磷酰胺治疗,经评估,患者血肌酐较前明显下降、凝血功能明显改善,予安排出院后门诊随诊及血液透析治疗,其间一直配以中药治疗。

出院中药方剂:西洋参10g、荷叶10g、芡实20g、干石斛20g、淡竹叶10g、薏苡仁20g、山药20g、积雪草15g、大黄炭15g、泽兰10g、土茯苓20g。日1剂,浓煎100ml。后随证加减,辨证施治。

2022年6月返院,肌酐下降至300μmol/L,尿量1 000+ml/d,考虑肾功能恢复,予拔除血透管,脱离透析,定期返院行环磷酰胺及贝利尤单抗治疗,激素规律减量,复查血肌酐稳定。

二、讨论与诊治体会

与一般SLE患者相比,本例少年女性患者主要的特殊之处为进行性少尿,肾功能急剧恶化,肾穿刺活检提示新月体肾小球肾炎,经积极治疗后可脱离透析。

(一)认识新月体肾小球肾炎的临床意义

新月体肾小球肾炎又称急进性肾小球肾炎(rapidly progressive glomerulonephritis,RPGN),表现肾功能呈急剧进行性恶化(数日至3个月内肾小球滤过率下降50%以上),未经治疗者常于数周或数月内发展为终末期肾衰竭。它的形态学特征是新月体广泛形成,即肾小囊内细胞增生和纤维蛋白沉积,该组织学表现在因急性肾炎就诊的老年患者中较为常见,但RPGN可见于任何年龄段,包括儿童。

疾病的严重程度与致病免疫过程的性质和类型有关,也与新月体形成程度有关。若80%以上的肾小球有环状新月体形成,患者通常出现难治性肾衰竭;而在形成新月体的肾小球不足50%的患者中,尤其是新月体并非呈环状的患者,其病程发展通常更加缓慢,甚至可能缓解。一般而言,活检中新月体形成率<10%不被视为新月体肾小球肾炎,也不会有RPGN病程或预后。患者肾活检取的15个肾小球里有14个肾小球中有新月体形成,因此,患者的症

状符合新月体肾小球肾炎的临床表现,出现难治性肾衰竭。

(二)认识新月体型狼疮性肾炎的预后

结合患者免疫复合物沉积方式,考虑其为免疫复合物介导的新月体肾小球肾炎,即Ⅱ型新月体肾小球肾炎。Ⅱ型新月体肾小球肾炎主要包括 IgA 肾病、狼疮性肾炎、感染后肾炎和过敏性紫癜性肾炎,是儿科中最常见的疾病。一项中国的汇总了 10 年数据的单中心回顾性调查显示,新月体肾小球肾炎合并狼疮性肾炎的患病率为 34.3%,其中Ⅱ型患者的肾脏预后最好,其病例特点为年龄小、病程长、女性多见、蛋白尿含量多、低蛋白血症严重,他们的临床表现变化多样,包含的范围广,从急性肾损伤(acute kidney injury,AKI)到急性肾脏疾病和病症(acute kidney diseases and disorders,AKD),通常对强化免疫抑制治疗应答良好。因此,尽早地识别并介入Ⅱ型新月体肾小球肾炎,会大大提升患者的生存率,改善肾脏的预后。结合该病案的诊疗过程,我们及时了解到患者病情的严重程度,借助血液透析及时清除毒素,保护肾功能,为肾活检明确病理性质和疾病活动程度创造了条件,以便于对症处理和更为规范化地治疗。在血液透析的同时,予以激素、环磷酰胺等免疫抑制剂,配合贝利尤单抗、血浆置换等治疗,给尽早脱离透析创造了条件。

(三)治疗与预后

1. 西医方面

(1)对症治疗:首先是对症支持治疗,应关注急性肾损伤、肺部感染和全身并发症的处理,包括维持水电解质及酸碱平衡、纠正贫血、控制高血压、利尿、控制感染、利尿、补充白蛋白等对症支持治疗。

(2)羟氯喹:EULAR/ERA 及 KDIGO 指南均指出,羟氯喹适用于所有无禁忌证的 LN 患者。羟氯喹可以减少光敏感、肾损害的发生率;提高治疗反应,减少器官损伤;降低心血管事件、血栓栓塞事件发生率;改善血脂,更好地保存骨量。鉴于羟氯喹的视网膜毒性,建议在治疗 5 年后或从一开始就每年检查视网膜。

(3)免疫抑制剂:目前针对增殖型狼疮性肾炎(Ⅲ/Ⅳ级 ±Ⅴ级)的免疫治疗剂量较既往认知的剂量要小。低剂量静脉注射环磷酰胺已取代大剂量环磷酰胺和口服环磷酰胺成为给予烷基化药物的首选方法。但,当组织学意义上(大量的新月体、肾小球毛细血管坏死)及临床意义上(肾功能迅速恶化)的重型增殖型狼疮性肾炎患者,可能在前期认为选择更传统的大剂量免疫抑制治疗更合适。目前 LN 免疫抑制治疗的疗程尚未确定。免疫抑制治疗的时间长短取决于狼疮复发风险和免疫抑制剂引起的不良事件风险的权衡。

(4)糖皮质激素:KDIGO 指南仍推荐糖皮质激素与吗替麦考酚酯或环磷酰胺联用,推荐静脉注射甲泼尼龙来启动治疗,随后使用较低剂量的口服泼尼松,并迅速减量。糖皮质激素、吗替麦考酚酯和钙调磷酸酶抑制剂的组合,即所谓的"多靶点"方案,与单用环磷酰胺相比疗效更好。结合本患者考虑重度狼疮活动,根据指南推荐,初始治疗使用甲泼尼龙冲击治疗,后维持足量激素治疗。

(5) 贝利尤单抗:SLE 发病的关键环节是 B 细胞的异常激活,患者体内 B 细胞对自身抗原反应处于高度活化状态,导致机体产生大量自身抗体,从而引发炎症反应。B 细胞激活因子(B cell activating factor,BAFF)为一种生长因子,可结合对 B 细胞成熟和存活至关重要的相关受体。贝利尤单抗是 BAFF 的抑制剂,能特异性地与 BAFF 结合,通过组织 BAFF 与 B 细胞表面受体结合,抑制 B 细胞活化,促进自身反应性细胞凋亡,减少自身抗体数量,从而发挥治疗 SLE 的作用。有研究显示,贝利尤单抗联合标准方案治疗 SLE 时,在降低 SLE 疾病活动度的同时还可显著降低糖皮质激素剂量,改善疾病的症状,且对标准治疗不耐受的儿童 LN 患者,使用贝利尤单抗也能改善肾脏受累情况,减少蛋白尿、血尿,降低尿蛋白-肌酐比值等。研究表明,贝利尤单抗联合标准初始治疗和后续治疗可提高活动性狼疮性肾炎患者的肾脏缓解率。美国 FDA 批准贝利尤单抗联合标准初始治疗和后续治疗应对狼疮性肾炎。

(6) 肾脏替代治疗:AKI 进行肾脏替代治疗(renal replacement therapy,RRT)的主要治疗目标为去除内源性和外源性毒物、炎症介质和致病因子,维持水电解质酸碱平衡,等待肾功能恢复。主要包括血液透析、CRRT、腹膜透析、血浆置换、血液灌流。另有一些血液净化方式如血浆吸附,主要用于治疗免疫性疾病,对此类疾病合并急性肾衰竭(acute renal failure,ARF)时,如重症狼疮性肾炎等,可采用吸附 + 血液透析治疗;血浆置换则可用于清除与血浆蛋白结合率高,又不易被血液透析或血液灌流清除的药物、毒物或其他致病因子。

(7) 神经精神性狼疮的治疗:神经精神性狼疮(NPSLE),临床表现包括癫痫、脑血管意外、精神错乱、认知异常以及严重的焦虑和抑郁等情绪异常等症状。SLE 相关癫痫的发病机制并不清楚,抗磷脂综合征和脑血管炎可能是其主要原因。NPSLE 治疗最常用的方案仍为糖皮质激素联合环磷酰胺。糖皮质激素治疗常选用甲泼尼龙静脉冲击治疗方案,用法为 0.5~1.0g 每日 1 次静脉滴注,连续 3 天,可根据病情情况在 1 周后重复应用,此后使用足量糖皮质激素,规律减量。其他可以考虑的治疗方法包括血浆置换、鞘内注射甲氨蝶呤及地塞米松、静脉注射免疫球蛋白。

(8) 肾移植:肾移植是治疗终末期 LN 的有效方法,已被广泛应用于 LN-ESRD 患者。LN 移植后再发率为 1.8%~54%,再发的时间从 5 天至 8 年不等,时间跨度较大。经肾活检证实,再发的主要类型为 I/II 型 LN,多以轻度系膜增生性和非典型寡免疫复合物沉积性肾小球肾炎为主。

2. 中医方面

患者为年轻女性,精神疲倦为脾肾气虚的表现,气血运化失调,形神失养;双下肢中度水肿,苔白腻为水停于内,因脾肾气虚,无力运行水液,故水液停聚下注;小便夹有泡沫为肾虚失摄,精微下注之象;纳差为脾虚失运,运化失司;脉弦细为久病瘀血内阻之象。广东省名中医刘旭生教授在治疗狼疮性肾炎患者中主张分期辨证论治,早期以西医为主的诱导治疗,中医药辅助扶正祛邪,以养阴清热为主;在稳定期则主张从脾论治,以顾护后天之本壮实先天之精。认为患者在治疗过程中应用了激素抑制免疫治疗,激素为耗气伤阴之品,加重了患者的脾肾气虚。针对此病案针对脾肾气虚水停,一开始持续使用激素治疗,考虑存在津液耗伤现象,中药汤剂旨在护肾排毒的作用,方选参芪地黄汤加减,补益脾肾,益气养阴,活血化瘀。

经治疗后患者病情稳定,水肿消退,血肌酐较前降低。中医干预可从减少激素副作用的角度出发,以补脾益肾、益气养阴来配合西医的免疫方案和血液透析治疗,故用方清暑益气汤加减,处方:西洋参 10g、荷叶 10g、石斛 20g、麦冬 15g、竹叶 10g、知母 10g、薏苡仁 20g、山药 20g、炒稻芽 15g、炒麦芽 15g。

(四) 体会

狼疮性肾炎患者合并急进性肾炎时,应当及时启动血液净化治疗(血液透析、血浆置换)和积极的免疫抑制治疗,创造肾穿刺活检的机会明确病理诊断,指导后续的免疫抑制治疗方案。既往研究中提示若 80% 以上的肾小球有环状新月体形成,患者通常出现难治性肾衰竭,但本病例年轻女性疾病进展迅速,新月体肾小球占比高达 93%,但在积极的免疫治疗过程中运用中医治疗减毒增效,使该患者最终摆脱透析。且在大剂量免疫抑制治疗过程,患者可以顺利渡过重症肺炎这一关。因此,我们认为中医药疗法可以有效减少激素等治疗的副作用及护肾排毒,保护肾脏功能。现患者已暂停血液透析,继续规律返院接受环磷酰胺、贝利尤单抗治疗,配合小量激素维持治疗,病情稳定。

(陈国伟 陈白莹 许苑)

参考文献

[1] COUSER W G. Rapidly progressive glomerulonephritis:classification,pathogenetic mechanisms,and therapy [J]. Am J Kidney Dis,1988,11(6):449-464.

[2] NAIR R,BELL J M,WALKER P D. Renal biopsy in patients aged 80 years and older [J]. Am J Kidney Dis,2004,44(4):618-626.

[3] MOUTZOURIS D A,HERLITZ L,APPEL G B,et al. Renal biopsy in the very elderly [J].

　　　　Clin J Am Soc Nephrol,2009,4(6):1073-1082.

[4]　MAYER U,SCHMITZ J,BRÄSEN J H,et al. Crescentic glomerulonephritis in children
　　　　[J]. Pediatr Nephrol,2020,35(5):829-842.

[5]　BALDWIN D S,NEUGARTEN J,FEINER H D,et al,Spinowitz B. The existence of a
　　　　protracted course in crescentic glomerulonephritis [J]. Kidney Int,1987,31(3):790-794.

[6]　CHEN S,TANG Z,XIANG H,et al. Etiology and Outcome of Crescentic Glomerulonephritis
　　　　From a Single Center in China:A 10-Year Review [J]. Am J Kidney Dis,2016,67(3):376-383.

[7]　FURIE R,ROVIN B H,HOUSSIAU F,et al. Two-Year,Randomized,Controlled Trial of
　　　　Belimumab in Lupus Nephritis [J]. N Engl J Med,2020,383:1117.

第四节　重型狼疮（狼疮性肾炎、狼疮性脑病、狼疮性肺炎）

一、病例资料

（一）病史摘要

1. 基本信息

胡某某,女,26 岁,2013 年 5 月 27 日入院。

2. 主诉

尿液泡沫增多 7 月,反复颜面、双下肢浮肿 20 日。

3. 病史简介

　　患者 2012 年 11 月于妊娠 4 月时无明显诱因出现尿液泡沫增多,当时无颜面红斑、四肢浮肿、关节疼痛等,送至当地医院就诊,查尿常规提示尿蛋白 ++,患者未予重视未系统诊治。后患者多次复查尿常规提示尿蛋白 +++。患者于今年 5 月初开始出现颜面及双下肢浮肿,伴面部红斑,无关节疼痛,尿量偏少,患者仍未系统诊治。5 月 25 日患者浮肿较前加重,送至深圳第三人民医院就诊,查尿常规提示:潜血 +++,蛋白 +++;肝功能:白蛋白 14.6g/L;血脂:总胆固醇 16.72mmol/L,甘油三酯 14.00mmol/L;免疫功能检测:C3 0.19g/L,诊断为肾病综合征,予补充白蛋白、利尿、抗凝、抗血小板聚集等治疗。现患者为进一步系统诊治,以"肾病综合征"为诊断收入我科。

　　入院症见:患者神清,精神疲倦,颜面、双下肢轻度浮肿,少许腰酸,无恶心呕吐,无腹痛腹胀,口干无口苦,纳一般,眠可,尿量尚可,尿中多泡沫,大便尚可。

　　既往史:甲状腺功能减退症病史,2013 年 5 月 25 日复查甲状腺功能:促甲状腺激素（thyroid stimulating hormone，TSH）7.927mIU/L，游离三碘甲状腺原氨酸（free triiodothyronine，FT3）2.79pmol/L，游离甲状腺素（free thyroxine，FT4）10.66pmol/L，现维持左甲状腺素钠片 100μg q.d. 补充甲状腺素治疗；否认其他内科病史。否认重大外伤、手术及输血史。个人史和家族史无特殊。否认药物、食物过敏史。

（二）体格检查

体温：36.2℃，心率：80 次/min，呼吸：20 次/min，血压：112/78mmHg。

神清，精神疲倦，发育正常，自动体位，对答合理，查体合作。全身皮肤黏膜及巩膜无黄染，未见皮疹及出血点，浅表淋巴结未触及肿大，头颅无畸形，颜面无浮肿，双瞳孔等大等圆，对光反应灵敏，耳鼻无异常，口唇舌红，咽无充血，双侧扁桃体无肿大，颈软，无颈静脉怒张，气管居中，双甲状腺无肿大。胸廓对称无畸形，双侧呼吸动度一致，叩诊呈清音，双肺呼吸音清，未闻及干湿啰音，左下肺呼吸音稍减弱。心前区无隆起，心界不大，心率 80 次/min，律齐，各瓣膜听诊区未闻及病理性杂音，腹部平坦，无压痛，无反跳痛。双侧输尿管行程无压痛，双侧肋脊点、肋腰点无压痛，双肾区叩击痛（-），腹部移动性浊音（±），肝脾肋下未触及，肠鸣音正常。脊柱无畸形，四肢肌力、肌张力正常。神经系统检查：生理反射存在，病理反射未引出。颜面轻度浮肿，双下肢轻度凹陷性浮肿。舌淡暗，苔白微腻，脉沉细。

（三）辅助检查

1. 实验室检查

血常规：中性粒细胞百分比（NEUT%）12.3%，红细胞计数（RBC）3.71×10^{12}/L，红细胞比容（hematocrit，HT）33.1%，平均红细胞血红蛋白浓度（MCHC）356.0g/L。心酶：肌酸激酶同工酶（CK-MB）29.9U/L。肝功能：丙氨酸转氨酶（ALT）6.0U/L，血清总蛋白（TP）33.9g/L，白蛋白（ALB）14.2g/L，球蛋白（GLB）19.7g/L，ALB/GLB 0.7。肾功能：尿素（Urea）10.65mmol/L，肌酐（creatinine，Cr）134.0μmol/L，尿酸（uric acid，UA）529.0μmol/L。离子：钠离子（Na^+）133.0mmol/L，钙离子（Ca^{2+}）2.01mmol/L，磷（P）1.56mmol/L。

尿常规：尿白细胞 ++，尿潜血 ++，尿蛋白 +++，尿白细胞计数 52.8 个/μl，尿红细胞计数 59.4 个/μl。尿红细胞位相：正形红细胞数 22 400.0 个/ml，畸形红细胞数 35 200.0 个/ml，尿红细胞总数 57 600.0 个/ml。尿肌酐蛋白：尿蛋白浓度 7 520.9mg/L，尿蛋白-肌酐比值 5.93mg/g。24h 尿蛋白 + 排泄率：24 小时尿量 500.0ml/24h，尿蛋白浓度 13 267.0mg/L，24h 尿蛋白总量 6 634.0mg/24h。尿液肾功能：尿转铁蛋白（TrfU）444mg/L，尿 α2 巨球蛋白（α2-MU）63.3mg/L，尿α1微球蛋白（α1-MU）124mg/L，尿微量白蛋白（ALBU）7 380mg/L，尿β2微球蛋白（β2-Mg）2.28mg/L，尿免疫球蛋白λ轻链（lamU）209mg/L，尿免疫球蛋白κ轻链（kapU）322mg/L，尿免疫球蛋白G（IgGU）821mg/L。

免疫学指标检测：IgG 3.87g/L，IgM 2.68g/L，C3 0.795g/L，C4 0.507g/L，CH50 9.1U/ml。抗双链DNA抗体强阳性（+++），抗SSA抗体阳性（++），重组Ro-52弱阳性（±），抗核抗体核型颗粒型，抗核抗体效价1∶1 000，抗组蛋白抗体阳性，抗核抗体（ANA）阳性。

粪便常规、血红蛋白测定、血小板计数、凝血功能检查（凝血酶原时间PT、活化部分凝血活酶时间APTT）、传染病筛查（包括乙肝表面抗原、丙肝抗体、人类免疫缺陷病毒抗体、梅毒螺旋体抗体）、不规则抗体筛查、血常规检查（包括白细胞计数、红细胞计数等）]、血管炎3项（抗中性粒细胞胞质抗体检测、抗核抗体检测、红细胞沉降率和C反应蛋白测定）正常。

2. 其他检查

胸部X线检查：左下肺少许胸腔积液。心电图：正常。腹部彩超：①肝脏稍大；②胆囊炎性改变；③脾脏、胰腺未见明显异常；④腹腔积液。泌尿系彩超：双肾、输尿管未见异常声像。甲状腺彩超：甲状腺未见明显异常声像。

（四）肾病理活检（2013年5月30日）

肾脏穿刺活检提示：共检及肾小球36个。其中肾小球球性硬化0个。肾小球节段性硬化0个。肾小球新月体形成4个（均为小型细胞性新月体）。肾小球系膜细胞及基底弥漫性中度-局灶重度增生。内皮细胞弥漫性增生，伴少量中性粒细胞浸润。肾小球基底膜弥漫性增厚，可见广泛性系膜基质插入，双轨征形成，偶见钉突，系膜区和内皮下可见嗜复红蛋白沉积，可见广泛性白金耳结构。肾小管上皮细胞弥漫性重度空泡变性及颗粒变性，灶状坏死脱落。肾间质弥漫性轻度水肿，伴灶性淋巴细胞、单核细胞浸润。肾小动脉管壁增厚，管腔狭窄。

免疫荧光：共检见肾小球4个，IgA+++，IgG+++，IgD+++，C3+++，C1q+++，Fib-。

沉积方式：沿毛细血管袢及系膜区呈多部位沉积。

病理诊断：结合临床，符合弥漫增生性狼疮性肾炎，Ⅳ-G（A）型。

（五）诊断分析

1. 西医方面

本例患者青年女性，反复颜面、双下肢浮肿20日，现大量蛋白尿、低蛋白血症、高脂血症，患者临床表现为肾病综合征。患者血尿、蛋白尿阳性、抗双链

DNA 抗体：(+++)、ANA：阳性，低补体，根据 2010 年中华医学会风湿病学分会发布的系统性红斑狼疮诊断及治疗指南，SLE 诊断成立；结合 SLE 的病情活动程度评分（SLEDAI）为 18 分，当前处于重度活动期；同时该患者肾活检病理符合弥漫增生性狼疮性肾炎，Ⅳ-G(A)型，故 SLE、LN 诊断明确，肾病综合征为继发于 SLE。患者既往甲状腺功能减退症病史，长期服用左甲状腺素钠片治疗，近期复查甲状腺功能相关检查仍提示甲减，诊断明确。

2. 中医方面

患者青年女性，因"尿液泡沫增多 7 月，反复颜面、双下肢浮肿 20 日"为主诉入院，四诊合参，属于中医"水肿"范畴。同时，此次病程中出现面部红斑，与"阴阳毒"中"面赤斑斑如锦文"类似，可参考辨治。精神疲倦、舌淡、脉细为脾气亏虚，气血生化乏源，机体失养之象；双下肢浮肿为脾肾气虚，水湿运化失司，泛溢肌肤之象；腰酸为肾虚腰府失养之象；纳一般为脾气虚弱，运化失司之象；尿中多泡沫为肾气亏虚，固摄失常，精微下注之象；口干为气虚津液不能上承之象；舌暗、苔白微腻亦为脾肾气虚，水湿瘀阻之象。

综上所述，本病病机为脾肾气虚，水湿瘀阻，病位在脾、肾，病性属本虚标实。

（六）最后诊断

1. 中医诊断

（1）水肿（脾肾气虚，水湿瘀阻）

（2）阴阳毒（脾肾气虚，水湿瘀阻）

2. 西医诊断

（1）系统性红斑狼疮

狼疮性肾炎［弥漫增生性狼疮性肾炎，Ⅳ-G(A)型］

狼疮性肺炎

狼疮性脑病

（2）甲状腺功能减退症

（七）治疗经过及随访

患者入院后出现咽痛、咳嗽咳痰，结合胸部 CT 检查提示合并肺部感染，肾活检病理明确狼疮性肾炎，与患者及家属沟通后，将甲泼尼龙 40mg 静脉注射作为治疗基础，完善入院检查及肾脏病理活检后，考虑狼疮重度活动，根据 2010 年中华医学会指南，有激素冲击治疗指征，遂行甲泼尼龙 500mg q.d. 静脉冲击治疗 3 天，免疫球蛋白 2.5g 静脉冲击治疗，并继续予头孢哌酮舒巴坦钠抗感染治疗。但患者很快出现尿量减少、浮肿加重，补充白蛋白及加大利尿剂剂量效果不佳,遂于 6 月 1 日行深静脉置管及血液透析加强超滤。复查胸部 CT 提示肺部炎症较前加重,改用哌拉西林钠他唑巴坦钠抗感染。至 6 月 17 日患者开始出现烦躁、发热,且精神症状逐渐加重,头颅 MRI 提示胼胝体压部异常信号及左侧顶叶皮质下小变性灶,考虑急性腔隙性脑梗死,请神经科、心理睡眠科会诊考虑"狼疮性脑炎",于 6 月 20 日征得患者家属同意后启动血浆置换治疗。并请中山大学第一附属医院肾病专科会诊后高度怀疑合并狼疮性肺炎及狼疮性脑病,建议激素抑制免疫联合血浆置换治疗抑制狼疮活动,静脉滴注丙种球蛋白 2.5g b.i.d. 冲击治疗,维持小剂量力月西镇静处理,同时继续行连续性肾脏替代治疗 (continuous renal replacement therapy,CRRT),哌拉西林钠他唑巴坦钠抗感染。行血浆置换 3 次治疗后,患者神志恢复正常,血红蛋白较前上升,自身免疫性抗体提示 ANA 滴度明显下降,抗双链 DNA 抗体阴性,遂停血浆置换治疗,继续予足量激素抑制免疫治疗配合行 CRRT。患者一般情况稳定后,与患者及家属沟通后,分别于当次住院、当次住院后第 4 周、8 周、12 周、16 周、20 周、24 周、28 周、40 周、64 周、88 周共行 10 次环磷酰胺冲击治疗,总剂量 11g。治疗后患者病情稳定,于门诊随诊。

中医上,患者表现为颜面红斑、下肢水肿、腰酸、口干、纳一般、尿中泡沫、舌淡暗、苔白腻、脉沉细。此病证皆因早期热毒炽盛,表现为湿热、热毒之象,早期治疗以清热解毒、祛邪扶正。但延续至后期,则因邪伤正气,逐渐阴阳两虚,可见阴虚血瘀,面部红斑;见肾阳虚损,则水气无从温煦,积聚肌肤腠理,精微不固而下注,腰腑不温而失养;见阴虚津液不达而口干;见脾阳亏虚而不得运化。治当以健脾补肾为本,兼以祛邪实。组方:茯苓 10g、白术 15g、猪苓 10g、泽泻 10g、丹参 20g,党参 20g、黄芪 30g、制何首乌 15g、芡实 15g、菟丝子 15g、桂枝 10g。该方以党参、黄芪益气,猪苓、泽泻、茯苓健脾渗湿,白术、首乌、芡实、菟丝子共奏健脾补肾之效,再配以丹参、桂枝活血同样,使得补而不滞。腰酸则加杜仲、鹿含草以补益肝肾、强健筋骨;纳差则加藿香、麦芽、法半夏以芳香化湿、健脾消食以解中焦之困;口干则以二至丸、石斛以滋养肾阴、生津。总而言之,绝不固守一方,随证而变。

出院时患者神清,精神尚可,无烦躁,稍乏力,偶有自汗,无明显胸闷胸痛,无明显咳嗽咳痰,纳、眠一般,面部无浮肿,双下肢轻度凹陷性浮肿,大便 1 次,尚正常,小便量偏少,夹泡沫。舌淡暗,苔白稍腻,脉细。

出院中药方剂:党参 15g、白术 15g、茯苓 15g、炙甘草 5g 法半夏 10g、陈皮 10g、砂仁 10g(后下)、有瓜石斛 20g、丹参 20g、水煎服,日 1 剂,浓煎至 100ml。后随症加减,辨证施治。

二、讨论与诊治体会

(一) 重型 SLE 的治疗与预后

重型 SLE 的治疗亦分为诱导缓解阶段和维持治疗阶段。诱导缓解目的在于迅速控制病情,阻止或逆转内脏损害,力求疾病完全缓解,但应注意过分免疫抑制诱发的并发症,尤其是感染。常用药物包括糖皮质激素、环磷酰胺、吗替麦考酚酯及环孢素。静脉输注免疫球蛋白、血浆置换等不在 SLE 常规诊疗范围内,应视患者具体情况选择应用。

1. 西医方面

(1) 糖皮质激素:激素在治疗 SLE 中发挥着至关重要的作用,是 SLE 诱导缓解治疗最常用且国内外指南一致推荐的控制 SLE 病情的基础药物。对重度活动的 SLE 患者,2020 年中华医学会风湿病学分会发布的中国系统性红斑狼疮诊疗指南推荐使用标准剂量的激素[1mg/(kg·d)泼尼松或等效剂量的其他激素]联合免疫抑制剂进行治疗,待病情稳定后调整激素用量。同时,对病情严重的 SLE 患者,必要时可使用激素冲击治疗。

(2) 环磷酰胺:环磷酰胺是治疗重症 SLE 的有效药物之一,尤其适用于中重度狼疮性肾炎、神经精神狼疮和 SLE 伴免疫性血小板减少症等,环磷酰胺与激素联合治疗能有效地诱导疾病缓解,阻止和逆转病变的发展,改善远期预后。普遍采用的标准环磷酰胺冲击疗法是:0.5~1.0g/m² 体表面积,加入生理盐水 250ml 中静脉滴注,每 3~4 周 1 次。多数患者 6~12 个月后病情缓解,而在巩固治疗阶段,常需要继续环磷酰胺冲击治疗,延长用药间歇期至约 3 个月 1 次维持 1~2 年。

(3) 免疫球蛋白:对于合并感染或难治性的 SLE,可采取静脉注射免疫球蛋白的措施。此外,2020 年中国系统性红斑狼疮诊疗指南推荐,对出现血小板减少症或自身免疫性溶血性贫血的患者,建议使用激素或静脉注射免疫球蛋白治疗,效果不佳者可加用免疫抑制剂,静脉注射免疫球蛋白和激素联合免疫抑制剂治疗可改善 SLE 合并自身免疫性溶血性贫血患者的血液系统症状。

(4) 血浆置换:血浆置换可对 SLE 的病情起到短期的改善及治疗作用。血浆置换单独使用或与类固醇、免疫球蛋白或其他免疫抑制剂联合使用,可快速控制病情进展,有效清除体内自身抗体及免疫复合物,降低血清肌酐水平及尿蛋白水平,有效改善患者的肾脏损伤。

本例患者入院时处于狼疮重度活动期伴有肺部感染,依据当时的指南推荐,应使用标准剂量的激素联合免疫抑制剂进行治疗,考虑到免疫抑制会使得患者的肺部感染难以控制,故先予静脉注射免疫球蛋白冲击治疗,调整抗感染方案,在肺部感染得到控制后,予激素冲击,之后辅以 CRRT、血液透析超滤等治疗。当疾病进展,出现狼疮性脑病及狼疮性肺炎症状后,后予行血浆置换配合糖皮质激素抑制狼疮活动。血浆置换 3 次后患者各项症状及指标改善,继续予足量激素抑制免疫治疗配合 CRRT 缓慢超滤替代肾脏功能,并予环磷酰胺冲击诱导缓解,每 3~4 周 1 次,待患者病情稳定后,间歇期延长至 3~6 个月。

2. 中医方面

雷雅丽等提出,重型 SLE 临床常见的中医证型包括热毒炽盛证、饮邪凌心证、饮热迫肺证、风痰内动证:热毒炽盛证用犀角地黄汤加桃红四物汤加减以清热解毒,凉血消斑;饮邪凌心证,用木防己汤加减以益气温阳、活血利水;饮热迫肺证,用麻杏石甘汤加减以清热化痰、宣肺平喘;风痰内动证,用天麻钩藤饮合止痉散加减以清肝熄风,涤痰开窍。同时,不同证型视血瘀、水饮、痰饮之轻重予以兼顾。党若楠等对 349 例重症 SLE 患者的中西医临床特征进行了分析,发现排名前 5 位的中医证候为脾肾亏虚、湿瘀内结、湿热内结、气阴两虚、脾虚夹湿;实证为:瘀、湿、热、痰、浊,虚证为:脾虚、肾虚、气虚、阴虚、阳虚。

就本例而言,患者采用了足量糖皮质激素抑制及环磷酰胺冲击治疗。从中医角度出发,激素超生理剂量应用的初期易致火旺伤阴、蕴生痰湿,长期使用再停药以后,则表现出阳虚的证候。而环磷酰胺使用后常见的食欲不振、恶心、呕吐、脱发、全身乏力等则类似中医"虚证"的表现。结合患者出院时的四诊信息,考虑以脾胃气虚为主,兼有水湿、阴伤及血瘀,予香砂六君子去木香加石斛、丹参。方中以党参、白术、砂仁温中健脾、补益中气,半夏、陈皮燥湿理气、茯苓利水渗湿,恐行气太过伤正而去木香,并加石斛滋阴生津、丹参活血化瘀,以炙甘草调和诸药。全方以健脾补气为主,兼顾利水、养阴及活血。

香砂六君子汤的核心为四君子汤,大量研究证明,四君子汤中主要有皂苷、黄酮类、多糖等多种成分,具有调节胃肠功能、提高机体免疫力、抗肿瘤、抗疲劳、抗衰老等药理作用。

(二)狼疮性肺炎的诊断与治疗

SLE 的肺部损害包括狼疮性肺炎、间质性肺炎、肺动脉高压等。其中急性狼疮性肺炎(acute lupus pneumonitis)是 SLE 的一种罕见并发症,在 SLE 患者中的发病率约为 1.4%~4%。其典型表现包括呼吸困难、咳嗽、发热、胸膜炎性胸痛和可能的咯血,通常很难与感染性肺炎区分开来。由于狼疮性肺炎的发病率远远低于由免疫抑制导致的肺部感染,且若为肺部感染,加强免疫抑制治疗会使得感染难以控制,因此必须先完全排除感染的可能性,再考虑狼疮性肺炎,诊断的依据是明确的 SLE 及肺炎的症状、体征以及肺部 CT 的大片炎性病灶。其有效治疗方案为大量激素冲击,一般为甲泼尼龙 500~1 000mg 静脉滴注,每日 1 次,持续 3~5 天,同时应用大量丙种球蛋白(总量 1g/kg,分 3 天应用)。环磷酰胺 1g/月冲击治疗或 0.2g 静脉滴注,隔天 1 次;也可以应用血浆置换和免疫吸附治疗。

本例患者在入院后 6 月 3 日开始出现咳嗽咳痰,查胸部 CT 检查提示左肺上叶舌段及左肺下叶感染,考虑肺部感染,给予头孢哌酮钠舒巴坦钠静脉滴注抗感染治疗。至 6 月 16 日开始出现急性心力衰竭、呼吸困难、精神障碍病情变化。6 月 19 日复查胸部 CT 提示左肺上叶舌段、右肺下叶内基底段新增病灶,左肺下叶后基底段胸膜下病灶,不排除狼疮性肺炎可能。在给予足量激素免疫抑制治疗及抗生素保驾护航情况下,患者肺部影像学仍旧出现大片炎性病灶,在进一步排查了巨细胞病毒抗体、G 试验、结核分枝杆菌的情况下,排除了感染的可能性,高度怀疑狼疮性肺炎。经历了激素冲击、免疫球蛋白冲击、血浆置换、环磷酰胺冲击以及 CRRT 治疗后,于 6 月 26 日复查胸部 CT 提示肺部原有渗出较前有明显吸收好转。这更加印证了患者狼疮性肺炎的诊断。

(三)狼疮性脑病的诊断与治疗

狼疮性脑病亦称为神经精神性系统性红斑狼疮(neuropsychiatric syndromes of systemic lupus erythematosus,NPSLE),是 SLE 严重的并发症,发生率为 14%~75%,占 SLE 死亡原因的第 2 位,是 SLE 活动期主要死亡原因之一。其临床表现复杂多样,诊断及鉴别诊断存在一定难度。1999 年美国风湿病学会(American College of Rheumatology,ACR)总结了 19 项神经精神综合征,包括中枢神经系统的无菌性脑膜炎、脑血管病、脱髓鞘综合征,周围神经系统的急性炎症性脱髓鞘性多发性神经病(吉兰-巴雷综合征)等等。目前 NPSLE 尚无统一的分类和诊断标准,一般认为,在 SLE 病程中突然出现癫痫、精神症状、脑局部体征等临床表现,影像学显示脑实质损害,并排除其他疾病,便可诊断。

目前的治疗尚无统一标准,主要依据临床经验。首先应鉴别和治疗导致疾病加重的因素,如高血压、感染、代谢异常和药物不良反应,对症治疗包括抗癫痫、抗抑郁和抗精神失常治疗。激素仍是一线治疗药物,对激素不敏感、急性病程及有中枢神经系统症状的病情严重者可静脉给予环磷酰胺联合激素治疗,可减少激素剂量。血浆置换疗法可以清除抗体、补体成分和免疫复合物,对疾病活动期病情严重、对激素和环磷酰胺不敏感及循环免疫复合物较多的患者有较好疗效。

(四)体会

该狼疮患者诊断为重型狼疮,合并了神经、呼吸、血液、泌尿系多系统损害。在住院期间,病情变化快且凶险。在经过多种诊疗措施、多学科联合努力下,精准判断为狼疮重度活动。积极果断运用激素冲击、免疫球蛋白冲击、血浆置换、CRRT等多种有效手段,最终将病情控制,大大改善了患者预后。患者在使用大剂量激素、抗生素以及病情变化中,出现正气耗损,表现为疲倦、情志异常、纳差、水肿等,我们运用中医疗法,辨证施治,从脾肾论治,改善先后天之损,以求减轻药物不良反应,提升正气,以助鼓邪外出,促进病情康复。

(郑婷婷　钟静怡　彭钰)

参考文献

[1] 中华医学会风湿病学会.系统性红斑狼疮诊断及治疗指南[J].中华风湿病学杂志,2010(5):342-346.

[2] 中华医学会风湿病学分会,国家皮肤与免疫疾病临床医学研究中心,中国系统性红斑狼疮研究协作组.2020中国系统性红斑狼疮诊疗指南[J].中华内科杂志,2020,59(3):172-173.

[3] 刘奇,张彬.血浆置换在自身免疫性疾病肾脏损伤中的治疗作用[J].临床输血与检验,2022,24(2):264-268.

[4] 雷雅丽,朱月玲.重型系统性红斑狼疮中医辨治探析[J].浙江中医药大学学报,2020,44(1):86-88.

[5] 党若楠,国维,吴元胜,等.重症系统性红斑狼疮患者中西医临床特征分析[J].中国中西医结合杂志,2021,41(11):1312-1317.

[6] 张金良,王宪波,曾辉.从中医学角度谈糖皮质激素副作用的药理机制[J].北京中医药,2010,29(4):276-279.

[7] 王禾,吉惠敏,张建华,等.环磷酰胺模型中医证型属性的实验研究[J].中国中医基础医学杂志,1996(5):49-52.

[8] 熊山,丁晓晨.四君子汤化学成分和药理作用研究进展[J].山东医学高等专科学校学报,2017,39(5):371-374.

[9] PARAN D,ELIZABETH F,ELKAYAM O. Pulmonary disease in systemic lupus erythematosus and the antiphospholipid syndrome [J]. Autoimmun Rev,2004,3(1):70-75.

[10] SUÁREZ-AVELLANEDA A,JHON-H Q,CRISTIAN-C A,et al. Systemic lupus erythematosus in the intensive care unit:a systematic review [J]. Lupus,2020,29(11):1364-1376.

[11] 赵雪梅,邵自强,耿进朝,等.系统性红斑狼疮脑病的临床与影像学表现[J].中国临床医学影像杂志,2005(5):241-244.

[12] 李华黄,旭升,于国平.系统性红斑狼疮脑病的临床和MRI表现[J].中国神经免疫学和神经病学杂志,2001(3):173.

[13] BERTSIAS G K,BOUMPAS D T. Pathogenesis,diagnosis and management of neuropsychiatric SLE manifestations [J]. Nat Rev Rheumatol,2010,6(6):358-367.

[14] FONG K Y,THUMBOO J. Neuropsychiatric lupus:clinical challenges,brain-reactive autoantibodies and treatment strategies [J]. Lupus,2010,19(12):1399-1403.

[15] SANNA G,BERTOLACCINI M L,KHAMASHTA M A. Neuropsychiatric involvement in systemic lupus erythematosus:current therapeutic approach [J]. Curr Pharm Des,2008,14(13):1261-1269.

第二章
狼疮性肾炎伴听力下降

狼疮性肾炎合并感音神经性听觉丧失病案

一、病例资料

（一）病史摘要

1. 基本信息

梁某，男，15岁，2020年1月16日入院。

2. 主诉

肌酐升高16天。

3. 病史简介

患者2019年12月31日因右下肢内侧在抓挠后出现一大小约2cm×3.5cm暗红色斑疹，稍突起，无瘙痒，遂至广州某医院就诊，查肌酐（Cr）：97μmol/L，尿素：8.4mmol/L，胱抑素：1.39mg/L，血常规：白细胞计数（WBC）5.0×10⁹/L，血红蛋白（Hb）127g/L，血小板计数（PLT）85×10⁹/L，贫血3项（叶酸、维生素 B_{12}、铁蛋白含量测定）、红细胞孵育渗透脆性试验+G6PD缺陷筛查未见异常，询问病史，近期无发热、咳嗽咳痰、关节疼痛、血尿、泡沫尿，患者平素饮水偏少，嘱患者合理饮水后复查。1月14日出现右下肢腓肠肌处瘙痒，抓挠后出现一大小约1.5cm×4.5cm暗红色斑疹，无突起、瘙痒，遂至门诊复查肌酐：105μmol/L，尿素：7.9mmol/L，胱抑素：1.45mg/L，血常规：WBC 3.6×10⁹/L，Hb 118g/L，PLT 118×10⁹/L，尿常规提示尿潜血+++，白细胞47个/μl，红细胞1 847.10个/μl，尿蛋白++，考虑尿路感染，建议上级医院就诊，遂至我院就诊。

入院症见：神清，精神稍疲倦，乏力，颜面部未见红斑，右下肢腓肠肌处以大小约1.5cm×4.5cm暗红色斑疹，无瘙痒，无关节痛，无双下肢浮肿，无咳嗽咳痰、胸闷气促、口腹痛腹泻,纳眠可,无泡沫尿,无肉眼血尿,二便调。

既往史:2019 年 3 月 18 日因突发听力下降至中山大学附属第三医院住院治疗,查纯音测听示:右侧中重度感音神经性听力下降,左侧中重度混合性听力下降(已复查),右侧言语接受阈 46dBHL,80dBHL 时可达 100% 言语接受率;左耳言语接受阈 47dBHL,80dBHL 时可达 96% 言语接受率,后觉听音不适,查畸变产物耳声发射(DPOAE)双耳未引出;自动听性脑干反应(ARB):双侧 ABR 波形分化欠佳,双侧 V 波潜伏期延长,双侧 ABR 反应阈为 96dBHL;耳蜗电图(electrocochleogram,EcochG):双侧未见典型的 Echoh 波形分化;颈肌前庭诱发肌源性电位(CVEMP)、视频眼震电图(VNG)检查均未见明显异常。完善头颅增强 MRI+MRA、内耳道 MR、颞骨 CT 均未见异常,RF-IgA:9g/L,RF-IgM:5g/L,RF-IgG:44g/L,风湿免疫等相关指标均未见异常,诊断为感音神经性听觉丧失(双耳),予佩戴助听器辅助,激素每天 3 片治疗 2 周,甲钴胺营养神经,敏使朗止晕,盐酸雷尼替丁抑酸护胃,补充维生素 B6 等治疗,自诉听力较前恢复出院。否认高血压、糖尿病、心脏病、肾病等其他内科疾病;否认肝炎、结核等传染病病史,否认重大外伤、手术以及输血史。

(二) 体格检查

体温 37.0℃,心率 85 次/min,呼吸 18 次/min,血压 121/75mmHg。

贫血貌,意识清醒,精神稍疲倦,发育正常,体型中等,营养正常,自动体位。右下肢腓肠肌处可见一大小约 1.5cm × 4.5cm 暗红色斑疹,无突起;余全身皮肤未见皮疹及出血点,巩膜未见黄染,全身浅表淋巴结未触及肿大。头颅五官无畸形,双瞳孔等大等圆,直径约 3mm,对光反射灵敏,头颅五官端正无异常,双耳听力下降,口唇无发绀,伸舌居中,咽无充血,双扁桃体无肿大。颈软无抵抗,颈静脉稍充盈,肝-颈静脉回流征(−)。气管居中,甲状腺未扪及明显异常。胸廓对称,双侧呼吸活动度一致,双肺呼吸音清,双肺未闻及干湿啰音。心前区无隆起,无抬举样搏动,心界无扩大,心率 85 次/min,律齐,各瓣膜听诊区未闻及病理性杂音。腹部软,全腹无压痛及反跳痛,肝脾肋下未触及,墨菲征(−),麦氏点压痛(−),移动性浊音(+),肠鸣音正常。双输尿管行程无压痛,肋脊点、肋腰点无压痛,双肾区叩击痛(−)。颜面及四肢轻度凹陷性浮肿。脊柱四肢无畸形,四肢肌力、肌张力正常。神经系统检查:生理反射存在,病理反射未引出。舌嫩红苔少津,脉细。

(三) 辅助检查

1. 实验室检查

尿液检查:尿白细胞酯酶(干化学)+,尿潜血(干化学)+++,尿蛋白(干化学)+,尿白细胞计数 52.1 个/μl,尿红细胞计数 858.0 个/μl;尿红细胞位相:畸形红细胞数 840 000 个/ml,尿红细胞总数 840 000 个/ml;尿钠浓度(Na$^+$)76mmol/L;尿液肾功能:尿免疫球蛋白 G(IgGU)146.00mg/L,尿免疫球蛋白 K 轻链(kapU)103.00mg/L,尿免疫球蛋白 λ 轻链(lamU)42.90mg/L,K/λ 比值(尿)2.40,尿 β2 微球蛋白(β2-Mg)0.63mg/L,尿微量白蛋白(ALBU)731.00mg/L,尿 α1 微球蛋白(α1-MU)21.00mg/L,尿 α2 巨球蛋白(α2-MU)9.63mg/L,尿转铁蛋白(TrfU)40.20mg/L;24h 尿蛋白定量:24 小时尿量 1 600ml/24h,24h 尿蛋白总量 1 667.2mg/24h;尿液渗量测定(渗透压)508mOsm/kgH$_2$O。

血液检查:网织红细胞百分比(RET%)0.15%,网织红细胞绝对值(RET)5.9×10^9/L,中荧光强度网织红百分比(MFR%)0.00%,低荧光强度网织红百分比(LFR%)100.0%,白细胞计数(WBC)3.49×10^9/L,血红蛋白测定(Hb)115g/L;血小板计数(PLT)148×10^9/L;肝功能:白蛋白(ALB)46.8g/L;生化:尿素(Urea)7.45mmol/L,肌酐(Cr)125μmol/L,阴离子间隙 AG6.0mmol/L,IgG 20.56g/L,肾小球滤过率估算值(eGFR)73.49ml/(min·1.73m^2);凝血功能:D-二聚体 1.00mg/L FEU;红细胞沉降率(ESR)27mm/h;糖化血红蛋白 A1c(HbA1c)5.7%;血轻链:血免疫球蛋白 κ 轻链(kappa)5.05g/L,血免疫球蛋白 λ 轻链(lambda)2.19g/L,K/λ 比值(血)2.31;尿本周氏蛋白定性试验阴性(−)。尿酸、血脂、心酶、离子、甲状腺功能、癌胚抗原(carcinoembryonic antigen,CEA)、甲胎蛋白(alpha-fetoprotein,AFP)、肿瘤标志物(CA199)、转铁蛋白饱和度、贫血 3 项未见明显异常。

免疫学指标检测:自身免疫抗体检测:抗核抗体(ANA)阳性,抗核糖体 P 蛋白抗体 753AU/ml,抗组蛋白抗体 271AU/ml,抗核小体抗体 210AU/ml,抗 U1RNP 自身抗体 154AU/ml,抗 Sm 抗体 178AU/ml,抗 SSA(Ro-60)抗体 121AU/ml,抗双链 DNA 抗体(流式微球法)272IU/ml,抗双链 DNA 抗体(间接免疫荧光法)阳性(1∶32);抗中性粒细胞胞质抗体核周型 pANCA 阳性,抗中性粒细胞胞质抗体胞质型 cANCA 阴性(−);免疫功能:C3 0.38g/L,C4 0.04g/L,CH50 14U/ml,抗 O(ASO)324IU/ml,类风湿因子(RF)5IU/ml;同型半胱氨酸(HCY)16.50μmol/L;血管炎 3 项未见明显异常。

大便检查:未见明显异常。

2. 其他检查

心电图:窦性心律不齐。

胸部 X 线检查:心肺未见病变。

心脏彩超:射血分数(EF):73%,心脏结构及功能未见明显异常。腹部彩超:脾脏稍大,肝脏、胆囊、胰腺未见明显异常。

肾静脉彩超:左肾静脉改变;右肾静脉未见明显异常。双侧颈动脉未见明显异常。双肾动脉未见异常。双肾、膀胱、前列腺未见明显异常。

入院前外院查听力:2019-03-27 纯音测听:右侧中重度感音神经性听力下降,左侧中重度混合性听力下降(已复查),右侧言语接受阈 37dBHL,80dBHL 时可达 100% 言语接受率,较前好转;左耳言语接受阈 42dBHL,80dBHL 时可达 96% 言语接受率,较前好转。2019-07-11 纯音听阈:右侧中重度感音神经性听力下降,左侧重度混合性听力下降。

(四)肾病理活检

免疫荧光:检及肾小球 23 个,IgA+++,IgG++,IgM+++,C3+++,C1q+++,FRA−,Kappal 链 +,Lambda 链 +++,HBsAg 未检,HBcAg 未检。

沉积方式:沿毛细血管袢及系膜区呈多部位沉积。

光镜检查:共检及肾小球 22 个。其中肾小球球性硬化 0 个。肾小球节段性硬化 0 个。肾小球新月体形成:6 个(3 个小细胞新月体,2 个小细胞-纤维性新月体,1 个细胞性新月体)。肾小球系膜细胞及基质弥漫性中至重度增生。部分肾小球(9/22 个)内皮细胞节段性增生,伴少量中性粒细胞浸润。肾小球基底膜轻微增厚,可见节段性系膜基质插入,双轨征形成,系膜区和内皮下可见嗜复红蛋白沉积,可见节段性白金耳结构。肾小管上皮细胞弥漫性空泡变性及颗粒变性,灶性近曲小管刷毛缘脱落、扁平化。肾间质弥漫性水肿,伴灶状淋巴细胞、单核细胞浸润。肾小动脉管壁轻度增厚。

主要诊断:结合临床,符合狼疮性肾炎。

损伤模式:局灶增生肾小球肾炎,伴少数新月体。

积分/分级:ISN/RPS 分类Ⅲ(A)型。

其他特征:伴急性肾小管损伤。

(五)诊断分析

1. 西医方面

本例患者为年轻男性,临床表现为多系统损害——肾脏损害、皮肤损害、听力损害,伴有抗核抗体、抗双链 DNA 抗体等自身抗体阳性,符合 2012 年 SLICC SLE 诊断标准,SLE 诊断成立。同时该患者以肌酐升高为主诉,尿沉渣可见多种有形成分,狼疮性肾炎(LN)诊断明确。且最终肾活检病理明确诊断为局灶增生肾小球肾炎,伴少数新月体。入院时查听力下降,结合之前病史及检查,考虑双耳重度感音神经性听力下降诊断成立。

2. 中医方面

四诊合参:面色㿠白,颜面未见红斑,右下肢腓肠肌处一大小约 1.5cm ×

4.5cm 暗红色斑疹,无突起、瘙痒,口干口苦,纳可,眠差,二便调。舌嫩红,苔薄黄少津,脉细。辨病依据:患者青年男性,因"发现肌酐升高16天"入院,结合西医学检查,当属中医学"阴阳毒"病范畴。辨证依据:面色㿠白、疲倦为脾虚气血生化不足,形体失养之象;舌嫩红苔少津,脉细为气阴两虚,湿浊瘀阻之象。综上所述,本病病位在脾肾,病机为"气阴两虚,湿浊瘀阻",病性属本虚标实。狼疮性肾炎患者往往在气虚精亏的同时,由于体内热毒扰动或阴精不足日久,阴不制阳可伴见阴虚火旺或肝肾阴亏于下,肝阳偏亢于上之象,患者故见暗红色斑疹,口干口苦,心烦不寐,听力受损,舌嫩红苔少津,脉细等。此时正处狼疮性肾炎急性活动期,热毒仍盛,邪热亦可耗气灼津,使阴液亏耗,同时激素、免疫抑制剂乃纯热之品,大剂量使用易化热化火,加重气阴亏虚,此时中医药配合使用可发挥增效减毒作用。

听力下降,结合西医学检查,病属"耳聋"范畴。四诊合参,证属"气阴两虚,瘀血内阻"。气虚清阳不升,浊阴难降,耳属清窍,耳窍闭塞。气能行血,气虚则血行无力,瘀血内阻。患者年纪尚轻,初期乃突发耳聋,结合疾病发病及演变特点,盖初期病证属实,多从"风热、痰火、肝胆气滞邪火"论述,气郁可化火,火盛可灼伤阴津,与红斑狼疮活动期热盛伤阴病机转化类似,故成本次入院呈气阴两虚、瘀血内阻之象。

(六) 最后诊断

1. 中医诊断

(1) 阴阳毒(气阴两虚,水湿瘀阻)

(2) 耳聋(气阴两虚,瘀血内阻)

2. 西医诊断

(1) 系统性红斑狼疮

狼疮性肾炎[Ⅲ(A)型]

(2) 感音神经性听觉损伤

(七) 治疗经过及随访

患者青年男性,病程中出现肾脏损害(血尿、蛋白尿)、皮肤损害、血液系统损害、听力下降、抗核抗体阳性、抗双链DNA抗体阳性、系统性红斑狼疮、狼疮性肾炎诊断明确。最初入院查C3偏低,ANA滴度高,抗核小体抗体,抗双链DNA抗体阳性,考虑病情活动。根据SLEDAI评分14分(蛋白尿4分、血尿4分、皮疹2分、低补体血症2分、抗双链DNA抗体阳性2分),考虑SLE中度活动。2020年1月16日予羟氯喹片、醋酸泼尼松片50mg,1月23日起联合使用环磷酰胺(CTX)0.4g q.d. 免疫抑制治疗,后定期于我科住院行CTX冲击治疗。激素逐渐减量,5月5日醋酸泼尼松片开始服用 15mg q.d.,同年 5 月 16 日住院期间予环磷酰胺(累计 3.6g),因发现抗双链 DNA 抗体(+),ANA 滴度高,补体下降,予以激素加量至 30mg q.d.,后激素逐渐减量。2022-01-17、2022-07-04 复查自身免疫抗体检测:抗核抗体(ANA)阳性。2022-07-04 免疫功能检测:C3 0.95g/L,C4 0.15g/L,CH50 22U/ml。24h 尿蛋白定量:24 小时尿量 2 100ml/24h,24h 尿蛋白总量 88.2mg/24h。血常规未见明显异常。

出院中药方剂:女贞子 10g、墨旱莲 10g、黄芪 20g、关黄柏 15g、生地黄 15g、知母 15g、生山茱萸 15g、茯苓 15g、牡丹皮 15g、桃仁 10g,水煎服,日 1 剂。后随症加减,辨证施治。

听力方面,出院后规律于外院复查,2020 年 3 月 31 日纯音听阈测定:右侧纯音听阈高频较前改善。2021 年 1 月 30 日复查示双耳听力较前好转。同年 2 月 1 日复查纯音测听:右侧言语接受阈 35dBHL,最大言语接受率可达 100%;左耳言语接受阈 36dBHL,最大言语接受率可达 100%。2022 年 7 月 8 日复查纯音测定示:双耳纯音听阈较前改善。

二、讨论与诊治体会

(一)认识系统性红斑狼疮合并感音性神经性耳聋的临床意义

系统性红斑狼疮(SLE)是一种累及全身多个系统的自身免疫性疾病,其典型症状为发热、皮肤损害、蛋白尿等,在临床上易于诊断,但部分不具典型症状的病例经常被误诊和延误治疗。国外曾报道过以突发感音神经性聋为首发表现的 SLE 患者。但 SLE 耳部病变发生率较低,在临床上未引起足够重视。感音神经性听力损失是最常见的致残性感觉障碍性疾病,约占所有耳聋的 90%,会导致严重的交流障碍。

(二)听力丧失的分类及感音性神经性耳聋的病因

感音性神经性耳聋(感音神经性听力丧失,SNHL)是听力丧失的一种类型。听力损失(hearing loss)是人耳听觉敏感度下降的病理改变,包括轻到极重度的听力下降和耳聋,按病变部位可分为传导性听力损失(conductive hearing loss,CHL)、感音神经性听力损失(sensorineural hearing loss,SNHL)和混合性听力损失(mixed hearing loss,MHL);其中 SNHL 是 SLE 患者最常见的耳部症状,发病率在 6%~70%,其听力损失可缓慢进展或突然发生,主要涉及中高频听力损失,与典型的老年性耳聋相似。目前临床诊断普遍采用 WHO 推荐标准。狼疮患者的听力损失发病年龄常在 35 岁以下,且多数呈亚临床型表现。但促使患者出现听力损失的原因尚不明确,可能与血管病变、肾脏损害、抗心磷脂抗体等相关。除疾病自身因素外,大量免疫抑制剂的使用包括硫唑嘌呤、羟氯喹等药物也可能加速患者听力损失的进展。

（三）感音性神经性耳聋的发病机制

SNHL 是由于内耳与听觉皮质之间的听觉通路中一个或多个部件发生功能障碍而导致的临床疾病,其发病原因包括局部缺氧缺血、病毒感染及微创伤等,但具体的病理机制尚未明确。免疫和炎症介导的内耳疾病被认为是导致 SNHL 的机制之一。SLE 主要通过损害内耳,导致 SNHL,其机制目前尚未明确,考虑可能是因为:①抗体/抗原直接反应,抗体攻击内耳抗原;②针对耳蜗和前庭毛细胞的细胞介导性细胞毒作用;③免疫复合物在内耳微血管和内淋巴囊的沉积。内耳受累最主要的原因可能是免疫复合物的沉积,它可以导致内耳血管炎,并与耳蜗外侧壁血管纹的萎缩相关。免疫复合物沉积在内听动脉中,使血管内径减小,从而减少血流量,导致缺氧,刺激了活性氧的释放,而后者会损伤毛细胞和螺旋神经节,从而导致听力受损。另外血管内径的逐步减小导致循环系统中的阻力增加,最终使血压增加,暂时的内耳血流供应不足可导致突发性听力损失,在恢复正常灌注后完全或部分恢复。

除 SLE 外,一些系统性的自身免疫性疾病如幼年型特发性关节炎(juvenile idiopathic arthritis,JIA)、干燥综合征、白塞综合征、科干综合征等也均会引发听力损害,临床上须加以鉴别。本例患者自身抗体阳性、补体下降、肾穿刺活检已明确 SLE 诊断。

（四）狼疮合并感音性神经耳聋的早期识别及治疗要点

由于 SLE 早期临床表现不典型,加之临床医师专业的局限性,易导致误诊误治。根据国内外文献报道,SLE 耳部受累的临床表现为慢性听力下降、突聋、眩晕、耳鸣等,分为单侧或双侧受累,通过纯音听力检测提示为 SNHL。早期识别以及及时诊断和治疗对缓解病情,减少并发症,改善长期生活质量和预后均有重要作用。

SNHL 的治疗目的在于保护或恢复听力,糖皮质激素是常用的突发 SNHL 和听觉-前庭障碍的治疗药物,但过早应用,可能会掩盖病情,影响诊断。对于以上无典型症状的患者,还应考虑使用免疫抑制剂,如硫唑嘌呤、吗替麦考酚酯和甲氨蝶呤。对于尚处于生长发育的儿童及青少年,建议避免使用耳毒性药物的应用。亦可采用助听器、人工耳蜗置入等非药物治疗手段。该患者 SNHL 首发年龄尚处发育期,既往外院亦给予了起始足量激素加助听器等治疗手段,入我院就诊时听力较前缓解。

（五）治疗与预后

1. 西医方面

（1）糖皮质激素：2019 年狼疮性肾炎诊疗指南推荐，除非存在禁忌证，激素应作为治疗 LN 的基础用药。激素在治疗 LN 中发挥着至关重要的作用。激素的剂量及用法取决于肾脏损伤的类型、活动性、严重程度及其他器官损伤的范围和程度。SNHL 的治疗目的在于保护或恢复听力，糖皮质激素是常用的突发 SNHL 和听觉-前庭障碍的治疗药物，其具有抗炎、抗水肿、加强免疫抑制的作用，可减少免疫复合物的沉积，恢复内听动脉的内径，提高氧气浓度，减少活性氧自由基（ROS）的释放，减少毛细胞和螺旋神经节的损伤。外院耳鼻喉专科已予规范激素治疗。患者入院时肾损害尚可，肌酐水平较低，听力受损为突出表现，暂遵循外院规范激素使用疗程进程，考虑可联用免疫抑制剂加强治疗效果。在治疗过程中，密切关注患者听力、肌酐、尿蛋白等变化，适时调整激素用量。

（2）免疫抑制剂：免疫抑制剂的使用可降低激素的累积剂量，控制疾病活动，提高临床缓解率，并可预防疾病复发。2020 年中国系统性红斑狼疮诊疗指南推荐对于伴有脏器受累的 SLE 患者，建议初始治疗时即加用免疫抑制剂。对于增生性 LN（Ⅲ型、Ⅳ型）和增生性 LN 伴Ⅴ型（Ⅲ/Ⅳ+Ⅴ型）的治疗推荐意见：Ⅲ型和Ⅳ型 LN，推荐 MMF 方案，静脉注射环磷酰胺（Ⅳ-CYC）或多靶点方案作为初始诱导治疗。维持治疗年限不应少于 3 年，后激素逐渐减量。

对于合并 SNHL 的 SLE，有报道血浆置换、抗凝治疗和应用环磷酰胺有助于减轻 SNHL 的进展。其中血浆置换能提高内耳的氧浓度，抗凝治疗通过增加较小血管的血运来改善血液的流动性，环磷酰胺等免疫抑制剂可降低自身免疫活性和免疫复合物的形成。此外，单克隆抗体如利妥昔单抗或阿仑单抗用于 SLE 治疗可加强免疫系统的抑制作用，能够持续地抑制内耳损伤的炎症机制的激活，也可能发挥相应疗效。该患者合并听觉系统及肾脏多器官损害，综合考虑后，予激素加 CTX 治疗方案。随诊观察，患者听力较前恢复，肾损害无明显加重。

（3）其他治疗：除激素及免疫抑制药物外，应强调其他治疗手段在患者治疗中的应用。这样不仅可帮助提高疗效，而且能减少合并症的发生和防止肾脏、听力损伤加重。若患者尿蛋白持续存在、肌酐迅速上升，无法获得完全缓解的 LN 应加强抗肾脏纤维化的治疗。该患者的其他治疗措施包括控制高血压、应用血管紧张素转化酶抑制剂（ACEI）或血管紧张素Ⅱ受体拮抗剂（ARB）控制血压及尿蛋白含量、活性维生素 D_3 补钙强骨以及联合护胃抑酸等措施。

同时遵耳科意见继续给予营养神经、止晕等药物治疗。SNHL 的其他治疗包括避免病情进展的抗氧化剂治疗和助听器、人工耳蜗置入等，嘱咐患者耳鼻喉专科随诊，借助以上非药物手段治疗手段。总之，在听觉系统方面，充分建议患者耳鼻喉科随诊，利用专科治疗手段助力听力恢复。

2. 中医方面

狼疮性肾炎在中医学方面无完全对应的病名，根据其外在症状体征，多属于"阴阳毒、阳毒发斑、水肿、红蝴蝶疮、腰痛"等范畴。阴阳毒病最早见于《金匮要略·百合狐惑阴阳毒病》篇"阳毒之为病，面赤斑斑如锦文，咽喉痛，唾脓血。阴毒之为病，面目青，身痛如被杖，咽喉痛"，阐述了患者出现面部斑疹、关节肿痛等症的病机为阴阳毒在人体内郁结生热，热入营血，燔灼血脉所致。证候方面，此患者就诊时的临床表现，辨证属于气阴两虚，舌嫩红苔少津，有阴虚火旺之象，治疗上应以益气养阴、活血利水为治疗原则。

根据其治疗原则，在遣方用药上，以女贞子、墨旱莲为君，二者擅长滋补肾阴，同时补而不腻，适宜长期久服，并且二药可滋阴凉血。黄芪善于益气升清，兼活血之效，清阳升则耳窍明。生地黄清热滋阴，为补肝肾阴之要药，二药合用以治本虚，能减少激素引起的不良作用，有利于激素的撤减和病情的稳定。另外，方中知母、关黄柏清虚热；生山茱萸平补肝肾、敛津固涩；牡丹皮、桃仁清热凉血、活血化瘀；茯苓健脾益气又可通利小便。

广东省名中医杨霓芝教授认为狼疮性肾炎是以脾肝肾亏虚为本，热、毒、瘀为标的虚实夹杂之证，其中瘀血贯穿疾病始终，故遣方用药始终强调活血化瘀，并将"益气活血法"贯穿治疗的始末。方中取桃仁、牡丹皮以活血化瘀、通脉利水，治疗过程中避免使用动血、破血之品，以免伤及正气。患者有虚火之象，加用关黄柏，知母增其清虚热。热毒反复时，可随症加减方面：脾肾气虚明显者，可加党参、菟丝子。关节疼痛时，可加用五指毛桃、土茯苓通利关节，怀牛膝补肝肾、强筋骨。

狼疮性肾炎急性期时，病变活动，总体表现证候为热毒炽盛为主，西医治疗多以大剂量激素联合免疫抑制剂治疗。由于热毒耗伤阴液，再加上长期使用激素可引起肾上腺皮质功能亢进，且笔者认为激素乃纯阳之品易耗气伤阴，因此疾病活动期患者多表现为阴虚火旺、气阴两虚之证。随着激素减量或疾病缓解期患者可出现激素撤减综合征，表现为畏寒、倦怠、腰酸等脾肾阳虚证。在随诊过程中，可根据其阳虚证的有无及轻重，适当加减附子、黄芪等温热之品。数次随访就诊后，该患者的尿蛋白阴性，血肌酐稳定，血清白蛋白维持正常水平，提示病情好转稳定。

中医学对耳聋的认识与治疗有着丰富的经验。《灵枢·口问》:"黄帝曰:人之耳中鸣者,何气使然? 岐伯曰:耳者,宗脉之所聚者,故胃中空则宗脉虚,虚者下溜,故耳鸣。肾藏精,主骨生髓,开窍于耳。"《灵枢·五阅五使》:"耳者,肾之官也。"《黄帝内经》:"肾气通于耳,肾和则耳能闻五音矣。"肾为先天之本,藏五脏六腑之精。肾精充盈则髓海得养、听觉灵敏;反之,则肾精虚衰,髓海失养,致听力减退,耳鸣耳聋。可见,肾精亏虚,耳不能得到濡养,即可出现耳鸣、耳聋。突发性耳聋,多从心肝论治,肝主疏泄,可调节一身之气机运行,气机不畅,可致瘀血或血行不畅而致耳窍不得濡养,产生耳鸣、耳聋。心主神明,耳司听觉,受心支配;心主血脉,血可上奉清窍则耳聪敏。然久病耗损正气,久病多虚。气血不畅,耳窍失其濡养,加之激素等耗伐阴津之品,形成气阴两虚、瘀血内阻之象。气虚清阳不升,阴津亏虚气血乏源,加之气虚血不行,瘀堵耳窍,故发为此病。治疗上易清疏,中宜升补,下宜滋降。方中黄芪升清,生地黄、女贞子、墨旱莲滋阴,桃仁、牡丹皮以活血化瘀,正和此意。

(六) 体会

SLE 与听力损失密切相关,主要为 SNHL 且高频最易受累,但其相关危险因素仍有待进一步研究。高频 SNHL 可能提示耳蜗基底部毛细胞的受损,在临床上有必要对 SLE 患者早期进行听力检查,并加强听力损失的防治。亦需对确诊 SNHL 的早期筛查 SLE 相关血清学指标,以期早期发现病因。而运用中药方剂配合中医特色疗法可以有效减少激素等治疗的副作用及改善预后。随访 2 年,病情稳定,工作、日常生活较前改善。

(王立新　张翼飞)

参考文献

[1]　GREEN L, MILLER E B. Sudden sensorineural hearing loss as a first manifestation of systemic lupus erythematosus: association with anticardiolipin antibodies [J]. Clin Rheumatol, 2001, 20(3): 220-222.

[2]　LI J N, JI F, YANG S M. Current status of awareness of central auditory processing disorder in presbycusis and research approaches [J]. Chin J Otorhinolaryngol Head Neck Surg, 2011, 46(6): 523-525.

[3]　DI STADIO A. RALLI M. Systemic lupus erythematosus and hearing disorders: Literature review and meta-analysis of clinical and temporal bone findings [J]. J Int Med Res, 2017, 45(5): 1470-1480.

[4]　顾瑞, 韩东一, 翟所强, 等. 临床听力学 [M]. 北京:中国协和医科大学出版社, 2008: 102-149.

[5]　LIN C, LIN S W, WENG S F. et al. Risk of sudden sensorineural hearing loss in patients

with systemic lupus erythematosus:a po pulation-based cohort study［J］. Audiol Neurootol,2013,18(2):95-100.

［6］ CAD G1,MOHAMED S T,AWWAD K S,et al. Study of audioves tibular dysfunction in children with systemic lupus erythematosus［J］. Int J Pediatr Otorhinolarvngol,2013, 77(9):1561-1566.

［7］ CHAWKI S,AOUIZERATE J,TRAD S,et al. Bilateral sudden sen sorineural hearing loss as a presenting feature of systemic lupus erythematosus:Case report and brief review of other published cases［J］. Medicine(Baltimore),2016,95(36):43-45.

［8］ MOKBEL A N,HASSAN S Z,ZOHDI M I,et al. Auditory disorders in patients with systemic lupus erythematosus:relation to clinicalparameters［J］. Egypt Rheumatol,2014, 36(3):117-124.

［9］ 塞娜,韩维举. 感音神经性聋相关内耳免疫及炎症机制的研究进展[J]. 中华耳科学杂志,2018,16(2):221-226.

［10］ KHALIDI N A,REBELLO R,ROBERTSON D D. Sensorineural hearing loss in systemic lupus erythematosus:case report and literature review［J］. J Laryngol Otol,2008,122(12): 1371-1376.

［11］ BERTSIAS G,IOANNIDIS J P,BOLETIS J,et al. EULAR recommendations for the management of systemic lupus erythematosus.report of a task force of the EULAR standing committee for international clinical studies including therapeutics［J］. Ann Rheum Dis, 2008,67(2):195-205.

［12］ LE PRELL C G,GAGNON P M,BENNETT D C,et al. Nutrient-enhanced diet reduces noise-induced damage to the inner ear and hearing loss［J］. Transl Res,2011,158(1): 38-53.

［13］ QUARANTA N,BARTOLI R,GIAGNOTTI F,et al. Cochlear implants in systemic autoimmune vasculitis syndromes［J］. Acta Otolaryngol Suppl,2002(548):44-48.

［14］ MANCINI P,ATTURO F,DI MARIO A,et al. Hearing loss in autoimmune disorders: prevalence and therapeutic options［J］. Autoimmun Rev,2018,17(7):644-652.

［15］ 中华医学会风湿病学分会,国家皮肤与免疫疾病临床医学研究中心,中国系统性红斑狼疮研究协作组. 2020中国系统性红斑狼疮诊疗指南[J]. 中华内科杂志,2020, 59(3):172-185.

［16］ DI STADIO A. RALLI M. Systemic lupus erythematosus and hearing disorders:Literature review and meta-analysis of clinical and temporal bone findings［J］. J Int Med Res,2017, 45(5):1470-1480.

［17］ 陈慧娴,王帆,冯学兵. 系统性红斑狼疮患者听力损失荟萃分析[J]. 中华风湿病学杂志,2020,24(11):750-755.

［18］ LE PRELL C G,GAGNON P M,BENNETT D C,et al. Nutrient-enhanced diet reduces noise-induced damage to the inner ear and hearing loss［J］. Transl Res,2011,158(1): 38-53.

第三章
狼疮性肾炎合并肺动脉栓塞

狼疮性肾炎合并肺动脉栓塞病案

一、病例资料

（一）病史摘要

1. 基本信息

尹某，男，32岁，2010年1月4日入院。

2. 主诉

右侧腰痛1周。

3. 病史简介

患者1周前无明显原因开始出现右侧腰痛，腰部活动尚可，尿量可，无肉眼血尿，无尿频尿急尿痛，曾于当地医院门诊查二维超声检查（简称B超）示右肾结石，并由门诊拟肾绞痛予以治疗（具体不详）。经处理后未见结石排出，右腰痛不适反复，并时有发热（未测量体温），遂入住我院泌尿外科。完善相关检查考虑泌尿系感染（泌尿系结石待排查）、肺部感染并胸腔积液，积极抗感染和对症处理后腰痛缓解但仍反复发热，且存在咳嗽咯血痰、气促胸痛等不适。因泌尿外科判断患者泌尿系梗阻可能性不大，无手术指征，病情以肺炎为主，遂于1月6日转至呼吸科。转入后继续深入检查：D-二聚体1 454μg/L；纤维蛋白原6.23g/L；自身免疫抗体检测：抗核抗体（+），颗粒型，1∶1 000，抗核糖体P蛋白抗体（+），抗组蛋白抗体（±），抗SSB抗体（+）；免疫功能：C3 0.7g/L，C4 0.12g/L，CH50 11U/ml；痰涂片发现大量真菌（有孢子和菌丝），痰培养检出少量酵母样真菌；胸部CT平扫＋增强检查：左下肺动脉干栓塞，双下肺炎症，栓塞的肺组织可见空洞（考虑已液化），双侧中等量胸腔积液。进一步详细的体格检查见患者身上散在的盘状红斑，行皮肤活检提示符合红斑狼疮改变。综合病史及各项辅助检查结果,明确诊断为:①肺栓塞;②狼疮性肾炎(继发肾病综合征);③系统性红斑狼疮;④肺部感染。患者病情危重,遂于1月9日转入ICU。转入后予抗感染、大剂量的丙种球蛋白(20g i.v.gtt. q.d.×3天)和甲泼尼龙(500mg i.v.gtt. q.d.×3天)冲击治疗控制狼疮活动、抗凝、护胃、补钙及其他对症补液支持治疗。经治疗,患者发热缓解,咳嗽气促、胸痛减轻,咯少量暗红色痰,考虑病情稳定于1月13日转入肾内科进一步治疗。

从事海上作业,既往体健,否认其他病史,个人史和家族史无特殊。否认药物过敏史。

(二)体格检查

体温38.9℃,呼吸24次/min,血压119/84mmHg,心率96次/min,身上散在盘状红斑,心律齐,各瓣膜未闻及病理性杂音,双肺呼吸音粗,双下肺呼吸音弱,未闻及明显干湿啰音。右肾区无压痛,叩击痛(+),余查体阴性。舌红,苔黄,脉弦滑。

(三)辅助检查

1. 实验室检查

血常规:白细胞计数(WBC)12.02×10⁹/L,中性粒细胞百分比86%,血红蛋白(Hb)118g/L,血小板计数(PLT)230×10⁹/L;生化:白蛋白22.5g/L,球蛋白43.5g/L,尿素氮4.2mmol/L,肌酐68μmol/L;血气分析:酸碱值(pondus hydrogenii,PH)7.48,经皮二氧化碳分压监测(transcutaneous monitoring of partial pressure of end-tidal carbon dioxide,PCO$_2$TC):27.5mmHg,经皮氧分压监测(transcutaneous monitoring of partial pressure of oxygen tension,PO$_2$TC):71.8mmHg,余项正常;D-二聚体1 454μg/L;纤维蛋白原6.23g/L;心酶及肌钙蛋白均正常;血管炎抗体:抗中性粒细胞胞质抗体PR3-ANCA(−),抗中性粒细胞胞质抗体MPO-ANCA(−),抗肾小球基底膜抗体(±);自身免疫抗体检测:抗核抗体(+),颗粒型,1∶1 000,抗核糖体P蛋白抗体(+),抗组蛋白抗体(±),抗SSB抗体(+),抗双链DNA抗体、抗Sm抗体、抗核小体抗体、抗着丝点抗体、抗Jo-1抗体及抗Scl-70抗体(−);抗心磷脂抗体(−);免疫功能:C3 0.7g/L,C4 0.12g/L,CH50 11U/ml,IgA、IgG、IgM均正常。

尿常规:白细胞+++,潜血++++,蛋白++++,尿白细胞计数65个/μl,尿红细胞计数106个/μl,管型2个/μl。

2. 其他检查

胸部X线检查:考虑双下肺炎,肋膈角变钝,注意胸腔积液;B超:肝胆脾胰未见异常声像,右肾体积增大并内部回声杂乱,右肾周少量积液,左肾体积大,盆腔少量积液,双肺组织部分实变回声改变。

全胸及全腹CT:双下肺炎,胸腔积液,右肾及右输尿管上段炎性病变可能,建议增强扫描进一步观察。

胸部CT平扫+增强检查:左下肺动脉干栓塞,双下肺炎症,栓塞的肺组织可见空洞(考虑已液化),双侧中等量胸腔积液。

彩超:双肾静脉及动脉血流通畅,双下肢静脉血流通畅,未见明显血栓。

心脏彩超:EF65%,全心稍增大,主动脉瓣、二尖瓣、三尖瓣、肺动脉瓣轻度关闭不全,肺动脉高压(轻度)、心包少量积液。

痰涂片发现大量真菌(有孢子和菌丝),痰培养检出少量酵母样真菌,细菌培养阴性,痰抗酸染色找结核病(mycobacterium tuber-culosis,TB)菌阴性。

(四) 诊断分析

1. 西医方面

本例患者同时存在盘状红斑、大量蛋白尿、浆膜炎、抗核抗体阳性及皮肤病理诊断,且经丙种球蛋白冲击、糖皮质激素及免疫抑制剂冲击治疗有效,进一步支持狼疮性肾炎、系统性红斑狼疮的诊断。患者住院期间因反复咳嗽咯血痰、气促胸痛等不适,完善相关检查后明确诊断为肺栓塞,继发于系统性红斑狼疮。

2. 中医方面

起病初期,患者以咳嗽为主,归属于中医"咳嗽"范畴:高热为邪正相争的表现,肺失宣降,痰热蕴肺,炼液成痰,故咳嗽咳痰;胸中气机不畅,故胸痛气促;肺与大肠相表里,肺热移于大肠,故大便硬结;口干,舌红,苔黄,脉弦滑均为痰热蕴肺之象。另一方面,患者感受邪毒后机体阴阳失调,从而引起的面部红斑、尿中多泡、胸闷气促等全身病变,归属于中医"阴阳毒"范畴。患者咳嗽咳痰缓解后以阴阳毒为主,在使用大剂量激素及免疫抑制剂的过程中,易耗气伤阴,气阴两虚则鼓动气血无力,血流瘀滞,故证候表现为"气阴两虚血瘀"。

(五) 最后诊断

1. 中医诊断

(1) 阴阳毒(气阴两虚血瘀)

(2) 咳嗽(痰热蕴肺)

2. 西医诊断

(1) 系统性红斑狼疮

狼疮性肾炎(继发性肾病综合征)

(2) 肺栓塞

(3) 肺部感染

（六）治疗经过及随访

入院后完善相关检查提示:血常规:白细胞计数（WBC）12.02×10⁹/L,中性粒细胞百分比 86%,血红蛋白（Hb）118g/L,血小板计数（PLT）230×10⁹/L;生化:白蛋白 22.5g/L,球蛋白 43.5g/L,尿素氮 4.2mmol/L,肌酐 68μmol/L;尿常规:白细胞 +++,潜血 ++++,蛋白 ++++,尿白细胞计数 65 个/μl,尿红细胞计数 106个/μl,管型 2 个/μl;胸部 X 线检查:考虑双下肺炎,肋膈角变钝,注意胸腔积液;B 超:肝胆脾胰未见异常声像,右肾体积增大并内部回声杂乱,右肾周少量积液,左肾体积偏大,盆腔少量积液,双肺组织部分实变回声改变;全胸及全腹CT:双下肺炎,胸腔积液,右肾及右输尿管上段炎性病变可能,建议增强扫描进一步观察。入院后对症予以吸氧、退热、通便、卧床休息,头孢哌酮他唑巴坦抗感染及补液支持等治疗,患者右侧腰痛逐渐缓解,经积极抗感染后热势及血象仍高。考虑患者泌尿系梗阻可能性不大,无手术指征,以重症肺炎为主,遂于2010 年 1 月 6 日转入呼吸科进一步诊治。

转入呼吸科后复查血常规:白细胞计数 13.44×10⁹/L,中性粒细胞百分比87.8%,血红蛋白 82g/L,血小板计数 185×10⁹/L;24 小时尿蛋白总量 13 169mg/24h;血清白蛋白 14.8g/L,球蛋白 29.6g/L;C 反应蛋白 167mg/L,红细胞沉降率 148mm/h;血气分析:PH7.48,PCO₂TC 27.5mmHg,PO₂TC 71.8mmHg,余项正常;D-二聚体1 454μg/L;纤维蛋白原 6.23g/L;心肌酶及肌钙蛋白均正常;血管炎抗体:抗中性粒细胞胞质抗体 PR3-ANCA（-）,抗中性粒细胞胞质抗体 MPO-ANCA（-）,抗肾小球基底膜抗体（±）;自身免疫抗体检测:抗核抗体（+）,颗粒型,1∶1 000,抗核糖体 P 蛋白抗体（+）,抗组蛋白抗体（±）,抗 SSB 抗体（+）,抗双链 DNA 抗体、抗 Sm 抗体、抗核小体抗体、抗着丝点抗体、抗 Jo-1 抗体及抗 Scl-70 抗体（-）;抗心磷脂抗体（-）;免疫功能:C3 0.7g/L,C4 0.12g/L,CH50 11U/ml,IgA、IgG、IgM 均正常。痰涂片发现大量真菌（有孢子和菌丝）,痰培养检出少量酵母样真菌,细菌培养阴性,痰抗酸染色找 TB 菌阴性;1 月 9 日复查胸部 X 线检查:右肺中下叶及左肺上叶舌段、左肺下叶炎症,双侧少-中量胸腔积液;胸水穿刺可抽出少量不凝血,无液体流出;胸部 CT平扫 + 增强检查:左下肺动脉干栓塞,双下肺炎症,栓塞的肺组织可见空洞（考虑已液化）,双侧中等量胸腔积液;彩超:双肾静脉及动脉血流通畅,双下肢静脉血流通畅,未见明显血栓;心脏彩超:EF65%,全心稍增大,主动脉瓣、二尖瓣、三尖瓣、肺动脉瓣轻度关闭不全,肺动脉高压（轻度）,心包少量积液。进一步详细的体格检查见患者身上散在的盘状红斑,行皮肤活检提示符合红斑狼疮改变。综合病史及各项辅助检查结果,明确诊断为:①肺栓塞;②狼疮性肾炎（继发肾病综合征）;③系统性红斑狼疮;④肺部感染。患者病情危重,遂于 1 月 9 日转入 ICU。

转入后治疗:①激素抑制免疫:甲泼尼龙 1g/次,静脉滴注,第 1~3 天,静脉激素冲击后予甲泼尼龙 40mg/次,静脉滴注,1 次/d;②人免疫球蛋白 20g/次,静脉滴注,连续 3 天;③低分子肝素钙联合华法林抗凝:低分子肝素钙 0.4ml皮下注射每 12 小时 1 次(q.12h.),疗程 10 天,第 2 天加用华法林口服,起始5mg/次,1 次/d,治疗过程中检测凝血功能使 INR 保持在 2~3;④氟康唑、左氧氟沙星抗感染;⑤护胃、补钙及其他对症补液支持治疗。

经处理后患者发热缓解,咳嗽气促、胸痛减轻,咯少量暗红色痰,考虑病情稳定于 1 月 13 日转入肾内科进一步治疗。转入后继续给予足量激素抑制免疫及抗凝、抗感染等治疗,其后动态复查各项炎症指标逐渐下降,多次痰液检查提示细菌、真菌均阴性。于 1 月 21 日开始给予环磷酰胺冲击治疗(1g/月,分两日静脉滴注)。中医方面,辨证为"气阴两虚血瘀",中药汤剂以"桃红四物汤合参芪地黄汤"加减。经治疗患者咳嗽咯血痰、胸痛气促等症状缓解,1 月25 日复查胸腹部 CT:肺动脉主干及分支未见栓塞,双下肺炎症较前明显吸收,右侧胸腔积液明显减少,左侧胸腔积液及心包积液已吸收,双肾体积稍大,右侧尤著。患者病情好转,于 1 月 26 日带药出院。其后激素缓慢减量,环磷酰胺初始给予 1g/月,半年后调整为 1g/3 个月,末次冲击时间为 2012 年 3 月 8 日,累积总量为 11g,环磷酰胺用足疗程后于 2012 年 3 月 9 日改为硫唑嘌呤维持治疗,同时给予华法林抗凝、缬沙坦护肾降低尿蛋白及对症护胃补钙等治疗。病情稳定后于 2014 年 6 月停用抗凝药物,2014 年 8 月停用硫唑嘌呤,长期维持醋酸泼尼松 5mg p.o. q.d. 及缬沙坦、羟氯喹等治疗。中医方面,嘱患者将红参、西洋参、三七按 1∶1∶2 比例磨粉,每日 3g,晨起顿服。

随访至 2018 年 8 月,患者精神良好,无胸闷胸痛,无腰酸腰痛,无气促咳嗽,无面浮肢肿等不适,复查血常规:白细胞计数 8.91×10⁹/L,中性粒细胞百分比 62.4%,血红蛋白 146g/L,血小板计数 216×10⁹/L;血清白蛋白 49.1g/L,尿素氮 5.47mmol/L,肌酐 91μmol/L;抗核抗体 1∶100(颗粒型),抗双链 DNA 抗体及抗 Sm 抗体均阴性;C3、C4、CH50 正常;尿常规:潜血 +,蛋白 -;尿蛋白-肌酐比值 0.06mg/g;胸部 X 线检查提示双肺未见明显异常。

(七)本例患者特殊之处

本例患者以腰痛为首发症状,初期误诊为泌尿系结石所致的肾绞痛,住院期间经抗感染后腰痛症状缓解,考虑为泌尿系感染所致。其在住院期间因反复咳嗽咯血痰、气促胸痛等不适,完善相关检查后明确诊断为肺栓塞。患者同时存在盘状红斑、大量蛋白尿、浆膜炎、抗核抗体阳性及皮肤病理诊断,经丙种球蛋白冲击、肾上腺皮质激素及免疫抑制剂冲击治疗有效,进一步支持狼疮性肾炎、系统性红斑狼疮的诊断,考虑肺栓塞系 SLE 所致。

(八) 病因分析

肺栓塞的发病机制类似于血栓形成的机制(即 Virchow 三要素)。Virchow 三要素是指静脉淤滞、内皮损伤和高凝状态。笔者认为,该患者由于活动性狼疮引起的血管内皮损伤,加上肾病综合征导致的低白蛋白血症和高脂血症,使得血液更容易凝固。同时,发热导致体液流失,进一步加剧了血液的高凝状态。这些因素共同增加了发生肺栓塞的风险。

二、讨论与诊治体会

(一) 提高对狼疮性肾炎合并肺栓塞的重视

系统性红斑狼疮(SLE)是一种具有广泛自身抗体谱和临床表现的自身免疫性疾病。肺栓塞是指肺动脉及其分支由于栓子阻塞,使其相应供血肺组织血流中断所致疾病,属于急危重症,其症状及体征常是非特异性的,临床易误诊、漏诊,病死率高。一项回顾性研究报道,SLE 出院患者中肺栓塞的总患病率为 1.62%,而非 SLE 出院患者中肺栓塞的总患病率为 0.7%。相比正常人群,SLE 患者的风险发生肺栓塞的风险增加了 3~19.7 倍。国外有研究提出,自身免疫性疾病不仅应被视为炎症性疾病,还应被视为高凝性疾病。

结合本病案,笔者认为对于狼疮性肾炎患者,尤其是 V 型膜型狼疮性肾炎患者,在诊治过程中应注意血栓栓塞风险。因此,在疾病过程中需及早完善常规检查,如 D-二聚体、动脉血气分析、心电图、胸部 X 线检查等,必要时行肺动脉造影,以便及早发现肺栓塞或排除其他疾病避免漏诊或误诊。同时,肺栓塞诊断明确后,及早进行溶栓、抗凝治疗,对抢救患者生命、改善预后有重要作用。

(二) 系统性红斑狼疮合并肺血栓栓塞症的相关危险因素研究进展

因为系统性红斑狼疮和肺栓塞两种疾病预后较差,且 SLE 患者与普通人群相比更容易出现肺血栓栓塞症,故需要对 SLE 合并肺血栓栓塞症的危险因素有进一步的了解,才能做到早期发现、及时干预,减少误诊率及死亡率。目前已经发现的 SLE 患者发生肺血栓栓塞症的危险因素主要有:抗磷脂抗体、SLE 疾病活动、药物、血栓形成的常规危险因素等。

1. 抗磷脂抗体

抗磷脂抗体(anti-phospholipid antibody,APA)是 SLE 患者血栓形成的危险因素之一。APA 包括狼疮抗凝物(lupus anticoagulant,LA)、抗心磷脂抗体(anticardiolipin antibody,ACA)和抗 β2 糖蛋白 I(β2-glycoprotein I,β2GPI)抗体。其中,LA 与抗 β2GPI 抗体、ACA 相比有着更高的血栓形成相关性。研究发现

血栓形成的风险随着 ACA 的滴度以及 APA 数量的增加而增加。另外,抗磷脂综合征(antiphospholipid syndrome,APS)与系统性红斑狼疮(SLE)紧密相关,在 SLE 疾病进展过程中可以发展为 APS。已有研究显示,高滴度的抗 β2GP Ⅰ抗体是其发展的独立危险因素。

2. SLE 疾病活动

有多项研究指出 SLE 疾病活动与血栓形成有关。SLE 疾病活动时机体处于炎症状态,而炎症反应与凝血系统有着密切联系。在炎症过程中,抗凝或抗炎系统被抑制,使凝血和炎症充分激活,两系统间的平衡失调被认为是许多疾病的发病机制。另外有研究发现凝血、炎症、先天免疫反应三者之间有很多共同的作用分子,将凝血、炎症、免疫视作整体可能成为关于该疾病的未来研究方向。

3. 药物

糖皮质激素在 SLE 的药物治疗中扮演着重要角色,但副作用也同样明显。有研究显示糖皮质激素的使用是 SLE 患者发生血栓事件的危险因素之一。同时,糖皮质激素还被认为与 SLE 患者的动脉粥样硬化有关。

一项中国狼疮性肾炎患者长期生存预测因素的研究中,指出羟氯喹可以提高狼疮性肾炎患者的长期生存率,目前也已有多项研究指出羟氯喹的使用与减少血栓事件的发生有关,但目前羟氯喹仍不作为预防血栓形成的常规用药。

在 SLE 患者中的使用阿司匹林预防血栓形成是否合适尚无定论。曾有研究发现使用阿司匹林降低了无症状抗磷脂抗体阳性患者血栓形成的可能性。但在一项前瞻性试验中,发现对于没有血栓形成史的抗磷脂抗体持续阳性的个体,小剂量阿司匹林并不能预防血栓事件的发生。2019 年 3 月欧洲抗风湿病联盟对 SLE 的治疗进行更新后,认为阿司匹林因为同时具有诱发出血的风险,因此对阿司匹林的使用无明确意见。

(三)中医适时切入发挥作用

该患者发病初期同时存在感染、肺栓塞、狼疮活动,当以西医治疗为主、中医治疗为辅。西医方面:以大剂量的人免疫球蛋白、甲泼尼龙冲击治疗控制狼疮活动,因患者本身合并感染,激素使用过程中又可加重感染,当积极抗感染治疗,待感染控制后方可加用免疫抑制剂进一步控制狼疮。另一方面,患者合并肺栓塞,激素可加重机体的高黏滞状态,当积极给予抗凝治疗,避免肺部病情进展。中医方面:急性期热毒偏盛、痰热壅盛,对症给予清热解毒、化痰止咳等治疗。

在患者转入肾内科后病情趋于稳定,中西医治疗并重,中医显得尤为重要,目的在于减毒增效,调整机体免疫机能。狼疮性肾炎与中医学的"阴阳毒""温毒发斑""水肿"等相关。中医认为本病的形成有内外两方面因素,内因多为禀赋不足,劳倦过度,饮食起居失调以及七情内伤等,导致五脏阴精受损;外因为热毒侵袭(如烈日暴晒、服食毒热之品)等扰动机体阴阳失调而内生虚火,火热毒邪郁于脏腑经络、煎熬机体津液,酿生瘀热发为本病。其中以肾阴亏虚、热毒炽盛为发病基础,瘀血阻络贯穿于病程的始终。该患者由于西药糖皮质激素、免疫抑制剂的应用,以及热毒的煎熬,使阴液更伤甚或伤阴耗气;且结合西医学,患者肺栓塞乃瘀血阻于肺脉,治疗应偏重益气养阴,活血化瘀。气阴不足者,予太子参、黄芪、麦冬、五味子、生地黄等;血瘀者,选用川芎、当归、桃仁、红花;肾气不足者,予补骨脂、冬虫夏草、紫河车;夹湿热者,予白花蛇舌草、蒲公英、石韦;夹热毒者,酌加牡丹皮、水牛角。在疾病维持阶段,予中药粉剂口服益气养阴活血可提高患者用药的依从性,增强疗效。

(四) 多学科合作,及时转诊

该患者系统性红斑狼疮为疾病之本,在病情变化的不同阶段其诊疗的侧重点不同。该患者住院期间得益于泌尿外科、呼吸科、重症监护室及肾内科间的通力合作、及时转诊,方能抓住最佳的治疗时机,转危为安。

(五) 完善慢病管理,定期追踪随访

狼疮性肾炎合并肺栓塞患者,病情重,激素、免疫抑制剂及抗凝等各项治疗措施疗程长,副作用大,用药过程中需定期监测、及时调药。因此,作为医护人员,当对该类患者提供全面、连续、主动的管理,及时为其提供各种信息,使患者成为"内行病人",主动加入疾病管理的行列中。该患者治疗并随访8年余,病情保持稳定,正是慢病管理、医患共同配合的典范。

(陈国伟　梁展耀　许苑)

参考文献

[1]　CHUNG I,LIP G Y. Virchow's triad revisited:blood constituents [J]. Pathophysiol Haemost Thromb,2003,33(5/6):449-454.

[2]　中华医学会呼吸病学分会肺栓塞与肺血管病学组,中国医师协会呼吸医师分会肺栓塞与肺血管病工作委员会,全国肺栓塞与肺血管病防治协作组. 肺血栓栓塞症诊治与预防指南[J]. 中华医学杂志,2018,98(14):1060-1087.

[3]　MANGER K,MANGER B,REPP R,et al. Definition of risk factors for death,end stage renal disease,and thromboembolic events in a monocentric cohort of 338 patients with systemic lupus erythematosus [J]. Ann Rheum Dis,2002,61(12):1065-1070.

[4]　CHUNG W S,LIN C L,CHANG S N,et al. Systemic lupus erythematosus increases the risks of deep vein thrombosis and pulmonary embolism:a nationwide cohort study [J]. J Thromb Haemost,2014,12(4):452-458.

[5]　AVINA-ZUBIETA J A,VOSTRETSOVA K,DE VERA M A,et al. The risk of pulmonary embolism and deep venous thrombosis in systemic lupus erythematosus:A general population-based study [J]. Semin Arthritis Rheum,2015,45(2):195-201.

［6］ B Zoller,Li X,Sundquist J,et al. Risk of pulmonary embolism in patients with autoimmune disorders:a nationwide follow-up study from Sweden ［J］. Lancet,2012,379(9812):244-249.

［7］ 司斌,曾群丽,胡振红. 急性肺栓塞 22 例临床分析[J]. 国际呼吸杂志,2007(15):1197-1198.

［8］ VAYA A,SANTAOLARIA M,MICO L,et al. Thrombotic events in systemic lupus erythematosus. Its association with acquired and inherited thrombophilic defects ［J］. Clin Hemorheol Microcirc,2008,40(2):79-87.

［9］ GARCIA D,ERKAN D. Diagnosis and Management of the Antiphospholipid Syndrome ［J］. N Engl J Med,2018,378(21):2010-2021.

［10］ NEVILLE C,RAUCH J,KASSIS J,et al. Thromboembolic risk in patients with high titre anticardiolipin and multiple antiphospholipid antibodies ［J］. Thromb Haemost,2003,90(1):108-115.

［11］ 金莉,马艳,李向培,等. 系统性红斑狼疮继发抗磷脂抗体综合征临床分析[J]. 诊断学理论与实践,2014,13(3):242-245.

［12］ ZOLLER B,LI X,SUNDQUIST J,et al. Risk of pulmonary embolism in patients with autoimmune disorders:a nationwide follow-up study from Sweden ［J］. Lancet,2012,379(9812):244-249.

［13］ SARABI Z S,CHANG E,BOBBA R,et al. Incidence rates of arterial and venous thrombosis after diagnosis of systemic lupus erythematosus ［J］. Arthritis Rheum,2005,53(4):609-612.

［14］ XU J,LUPU F,ESMON C T. Inflammation,innate immunity and blood coagulation ［J］. Hamostaseologie,2010,30(1):5-6,8-9.

［15］ CALVO-ALÉN J,TOLOZA S M A,FERNÁNDEZ M,et al. Systemic lupus erythematosus in a multiethnic US cohort(LUMINA). XXV. Smoking,older age,disease activity,lupus anticoagulant,and glucocorticoid dose as risk factors for the occurrence of venous thrombosis in lupus patients ［J］. Arthritis Rheum,2005,52(7):2060-2068.

［16］ ROMAN M J,SHANKER B A,DAVIS A,et al. Prevalence and correlates of accelerated atherosclerosis in systemic lupus erythematosus ［J］. N Engl J Med,2003,349(25):2399-2406.

［17］ TEKTONIDOU M G,LASKARI K,PANAGIOTAKOS D B,et al. Risk factors for thrombosis and primary thrombosis prevention in patients with systemic lupus erythematosus with or without antiphospholipid antibodies ［J］. Arthritis Rheum,2009,61(1):29-36.

［18］ WAHL D G,BOUNAMEAUX H,DE MOERLOOSE P,et al. Prophylactic antithrombotic therapy for patients with systemic lupus erythematosus with or without antiphospholipid antibodies:do the benefits outweigh the risks? A decision analysis ［J］. Arch Intern Med,2000,160(13):2042-2048.

［19］ ERKAN D,HARRISON M J,LEVY R,et al. Aspirin for primary thrombosis prevention in the antiphospholipid syndrome:a randomized,double-blind,placebo-controlled trial in asymptomatic antiphospholipid antibody-positive individuals ［J］. Arthritis Rheum,2007,56(7):2382-2391.

［20］ FANOURIAKIS A,KOSTOPOULOU M,ALUNNO A,et al. 2019 update of the EULAR recommendations for the management of systemic lupus erythematosus ［J］. Ann Rheum Dis,2019,78(6):736-745.

第四章
狼疮性肾炎伴腹痛

第一节　狼疮性肾炎合并肠梗阻病例

一、病例资料

（一）病史摘要

1. 基本信息

刘某,男,43岁,2014年7月25日入院。

2. 主诉

反复发热伴双下肢水肿1月余。

3. 病史简介

患者1月前无明显诱因出现双下肢浮肿,呈凹陷性,同时伴发热,恶寒,无咳嗽咳痰,无恶心呕吐,无腹胀腹泻腹痛,无尿频尿急尿痛,全身无皮疹等,遂至当地社区医院门诊就诊,予静脉滴注补液(具体不详)后体温可暂时下降。此后数天,患者双下肢浮肿未见明显缓解,同时伴反复发热,遂于2014年7月21日至广州市中西医结合医院住院,住院期间患者新发恶心欲吐、腹胀、腹泻、乏力等症状并逐渐加重,查尿常规:尿潜血+++,尿蛋白+++;肝功能:白蛋白(ALB):22g/L;肾功能:血肌酐(Scr):85.3μmol/L,血尿酸(UA):564μmol/L;离子:钙离子(Ca^{2+}):1.95mmol/L,钾离子(K^+):3.1mmol/L;血常规:血红蛋白(Hb):100g/L;血脂:低密度脂蛋白胆固醇(LDL-C):3.75mmol/L,总胆固醇(total cholesterol,TC):5.80mmol/L,甘油三酯(triglyceride,TG):2.30mmol/L。诊断为"肾病综合征、感染性发热",予以抗感染、利尿消肿、补充白蛋白、止泻及中医药调理等治疗后,患者双下肢浮肿、腹胀腹泻、恶心欲呕等症状未见明显改善。患者要求出院后遂至我院就诊,由门诊以"肾病综合征?"为诊断收入院进一步系统诊治。

入院症见:神清,精神疲倦,乏力,恶心欲呕,腹胀,腹泻,双下肢轻度水肿,偶有腰酸,无发热,口干无口苦,纳差,眠一般,小便偶夹泡沫,大便 3-4 次/d,质稀烂。

既往体健,否认活禽接触史、传染病病人接触史、发病前非甾体抗炎药物服用史、发病前半月内感染史等。个人史和家族史无特殊。否认药物过敏史。

(二) 体格检查

体温 36.5℃,心率 67 次/min,呼吸 20 次/min,血压 114/81mmHg。神志清楚,精神疲倦,发育正常,体形中等,自动体位,对答合理,查体合作。全身皮肤黏膜及巩膜无黄染,未见皮疹及出血点,全身浅表淋巴结未触及肿大。头颅五官无畸形,双瞳孔等大等圆,直径约 3mm,对光反射灵敏,耳鼻无异常,咽充血(±),双侧扁桃体无肿大。颈软无抵抗,无颈静脉怒张,气管居中,双甲状腺未扪及明显异常。胸廓对称无畸形,双侧呼吸活动度一致,叩诊呈清音,双肺呼吸音粗,未闻及干湿啰音。心前区无隆起,心界不大,心率 67 次/min,律齐,各瓣膜听诊区未闻及病理性杂音。腹部软,全腹无明显压痛及反跳痛,肝脾肋下未触及,墨菲征(–),麦氏点压痛(–),肠鸣音减弱,约 3 次/min,双肾区无叩击痛。脊柱四肢无畸形,双下肢轻度凹陷性浮肿。神经系统检查:生理反射存在,病理反射未引出。舌淡暗胖,边有齿痕,苔白腻,脉沉细。

(三) 辅助检查

1. 实验室检查

尿液检查:尿白细胞计数 187 个/µl,尿红细胞计数 198 个/µl,尿蛋白 +++,尿胆原、尿胆红素、葡萄糖、亚硝酸盐、酮体阴性。尿 RBC 位相:尿红细胞总数 49 000 个/ml,畸形红细胞数 9 000 个/ml,正形红细胞数 40 000 个/ml。尿蛋白-肌酐比值:1.06g/g。

血常规:Hb 137g/L,白细胞计数(WBC)10.13 × 10^9/L,血小板计数(PLT)192 × 10^9/L,中性粒细胞百分比(NEUT%)84.8%。血生化:ALB 24.7g/L,血清总蛋白(TP)50.7g/L,肌酐(Cr)140.5µmol/L,尿素(Urea)12.0mmol/L,总二氧化碳(TCO$_2$)20.6mmol/L,尿酸(UA)529.2µmol/L,钠离子(Na$^+$)130.5mmol/L,钙离子(Ca^{2+})1.84mmol/L。降钙素原(Procalcitonin,PCT)0.112ng/ml。血脂:甘油三酯(TG)6.02mmol/L,总胆固醇(TC)2.36mmol/L。凝血功能:D-二聚体(D-Dimer)>8 000µg/L。

免疫学指标检测:C3 0.31g/L,C4<0.069 3g/L,CH50 8U/ml。抗核抗体(ANA)(+),抗组蛋白抗体(+),抗核小体抗体(++),抗双链 DNA 抗体(+),抗 Sm 抗体、抗 SSA 抗体、抗着丝点抗体阴性。

2. 其他检查

泌尿系彩超:右肾大小约 101mm × 45mm,左肾大小约 100mm × 45mm,双肾大小形态正常,包膜光滑,双肾实质及左肾中央复合区未见明显异常回声,右肾集合系统稍分离,内见液性暗区,暗区宽约 14mm。右侧输尿管上段稍宽,内径约 7mm,中下段显示不清。左侧输尿管见明显扩张。膀胱充盈欠佳,显示不佳。前列腺显示不清。肾动脉彩超:双肾动脉可显示段未见明显异常。腹部 X 线检查:腹部小肠扩张积气、积液,考虑不完全性小肠梗阻。胸部 CT 检查 + 全腹部 CT 检查:①右肺中叶内侧段、左上肺舌段及双下肺少许炎症,部分为慢性炎症;②双侧腋窝及纵隔数枚小淋巴结;③双侧胸腔少量积液;④腹部小肠扩张积气、积液,考虑小肠梗阻,建议追踪复查;⑤腹部较多积液;盆腔少量积液;⑥前列腺小钙化灶;⑦腹部皮下软组织水肿。

(四) 诊断分析

1. 西医方面

本例患者为中年男性,C3、C4 均下降,ANA 阳性,抗双链 DNA 抗体阳性,尿检显示尿蛋白、尿潜血阳性,血肌酐升高,胸腔积液,符合 2012 年 SLICC SLE 诊断标准,SLE 诊断成立。同时,该患者有肾脏损害表现,LN 诊断明确。患者的血肌酐(Cr)从 85.3μmol/L 升高到 140.5μmol/L,尿素(Urea)为 12.0mmol/L,明显升高,符合氮质血症的表现。血钾为 3.1mmol/L,不符合高钾血症的表现可能与腹泻、呕吐等胃肠道丢失有关。患者的总二氧化碳(TCO_2)为 20.6mmol/L,提示存在代谢性酸中毒。故该患者符合急性肾衰竭的诊断标准。

2. 中医方面

患者为中年男性,精神疲倦、乏力为脾肾亏虚,运化失司、四肢精神失养之象;双下肢浮肿、小便夹泡沫为肾气亏虚,固摄失司,精微下注,水湿运化失常而泛溢肌肤之象;腰酸为肾虚腰府失养之象;恶心欲呕、纳差为湿浊内蕴,中焦运化失司之象;口干为脾肾气虚,水津不能上承之象;舌淡暗胖,边有齿痕,苔白腻,脉沉细为脾肾气虚,湿浊瘀阻之象。

综上所述,该患者病位在脾肾,病机为脾肾气虚,湿浊瘀阻,病性为本虚标实。

(五) 最后诊断

1. 中医诊断

(1) 水肿(脾肾气虚,湿浊瘀阻)

(2) 发热(湿浊上泛)

2. 西医诊断

(1) 系统性红斑狼疮

狼疮性肾炎

（2）肠梗阻

（3）肺部感染（双侧）

（4）急性肾衰竭

（六）治疗经过及随访

患者诊断明确，且表现为入院前后血肌酐进行性升高，入院后检验检查提示血尿、蛋白尿、脓尿、低补体、抗双链 DNA 抗体阳性、胸膜炎等异常，根据 SLEDAI-2000 评分为 18 分，判断为狼疮重度活动。予 2014 年 7 月 30 日至 8 月 1 日开始接受甲泼尼龙冲击治疗（甲泼尼龙 0.5g i.v.gtt.×3 天），配合禁食、胃肠减压、灌肠、肠外营养、奥曲肽抑制腺体分泌等治疗，肠梗阻未见明显改善，复查补体仍较前下降。2014 年 8 月 2 日开始改为足量激素口服并联合环磷酰胺冲击治疗（甲泼尼龙 40mg q.d. p.o.；8 月 4 日、5 日予以环磷酰胺 0.4g、0.6g i.v.gtt. 冲击治疗，累积量 1.0g）。经过以上治疗，患者肠梗阻症状仍旧反复，复查补体较前稍有回升，但仍处于较低水平，肌酐较前有所上升，考虑到狼疮活动没有得到完全控制，予 2014 年 8 月 9 日至 8 月 11 日再次甲泼尼龙冲击治疗（甲泼尼龙 0.5g i.v.gtt.×3 天）。治疗后患者尿量较前开始增多，胃肠症状较前好转，8 月 13 日改足量激素治疗（甲泼尼龙 40mg q.d. p.o.）。后患者血肌酐逐渐下降至正常水平，胃肠道症状明显缓解。2014 年 8 月 20 日，复查发现患者血小板明显下降（PLT：31×10^9/L），考虑狼疮活动致血液系统损害，改用静脉激素治疗（甲泼尼龙 40mg i.v.gtt. q.d.），并加用人免疫球蛋白冲击治疗（25g i.v.gtt.×4 天），后复查血常规、各项异常指标较前改善。2014 年 8 月 25 日，患者病情稳定出院，维持足量激素（醋酸泼尼松片 60mg/d）治疗。后于 2014 年 9 月 11 日至 2016 年 9 月 4 日接受第 2~10 次环磷酰胺治疗（总剂量为 10g），其间醋酸泼尼松开始缓慢减量从 60mg 减少到 25mg，2015 年 8 月 13 日改为甲泼尼龙片 16mg/d，联合使用硫酸羟氯喹片（0.2g b.i.d.）治疗，复查患者补体逐渐回升，甲泼尼龙片逐渐减量至 8mg 并维持。治疗期间于 2014 年 9 月 2 日及 2015 年 2 月 5 日患者各发作过一次不完全性肠梗阻，入院保守治疗后症状可缓解。在 6 年的随访中，患者的血清肌酐基本稳定在正常范围内，后再无肠梗阻的复发，其间一直配以中药治疗。

患者狼疮活动，反复出现肠梗阻，入院初期，腹胀明显，肛门停止排便排气，口干渴，舌淡暗胖，苔黄微腻，脉沉细，四诊合参，急性起病，中医辨证为"阳明腑实证"，以"急则治其标"为则，发挥中医药优势，电针双侧足三里调理脾胃，四子散热敷腹部行气消胀、促进胃肠蠕动，配合大承气汤灌肠通腑泄浊。肠梗阻症状缓解后，以"缓则治其本"为主，以"益气健脾补肾，祛湿化浊活血"为法，出院中药选用参芪地黄汤加减，具体组方如下：党参 15g、黄芪 45g、白术

15g、茯苓 15g、山药 15g、丹参 15g、菟丝子 15g、制何首乌 15g、土茯苓 15g、薏苡仁 30g、酒大黄 5g，水煎服，日 1 剂。方中黄芪为补药之长，有补气升阳、益卫固表之效；党参有补中益气生津之效，二药合用益气健脾，使脾气健运，清阳得升，浊阴得化，助肾气化与固摄，使精微上行而不下泄；白术、山药配合党参健脾益气，茯苓利水消肿，丹参活血祛瘀，制何首乌、菟丝子二者合用补益肝肾精血，土茯苓、薏苡仁祛湿化浊，酒大黄泻下祛瘀。患者病情稳定后随访期间，仍有间断服用中药，仍以以上治法为主，益气健脾，随症加减，辨证施治。

二、讨论与诊治体会

本例患者存在以下特点：①男性狼疮，急性起病，进行性加重，病情反复；②伴血尿、少尿、肾功能进行性下降等急性肾炎综合征表现；③出现恶心欲呕、腹胀痛、肛门停止排气排便、肠鸣音减弱等肠梗阻症状；④早期伴有肺部感染，后治疗过程中病情反复并出现过血小板下降等血液系统损伤表现。

其中最为特点的是本例患者为 SLE 伴消化道等症状，患者入院前呕吐、腹泻，入院后又出现小肠梗阻，考虑肠黏膜下和肌层的血管炎导致小肠吸收功能及肠管运动功能障碍，从而出现腹泻、腹胀和肠梗阻。腹部 CT 检查未见肠道内、外或肠壁本身的各种器质性病变或其他因素导致的机械性改变，本病例患者临床上无机械性梗阻证据，这提示假性肠梗阻（intestinal pseudo-obstruction，IPO）的发生。

（一）认识系统性红斑狼疮合并假性肠梗阻的临床意义

SLE 合并 IPO 相对罕见，病情危重复杂，极易误诊，延误治疗，误诊率高达 78%。SLE 是一种复杂的、病因未知的多系统自身免疫性疾病，其中累及消化系统发生率为 50% 左右，SLE 合并肠道病变在其中占了很大比例。SLE 合并肠道病变病因主要有肠系膜血管炎、蛋白丢失性肠病、假性肠梗阻、消化道出血等。IPO 可以是 SLE 的首发表现，也可以在 SLE 诊断多年后出现，可以发生于 SLE 活动期，亦可以发生于 SLE 低疾病活动期及稳定期。以 IPO 为首发表现的 SLE 非常罕见，国内学者报道 10 例伴发 IPO 的 SLE 患者，其中有 2 例以 IPO 为首发症状。一项来自北京协和医院的回顾性研究提示，SLE 合并 IPO 的患病率约为 2%，SLE 合并 IPO 患者病情重，常伴狼疮活动，住院死亡率达 7.1%。有研究表明，尽管使用了糖皮质激素和免疫抑制剂进行维持治疗后病情可恢复，但 IPO 可能反复发作，病死率为 18%，患者主要死于感染和 SLE 多脏器受累，尤其是急性肾功能衰竭。IPO 是 SLE 的一个严重的并发症，若得不到及时正确诊治，死亡率较高。早诊断、早治疗可避免不必要的外科手术或胃肠道的不可逆损伤，改善患者的预后。

（二）假性肠梗阻的病因及分类

IPO 是指因消化道脏器平滑肌、肠道神经或消化道脏器自主神经病变引起的肠梗阻症状和体征，但无机械性梗阻证据和影像学特征的综合征，多继发于结缔组织病。IPO 主要的临床表现有腹痛，伴恶心、呕吐、腹泻或无肛门排气排便等，病程长的患者体重可明显减轻，可有排尿困难、尿频等膀胱炎表现，少数伴有胆道扩张。

按照病因分类可分为原发性 IPO 及继发性 IPO，相比于继发性 IPO，原发性 IPO 更为罕见。原发因素包括家族性内脏性肌病和自发性内脏肌病，主要是由肠壁平滑肌或肠肌神经丛病变所引起，是罕见的原发病因；继发因素包括系统性硬化病、SLE、炎性肌病、重叠综合征等，少见原因也有进行性肌营养不良、淀粉样变、弥漫性淋巴细胞性浸润、帕金森病、黏液水肿、嗜铬细胞瘤、阿片类药物等。按照临床表现可分为急性 IPO 和慢性 IPO，急性 IPO 是指在诊断前 6 个月以内出现≥1 个及以上的 IPO 临床症状，而慢性 IPO 是指从症状出现到诊断时间 >6 个月。IPO 诊断主要基于临床表现和影像学检查，腹部 X 线检查可显示小肠的多个气液平面，腹部 CT 检查示扩张的肠袢伴气液水平、肠壁增厚和腹水，而无机械性阻塞因素。

SLE 相关 IPO 的发病机制尚不明确，可能的机制如下。

（1）与肠系膜血管炎相关：肠系膜血管炎是导致 SLE 患者出现腹痛最常见的原因之一，可引起肠黏膜溃疡、肠壁水肿、出血性肠炎及腹水等症状。血管炎是 SLE 基本病变之一，这与其异常的免疫反应引起致病性自身抗体的产生、免疫复合物的形成与沉积和炎细胞浸润等导致组织损伤有关。SLE 并发 IPO 患者抗中性粒细胞胞质抗体（ANCA）多为阳性，ANCA 通过激活中性粒细胞脱颗粒，释放蛋白酶、活化毒性氧自由基，增加一氧化氮或直接与内皮细胞结合，损伤内皮细胞，参与血管炎的发病。

（2）与平滑肌病变相关：导致平滑肌病变的原因可能为原发性平滑肌病变或神经病变，也可继发于 SLE 血管炎或是有相同的针对平滑肌的自身循环抗体引起平滑肌的运动障碍。SLE 相关 IPO 的组织学检查显示肠固有层肌细胞广泛坏死伴炎细胞浸润，甚至萎缩，浆膜层见活动性浆膜炎伴增厚、纤维化，肌间神经支配正常，且并未见血管炎的证据。这提示 SLE 相关 IPO 的发生可能与血管炎无关，而是存在针对平滑肌及浆膜的自身免疫反应。此外，SLE 引起的浆膜炎、腹腔积液，在平滑肌病变的发生发展中也起着一定的作用。

（3）与狼疮活动有一定相关性：既往的研究均认为 SLE 相关 IPO 的发生与狼疮疾病活动程度相关，平均 SLEDAI 评分约 11 分。

(三) 治疗与预后

1. 西医方面

关于 SLE 合并 IPO 的治疗,目前尚无相关指南。应根据患者 IPO 是否为初发,病变是否在进展期,全身其他器官是否有活动表现等情况进行个性化治疗,最常用及最主要的药物治疗为激素和免疫抑制剂。

(1) 对症治疗:可予禁食、胃肠减压、肠外营养等,纠正患者的水电解质失衡,同时,早期给予保护胃肠道黏膜和抑制腺体分泌的药物,以减少消化液渗出或黏膜出血。

(2) 糖皮质激素联合免疫抑制剂:SLE 并发 IPO 的大多数患者对糖皮质激素联合免疫抑制剂治疗反应良好,可用大剂量甲泼尼龙 500~1 000mg/d 冲击治疗 3 天,3 天后再给予环磷酰胺治疗,激素改为足量醋酸泼尼松口服,病情稳定者激素逐渐减量。病情严重还可加用人免疫球蛋白 0.4g/(kg·d)冲击 3~5 天。免疫抑制剂还可选用环孢素 A、甲氨蝶呤、吗替麦考酚酯、硫唑嘌呤等,多数患者经激素及免疫抑制剂治疗后病情可缓解。

(3) 羟氯喹:SLE 患者长期服用羟氯喹可降低疾病活动度、降低器官损害和血栓的发生风险,提高 SLE 患者生存率。因此,2020 年中国系统性红斑狼疮诊疗指南推荐羟氯喹作为长期基础治疗,用于除有禁忌证的全部 SLE 患者。

(4) 抗感染治疗:SLE 患者自身抵抗力较弱,同时因大剂量糖皮质激素和免疫抑制剂的使用,容易合并复杂性和机会性感染,避免感染和积极抗感染治疗对患者的整体预后非常重要。

(5) 手术治疗:IPO 为麻痹性肠梗阻,接受手术干预对其无效,术后若出现肠麻痹可加重肠道运动功能障碍,并诱发 SLE 活动,使病情恶化而危及生命。原则上 SLE 引起的 IPO 应避免手术治疗,但当 IPO 出现急性并发症如肠穿孔、肠缺血或肠绞窄时,必须接受紧急手术治疗。

2. 中医方面

中医古籍对"系统性红斑狼疮""狼疮性肾炎"病名并无记载,依据其临床表现,可归属于中医"日晒疮""阴阳毒""热毒发斑""丹疹"等,而根据系统性红斑狼疮损及内脏时的表现,可归为"水肿""虚劳""痹病""肾着""悬饮"等范畴。

本例患者为中年男性,精神疲倦、乏力为脾肾亏虚、运化失司、四肢精神失养之象;双下肢浮肿、小便夹泡沫为肾气亏虚,固摄失司,精微下注,水湿运化失常而泛溢肌肤之象;腰酸为肾虚腰府失养之象;恶心欲呕、纳差为湿浊内蕴,中焦运化失司之象;口干为脾肾气虚,水津不能上承之象;舌淡暗胖,边有齿痕,苔白腻,脉沉细为脾肾气虚,湿浊瘀阻之象,治疗当以"益气健脾补肾,祛湿化浊活血"为法,方可选用以参芪地黄汤加减。狼疮日久、缠绵难愈,热毒瘀血之邪蕴结体内,耗损肝肾之阴,后期患者又长期服用激素治疗,激素为"纯阳"之品,其性温燥,易化火伤阴,故后期维持治疗应配合滋阴清热法。

经治疗后患者病情稳定,水肿消退,病情趋向稳定。

(四) 体会

SLE 伴发 IPO 的早期诊断尤为重要。临床上表现为系统性损害,确诊或疑似 SLE,同时伴有消化系统症状如恶心、呕吐、腹痛、便秘等,行 X 线检查、腹部 CT 检查证实肠梗阻的存在,并排除机械性肠腔堵塞后,即可考虑 SLE 合并 IPO,应尽早应用糖皮质激素及免疫抑制剂干预,手术治疗效果欠佳,甚至增加额外的风险,应谨慎避免。运用中药汤剂配合中医特色疗法在提高疗效、减量激素、减轻激素免疫抑制剂的毒副作用、降低复发率、改善预后等方面具有一定的优势。患者合并消化道症状,中药在调理脾胃改善相关症状方面也起到非常重要的作用。其后随访六年,患者病情稳定,工作、日常生活均已恢复正常。

（郑婷婷　申妙莹　彭钰）

参考文献

[1] ZHANG L,XU D,YANG H,et al. Clinical Features,Morbidity,and Risk Factors of Intestinal Pseudo-obstruction in Systemic Lupus Erythematosus:A Retrospective Case-control Study [J]. J Rheumatol,2016,43(3):559-564.

[2] LI J,CHEN Z,LI L,et al. CT scoring system for the assessment of systemic lupus erythematosus associated gastrointestinal involvement:a single-center retrospective study [J]. Med J Peking Union Med Coll Hosp,2019,10(3):231-236.

[3] 洪娜,余跃,王巧民,等. 系统性红斑狼疮患者伴发假性肠梗阻的临床分析[J]. 中国临床保健杂志,2016,19(2):213-214.

[4] CECCATO F,SALAS A,GÓNGORA V,et al. Chronic intestinal pseudo-obstruction in patients with systemic lupus erythematosus:report of four cases [J]. Clin Rheumatol, 2008,27(3):399-402.

[5] CONNOR F L,DI LORENZO C. Chronic intestinal pseudo-obstruction:assessment and management [J]. Gastroenterology,2006,130(2 Suppl 1):S29-S36.

[6] 于小勇,延佩,毛加荣,等. 以白金耳为主的Ⅳ型狼疮性肾炎伴假性肠梗阻 1 例并文献复习[J]. 中国中西医结合肾病杂志,2016,17(10):918-919.

[7] JIN P,JI X,ZHI H,et al. A review of 42 cases of intestinal pseudo-obstruction in patients with systemic lupus erythematosus based on case reports [J]. Hum Immunol,2015,76(9): 695-700.

[8] Li Z,Xu D,Wang Z,et al. Gastrointestinal system involvement in systemic lupus erythematosus [J]. Lupus,2017,26(11):1127-1138.

[9]　谢敏珠,陈欣,刘正钊,等.狼疮性肾炎合并狼疮性肠炎患者的临床特征及远期疗效分析[J].肾脏病与透析肾移植杂志,2021,30(1):19-24.

[10]　应振华,张园,王小冬.《2020中国系统性红斑狼疮诊疗指南》解读[J].浙江医学,2022,44(1):1-5.

第二节　狼疮性肾炎合并狼疮性肠系膜血管炎病例

一、病例资料

(一) 病史摘要

1. 基本信息

潘某某,男,40岁,2016年4月19日入院。

2. 主诉

发现蛋白尿6年余,反复腹部胀痛1月余,加重4天。

3. 病史简介

患者于2010年无明显诱因下反复出现蛋白尿++,无皮疹,无关节痛,无口腔溃疡,无脱发消瘦等表现,同年10月外院行肾穿刺活检明确诊断为符合狼疮性肾炎(Ⅴ型),曾先后予激素、吗替麦考酚酯、他克莫司及中医药治疗,病情平稳,维持醋酸泼尼松5mg及吗替麦考酚酯0.25g b.i.d.治疗,24小时尿蛋白总量波动于1 000mg/24h左右,C3波动于0.6~0.7g/L。1月前患者出现反复腹部胀痛,时轻时重,经对症治疗症状可以改善。4天前因患者因腹痛、恶心呕吐加重,不能忍受,伴有少许疲倦,口干,夜眠欠佳,至我院查腹部CT提示:小肠壁明显增厚水肿,并周围渗出积液,小肠淤积,小网膜囊及盆腔少量积液,C3:0.35g/L,以"系统性红斑狼疮、腹痛查因?"为诊断收入我科。

入院症见:患者神清,精神疲倦,咳嗽咳痰,痰多色淡黄质可,易咳出,无发热恶寒,无恶心呕吐,少许口干,无口苦,无关节疼痛,无光过敏,无面浮肢肿,间中腹部隐痛,纳眠欠佳,无尿频急痛,少许尿中夹泡沫,无夜尿,大便调。

既往病史无特殊。患者母亲有系统性红斑狼疮病史,离世前突发腹痛,至急诊就诊时出现意识丧失、血压持续下降等休克症状,后因抢救无效离世,未行尸检。不排除突发狼疮肠系膜血管炎导致急性胃肠穿孔坏死,大量失血死亡可能。

否认其他内科疾病、传染病、手术史,余个人史无特殊。否认药物过敏史。

(二) 体格检查

体温:36.2℃,心率:80次/min,呼吸:20次/min,血压:145/99mmHg。神志

清楚,精神疲倦,发育正常,形体正常,自动体位,对答合理,查体合作。全身皮肤黏膜及巩膜无黄染,未见皮疹及出血点,浅表淋巴结未触及肿大。头颅无畸形,颜面无浮肿,双瞳孔等大等圆,对光反射灵敏,耳鼻无异常,口唇色淡,咽充血(-),双侧扁桃体无肿大,颈软,无颈静脉怒张,气管居中,双甲状腺无肿大。胸廓对称无畸形,双侧呼吸活动度一致,叩诊呈清音,双肺呼吸音清,未闻及干湿啰音。心前区无隆起,心率 80 次/min,律齐,各瓣膜听诊区未闻及明显病理性杂音。腹平软,压痛(+)、无反跳痛,肝肋下未触及,肾区叩击痛(-)。双输尿管行程无压痛,左侧肋脊点、肋腰点轻压痛,双下肢无浮肿。脊柱四肢无畸形,四肢肌力、肌张力正常。神经系统检查:生理反射存在,病理反射未引出。舌淡暗,苔黄腻,脉沉细。

(三)辅助检查

1. 实验室检查

尿液检查:尿红细胞计数 6.61 个/μl,尿蛋白++,24 小时尿蛋白总量 2 070mg/24h。

血液检查:血红蛋白测定 145.0g/L,白细胞计数 6.24×10^9/L,血小板计数 195.0×10^9/L。肌酐 67.0μmol/L,白蛋白 34.7g/L。肾小球滤过率估算值(eGFR)114.25ml/(min·1.73m^2),D-二聚体 19.96mg/L,纤维蛋白原 4.1g/L,白蛋白 35.4g/L。C3 0.55g/L,C4 0.06g/L,CH50 21.0U/ml。自身免疫抗体检测:抗核抗体(ANA)阳性,抗核抗体效价 1:1 000,抗 Ro-52 抗体强阳性(+++),抗 SSA 抗体强阳性(+++),抗 SSB 抗体强阳性(+++),ANCA 系列(-),抗 CMV-IgM、抗磷脂综合征抗体未见异常。

大便检查:粪便常规未见异常。

2. 其他检查

入院前:(2016 年 4 月 17 日)腹部 CT 平扫+增强检查提示:小肠积液,肠壁增厚水肿明显,腹盆腔积液;肝脏密度减低,考虑脂肪肝。

(四)肾病理活检

外院病理结果:符合狼疮性肾炎Ⅴ型(具体未见报告)。

(五)诊断分析

1. 西医方面

本例患者为年轻男性,既往确诊系统性红斑狼疮病史多年,肾穿刺活检提示:Ⅴ型狼疮性肾炎,长期维持醋酸泼尼松 5mg 及吗替麦考酚酯 0.25g b.i.d. 治疗,病情稳定。本次发病以腹部胀痛,恶心呕吐为主要表现。

诊断分析:①患者蛋白尿为主要临床表现,无其他肾外表现,经各项检查临床诊断为系统性红斑狼疮、狼疮性肾炎,行肾脏穿刺检查确诊狼疮性肾炎(Ⅴ型)。②该患者无明显诱因反复腹部胀痛1月余,初期以常见胃肠道消化不良对症处理,症状可缓解但时有反复,症状加重后最终通过腹部增强CT检查发现小肠壁增厚水肿,伴周围渗出积液,部分小肠淤积。同时检测狼疮活动指标,发现C3较之前明显下降,最终确诊为狼疮性胃肠道损害,且表现出典型的狼疮肠系膜血管炎(lupus mesenteric vasculitis,LMV)、假性肠梗阻(intestinal pseudo-obstruction,IPO)、蛋白丢失性肠病(protein-losing gastroenteropathy,PLGE)临床表现——腹痛、呕吐、不明原因的低白蛋白血症。

2. 中医方面

明代以前,胃脘痛和腹痛经常混称,明代以后才将两者明确分开,专立腹痛病名。《症因脉治·腹痛论》指出:"痛在胃之下,脐之四旁,毛际之上,名曰腹痛。若痛在胁肋,曰胁痛。痛在脐上,则曰胃痛,而非腹痛。"确立了腹痛病位,并且沿用至今。

患者为中年男性,长期熬夜,耗气伤阴,气阴两虚,加之患者久居岭南湿热之地,湿热内阻,气血运行不畅,停而为瘀,故发为此病。疲倦、舌淡、脉沉细为脾气亏虚,机体失于濡养之象;夜眠欠佳为气虚心神失养之表现;舌暗为瘀血内阻之表现;口干为阴虚津不上乘之表现,腹部隐痛为湿热瘀阻中焦,不通则痛之象;尿中泡沫为气亏虚,失于固摄,精微下注之象;苔黄腻为湿热瘀阻之象。

综上所述,该患者病位在脾肾,病机为气阴两虚,湿热瘀阻,病性为本虚标实。

(六) 最后诊断

1. 中医诊断

(1) 腹痛(气阴两虚,湿热瘀阻)

(2) 尿浊(气阴两虚,湿热瘀阻)

2. 西医诊断

(1) 狼疮肠系膜血管炎

(2) 系统性红斑狼疮

狼疮性肾炎(Ⅴ型)

(3) 假性肠梗阻

(4) 蛋白丢失性肠病

(七) 治疗经过及随访

患者既往SLE、LN诊断明确,此次因反复腹部胀痛1月余,加重4天入院,入院后查血常规、CRP等感染指标不高,初步排除感染;查尿蛋白++,24h尿蛋白定量2 070mg/24h,入院第2天出现双膝关节肿痛及右掌背片状红斑,大小约 2cm×4cm,结合免疫学、血液学检查结果,根据系统性红斑狼疮疾病活动度评分(SLEDAI-2000),对狼疮活动度进行评分,关节炎 4 分 + 血尿 4 分 + 蛋白尿 4 分 + 皮疹 2 分 + 低补体血症 2 分,共计 16 分,考虑患者狼疮复发,属重度活动,经胃肠道减压,予甲泼尼龙 40mg q.d.+MMF0.75g b.i.d.+羟氯喹(HCQ)0.2g b.i.d. 抑制狼疮活动,并予护胃、抗凝等积极处理后,患者腹痛症状第 2 天即明显缓解,后续维持缓解治疗,复查 24h 尿蛋白总量、尿蛋白-肌酐比值 0.436g/g。中医方面,患者住院期间出现呕吐症状,听诊肠鸣音减弱,结合影像学检查未除外肠梗阻及肠内出血,予禁食禁饮,仅予中医外治法如大承气汤灌肠、吴茱萸散外敷等通腑止痛处理。

出院后患者规律门诊就诊,最终于 2021 年 10 月 19 日将治疗方案调整为醋酸泼尼松龙 15mg q.d.+MMF0.25g b.i.d.+HCQ0.2g b.i.d.+阿司匹林 100mg q.d.。后续患者自述狼疮有发作迹象,伴有腹痛,C3 有下降趋势,但 SLEDAI 评分小于 6 分,考虑患者轻度狼疮活动,分别于 2022-02-21、2022-03-04、2022-03-19、2022-04-16、2022-05-14、2022-06-10、2022-07-09、2022-08-05 入院行贝利尤单抗治疗(贝利尤单抗 600mg i.v.gtt),患者腹痛消失,C3 上升,激素逐渐减量至 5mg q.d.,定期门诊随诊,病情稳定。

中医治疗方面,出院后患者腹痛症状改善,自觉身热、口干口苦,夜间有汗出,考虑患者久病伤气阴,伴有湿热瘀阻于中焦,辨证为气阴两虚、湿热瘀阻,治以益气养阴、清热利湿,兼活血化瘀,用方如下:女贞子 15g,墨旱莲 15g,生地黄 15g,牡丹皮 15g,黄芩 15g,竹茹 15g,莪术(醋)15g,桃仁 10g,知母 15g,酒大黄 10g,决明子 30g,炙甘草 5g。

二、讨论与诊治体会

(一)狼疮性胃肠道损害的临床特点

1. 易漏诊、误治。SLE 患者因其过多自身抗体和免疫复合物形成特点,打击广泛,几乎每个系统和器官都会受到影响。系统性红斑狼疮累及消化系统时往往以胃肠道损害最常见,临床表现无特异性,常导致误诊、误治,其发生机制主要与胃肠道血管壁的免疫复合物沉积、炎症细胞浸润,以及血管内血栓形成有关,其中一半以上是由药物不良反应和病毒或细菌感染引起的。狼疮性胃肠道损害虽然不像狼疮性肾炎那么常见,但与 SLE 相关的胃肠道受累在临床上很重要,因为如果不及时治疗,大多数病例可能会危及生命。狼疮肠系膜血管炎(LMV)是最常见的并发症,其次是蛋白丢失性肠病(IPO)、假性肠梗阻(PLGE)、急性胰腺炎等罕见并发症等。

2. 治疗过程中干扰多,预后差。因为狼疮性胃肠道损害往往与 SLE 活动相关,SLE 的临床症状和实验室表现极为多样。由于主要是非特异性全身症状(例如,疲劳、关节痛和低烧)的隐匿性发作,早期诊断可能很困难。治疗过程中,因最常见的胃肠道症状基本是非特异性的,例如恶心和呕吐、厌食和腹痛,这些症状难以与常见的消化道炎症鉴别。由炎症引起的症状发作、随后的诊断和治疗之间的延迟可导致器官系统损伤的持续进展。以最常见的狼疮肠系膜血管炎(LMV)为例,有研究表明,伴有急性腹痛的 LMV 患者的死亡率为 11%,且尸检回顾发现,尽管有 60% 至 70% 的 SLE 患者有腹腔内急性炎症证据,只有 10% 被临床识别。LMV 发病的具体原因未明,但是有较高的血栓风险事件进展风险,易发展为肠壁梗死、缺血及穿孔。且有回顾性研究表明这些血栓事件的实验室报告均为非特异性报告,常规血液学检查及常用影像学检查难以发现,增强 CT 下常见的表现包括肠管扩张(扩张区肠腔内径 >3cm)、局灶性或弥漫性肠壁增厚(肠壁 >3mm)、肠壁异常强化(又称"靶征")、肠系膜水肿、肠系膜血管狭窄或充血(又称"梳状征")和腹水。

3. 治疗窗口期小,需多学科干预。仍以 LMV 为例,由于 LMV 的原发病变是炎性缺血性血管炎,一旦确诊 LMV,应立即开始积极的抗炎免疫抑制治疗。治疗包括高剂量静脉输注甲泼尼龙或等效药物和完全肠道休息(即禁食)。对于复发性 LMV 患者和仅对静脉泼尼松龙没有充分反应的患者,应开始静脉注射环磷酰胺。环磷酰胺的起始剂量为 1mg/(kg·d),待 LMV 稳定后逐渐减量。部分研究发现肠壁厚度大于 9mm 通常表明存在复发性 LMV,应被视为复发的高危因素。他们建议,对于复发风险高的患者,应尽早开始使用免疫抑制剂。当免疫抑制治疗未获得快速反应时,应考虑对可能的肠穿孔或大面积缺血进行手术干预。24 至 48 小时内的早期剖腹或腔镜探查对于改善 LMV 患者的预后至关重要。较早的案例报道中,11 例 LMV 患者在 48h 后接受手术,其中 10 例死亡,而 33 例在 24~48h 内接受手术的患者无一死亡。综上,LMV 的预后取决于血管受累程度、免疫抑制治疗的及时性和手术干预的时间。已有的研究表明,如果使用腹部 CT 检查辅助诊断并及时实施免疫抑制治疗,LMV 的预后可以得到改善。

4. 积极治疗措施限制整体治愈率,预后差。影像学研究,尤其是腹部计算机断层增强扫描(增强 CT),有助于诊断狼疮性胃肠损害,但若病情较重,需要贯穿整个治疗周期,经济负担重。大多数并发症对皮质类固醇和免疫抑制剂有良好的治疗反应但需要配合足够的支持性措施,如肠道休息、营养支持、抗生素和预防血栓形成,如果不及时给予免疫抑制剂治疗,通常需要手术干预。

（二）狼疮性胃肠道损害的治疗与预后

1. 积极的原发病治疗

主要是 LN 急性期的基础治疗,可优先选择激素和 HCQ 的治疗方案,目的是尽快抑制狼疮活动以延缓对胃肠系统的病理进展。

2. 抗凝治疗

狼疮性胃肠道损害往往伴随的胃肠黏膜水肿和肠系膜血管内血流下降所导致的高凝状态,需要积极抗凝治疗。对已经发现的肠内血栓形成和假性肠梗阻患者,因禁食原因,推荐低分子肝素(low molecular weight heparatin,LMWH)治疗;未禁食患者可按照 LN 国内指南证据,推荐小剂量阿司匹林(low dose aspirin,LDA)或羟氯喹(hydroxychloroquine,HCQ),与阿司匹林相比,HCQ 安全性及有效性更高。

3. 基础治疗

包括对腹泻患者的电解质纠正;减少胃肠负担,全流或禁食;合并有感染积极使用抗生素等。

4. 预后

多数患者预后与 LN 稳定度相关,对胃肠道症状反复发作者,应充分评估病因,因顽固性 LN 导致的反复发作,建议进行重复肾活检,根据病理改变、血清学和临床指标调整免疫抑制治疗方案。可调整为多靶点方案、自体干细胞移植、抗 CD20 单克隆抗体治疗方案。其次,胃肠症状的发作多与感染后免疫亢进相关,尤其是在对 LN 的诱导治疗初期(3 月内)易感染,应尽量排除感染风险后再行 LN 诱导治疗。国内一项回顾性研究发现,虽然 LMV 病例经积极治疗后,胃肠道症状均明显改善,但肾脏预后较差,5 年人、肾存活率仅分别为 87.4% 和 72.0%,低于既往 LN 队列研究(5 年肾存活率 93.1%)。增生型 LN 的 LMV 患者肾脏预后最差,5 年肾存活率仅为 53.6%。

（三）体会

狼疮性胃肠道损害是 SLE 患者常见的消化系统并发症,发病隐匿,易漏诊误诊,确诊难度大,临床医师应对常见的消化系统疾病症状,如腹痛、腹泻、胃痛、呕吐等保持足够的警惕。若怀疑出现狼疮性胃肠道损害,及时完善自身抗体、补体等狼疮活动性评分及腹部增强 CT 检查,早期的免疫学治疗干预是影响预后的关键,但必须先排查感染的风险,以免造成重症感染,若积极的激素＋免疫抑制治疗后,48 小时内未见症状明显改善,应尽快进行外科干预,避免肠坏死、肠穿孔等严重并发症。

（李虎才　朱盛诚　王立新）

参考文献

［1］ BREWER B N,KAMEN D L. Gastrointestinal and Hepatic Disease in Systemic Lupus Erythematosus ［J］. Rheum Dis Clin North Am,2018,44(1):165-175.

［2］ 王永炎、鲁兆麟. 中医内科学［M］. 北京:人民卫生出版社,1999:413.

［3］ GLADMAN D D,IBAÑEZ D,UROWITZ M B,et al. Systemic Lupus Erythematosus Disease Activity Index 2000 ［J］. J Rheumatol 2002,29(2):288-291.

［4］ TIAN X P,ZHANG X. Gastrointestinal involvement in systemic lupus erythematosus: Insight into pathogenesis,diagnosis and treatment ［J］. World Journal of Gastroenterology, 2010,16(24):2971-2977.

［5］ ALVES S C,FASANO S,ISENBERG D A. Autoimmune gastrointestinal complications in patients with systemic lupus erythematosus:case series and literature review ［J］. Lupus, 2016,25(14):1509-1519.

［6］ KOO B S,HONG S,KIM Y J,et al. Lupus enteritis:clinical characteristics and predictive factors for recurrence ［J］. Lupus,2015,24(6):628-632.

［7］ JANSSENS P,ARNAUD L,GALICIER L,et al. Lupus enteritis:from clinical findings to therapeutic management ［J］. Orphanet J Rare Dis,2013,8:67.

［8］ PERLEMUTER G,CHAUSSADE S,WECHSLER B,et al. Chronic intestinal pseudoobstruction in systemic lupus erythematosus ［J］. Gut,1998,43(1):117-122.

［9］ SHOR D B,DAHAN S,COMANESHTER D,et al. Does inflammatory bowel disease coexist with systemic lupus erythematosus? ［J］Autoimmun Rev,2016,15(11):1034-1037.

［10］ HORITA T,ATSUMI T,YOSHIDA N,et al. STAT4 single nucleotide polymorphism,rs7574865 G/T,as a risk for antiphospholipid syndrome. ［J］. Ann Rheum Dis,2009,68(8):1366-1367.

［11］ 中华医学会风湿病学分会,国家皮肤与免疫疾病临床医学研究中心,中国系统性红斑狼疮研究协作组.2020 中国系统性红斑狼疮诊疗指南［J］. 中华内科杂志,2020(3):172-185.

［12］ 谢敏珠,陈欣,刘正钊,等. 狼疮性肾炎合并狼疮性肠炎患者的临床特征及远期疗效分析［J］. 肾脏病与透析肾移植杂志,2021,30(1):19-24.

第三节 狼疮性肾炎合并抗磷脂综合征并发脾动脉栓塞病例

一、病例资料

(一)病史摘要

1. 基本信息

胡某某,男,23 岁,2021 年 8 月 25 日入院。

2. 主诉

反复疲倦乏力 8 年余,左侧腰痛 10 天,发热半天。

3. 病史简介

患者 2013 年 7 月因反复疲倦乏力 1 月余于广州三甲医院就诊(具体资料不详),最终明确诊断为狼疮性肾炎,经治疗后病情稳定出院,后患者间断门诊就诊,约 2 年尿蛋白转阴后自行停药。2021 年 8 月 15 日患者出现左侧阵发性腰部疼痛,无恶心呕吐,无腹胀腹泻,未予特殊处理。2021 年 8 月 25 日出现发热,测得体温最高 39.0℃,伴恶寒,左侧腰痛,乏力,无胸闷心悸,无鼻塞流涕,无咳嗽咳痰,无尿频尿痛,无皮疹及皮下出血点,遂至我院急诊就诊,急诊查血常规:白细胞计数:9.78×10⁹/L,中性粒细胞百分比:87.7%,血红蛋白测定:102g/L,血小板计数:278×10⁹/L,血肌酐:96μmol/L,β-羟丁酸:1.16mmol/L,C反应蛋白:43.30mg/L,降钙素原:0.27ng/ml;胸部+全腹部 CT 平扫检查:①左下肺后基底段胸膜下淡薄小结节,建议追踪复查。②脾脏体积增大,密度不均,建议进一步检查。③腹腔、盆腔少量积液。急诊予美林退热、补液支持等治疗。患者腹痛好转,体温下降,以"发热查因、狼疮性肾炎"为诊断收入院系统诊治。

入院症见:患者神清,精神疲倦,左侧腹部阵发性疼痛,发热,体温 37.5℃,无恶心呕吐,无腹泻腹胀,无鼻塞流涕,无咳嗽咳痰,无恶寒,纳眠一般,二便调。

既往史:2 岁时行手术摘除眼球,现留置义眼;地中海贫血病史,曾因重度贫血输注红细胞一次;吸烟 3 年余,10 支/d,祖父地中海贫血病史,余个人史和家族史无特殊。否认药物过敏史。

(二)体格检查

体温:37.5℃,心率:93 次/min,呼吸:20 次/min,血压:106/70mmHg。神志清楚,精神疲倦,发育正常,形体正常,自动体位,对答合理,查体合作。全身皮肤黏膜及巩膜无黄染,未见皮疹及出血点,浅表淋巴结未触及肿大。头颅无畸形,颜面无浮肿,左眼为义眼,右瞳孔直径约 3mm,对光反射灵敏,耳鼻无异常,咽充血(+),双侧扁桃体无肿大,颈软,无颈静脉怒张,气管居中,双甲状腺无肿大。胸廓对称无畸形,双侧呼吸活动度一致,叩诊呈清音,双肺呼吸音清,未闻及干湿啰音。心前区无隆起,心率 93 次/min,律齐,各瓣膜听诊区未闻及明显病理性杂音。腹平软,无压痛、反跳痛,肝肋下未触及,脾肋下 3cm 可触及,左侧肾区叩击痛(+),右侧肾区叩击痛(-)。双输尿管行程无压痛,左侧肋脊点、肋腰点轻压痛,双下肢无浮肿。脊柱四肢无畸形,四肢肌力、肌张力正常。神经系统检查:生理反射存在,病理反射未引出。舌淡暗,苔薄白,脉弦数。

(三) 辅助检查

1. 实验室检查

尿液检查:尿潜血 ++,尿蛋白 ++,尿酮体 ++,尿红细胞计数 19.8个/μl,尿胆原、尿胆红素、尿葡萄糖、尿亚硝酸盐阴性;24 小时尿蛋白总量4 222.8mg/24h。

血常规:WBC 9.98×10^9/L,Hb 97g/L,PLT 241×10^9/L,中性粒细胞计数7.91×10^9/L,淋巴细胞计数 1.05×10^9/L,单核细胞计数 1.00×10^9/L,红细胞沉降率 >120mm/h。生化:血清总蛋白 61.2g/L,白蛋白 33.9g/L,肌酐 86μmol/L,高密度脂蛋白胆固醇 0.73mmol/L,低密度脂蛋白胆固醇 3.49mmol/L,凝血功能:D-二聚体 2.60mg/L,活化部分凝血活酶时间 45.8s,凝血酶原时间 PT 13.0s,纤维蛋白原 7.10g/L。转铁蛋白饱和度:铁 1.20μmol/L,不饱和铁结合力 27.5μmol/L,总铁结合力 28.7μmol/L,转铁蛋白饱和度 4.2%。贫血 3 项:铁蛋白 930.88ng/ml,叶酸4.80nmol/L,维生素 B_{12}(vitamin B,VB)114.00pmol/L。25 羟维生素 D:17.2nmol/L。

免疫学指标检测:抗人球蛋白阳性,抗核抗体阳性,抗核抗体效价 1:320,抗线粒体抗体 M2 型阳性。IgG 8.12g/L。C3 1.02g/L,C4 0.2g/L,CH50 33U/ml。抗磷脂综合征抗体:抗心磷脂抗体(IgG)53.90CU,抗 β2 糖蛋白 I 抗体(IgG)141.00CU。

大便检查:粪便常规未见异常。

病原学检查:血培养、厌氧菌培养、曲霉菌培养、结核分枝杆菌培养均阴性。

2. 其他检查

入院前:(2021 年 8 月 25 日)胸部 + 全腹部 CT 平扫检查:①左下肺后基底段胸膜下淡薄小结节,建议追踪复查。②脾脏体积增大,密度不均,建议进一步检查。③腹腔、盆腔少量积液。

(2021 年 9 月 7 日)腹部彩超:脾大,脾内片状低回声区,脾结核未排除;肝、胆、胰未见异常。肾动静脉彩超:双肾动脉、静脉未见异常。胸部 + 全腹 + 盆腔螺旋 CT平扫 + 三维重建:对比 8 月 25 日检查结果,现片示:①脾脏体积增大,脾内多发低密度影范围较前增大,考虑脾梗死;(图 4-1)脾动脉局部充盈缺损,考虑血栓形成。②左

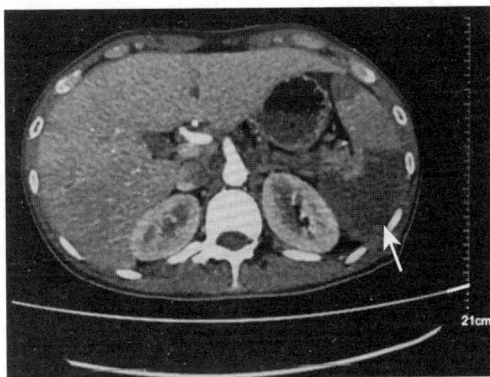

图 4-1　2021 年 9 月 7 日增强 CT 所见脾梗死

侧胸腔少量积液,左下肺局部膨胀不全。③腹膜后多发稍大淋巴结。

(四)肾病理活检

2021年9月2日肾活检结果如下。

免疫荧光:检及肾小球7个:IgA++,IgG+++,IgM+++,C3+++,C1q+++,FRA−,Kappa链+++,Lambda链+++,乙型肝炎表面抗原(hepatitis B surface antigen,HBsAg)未检,乙型肝炎核心抗原(hepatitis B core antigen,HBcAg)未检,沉积方式:肾小球毛细血管祥颗粒状沉积。

光镜检查:共检及肾小球20个。其中肾小球球性硬化:0个。肾小球节段性硬化:2个。肾小球新月体形成:1个(小细胞-纤维性新月体)。肾小球系膜细胞及基质呈局灶节段性轻度增生。毛细血管内皮细胞未见明显增生。毛细血管基底膜弥漫性增厚,伴弥漫性钉突形成。上皮下及系膜区见嗜复红蛋白沉积。肾小管上皮细胞弥漫性空泡变性及颗粒变性,灶性肾小管萎缩(约10%)。肾间质小灶纤维化(约10%),伴灶性淋巴细胞浸润。肾小动脉管壁轻度增厚。

主要诊断:膜型狼疮性肾炎合并局灶性狼疮性肾炎。

分级:ISN/RPS分类V型+Ⅲ(A/C)型。

(五)诊断分析

1. 西医方面

原发病诊断:①依据2019EULAR/ACR系统性红斑狼疮分类标准:多系统损害——肾脏损害、血液系统损害,伴有抗核抗体、抗双链DNA抗体等自身抗体阳性;ANA≥1:80,发热(2分),胸腔积液(5分),蛋白尿>0.5g/24h(4分),肾活检为V+Ⅲ型LN(8+10分),抗磷脂抗体阳性(2分),总分>10分,符合2019EULAR/ACR系统性红斑狼疮分类标准,SLE诊断成立(ANA≥1:80+)。②肾活检显示符合狼疮性肾炎病理改变的膜型狼疮性肾炎合并局灶性狼疮性肾炎。本案中肾活检病理示肾小球系膜细胞及基质呈局灶节段性轻度增生,累及<50%肾小球,诊断为Ⅲ(A/C)型LN。光镜下可见肾小球毛细血管基底膜弥漫性增厚,伴弥漫性钉突形成及上皮下及系膜区见嗜复红蛋白沉积。免疫荧光和电子显微镜下见肾小球毛细血管祥颗粒状沉积。故诊断V型膜性LN。根据2018年RPS工作组对LN病理类型和美国国立卫生研究院(NIH)肾组织慢性指数(CI)评分,考虑肾组织慢性评分为3分(新月体1分+肾小管萎缩1分+间质纤维化1分)。

综上,患者明确诊断为V+Ⅲ(A/C)型膜性狼疮性肾炎合并局灶性狼疮性肾炎、狼疮性肾炎(LN)。

继发疾病诊断：抗磷脂综合征（antiphospholipid syndrome，APS）是一种以多发血栓相关事件为主要临床表现，伴有持续中、高滴度的抗磷脂抗体（anti-phospholipid antibody，APA）的自身免疫病。2006 年抗磷脂综合征悉尼修订的分类标准中明确，符合血栓形成或反复自然流产等临床表现之一及实验室标准（血浆中狼疮抗凝物阳性、抗心磷脂抗体：IgG 型/IgM 型中高效价阳性抗体、抗 β2 糖蛋白 I 抗体：IgG 型/IgM 型阳性）之一即可诊断为 APS。继发于系统性红斑狼疮、干燥综合征等结缔组织疾病的 APS 较为多见。APS 症状与多系统关联，其中最常见的血管性血栓多在心、脑、妇科生殖系统形成，此患者最终确诊为脾梗死，较为少见。表现为脾动脉或其分支阻塞导致的脾脏组织缺血坏死，症状与其他腹腔相关疼痛相比无特异性，易漏诊、误诊。患者发病时发热恶寒，左侧腰痛，初诊考虑感染，经抗感染、止痛等对症治疗后腰痛症状改善，后患者再次出现腰痛难忍，复查增强 CT 提示脾脏体积增大，脾内多发低密度影范围较前增大，考虑脾梗死；脾动脉局部充盈缺损，考虑血栓形成。结合免疫学检查见抗心磷脂抗体阳性，考虑为 SLE 继发抗磷脂综合征，形成脾动脉血栓，造成脾梗死。

2. 中医方面

《素问·脉要精微论》言："腰者肾之府，转摇不能，肾将惫矣。"腰为肾之外府，腰部有恙，其病本在肾。肾为先天之本，先天之气伏失，五脏六腑无先天之养，气机紊乱，血瘀不行，腠理失司，外邪更易侵扰。

患者为年轻男性，突发急性腰痛，未有外伤诱因，以症为病名，是为腰痛；精神疲倦，乏力，面色少华为脾肾两虚的表现，形体失养；左侧腰部疼痛，舌质淡暗为气虚血瘀，瘀血阻络之象；胃纳差为脾虚失运，运化失司；口干口苦为阴虚津液不足以上承于口之象；脉弦数为卫外不固，正邪交争之象。

综上所述，该患者病位在脾肾，病机为脾肾两虚血瘀，病性为本虚标实。

（六）最后诊断

1. 中医诊断

（1）腰痛（脾肾两虚血瘀）

（2）阴阳毒（脾肾两虚血瘀）

2. 西医诊断

（1）脾梗死

（2）系统性红斑狼疮

狼疮性肾炎（Ⅴ型 +ⅢA/C 型）

（3）抗磷脂综合征

(七)治疗经过及随访

腰痛方面:患者此次因腰痛伴发热入院。入院后炎症指标升高,初步考虑感染,治疗上予莫西沙星抗感染 1 周后,复查血常规、CRP 等感染指标较前下降,但 2021 年 9 月 7 日患者左侧腰痛加重,复查 CRP 149.1mg/L,同时予复查上腹部增强 CT 检查,结果提示脾脏体积增大,脾内多发低密度影范围较前增大,考虑脾梗死;脾动脉局部充盈缺损,考虑血栓形成。请外科、介入科会诊后,均考虑无介入、外科手术切除指征。拟行抗凝治疗,由于患者肾穿刺术后,抗凝存在肾出血风险,综合评估后,9 月 7 日使用依诺肝素 0.4ml,每 12 小时 1 次抗凝,同时予以足量激素治疗原发病,患者腰痛症状第 2 天即明显缓解,2021 年 9 月 16 日出院后桥接至利伐沙班片 15mg 继续抗凝,约 1 周后腰痛完全消失,维持治疗 3 月后患者未随诊。

2019 年欧洲抗风湿病联盟明确指出,在成人血栓性 APS 的治疗中,对确诊 APS 的首次动脉血栓事件者,应即刻进入二级预防防止血栓事件再发生。使用维生素 K 拮抗剂优于单用阿司匹林,根据个体出血与血栓复发风险设定 INR 目标值为 2.0~3.0 或 3.0~4.0,亦可考虑华法林标准抗凝联合阿司匹林治疗,对于 INR 目标值达标患者可转入一级预防,首推低剂量的阿司匹林个性化用药。

狼疮性肾炎方面:患者既往 SLE、LN 诊断明确,经激素、吗替麦考酚酯治疗后,狼疮症状缓解,自行停药。此次入院后复查尿蛋白 ++,24h 尿蛋白定量:4 222.8mg/24h,结合免疫学、血液学检查结果,考虑患者狼疮复发,为明确肾脏病理分型,行肾活检,病理提示膜型狼疮性肾炎合并局灶性狼疮性肾炎,于 2021 年 9 月 7 日开始行静脉抗凝及足量激素、吗替麦考酚酸酯治疗,患者 2022 年 10 月复查 24 小时尿蛋白总量为 712mg/24h。

在院中医治疗经过:初入院,患者仍有反复高热,体温波动,结合患者口苦咽干,胃纳差,舌暗,苔黄,脉弦略数等四诊,考虑中焦湿热积留,辨证为胃热脾虚,治以健脾祛热,方药如下:黄芪 15g,炒白术 15g,茯苓 10g,炙甘草 10g,黄芩 3g,炒黄连 3g,广陈皮 10g,柴胡 6g,防风 6g,鸡内金 10g。后续患者体温下降,结合患者乏力、腹痛症状,考虑脾肾气虚血瘀,治以补脾益肾、化瘀止痛,方药如下:党参 15g,白术 15g,茯苓 20g,升麻 15g,芡实 15g,金樱子 15g,菟丝子 15g,僵蚕 10g,灯盏细辛 3g,牛膝 15g,延胡索 15g。后患者综合治疗腹痛改善后要求停服中药汤剂。出院不带中药,间断门诊就诊。

2021 年 11 月返院复诊,查全腹 CT 平扫 + 增强检查提示:脾脏体积增大,密度不均匀,可见多发斑片状、扇形低密度影,边界欠清,增强扫描未见强化。

动脉期脾动脉局部未见显影,见条状充盈缺损影。诊断意见:脾脏体积增大,脾内多发低密度影范围较前缩小,考虑脾梗死,脾动脉局部充盈缺损,考虑血栓形成(图4-2)。

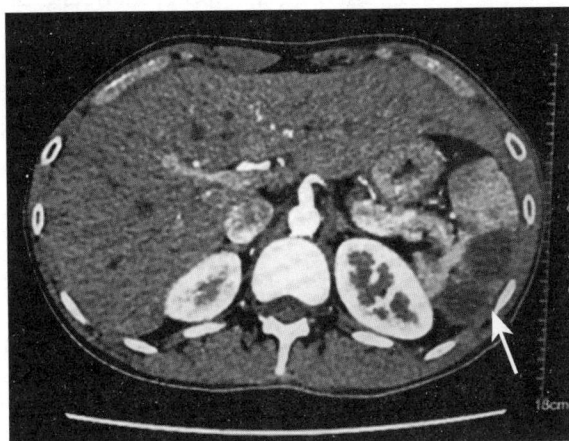

图4-2　2021年11月10日腹部CT复查所见脾脏影像

2022年10月返院复诊,查CT平扫+增强提示:脾脏体积增大,密度不均匀,可见多发斑片状、扇形低密度影,边界欠清,增强扫描未见强化。原动脉期脾动脉条状充盈缺损影已基本消失。诊断意见:脾脏体积增大,脾内多发低密度影范围较前进一步缩小,考虑脾梗死,脾动脉血栓基本吸收(图4-3)。

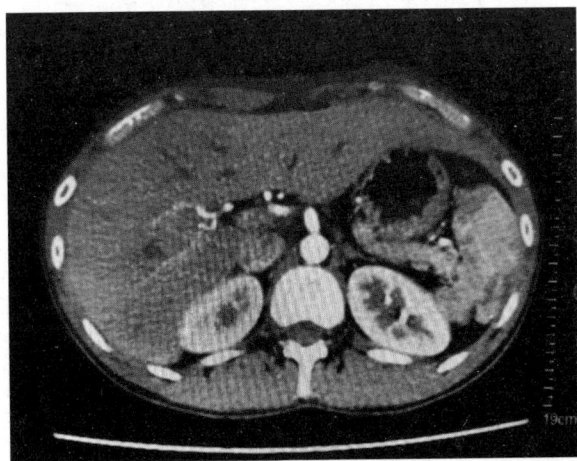

图4-3　2022年10月27日腹部CT复查所见脾脏影像

二、讨论与诊治体会

(一) 狼疮性肾炎合并抗磷脂综合征发病率及预后

LN 合并 APS 比较常见,一项基于欧洲人群的文献报道中 13 个国家的 1 000 患者中继发于系统性红斑狼疮(SLE)的 APS 占 36.2%。一项来自中国的单中心回顾性研究表明 LN 伴与不伴有 APS 患者间平均随访 63.7 个月,两组肾脏存活率未见统计学差异,但 APS 组患者肾活检病理狼疮活动度更明显,与既往国际研究相符。

APS 患者最严重的继发症为灾难性抗磷脂综合征,第十六届国际抗磷脂抗体大会建议如出现血栓形成存在三个或三个以上的器官,发病时间小于 1 周,且微血管血栓形成在至少一个器官,无论有无证实抗磷脂抗体存在,都可以诊断为灾难性抗磷脂综合征(Catastrophic Antiphospho-lipid Syndrome, CAPS)。在一项来源于欧洲的继发性磷脂队列研究中,9.3% 的患者在 10 年的研究期内死亡,死亡的主要原因是血管血栓形成(36.5%)。而这些患者 10 年内 CAPS 的发生率为 0.9%,CAPS 患者的死亡率为 55.6%。

(二) APS 的病因及继发血栓形成的机制

抗磷脂综合征是一种非炎症性自身免疫病,常见临床表现为血栓形成、病态妊娠、血小板减少,同时血清中可测出中高滴度抗磷脂抗体,上述症状可以单独或多个共同存在。可累及心、脑、肺、生殖等系统,肾损害多表现为肾动脉狭窄、肾静脉血栓、高血压甚至终末期肾病。

APS 可分为原发性 APS 和继发性 APS,系统性红斑狼疮(SLE)或类风湿关节炎(RA)等自身免疫病继发 APS 较多见。其中短期内进行性血栓形成的继发 APS 预后较差,造成多器官功能衰竭甚至死亡。

与此病例相关,研究报道伴 APA 的 LN 患者在随访 20 年后将有约 50%~70% 进展至 APS,除了与 LN 患者的凝血功能异常的病理基础相关,也与 APS 及 SLE 在某种程度上具有共同的遗传背景研究相符。

APS 血栓的形成机制尚不明确,目前主要共识为"二次打击"学说:"一次打击"为 APA 影响中性粒细胞、血小板等参与血管内皮细胞凝血机制,导致易栓倾向;"二次打击"即为血栓形成诱因,如急慢性感染、长期卧床或制动、药物的副作用等。

1. "一次打击"相关机制

APA 激活哺乳动物雷帕霉素靶蛋白(mammalian target of rapamycin mTOR)复合物,从而刺激血管内皮细胞增生,参与血管病变;C4a、C3a 和 C5a 作为炎症介质在补体诱导的胎盘炎症过程中起重要作用,也可以增加血管通透性,激活血小板和中性粒细胞,并诱导单核细胞释放促炎细胞因子构成血栓形成微环境。同时,反复静脉血栓形成与 APS 患者普遍存在 H 因子的自身抗体有关。

2. APA 的分类

APA 主要分为诊断标准中包括的 3 种,即抗心磷脂抗体(anticardiolipin antibody,ACA)、狼疮抗凝物(lupus anticoagulant,LA)和抗 β2GPI 抗体。除以上实验室指标,近年来发现有多种"诊断标准外"的 APA,包括 IgA 型抗体、抗磷脂酰丝氨酸/凝血酶原抗体(phosphatidylserinedependent antiprothrombin antibodies,aPS/PT)、抗第一功能区的 β2GPI(domain I of β2GPI)抗体以及抗膜联蛋白抗体等,但这些实验室指标应用尚不足,暂未纳入 APS 诊断标准中。

(三) 治疗与预后

1. 西医方面

西医治疗以急性期早发现并处理血栓及抑制狼疮活动,稳定期持续抑制免疫合并血栓二级预防为主。

急性期治疗

(1) 对症治疗:主要为纠正急性肾损伤成因和对症处理并发症,如纠正贫血、控制血压、利尿、维持电解质及酸碱平衡等。

(2) APS 的抗凝治疗:静脉血栓风险管理中评估为高危,合并 APA 反应阳性患者,需血栓一级预防,首选低分子肝素(low molecular weight heparatin,LMWH);合并 APA 检测阳性患者,推荐小剂量阿司匹林(low dose aspirin,LDA);合并自身免疫性疾病的患者更推荐使用安全性更高的羟氯喹(hydroxychloroquine,HCQ)。

(3) LN 急性期的基础治疗:主要分为激素治疗和 HCQ 的治疗。

激素在治疗 LN 中发挥着至关重要的作用。激素的用法和剂量应根据病理类型、激素敏感性、合并症情况个体化应用,活动增生性 LN 及伴有微血管病变的 LN 需要在口服治疗前使用冲击疗法。

HCQ 具有免疫调节和抑制肾脏损伤进展的作用,同时能抑制 APA 对内皮细胞的损伤,预防 SLE 患者血栓。对于 APA 阳性的 LN,或合并 APS 的患者,如无禁忌证,应常规使用 HCQ。

(4) 免疫抑制剂:免疫抑制剂的使用可降低激素的累积剂量,控制疾病活动,提高临床缓解率,并可预防疾病复发。常规治疗效果不佳、激素难以减量、肾外脏器受累患者为免疫抑制剂治疗人群。

（5）肾脏替代治疗：无尿超过 24 小时、尿素氮迅速升高、血钾超过 6.5mmol/L 及（或）伴有水肿、心衰和顽固性高血压时，应立即进行透析治疗。

2. 中医方面

患者为年轻男性，以腰痛为主诉入院；精神疲倦，乏力，面色少华为脾肾两虚的表现，形体失养；腰部疼痛，舌质淡暗为气虚血瘀，瘀血阻络之象；胃纳差为脾虚失运，运化失司；口干口苦为阴虚津液不足以上承于口之象；脉弦略数为卫外不固，正邪交争之象。患者收治前使用抗生素，暂无高热，仍有反复低热，是为正虚邪去，患者脾肾更为亏虚。

针对此病案，患者入院时有高热，考虑为正邪交争，热邪入胃碍脾，辨证为胃热脾虚，以标本兼治为原则，方选四君子汤加减，方中加柴胡、黄芩、黄连主清中焦湿热，鸡内金开胃，酌用防风护表；后患者体温下降，纳差，开始出现腹痛，考虑为正虚邪去，无以运化，辨证为脾肾两虚血瘀，治以补益脾肾，活血化瘀兼加延胡索止痛。经治疗后患者免疫指标下降，腹痛消失，病情趋向稳定。基于患者病后体虚，辨证为脾肾气虚，以补益脾肾为法，方用参芪地黄汤加减。

（四）体会

狼疮性肾炎是 SLE 的最常见的临床表现，临床中出现发热、腰痛，除考虑狼疮活动、感染性疾病外，对于常规治疗症状缓解不明显的患者，应拓宽思路，积极完善相关检查排除 APS 导致的血栓事件，应引起临床医师的足够重视，必要的影像学检查分析及复查是及时发现血栓，尽早内外科干预的关键。而运用中药方剂配合中医特色疗法可以有效减少激素、免疫抑制等治疗的副作用及改善预后。

（王立新　朱盛诚）

参考文献

［1］　TEKTONIDOU M G, ANDREOLI L, LIMPER M, et al. EULAR recommendations for the management of antiphospholipid syndrome in adults［J］. Ann Rheum Dis, 2019, 78（10）: 1296-1304.

［2］　龙颖, 韦丽娟, 覃素梅, 等. 急性胰腺炎合并脾梗死的诊治分析并文献复习［J］. 中国医师杂志, 2021, 23（12）: 1814-1817.

［3］　陈怀民. 腰痛病证古代文献研究［D］. 北京: 北京中医药大学, 2013: 27.

［4］　CERVERA R, PIETTE J C, FONT J, et al. Antiphospholipid syndrome: clinical and immunologic manifestations and patterns of disease expression in a cohort of 1 000 patients［J］. Arthritis Rheum, 2002, 46（4）: 1019-1027.

［5］　刘洋, 刘正钊, 周敏林, 等. 伴抗磷脂综合征狼疮性肾炎患者的临床特点及预后［J］.

肾脏病与透析肾移植杂志,2017,26(2):125-130.

[6] CERVERA R,RODRÍGUEZ-PINTÓ I,LEGAULT K,et,al. 16th International Congress on Antiphospholipid Antibodies Task Force Report on Catastrophic Antiphospholipid Syndrome [J]. Lupus.2020,29(12):1594-1600.

[7] CERVERA R,SERRANO R,PONS-ESTEL G J,et al. Morbidity and mortality in the antiphospholipid syndrome during a 10-year period:a multicentre prospective study of 1 000 patients [J]. Ann Rheum Dis.2015,74(6):1011-1018.

[8] WANG Z,WANG Y,ZHU R,et al. Long-term survival and death causes of systemic lupus erythematosus in China:a systemic review of observational studies [J]. Medicine,2015,94(17):794.

[9] 中华医学会风湿病学分会.抗磷脂综合征诊断和治疗指南[J].中华风湿病学杂志,2011(6):407-410.

[10] HORITA T,ATSUMI T,YOSHIDA N,et al. STAT4 single nucleotide polymorphism,rs7574865 G/T,as a risk for antiphospholipid syndrome. [J]. Annals of the rheumatic diseases,2009,68(8):1366-1367.

[11] SCIASCIA S,AMIGO M C,ROCCATELLO D,et al. Diagnosing antiphospholipid syndrome:'extra-criteria' manifestations and technical advances. [J]. Nat Rev Rheumatol,2017,13(9),548-560.

[12] CANAUD G,BIENAIMÉ F,TABARIN F,et al. Inhibition of the mTORC Pathway in the Antiphospholipid Syndrome [J]. T N Engl J Med,2014,371(4):303-312.

[13] FOLTYN ZADURA A,MEMON A A,STOJANOVICH L,et al. Factor H Autoantibodies in Patients with Antiphospholipid Syndrome and Thrombosis. [J]. J Rheumatol,2015,42(10):1786-1793.

[14] BELIZNA C. Hydroxychloroquine as an anti-thrombotic in antiphospholipid syndrome[J]. Autoimmun Rev,2015,14(4):358-362.

[15] 中华医学会风湿病学分会,国家皮肤与免疫疾病临床医学研究中心,中国系统性红斑狼疮研究协作组.2020中国系统性红斑狼疮诊疗指南[J].中华内科杂志,2020(3):172-185.

第五章

狼疮性肾炎合并血液系统损伤

第一节　狼疮性肾炎合并血栓性微血管病

一、病例资料

（一）病史摘要

1. 基本信息

王某某,女,28 岁,2016 年 8 月 29 日入院。

2. 主诉

反复发热伴双下肢浮肿 1 月余,加重伴气促 2 天。

3. 病史简介

患者 2016 年 7 月 20 日开始自觉发热,测体温最高达 37.9℃,无咳嗽咳痰,予对症处理后体温反复。直至 2016 年 8 月 6 日因双下肢浮肿明显至我院就诊,门诊查白蛋白(ALB):24.5g/L;血肌酐(Scr):74μmol/L,血总二氧化碳(TCO$_2$):19.4mmol/L,血尿酸(UA):365μmol/L;泌尿系彩色多普勒超声:双肾实质回声稍增强。门诊对症治疗后症状反复。2016 年 8 月 27 日,患者双下肢浮肿明显,自觉气促,遂至我院急诊就诊,查血常规:白细胞计数(WBC) 2.7×10^9/L,血红蛋白(Hb)68g/L,血小板计数(PLT)35×10^9/L,ALB 19.9g/L,急诊生化:钠离子(Na$^+$)125mmol/L,钾离子(K$^+$)6.33mmol/L,TCO$_2$ 11.8mmo/L,Scr 176μmol/L,尿常规:尿潜血 ++++,尿蛋白 ++++,免疫功能检测:C3 0.18g/L,C4 <0.655g/L,CH50 8U/ml,自身免疫抗体检测:抗核抗体 ANA 阳性,抗核抗体效价 1:1 000,抗组蛋白抗体弱阳性,抗核小体抗体弱阳性,抗 SSA 抗体弱阳性,抗双链 DNA 抗体阳性。胸部 X 线检查:双下肺、左肺舌段感染,双侧少量胸腔积液,建议治疗后复查。急诊考虑诊断为狼疮性肾炎、系统性红斑狼疮、急性肾衰竭、肺部感染,收入院进一步系统诊治。

　　既往贫血病史,贫血反复。曾因重度贫血,予输注同型红细胞治疗。个人史和家族史无特殊。否认药物过敏史。

（二）体格检查

　　体温37.5℃,心率97次/min,呼吸18次/min,血压158/130mmHg。贫血貌,意识清楚,精神疲倦,发育正常,体形中等,营养一般,自动体位。右上臂可见散在出血点;余全身皮肤未见皮疹及出血点,巩膜未见黄染,全身浅表淋巴结未触及肿大。头颅五官无畸形,双瞳孔等大等圆,直径约3mm,对光反射灵敏,头颅五官端正无异常,口唇无发绀,伸舌居中,咽无充血,双扁桃体无肿大。颈软无抵抗,颈静脉稍充盈,肝-颈静脉回流征(−)。气管居中,甲状腺未扪及明显异常。胸廓对称,双侧呼吸活动度一致,双肺呼吸音稍粗,双下肺可及湿啰音。心前区无隆起,无抬举样搏动,心界无扩大,心率97次/min,律齐,各瓣膜听诊区未闻及病理性杂音。腹部软,全腹无压痛及反跳痛,肝脾肋下未触及,墨菲征(−),麦氏点压痛(−),移动性浊音(+),肠鸣音正常。双输尿管行程无压痛,肋脊点、肋腰点无压痛,双肾区叩击痛(−)。颜面及四肢轻度凹陷性浮肿。脊柱四肢无畸形,四肢肌力、肌张力正常。神经系统检查:生理反射存在,病理反射未引出。舌淡暗,苔薄白,脉沉细稍数。

（三）辅助检查

1. 实验室检查

　　尿液检查:尿比重1.020,尿白细胞计数21.12个/μl,尿红细胞计数4 662.24个/μl,尿蛋白+++,尿胆原、尿胆红素、尿葡萄糖、尿亚硝酸盐、尿酮体阴性。尿RBC位相:尿红细胞总数26 360 000个/ml,畸形红细胞数2 080 000个/ml,正形红细胞数24 280 000个/ml。肾小球滤过率估算值(eGFR)34.30ml/(min·1.73m^2)。

　　血常规:Hb:61g/L,WBC:1.82×10^9/L,PLT:38×10^9/L,中性粒细胞计数(neutrophil,NEUT):1.31×10^9/L,淋巴细胞计数(LYM):0.4×10^9/L。血生化:ALB:22.3g/L,血清总蛋白(TP)46.3g/L,血肌酐Scr:211.5μmol/L,尿素(Urea)16.21mmol/L,钾离子(K^+):6.25mmol/L,钠离子(Na^+):122mmol/L,TCO_2:19.8mmol/L,钙离子(Ca^{2+})1.67mmol/L,总胆红素(TBIL):5.8μmol/L。凝血功能:D-二聚体:9.4mg/LFEU,活化部分凝血活酶时间APTT:28.5s,凝血酶原时间(PT):12.8s,纤维蛋白原(FIB):2.93g/L。

　　免疫学指标检测:抗核小体抗体弱阳性,抗组蛋白抗体弱阳性,抗SSA抗体弱阳性,抗核抗体阳性,抗核抗体效价:1∶1 000,抗双链DNA抗体阳性。抗着丝点抗体、抗Sm抗体阴性。C3:0.18g/L,C4<0.655g/L,CH50:8U/ml。

大便检查:粪便常规未见异常,隐血阴性。

2. 其他检查

泌尿系彩超:右肾大小约 134mm×57mm,实质厚约 20mm;左肾大小约 131mm×59mm,实质厚约 25mm。双肾体积稍大,形态饱满,实质回声稍增高,双肾集合系统内未见异常回声。双侧输尿管未见扩张。肾动脉彩超:双肾动脉未见异常。心电图:窦性心律,肢导联低电压,T 波异常。胸部 X 线检查:①左侧胸腔少量积液;②心影增大。胸部 CT 检查 + 全腹部 CT 检查:①间质性肺水肿,双侧胸腔、心包少量积液、盆腔、腹腔积液;②脾大;腹部、盆腔皮下脂肪层水肿;③胆囊胆汁淤积,胰腺较饱满,外缘观察欠清;④双腋下、双侧腹股沟区多发小淋巴结影;⑤肝、双肾、双侧附件区未见明确异常。

(四)肾病理活检

肾活检显示 ISN/RPSⅢ型(A)型狼疮性肾炎合并血栓性微血管病(图 5-1、图 5-2)。

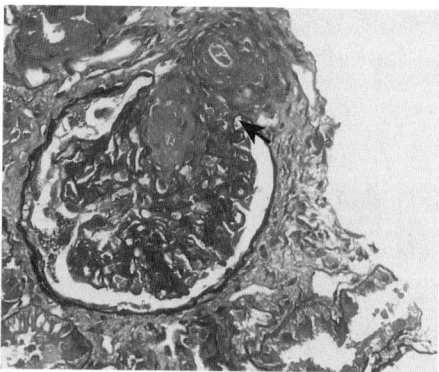

图 5-1 PAS 染色,×200　　　　图 5-2 PASM 染色,×200

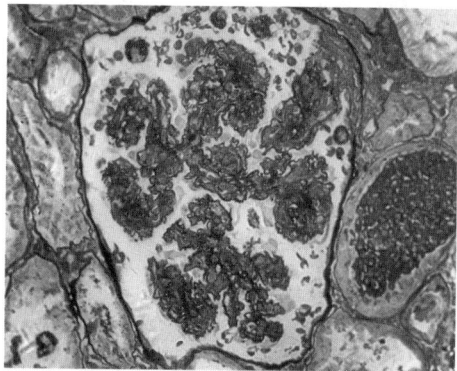

注:血栓形成于肾小球,箭头所示为血栓形成物质,导致相应的肾小球缺血。

(五)诊断分析

1. 西医方面

本例患者为年轻女性,临床表现为多系统损害——肾脏损害、血液系统损害,伴有抗核抗体、抗双链 DNA 抗体等自身抗体阳性,符合 2012 年 SLICC SLE 诊断标准,SLE 诊断成立。同时该患者以急性肾功能损伤为临床表现,狼疮性肾炎(LN)诊断明确。且最终肾活检病理明确诊断为Ⅲ型狼疮性肾炎合并血栓性微血管病。

2. 中医方面

《金匮要略·百合狐惑阴阳毒病》曰:"阳毒之为病,面赤斑斑如锦文,咽喉痛,唾脓血。五日可治,七日不可治,升麻鳖甲汤主之。阴毒之为病,面目青,身痛如被杖,咽喉痛。五日可治,七日不可治,升麻鳖甲汤去雄黄、蜀椒主之。阴阳毒,乃疫疠邪毒由口鼻侵入人体、直中营血而出现肌肤发斑、咽喉疼痛等症候的病证。"

患者为年轻女性,右上臂可见散在出血点,形如"面赤斑斑如锦文";精神疲倦,乏力,脱发为脾肾气虚的表现,形体失养;舌质暗为气虚血瘀,瘀血阻络之象;小便夹泡沫为肾虚失摄,精微下注之象;胃纳差为脾虚失运,运化失司,苔薄白少苔为阴虚津液不足以上承于口之象;脉沉细为气阴两虚津液不足充盈脉道之象。

综上所述,该患者病位在脾肾,病机为气阴两虚血瘀,病性为本虚标实。

(六) 最后诊断

1. 中医诊断

阴阳毒(气阴两虚血瘀)

2. 西医诊断

(1) 系统性红斑狼疮

狼疮性肾炎

(2) 血栓性微血管病

(3) 肺部感染

(4) 急性肾衰竭

(5) 肾性高血压

(七) 治疗经过及随访

患者诊断明确,初始治疗予足量激素治疗,但患者病情仍呈现恶化,血液系统损害未见改善,改予激素冲击治疗以及丙种球蛋白冲击治疗。患者血小板稍上升;肾损害未能缓解。在血小板上升期间,经患者及其家属充分沟通,在血液透析支持下,患者及时行肾活检。肾活检提示患者Ⅲ型狼疮性肾炎合并血栓性微血管病变。于是行血浆置换并按照活动性狼疮性肾炎治疗方案予足量激素联合免疫抑制治疗。

与一般SLE患者相比,本例患者存在以下特殊的地方:①进行性少尿至无尿,肾功能恶化;②合并严重贫血、血小板降低;③接受甲基泼尼松龙联合环磷酰胺治疗后,溶血现象持续存在。SLE患者的血小板减少和贫血可以通过免疫抑制治疗得到改善,但如果免疫抑制治疗后血小板减少和贫血持续存在,未除SLE活动合并血栓性微血管病所致。患者的血管性血友病因子裂解蛋白酶活性降低,网织红细胞升高,血浆乳酸脱氢酶升高,Coombs 试验(−)提示非免疫性血管内溶血,这提示血栓性微血管病(thrombotic microangiopathy,TMA)的发生。

TMA 的获得性原因可分为 ADAMTS13 缺陷介导、志贺毒素介导、药物介导和补体介导的 TMA。血管性血友病因子裂解蛋白酶是 TMA 诊断的一个指标,SLE 相关 TMA 患者的临床结果可能依赖于 ADAMTS13 活性。然而,该患者的 ADAMTS13 活性相比 ADAMTS13 缺乏型的活性相对较高,提示该疾病不属于 ADAMTS13 缺乏型。因患者无腹泻症状和特异性药物使用史,本病例考虑为低补体介导的。但仍需进行肾活检来确诊,以进行进一步的治疗干预。

肾活检病理结果为Ⅲ型狼疮性肾炎合并血栓性微血管病,患者系统性红斑狼疮、狼疮性肾炎合并血栓性微血管病诊断明确。

患者于 2016 年 9 月 23 日至 10 月 14 日接受了血浆置换治疗。患者的紫癜逐渐消失,经过 12 次血浆置换后,尿量逐渐恢复。患者的肾功能、血红蛋白、血小板计数也逐渐恢复。考虑到狼疮活动没有得到完全控制,于 2016 年 10 月 24 日—2016 年 10 月 25 日患者接受了环磷酰胺的第 2 次冲击治疗。血管性血友病因子裂解蛋白酶的检测结果于 2016 年 10 月 26 日恢复到正常范围。患者于 2016 年 10 月 26 日出院,并于 2016 年 12 月 2 日—12 月 3 日接受再次接受环磷酰胺治疗(总剂量为 2.8g)。出院后给予醋酸泼尼松片 25mg/d 联合硫酸羟氯喹片 0.4g/d 治疗,辅以硝苯地平控释片 60mg/d、富马酸比索洛尔片 2.5mg/d,氯沙坦钾片 0.1g/d 降压等治疗。后续门诊继续维持诱导治疗方案及中药方剂治疗。出院后第 3 个月患者 C3、C4 恢复至正常值,抗核小体抗体阴性,抗组蛋白抗体阴性,抗 SSA 抗体阳性,抗核抗体阳性,抗核抗体效价:1∶100 稀释阴性(−),抗双链 DNA 抗体阳性,尿蛋白从 ++++ 降至 +,尿红细胞计数从 4 662.24 个/μl 降至 173.58 个/μl,达到部分缓解,2017 年 1 月 12 日,醋酸泼尼松开始缓慢减量从 25mg 减少到 10mg。后患者尿检蛋白、尿红细胞逐渐减少,醋酸泼尼松和硫酸羟氯喹也逐渐减量维持。在 4 年的随访中,她的血清肌酐恢复到正常范围,尿蛋白总量为 80~223mg/24h,无溶血和血小板减少症的复发,其间一直配以中药治疗。

出院中药方剂:桃仁 10g、桂枝 10g、当归 15g、红花 5g、川芎 15g、独活 10g、生地黄 15g、郁金 15g、白芍 15g、生姜 10g,水煎服,日 1 剂。后随症加减,辨证施治。

二、讨论与诊治体会

(一)认识系统性红斑狼疮合并血栓性微血管病的临床意义

SLE 合并 TMA 比较罕见,预后较差。既往研究显示,SLE 患者的发生率为 1%~24%。一项来自中国台湾地区的 10 年回顾性研究收集了 2 461 例 SLE 患者,发现亚洲人群中 LN 合并 TMA 的发生率约为 1.0%。即使采用血浆置换治疗,SLE 合并 TMA 的患者仍有较高的死亡率(31.9%)。在一项关于 TMA 的 USRDS 的回顾性队列研究中,272 024 例患者在 TMA 发生 1 年后的生存率仅为 58%。LN 和 TMA 患者除了肾脏损害外,通常有多系统的损伤,如血管炎、心脏、肺、中枢神经系统受累和浆膜炎。虽然 LN 合并 TMA 的发生率较低,但 LN 合并 TMA 患者常见严重的肾脏和多系统损伤。该病的预后较差,应及早诊断。在临床实践中,TMA 与 SLE 并不容易鉴别,两者有着相似的临床表现,如贫血和血小板减少症。不同之处在于 SLE 为自身免疫性溶血性贫血,而 TMA 为微血管病性溶血性贫血。LN 的所有分型都可以合并 TMA,其中 LN 的 Ⅲ型、Ⅳ型是最常见的。

(二) TMA 的病因及分类

TMA 是一组以微血管病性溶血性贫血(microangiopathic hemolytic anemia, MAHA)、血小板减少和微血栓形成引起的器官功能障碍为特征的急性临床病理综合征。主要表现为内皮细胞肿胀脱落、内皮下绒毛状物质沉积和血管腔内血小板聚集形成微血栓、血管腔内栓塞及红细胞碎裂等微血管系统异常。

根据病因可将 TMA 分为原发性和继发性两类。原发性 TMA 主要包括以下几种:①血栓性血小板减少性紫癜(thrombotic thrombocytopenic purpura, TTP);②补体介导的 TMA:或称为非典型溶血尿毒症综合征(atypical hemolytic uremic syndrome,aHUS);③感染导致的 TMA:最为常见的是由产志贺毒素的大肠埃希菌感染所致的相关性溶血尿毒症综合征(Shiga toxin-hemolytic-uremic syndrome,ST-HUS)。还有肺炎链球菌以及病毒感染如人免疫缺陷病毒(human immunodeficiencyvirus,HIV)、巨细胞病毒(cytomegalovirus,CMV)等诱发 TMA;④药物诱导 TMA(drug-induced thrombotic microangiopathie,DITMA);⑤其他介导的 TMA:如因代谢异常或凝血异常介导。

TMA 也可继发于其他临床疾病,如系统性红斑狼疮、抗磷脂综合征(antiphospholipid syndrome,APS)、系统性硬化病(systemic sclerosis,SSc)等结缔组织病,以及恶性高血压等。

1. ADAMTS13 介导　ADAMTS13 是去整合素和金属蛋白酶与血小板反应蛋白 I 型基序成员 13(A Disintegrin And Metalloprotease with a ThromboSpondin type 1 motif,member 13),有裂解血管性血友病因子(vonWillebrandfactor,vWF)的作用。ADAMTS13 介导主要表现为 ADAMTS13 活性降低和 ADAMTS13 缺乏,其可分为遗传性和获得性两大类。遗传性为 ADAMTS13 基因隐性突变使

ADAMTS13 功能酶缺失,而获得性多为体内存在抗 ADAMTS13 自身抗体或其他免疫因子导致。

vWF 以多聚体的形式循环于血浆中,可诱导血小板在血管损伤处和高剪刀压力处聚集而形成血栓,其活性取决于多聚体的大小,其中生物活性最大的是超大 vWF(ultralargevWF,ULvWF)。若 ADAMTS13 活性明显降低,则不能将 ULvWF 裂解成无活性的片段,过量的 ULvWF 可导致各器官微血管中血小板大量聚集,形成微血管血栓,切割红细胞,导致 MAHA,同时血小板计数下降。SLE 患者体内可形成多种自身抗体,如有抗 ADAMTS13 抗体产生,则可导致 ADAMTS13 活性明显降低,从而发生 TMA。

2. 志贺毒素介导　主要由产志贺毒素大肠埃希菌感染导致,其次由 I 型痢疾志贺菌感染导致;其中大肠埃希菌 O157:H7 为主要致病原。多为 5 岁以下儿童,但也可见于成人。志贺毒素可导致血管内皮细胞损伤,使内皮下胶原暴露,启动的凝血系统级联反应促进肾脏微血管血栓形成,而血小板聚集导致消耗性血小板减少。

3. 药物介导　药物介导可以分为免疫介导和非免疫介导两类。免疫介导型是指使用任意剂量的药物后可诱导机体产生与多种细胞(包括血小板、中性粒细胞和内皮细胞)发生反应的抗体,其抗体对相关药物的结构可能具有高度特异性,通过多种细胞靶点导致微血管损伤和血小板微血栓形成。非免疫介导型可能是与相关致病药物直接损伤组织有关,目前已有三种药物的作用机制明确:血管内皮生长因子(vascular endothelial growth factor,VEGF)抑制剂促进微血管损伤、I 型干扰素可导致剂量依赖性全身性 TMA、缓释型羟吗啡酮和羟考酮的毒性由高分子量惰性成分聚氧乙烯介导。

4. 补体介导　主要由补体旁路途径过度活化所致,旁路途径激活过程主要受补体因子 H(complement factor H,CFH)、补体因子 I(complement factorI,CFI)以及膜辅助因子蛋白(membrane cofactor protein,MCP)调控。CFH 为补体替代途径中关键的负调节因子,可与补体蛋白 C3b 结合,抑制其形成 C3 转化酶。抗 CFH 抗体可干扰 CFH 与 C3b 结合,使补体旁路途径过度活化,进而 C3 沉积于血管内皮细胞,造成内皮细胞损伤、血小板聚集以及局部微血栓形成。

(三)适时肾脏活检穿刺术的必要性

肾脏活检穿刺术是明确 TMA 诊断的金标准,对指明治疗方向具有重要意义。根据 2019 年中国狼疮性肾炎诊断和治疗指南,早期识别 SLE 患者的肾脏损伤是确保良好预后的关键。SLE 的自身免疫活动异常可能会导致机体的血小板破坏,若同时合并 TMA,血小板的消耗会更为严重。当血小板计数水平较低时,需要考虑肾活检带来的出血风险。且外源性血小板补充不能改善狼疮活性破坏和机械溶血引起的低血小板状态。而患者在等待血小板水平达到标准后再行肾脏活检穿刺术,往往会延误治疗。因此,如何迅速通过控制狼疮性肾炎的活动以及对症治疗来减少血小板的破坏,及时掌握肾活检的时机尤为重要。

在本例中,患者在狼疮活动得到控制后,血小板的数量略有上升,凝血指标改善。通过评估和控制出血风险的行肾脏活检穿刺术,结果提示 ISN/RPSⅢ型(A)狼疮性肾炎合并 TMA,为进行下一步治疗明确了方向。

(四) 治疗与预后

1. 西医方面

(1) 对症治疗:首先是对症支持治疗,应关注急性肾损伤和全身并发症的处理,包括维持水、电解质及酸碱平衡、纠正贫血、控制高血压、利尿等对症支持治疗。

(2) 糖皮质激素:激素在治疗 LN 中发挥着至关重要的作用。激素的剂量及用法取决于肾脏损伤的类型、活动性、严重程度及其他器官损伤的范围和程度。活动增生性 LN(Ⅲ型、V型、ⅢV+V型)及伴有 TMA 的 LN,应先给予大剂量甲泼尼龙静脉冲击治疗,后续口服泼尼松。

(3) 羟氯喹:各型 LN 患者,只要不存在特定的禁忌证,均建议接受羟氯喹治疗。研究显示,SLE 患者在诊断 LN 之前就接受羟氯喹治疗能显著降低终末期肾脏疾病(ESRD)、心血管事件、血栓事件的发生率。羟氯喹可减缓 LN 患者的肾损害,因此,2021 年 KDIGO 指南推荐将羟氯喹作为 LN 的基础治疗药物。在用药时应注意观察其副反应:心脏毒性、视网膜毒性和骨髓抑制。

(4) 免疫抑制剂:免疫抑制剂的使用可降低激素的累积剂量,控制疾病活动,提高临床缓解率,并可预防疾病复发。2021 年 KDIGO 指南中建议活动性Ⅲ或 Ⅳ 型 LN 伴或不伴有膜性成分的患者,诱导治疗应使用糖皮质激素联合低剂量静脉注射环磷酰胺或霉酚酸类似物治疗。

环磷酰胺联合糖皮质激素常用于治疗严重的狼疮性肾炎。系统性红斑狼疮疾病活动度指数(SLEDAI 评分)是用于评估系统性红斑狼疮严重程度的。患者存在皮肤瘀斑、发热、管型尿、尿蛋白、抗双链 DNA 抗体阳性,白细胞减少、血小板减少、补体降低,评分为 17 分,表明患者目前处于系统性红斑狼疮的严重活跃阶段,遂予糖皮质激素联合环磷酰胺的治疗方案。

(5) 肾脏替代治疗:当患者出现无尿超过 24 小时、尿素氮迅速升高、血钾超过 6.5mmol/L 及(或)伴有水肿、心衰和顽固性高血压时,应立即进行透析治疗。本例患者入院时已有面部及四肢水肿,且出现明显的呼吸短促,急诊查钾离子(K^+):6.33mmol/L。后住院治疗期间患者肾功能逐渐下降,出现进行性无尿,故考虑予血液透析治疗,清除体内的代谢废物,纠正水、电解质和酸碱平衡紊乱,避免对肾脏和其他重要脏器的损害,促进肾功能恢复。

(6)血浆置换:血浆置换通过清除抗 CFH 自身抗体和过度活化的补体成分以及补充消耗的补体成分发挥作用,如自身抗体、异常免疫复合物(ICs)和循环蛋白结合的毒性物质。它还用更高体积的血浆蛋白取代缺陷或缺陷的生物功能蛋白。Chen 等人报道,需要 7 次以上的血浆置换才能从血液学异常中恢复,并有更好的结果。关于血浆置换次数尚未有定论,但应持续到血红蛋白、血小板计数和血清肌酐水平达到正常范围。虽然血浆置换的治疗方案及效果有待探讨,但血浆置换仍是治疗 TMA 的一线疗法。

本例患者为年轻女性,入院后完善自身免疫等检查,考虑为 SLE 和 LN,初始治疗予甲泼尼龙联合环磷酰胺治疗。但患者血液系统损害未见改善,患者血小板稍上升,肾损害未能缓解。在血液透析支持下,及时于患者行肾活检,结果提示Ⅲ型狼疮性肾炎合并血栓性微血管病变,遂行血浆置换并根据活动性狼疮性肾炎治疗方案予足量激素联合免疫抑制治疗。患者共行 12 次血浆置换,并维持足量激素联合免疫抑制治疗,病情明显好转。后于门诊维持醋酸泼尼松联合硫酸羟氯喹诱导治疗,同时予降压治疗,患者病情稳定,已恢复正常生活工作。

2. 中医方面

患者为年轻女性,右上臂可见散在出血点,形如"面赤斑斑如锦文";精神疲倦,乏力,脱发为脾肾气虚的表现,形体失养;舌质暗为气虚血瘀,瘀血阻络之象;小便夹泡沫为肾虚失摄,精微下注之象;胃纳差为脾虚失运,运化失司,苔薄白少苔为阴虚津液不足以上承于口之象;脉沉细为气阴两虚津液不足充盈脉道之象。患者中医诊断为阴阳毒,西医通常使用激素及免疫抑制剂治疗,激素从中医药角度看属于"火热"之品,耗竭阴津,使患者津液更为亏虚。

针对此病案针对气阴两虚血瘀,一开始因应用大剂量激素治疗,考虑存在阴虚火旺现象,中药汤剂旨在增效减毒的作用,方选参芪地黄汤加减,扶正祛邪,益气养阴活血化瘀。

经治疗后患者病情稳定,水肿消退,病情趋向稳定。基于狼疮之病机为阴阳毒所致,肾活检病理为血栓性微血管病,从微观辨证考虑瘀血阻络为主。中医干预可从微观辨证着手,以活血化瘀来配西医的免疫方案治疗。结合微观辨证,患者肾活检提示微血栓形成,目前症状改善,故在遣方时调整为桃红四物汤。

桃红四物汤由桃仁、红花、熟地黄、当归、白芍、川芎组成,具有活血化瘀,调经止痛的作用。现代药理研究发现桃红四物汤具有降血脂、扩血管、补充微量元素、抗炎作用、抗氧化损伤、抗休克、提高免疫力、神经保护的作用。有研究发现活血化瘀药能改善患者血液流变学特性，改变血液的浓、黏、凝、聚的状态。桃红四物汤活血化瘀，养血行气，对于由血脂异常等引起的疾病有良好的调节作用。韩岚等实验发现，桃红四物汤能显著延长大鼠体内血栓形成时间及凝血时间，且显著降低血瘀大鼠的全血比黏度、血清比黏度及血浆比黏度。李润生等研究发现，桃红四物汤具有保护血管内皮细胞，抑制促炎细胞因子的分泌，改善血管内皮细胞分泌的功能，对血管内皮有保护性作用。

（五）体会

狼疮性肾炎患者即使在强化糖皮质激素和免疫抑制剂治疗后仍出现血小板持续下降，应引起对血栓性微血管病（TMA）潜在发生的关注。及时的ADAMTS13 活性检测和肾脏活检有助于早期诊断和血浆置换可能改善患者的预后。而运用中药方剂配合中医特色疗法可以有效减少激素等治疗的副作用及改善预后。随访 6 年，病情稳定，患者工作、日常生活均已恢复正常。

（胡晓璇　丘伽美　侯海晶）

参考文献

［１］　张仲景 . 金匮要略［Ｍ］. 陈萌，点校 . 北京：北京科学技术出版社，2016.

［２］　PIVOVAROVA A I，THONGPRAYOON C，HANSRIVIJIT P，et al. Thrombotic Microangiopathy among Hospitalized Patients with Systemic Lupus Erythematosus in the United States［Ｊ］. Diseases，2020，9：3.

［３］　CHEN M H，CHEN M H，CHEN W S，et al. Thrombotic microangiopathy in systemic lupus erythematosus：a cohort study in North Taiwan［Ｊ］. Rheumatology（Oxford），2011，0：768-775.

［４］　PERKINS R M，REYNOLDS J C，AHUJA T S，et al. Thrombotic microangiopathy in United States long-term dialysis patients［Ｊ］. Nephrol Dial Transpl，2006，21：191-196.

［５］　杨杏林，张上珠，徐东，等 . 系统性红斑狼疮并发血栓性微血管病［Ｊ］. 中华临床免疫和变态反应杂志，2018，12（5）：545-551.

［６］　任少敏，王同显 . ADAMTS13 与血栓性微血管病［Ｊ］. 临床血液学杂志，2020，33（2）：143-147.

［７］　涂天琪，涂晓文 . 非典型溶血尿毒综合征的诊治进展［Ｊ］. 北京医学，2020，42（2）：139-141.

［８］　刘志红 . 中国狼疮肾炎诊断和治疗指南［Ｊ］. 中华医学杂志，2019（44）：3441-3455.

［９］　Kidney Disease：Improving Global Outcomes（KDIGO）Glomerular Diseases Work Group. KDIGO 2021 Clinical Practice Guideline for the Management of Glomerular Diseases［Ｊ］. Kidney Int，2021，100（4）：1-276.

［10］　CHEN M H，CHEN M H，CHEN W S，et al. Thrombotic microangiopathy in systemic lupus erythematosus:a cohort study in North Taiwan [J]. Rheumatology(Oxford),2011,50: 768-775.

［11］ 王佐梅,肖洪彬,李雪莹,等 . 桃红四物汤的药理作用研究进展[J]. 现代中医药, 2021,41(2):22-28.

［12］ JUN Y. Acupuncture theory of promoting blood circulation and removing stasis and its clinical application [J]. Zhongguo zhen jiu,2015,35(4):389-392.

［13］ 韩岚,许钒,章小兵,等 . 桃红四物汤活血化瘀作用的实验研究[J]. 安徽中医学院学报,2007(1):36-38.

［14］ 李润生,李大勇,陈文娜,等 . 桃红四物汤调节血管内皮细胞功能及治疗动脉硬化闭塞症的实验研究[J]. 中国中西医结合杂志,2014,34(2):191-196.

第二节 首诊为紫癜性肾炎的狼疮性肾炎病例

一、病例资料

（一）病史摘要

1. 基本信息

吴某某,女,27 岁,2015 年 4 月 22 日入院。

2. 主诉

双下肢瘀点瘀斑 1 年余,双下肢浮肿 20 天。

3. 病史简介

患者于 2013 年底无明显诱因出现双下肢皮肤密集针尖大小瘀点瘀斑,压之不退色。于当地医院予以抗过敏等对症处理后消退。

2014 年 1 月染发后瘀斑瘀点复发,伴膝关节疼痛,无腹痛,无黑便,于当地某三甲医院查血常规:红细胞计数(RBC):2.93×10^{12}/L,血红蛋白(Hb):79g/L,尿常规:尿蛋白 ++,尿潜血 +++,C 反应蛋白(CRP)升高,诊断为紫癜性肾炎、贫血,予以泼尼松片［2 片,每日 3 次(t.i.d.)］口服,后瘀斑消退。后门诊定期随诊,遵医嘱逐渐激素减量,复查尿蛋白 +~+++,尿潜血 ++~+++,病程中曾服氯沙坦、中草药等对症处理,后激素逐渐减量至 10mg q.d.。

20 天前,患者出现双下肢浮肿,不伴尿频、尿急、少尿等,于 2015 年 4 月 18 日在外院查血常规:RBC:3.3×10^{12}/L,Hb:99g/L,血小板计数(PLT):325×10^9/L,尿常规:尿蛋白:+++,尿潜血:++,血生化:甘油三酯(TG):8.13mmol/L,总胆固醇(TC):11.54mmol/L,血清总蛋白(TP):37.2g/L,白蛋白(ALB):17.1g/L。今为进一步诊治,遂来我院,门诊以"肾病综合征、过敏性紫癜性肾炎"为诊断收入院。

既往史、个人史和家族史无特殊。否认药物过敏史。

（二）体格检查

1. 一般情况

体温 36.3℃，心率 105 次/min，呼吸 20 次/min，血压 161/99mmHg。神志清楚，精神尚可，面部双颧部对称性红斑，全身皮肤黏膜及巩膜无黄染，未见皮疹及出血点，口腔无溃疡，心、肺、腹部、神经系统查体未见异常，双下肢中度凹陷性浮肿。舌淡暗，苔薄白，脉弦细数。

2. 专科查体

双颧部对称性红斑，双输尿管行程无压痛，双侧肋脊点、肋腰点无压痛，双肾区无叩击痛，双下肢中度凹陷性浮肿，双下肢未见瘀点瘀斑。

（三）辅助检查

1. 实验室检查

尿液常规：尿比重 1.005，尿白细胞计数 9.90 个/μl，尿红细胞计数 132.00 个/μl，尿白细胞酯酶：+，尿潜血 +++，尿蛋白质 +++，尿胆原、尿胆红素、尿葡萄糖、尿亚硝酸盐、尿酮体、管型阴性。尿蛋白-肌酐比值：8.41mg/g。尿液肾功能：尿免疫球蛋白 G（IgGU）254.0mg/L，尿免疫球蛋白 κ 轻链（kapU）95.4mg/L，尿免疫球蛋白 λ 轻链（lamU）68.4mg/L，κ/λ 比值 1.39，尿 β2 微球蛋白（β2-Mg）2.44mg/L，尿白蛋白（ALBU）2 210.0mg/L，尿 α1 微球蛋白（α1-MU）12.6mg/L，尿 α2 巨球蛋白（α2-MU）44.2mg/L，尿转铁蛋白（TrfU）197.0mg/L。24 小时尿蛋白定量：24 小时尿量 1 380ml/24h，尿蛋白浓度 4 072.6mg/L，24h 尿蛋白总量 620.0mg/24h。

血常规：Hb 85.0g/L，白细胞计数（WBC）5.48×10^9/L，PLT 319×10^9/L，中性粒细胞计数（NEUT）3.92×10^9/L，淋巴细胞计数（LYM）0.98×10^9/L；血生化：前白蛋白（PA）3.0mg/L，TP 41.2g/L，ALB 16.1g/L，肌酐（Cr）57μmol/L，尿素（Urea）11.1mmol/L，总二氧化碳（TCO$_2$）23.9mmol/L，尿酸（UA）503μmol/L，TC 11.16mmol/L，TG 13.53mmol/L，钾离子（K$^+$）3.74mmol/L，钠离子（Na$^+$）137mmol/L，钙离子（Ca^{2+}）1.89mmol/L，肾小球滤过率估算值（eGFR）131.56ml/(min·1.73m^2)。凝血功能：凝血酶原国际标准化比值（international normalized ratio, INR）0.81，凝血酶原活动度（AT）154.0%，D-二聚体 2 210.0μg/L FEU，活化部分凝血活酶时间（APTT）36.0s，凝血酶原时间（PT）11.3s，纤维蛋白原（FIB）6.21g/L。贫血 3 项：铁蛋白（FER）707.4pmol/L，叶酸（FOL）11.15nmol/L，维生素 B$_{12}$ 94.0pmol/L。人绒毛膜促性腺激素（HCG）：<2.0。风湿 3 项（抗链球菌溶血素 O 试验、C 反应蛋白以及类风湿因子测定）、输血 4 项（乙型肝炎病毒检测、丙型肝炎病毒检测、人类免疫缺陷病毒检测、梅毒螺旋体检测）、血管炎 3 项（抗中性粒细胞胞质抗体、抗

核抗体检测、红细胞沉降率和 C 反应蛋白测定)、抗磷脂综合征 2 项(抗心磷脂抗体水平测定、狼疮抗凝物水平测定)未见异常。

免疫学指标检测:自身免疫抗体检测:抗核抗体阳性,抗核抗体效价 1∶1 000,抗核小体抗体弱阳性,重组 Ro-52 强阳性,抗 U1RNP 自身抗体弱阳性,抗 SSA 抗体强阳性,抗 SSB 抗体强阳性,抗双链 DNA 抗体阳性,抗组蛋白抗体、抗着丝点抗体、抗 Sm 抗体阴性。免疫功能检测:IgG 6.12g/L,C3 0.631g/L,CH50:6.3U/ml,IgA、IgM、C4 未见异常。

大便检查:粪便常规未见异常,隐血阴性。

2. 其他检查

心电图:窦性心律,ST-T 异常。胸部 X 线检查:心肺未见病变。双肾动脉彩超:双肾动脉未见异常。泌尿系彩超:右肾大小约 115mm×51mm,实质厚度约 17mm;左肾大小约 108mm×48mm,实质厚度约 19mm。①腹腔中量积液;②双肾、膀胱未见明显异常声像。腹部彩超:①肝内高回声团,考虑肝血管瘤可能;②胆囊、胰腺、脾脏未见明显异常。妇科 B 超:①子宫稍小;②双附件未见异常;③盆腔积液。

(四)肾病理活检

光镜检查:共检及肾小球 47 个,其中肾小球球性硬化 0 个,肾小球节段性硬化 5 个,肾小球新月体形成 14 个(10 个小细胞性新月体,1 个小细胞-纤维性新月体,1 个纤维性新月体,2 个小纤维性新月体)。肾小球系膜细胞及基质弥漫性中至重度增生。内皮细胞弥漫性增生,伴少量中性粒细胞浸润。肾小球基底膜轻微增厚,可见节段性系膜基质插入,双轨征形成,系膜区及内皮下可见嗜复红蛋白沉积,可见节段性白金耳结构。肾小管上皮细胞弥漫性空泡变性及颗粒变性,灶状萎缩(20%)。肾间质弥漫性水肿,伴灶状淋巴细胞、单核细胞浸润及纤维化(20%)。肾小动脉管壁增厚,管腔狭窄。

免疫荧光:共检及肾小球 6 个。IgA++,IgG+,IgM+++,C3+++,C1q+++,Fibrinogen−,HBsAg、HBcAg 未检。沉积方式:沿毛细血管、内皮下及系膜区呈多部位沉积。

病理诊断:结合临床,符合弥漫增生性狼疮性肾炎伴局灶节段性硬化,Ⅳ-G(A/C)型(ISN/RPS 2003 方案)。

(五)诊断分析

1. 西医方面

本例患者为年轻女性,以双下肢瘀点瘀斑、双下肢浮肿为主要临床表现,曾出现关节疼痛,同时该患者血生化提示低蛋白血症、高脂血症,肾病综合征诊断明确。曾服用激素诱导治疗,但蛋白尿、血尿反复,今患者面部双颧部对称性红斑,尿检提示蛋白尿、血尿;伴贫血,结合入院后查 ANA 阳性、低补体血症、抗双链 DNA 抗体阳性,考虑患者临床表现肾损害、血液系统损害及免疫学抗体阳性,符合 2012 年 SLICC SLE 诊断标准及分类标准,LN、SLE 诊断可明确。

2. 中医方面

辨病依据:患者为年轻女性,双下肢凹陷性水肿,属中医学"水肿"范畴。

辨证依据:患者素体偏虚,肾气不足,且长居岭南湿热之地,湿热伤脾,故病位在脾、肾。脾气虚弱,气虚无力推动血行,日久成瘀,故病机总属脾肾气虚血瘀。精神稍疲倦,乏力为脾气亏虚,机体失养之象;双下肢水肿为肾气亏虚,水溢于皮下之表现;夜尿、小便夹泡沫为肾虚失摄,精微下注之象;舌淡暗,苔薄白,脉弦细符合脾肾气虚血瘀之征。

综上所述,该患者病位主要在脾肾,病机为脾肾气虚血瘀,病性属本虚标实。

(六) 最后诊断

1. 中医诊断

水肿(脾肾气虚血瘀)

2. 西医诊断

系统性红斑狼疮,累及器官或系统

狼疮性肾炎

(七) 治疗经过及随访

患者入院表现肾病综合征,治疗上暂维持门诊方案(醋酸泼尼松片 10mg/d)抑制免疫,配合奥美拉唑肠溶片 10mg p.o. b.i.d. 制酸护胃、非洛地平缓释片 5mg p.o. b.i.d. 联合缬沙坦胶囊 80mg p.o. b.i.d. 控制血压、呋塞米 20mg/d 利尿消肿、低分子肝素钙皮下注射抗凝等治疗;中医方面以标本兼治为则,以"健脾补肾,活血化瘀"为法拟方,予金水宝胶囊以补肾降尿蛋白,并配合耳穴压豆、贴敷疗法等中医特色疗法调理脏腑功能。

入院完善相关检查,患者临床表现多系统损害——肾损害、血液系统损害、面部红斑,伴低补体情况及抗核抗体、抗双链 DNA 抗体等自身抗体阳性,系统性红斑狼疮、LN 诊断可明确。SLEDAI 进行评估,患者当前的 SLEDAI 评分为 16 分(血尿 4 分 + 蛋白尿 4 分 + 脓尿 4 分 + 抗双链 DNA 抗体阳性 2 分 + 低补体 2 分),属重度活动。故治疗上于 2015 年 4 月 25 日改予甲泼尼龙片 40mg/d 诱导治疗,并加予阿托伐他汀钙片 20mg/d 降脂、碳酸钙 D_3 片 0.6g/d 口服及葡萄糖酸钙静脉给药补钙、叶酸片 5mg p.o. t.i.d. 纠正贫血等对症处理。

为进一步明确诊断,与患方充分沟通,排除肾穿刺禁忌证(4月25日已停用低分子肝素)后于2015年4月28日行肾穿刺活检,病理结果回复弥漫增生性狼疮性肾炎伴局灶节段性硬化,考虑病理提示活动性病变,改予甲泼尼龙0.5g/d(5月5日—5月9日)静脉冲击治疗,后按照活动性狼疮性肾炎治疗方案予足量激素(甲泼尼龙40mg/d)口服诱导治疗,患者为年轻女性,但已婚已育,与患者充分沟通后选择环磷酰胺(CTX)抑制免疫治疗。

经治疗后患者双下肢无浮肿,病情稳定,予带药出院。出院中药方剂:黄芪30g、茯苓30g、山药15g、芡实15g、丹参20g、桃仁5g、陈皮5g、女贞子15g、石韦15g、墨旱莲15g、牡丹皮15g,水煎服,日1剂。后续治疗一直配以中医药辨证施治,中药方剂予参芪地黄汤为主方,随症加减。

随后患者定期随访,病情稳定,无再发紫癜,肾病综合征完全缓解。2017年改予硫唑嘌呤维持用药。2019年再孕产子,妊娠过程顺利,其间服用5mg泼尼松、羟氢喹0.2g、硫唑嘌呤50mg每天1次口服,系统性红斑狼疮病情稳定。

二、讨论与诊治体会

(一)狼疮性肾炎的诊断与鉴别诊断

LN与过敏性紫癜性肾炎均属于继发性肾小球疾病,均有累及肾脏的表现,临床上需进行鉴别。LN的诊断首先须满足临床诊断标准,即符合SLE临床诊断,并在此基础上合并有肾脏受累的表现,其肾脏病理可见多种免疫球蛋白和补体成分沉积而表现为典型的"满堂亮"现象。过敏性紫癜性肾炎除肾脏受累外,可伴有皮肤紫癜、消化道出血、关节痛等表现,但实验室检查提示血ANA阴性,肾脏病理可见IgA沉积。

本例患者转诊我院时,临床表现肾脏、血液系统等多系统受累,双颧红斑,双下肢无瘀斑瘀点,无消化道出血等表现,ANA、抗双链DNA抗体阳性,肾活检病理结果回复弥漫增生性狼疮性肾炎,故诊断上可资鉴别。

皮肤黏膜是SLE早期最易累及的靶器官之一,典型的SLE皮损表现为蝶形红斑或盘状红斑,除此之外,还可表现为血管炎、血栓性静脉炎、雷诺现象等非特异性皮损形式。临床上,缺乏特异性红斑而以紫癜样皮损为首发表现的SLE较少见,极易误诊为过敏性紫癜。本例患者既往以皮肤损害为主要表现,未及时完善相关辅助检查明确诊断,误诊为紫癜性肾炎,导致SLE早期病情判断及治疗不及时,病情进展,症状反复,危及生命。转诊我院后,及时完善免疫学、组织病理学等相关检查,根据检查结果回报,结合患者当前症状、体征,SLE、LN诊断可明确。

皮肤损伤是 SLE 进展和死亡的主要危险因素之一。临床见皮肤损害为首发表现，尤其以如紫癜样皮损等 SLE 非特异性皮损为主时，极易误诊，应早期行免疫学等检查以明确诊断，降低早期误诊率，做到早期规范治疗，防止疾病进一步发展。

（二）肾活检的意义

肾脏是 SLE 主要受累靶器官之一，肾脏病理检查是 LN 明确诊断、指导治疗及预后评估的重要依据。国内外多个指南或建议均强调了针对 LN 患者行肾活检的必要性和重要性。国内狼疮性肾炎诊疗规范提到病理类型是 LN 治疗方案选择的基础，并建议初诊为 LN，尤其是持续性尿蛋白总量≥1 000mg/24h（或尿蛋白总量≥500mg/24h 伴有血尿和/或管型尿）和/或不明原因 GFR 下降者完善肾活检；该指南还认为，难治性 LN、LN 复发并怀疑肾脏病理类型发生转换或未确定肾损害是由慢性或活动性病变导致时，应考虑重复肾活检。2019EULAR/ERA-EDTA 则推荐持续性尿蛋白总量≥500mg/24h（或早晨第 1 次排尿时尿蛋白-肌酐比值≥500mg/g）和/或 GFR 不明原因降低时行肾活检。2021 年 KDIGO 指南也提出，肾活检有助于确诊和评估疾病活动度和慢性损害程度，从而决定治疗和判断预后。

患者既往曾误诊为紫癜性肾炎，服用激素控制，但疗程不足，蛋白尿、血尿反复，入院见面部双颧部对称性红斑，双下肢明显浮肿，合并贫血，肾活检指征存在，其尿液检查、血液、生化、免疫学等结果提示 SLE，结合临床表现及实验室检查，LN 诊断可明确。为进一步明确病理诊断及评估疾病活动性以指导下一步治疗方案，遂建议患者完善肾活检。

（三）狼疮性肾炎的治疗与预后

1. 西医方面

（1）支持治疗：LN 的支持治疗包括严格的血压控制、高脂血症的处理、CKD 的一体化治疗等。本例患者血尿、蛋白尿并存，但肾功能未见明显损害，故主要关注 NS 临床表现及相关并发症的处理，包括制酸护胃、补钙、纠正贫血、控制高血压、降脂、抗凝、利尿消肿等对症支持治疗。

（2）免疫抑制治疗：本例患者属于弥漫性 LN 伴活动性病变者，其治疗分成诱导治疗和维持治疗两个阶段。诱导治疗阶段持续约 3~6 个月，应联合应用糖皮质激素和细胞毒类药物。随着疾病活动的缓解，维持阶段激素开始减量。综合考虑本例患者临床表现、疾病活动性及病理结果后，先予甲泼尼龙（0.5g/d）冲击 5 天强化治疗，随后予使用糖皮质激素联合环磷酰胺方案进行诱导治疗，诱导病情稳定后予小剂量激素联合羟氯喹、吗替麦考酚酯维持治疗。

1) 糖皮质激素和免疫抑制剂:糖皮质激素(glucocorticoid,GC)仍然是目前治疗 LN 的基础药物,常与一种或多种免疫抑制剂联合使用。2021 年 KDIGO 指南指出,Ⅰ型或Ⅱ型 LN 患者中,若表现为 NS,电镜评估属狼疮足细胞病变者,则可考虑使用低剂量糖皮质激素联合一种免疫抑制剂维持治疗;而对活动性Ⅲ或Ⅳ型 LN 伴或不伴膜性成分的患者,则推荐诱导治疗阶段使用糖皮质激素联合低剂量静脉注射 CTX 或霉酚酸类似物(mycophenolic acid analogues,MPAA)治疗(强推荐,基于中等质量的证据),诱导治疗完成后,推荐采用 MPAA 方案维持治疗(强推荐,基于中等质量的证据)。

本例患者肾活检组织光镜下见肾小球新月体形成,以小细胞性新月体为主(10/14 个,>50%),属新月体性肾炎(活动性),据美国国立卫生研究院推荐的 LN 活动性/慢性指数评分修订版,本单项评分可达 6 分,提示活动性高。新月体性肾炎为病变重的病理表现之一,具有肾衰竭高风险,早期干预能显著改善肾存活率及预后。大剂量糖皮质激素联合 CTX 间断静脉冲击为新月体肾小球肾炎的经典诱导方案。国内 LN 诊疗规范中提到,增生性 LN 见新月体形成者可选用 CTX 大剂量方案[静脉注射 $0.75g/m^2$ $(0.5\sim1g/m^2)$,每月 1 次,使用 6~8 次。相关研究表明,糖皮质激素及 CTX 冲击治疗能显著减少Ⅱ-Ⅲ型新月体肾小球肾炎患者肾小球新月体的形成,对新月体性 LN 患者近期尿蛋白、肾功能下降改善程度明显,优于单纯甲泼尼龙冲击。

2) 羟氯喹:2021 年 KDIGO 指南提出,对无禁忌证的 LN 患者,推荐羟氯喹或等效的抗疟药物治疗(1C)。羟氯喹的剂量为 6.5mg/(kg·d) 或 400mg/d,在维持期应降低至 4~5mg/(kg·d)。在 eGFR<30ml/(min·1.73m²) 的患者,羟氯喹的剂量应减少 25% 以上。

此外,目前 LN 的主要治疗手段还包括多靶点治疗、生物制剂等。

多靶点治疗是针对 LN 的多种免疫反应机制,应用多种免疫抑制药物治疗,可同时调节多个免疫反应环节,对多个靶点产生协同作用,且不易产生抗药性,达到最佳治疗效果。2019 年中国 LN 诊断和治疗指南重点推荐了 LN 多靶点治疗策略。临床需根据患者具体情况,结合循证依据,合理选用药物,实现个体化治疗,尽可能达到提高临床效果、减少疗法副作用的效果。

随着对 LN 发病机制的深入研究,多种针对不同生物标志物的新型靶向药物陆续问世,而此类生物制剂为 LN 的治疗提供了新的思路。目前临床上使用度较高的生物制剂有利妥昔单抗(RTX)和贝利尤单抗。2021 年 KDIGO 指南则建议使用 RTX 或贝利尤单抗治疗 LN。而 2019 年更新的 EULAR 对 SLE 管理的建议中认为,对于持续活动性 SLE 或肾外疾病,应考虑加用贝利尤单抗。

2. 中医方面

患者初至我院就诊时,辨证属脾肾气虚血瘀证,治以健脾益肾,活血化瘀为法。其间因大剂量使用激素——此属"火热"之品,津液耗伤,临床逐渐显现气阴两虚征象,辨证为气阴两虚血瘀证,遂遣方参芪地黄汤,随症加减。

参芪地黄汤出自清代医家沈金鳌《沈氏尊生书·杂病源流犀烛》,原文中记载"大肠痈,溃后疼痛过甚,淋沥不已,则为气血大亏,须用峻补,宜参芪地黄汤""小肠痈,溃后疼痛,淋沥不已,必见诸虚证,宜参芪地黄汤"。参芪地黄汤是在六味地黄丸基础上去泽泻,加人参、黄芪、生姜、大枣而成,原方本治外科疮疡后气血虚损,今多用于治疗 IgA 肾病、慢性肾衰竭等肾脏疾病。临证运用参芪地黄汤治疗狼疮性肾炎亦有显著疗效:国内一项临床研究表明参芪地黄汤联合西药治疗气阴两虚型狼疮性肾炎疗效确切,能显著缓解临床症状,改善狼疮活动指数,改善红细胞沉降率、血肌酐、24 小时尿蛋白总量等相关实验室指标,值得临床推广;相关 Meta 分析亦表明,参芪地黄汤治疗气阴两虚型狼疮性肾炎在降低 SLEDAI、降低中医证候积分、提高总有效率、降低不良反应、血肌酐、24h 尿蛋白总量及血管内皮生长因子方面疗效明显,差异具有统计学意义。

(四) 体会

本例患者起病时以紫癜样皮损为首发表现,因缺乏典型的 SLE 皮损症状,且未完善免疫学检查、肾穿刺活检等,导致误诊误治。转诊我院后,及时完善相关辅助检查,并结合病史、临床表现等综合判断,快速明确 SLE、LN 诊断,合理规范应用激素及免疫抑制剂,并配合中医药辨证处方,随症加减,取得显著疗效。临床诊疗时,若见以皮肤损害为首发表现,但缺乏狼疮特异性皮肤特征时,需与其他累及皮肤的疾病相鉴别,完善免疫学检查,必要时行肾穿刺活检。

肾脏是 SLE 最常见的受累靶器官,LN 是影响 SLE 患者生存率的独立危险因素。LN 的临床分类和病理分型复杂多样,其免疫治疗方案主要根据临床表现、血清学结果及肾脏病理的活动性确定治疗强度。除了使用传统免疫抑制药物,临床可个体化联合其他免疫抑制剂或生物制剂。中医药在免疫抑制治疗方面的参与度逐渐提高,中医药的联合使用为提高 LN 治疗总有效率、降低不良反应提供了不可忽视的作用。中医药实现其引领治疗主导地位的未来指日可待。

(胡晓璇　侯洁琼　侯海晶)

参考文献

［1］ SAG E,TARTAGLIONE A,BATU E D,et al. Performance of the new SLICC classification criteria in childhood systemic lupus erythematosus：a multicentre study［J］. Clin Exp Rheumatol,2014,32（3）:440-444.

［2］ GILLIAM J N,SONTHEIMER R D. Distinctive cutaneous subsets in the spectrum of lupus erythematosus［J］. J Am Acad Dermatol,1981,4（4）:471-475.

［3］ 罗莉,巩毓刚,李灵.以紫癜样皮损为首发表现的系统性红斑狼疮误诊分析［J］.医学综述,2018（16）:3303-3306.

［4］ WU T,DING H,HAN J,et al. Antibody-array-based proteomic screening of serum markers in systemic lupus erythematosus：a discovery study［J］. J Proteome Res,2016,15（7）:2102-2114.

［5］ 张辉,杨念生,鲁静,等.狼疮肾炎诊疗规范［J］.中华内科杂志,2021,60（9）:784-790.

［6］ Kidney Disease：Improving Global Outcomes（KDIGO）Glomerular Diseases Work Group. KDIGO 2021 clinical practice guideline for the management of glomerular diseases［J］. Kidney Int 2021,100:1-276.

［7］ 中国狼疮肾炎诊断和治疗指南编写组.中国狼疮肾炎诊断和治疗指南［J］.中华医学杂志,2019,99（44）:3441-3455.

［8］ BAJEMA I M,WILHELMUS S,ALPERS C E,et al. Revision of the International Society of Nephrology/Renal Pathology Society classification for lupus nephritis：clarification of definitions,and modified National Institutes of Health activity and chronicity indices［J］. Kidney Int,2018,93（4）:789-796.

［9］ 林洪丽.新月体肾炎的中西医结合治疗［C］.中国中西医结合学会肾脏疾病专业委员会2018年学术年会论文汇编,2018.

［10］ 陈书芬,刘志红,陈惠萍,等.激素及环磷酰胺冲击治疗对新月体肾炎肾小球趋化因子的影响［J］.肾脏病与透析移植杂志,2001（6）:514-521.

［11］ 唐政,吴燕,俞雨生,等.新月体性狼疮性肾炎患者的临床转归［J］.肾脏病与透析肾移植杂志,2002,11（5）:415-418.

［12］ FANOURIAKIS A,KOSTOPOULOU M,ALUNNO A,et al. 2019 update of the EULAR recommendations for the management of systemic lupus erythematosus. Ann Rheum Dis.2019,78（6）:736-745.

［13］ 李龙,张佩青,遇昕.张佩青教授应用加味参芪地黄汤治疗慢性肾功能衰竭经验［J］.中国中医药现代远程教育,2020,18（23）:53-56.

［14］ 杨柳,李爱平,张王宁,等.黄芪及含黄芪经方在治疗肾病方面的药理作用及临床应用研究进展［J］.中草药,2018,49（14）:3419-3424.

［15］ 叶玉燕,潘兴成.加减参芪地黄汤联合西药治疗气阴两虚型狼疮性肾炎的疗效观察［J］.中华中医药学刊,2015（2）:339-341.

［16］ 陈君洁,黄传兵,周娜,等.参芪地黄汤治疗气阴两虚型狼疮性肾炎临床疗效的 Meta 分析［J］.光明中医,2022,37（5）:725-731.

［17］ 杨航,刘毅.2019年EULAR/ACR系统性红斑狼疮分类标准解读——先"入围"再"分类",诊断治疗更精准［J］.西部医学,2019（11）:1643-1645.

第三节　特发性血小板减少性紫癜进展为狼疮性肾炎病例

一、病例资料

(一)病史摘要

1. 基本信息

梁某某,男,27 岁,2021 年 4 月 26 日入院。

2. 主诉

反复发热、咳嗽 3 周余,腹泻 1 周。

3. 病史简介

患者 2021 年 4 月 1 日出现咳嗽,无痰,无发热恶寒等不适,未特殊处理,于 4 月 4 日出现发热,最高体温 39.9℃,恶寒无汗,周身乏力、肌肉、关节酸痛,咽痒,咳嗽有痰,痰白质黏、口渴、纳差、恶心欲呕,胸闷不适,头昏头胀,遂至我院急诊就诊,胸部 CT 检查提示:右肺中叶及右肺下叶炎症,先后予头孢曲松钠、左氧氟沙星静脉滴注抗感染,美林口服退热等对症处理后,患者症状改善,复查胸部 CT:右肺中叶及右肺下叶少许炎症,较前吸收减少。1 周前患者服用中草药后出现腹泻,每日 3~5 次,夹泡沫,中间出现发热,体温最高达 39℃,伴咳嗽咳痰,遂于 4 月 25 日至我院急诊就诊,胸部 CT 检查提示:右肺上叶后段、右肺中叶、右肺下叶前后基底段支气管肺炎,血压 81/59mmHg。为进一步治疗,以 "肺部感染" 为诊断收入我院。完善检查,血常规:白细胞 1.75×10^9/L,中性粒细胞 0.98×10^9/L,淋巴细胞 0.47×10^9/L,血红蛋白 123g/L,血小板 132×10^9/L;免疫功能检测:IgG:21.07g/L,C3:0.21g/L,C4:0.02g/L,CH50<10U/ml;自身免疫抗体检测:抗核抗体(ANA)阳性效价 1：3 200,抗核糖体 P 蛋白抗体 323AU/ml,抗组蛋白抗体 712AU/ml,抗核小体抗体 553AU/ml,抗线粒体抗体 M2 型(AMA-M2)126AU/ml,抗双链 DNA 抗体定量 1 119IU/ml;红细胞沉降率(ESR)30mm/h;血管炎 3 项:中性粒细胞胞质抗体 Anti-PR3 定量 22.10CU。结合患者既往有血小板降低病史,考虑系统性红斑狼疮、狼疮性肾炎可能性大,后于 2021 年 5 月 7 日转入肾内科进一步治疗。

入院症见:患者神清,精神疲倦,少气懒言,畏寒无汗,暂无发热,时有咳嗽,痰绿难咯,肌肉关节酸痛,头晕无头痛,恶心欲吐,上腹部胀满,无胸闷心悸,口干,但欲漱口不欲咽,腹泻,日 8~9 次,小便黄,夹泡沫,纳差,眠一般。

既往 2019 年体检发现血小板降低,于广州市某三甲医院行骨髓穿刺提示:骨髓增生明显活跃,粒、红系比例正常,可见巨核细胞,血小板小簇状分布,查血常规:血小板 70×10⁹/L,C3 0.13g/L,C4 0.02g/L,抗核抗体(ANA)25.27U/ml,C1q 抗体 17.43U/ml,未特殊处理(当时就诊资料缺失)。长期吸烟史。家族史无特殊。否认药物过敏史。

(二)体格检查

体温 36.7℃,心率 87 次/min,呼吸 19 次/min,血压 103/87mmHg。神志清楚,精神疲倦,发育正常,营养中等,形体偏瘦,言语清晰,对答合理,查体合作。全身皮肤、睑膜、巩膜未见黄染,颜面部散在少许红斑,无蜘蛛痣或肝掌。全身浅表淋巴结未触及肿大。头颅五官无畸形,双瞳孔等大等圆,直径约 3mm,对光反射灵敏,耳鼻无异常分泌物,唇红肿发绀,咽无红肿,双扁桃体无肿大。颈静脉无明显怒张,颈软,气管居中,甲状腺无肿大。胸廓对称,双侧呼吸活动度一致,双肺呼吸音稍粗,右肺可闻及干性啰音。心前区无隆起,无抬举样搏动,心界无扩大,心率 87 次/min,律齐,各瓣膜听诊区未闻及病理性杂音。腹部软,左下腹压痛、无反跳痛,肝脾肋下未触及,肝、脾区无叩击痛,墨菲征(-),肾区无叩击痛,肠鸣音 5~6 分/次。脊柱四肢无畸形,双下肢无浮肿,四肢肌力、肌张力正常。生理反射存在,病理反射未引出。舌淡尖红苔白腻,左寸脉浮滑,关尺脉沉软,右关脉浮细弦,寸尺脉沉。

(三)辅助检查

血常规:白细胞 1.75×10⁹/L,中性粒细胞 0.98×10⁹/L,淋巴细胞 0.47×10⁹/L,血红蛋白 123g/L,血小板 132×10⁹/L;白细胞手工分类:1. 白细胞数量减少,形态大致正常,2. 红细胞形态部分呈椭圆形、棘形,3. 血小板数量不少,散在分布;肝功能:丙氨酸转氨酶(ALT)288U/L,天冬氨酸转氨酶(AST)502U/L,白蛋白(ALB)32.8g/L;红细胞沉降率(ESR)30mm/h;肌酐(Cr)78mmol/L;痰涂片:少量革兰阳性球菌,中量革兰阴性球菌,大量革兰阴性杆菌;真菌培养:烟曲霉复合群。

免疫功能检测:IgG 21.07g/L,C3 0.21g/L,C4(C4)0.02g/L,CH50<10U/ml;自身免疫抗体检测:抗核抗体(ANA)阳性效价 1:3 200,抗核糖体 P 蛋白抗体 323AU/ml,抗组蛋白抗体 712AU/ml,抗核小体抗体 553AU/ml,抗线粒体抗体 M2 型(AMA-M2)126AU/ml,抗双链 DNA 抗体定量 1 119IU/ml;血管炎 3 项:中性粒细胞胞质抗体 Anti-PR3 定量 22.10CU;抗中性粒细胞胞质抗体阳性,抗人球蛋白阳性;抗磷脂综合征抗体:抗 β2 糖蛋白 I 抗体(IgG)24.80CU;淋巴细胞亚群:CD4⁺T 淋巴细胞 22.44%,CD8⁺T 淋巴细胞(CD3⁺CD8⁺)47.51%,CD4⁺淋巴细胞/CD8⁺T 淋巴细胞 0.47。

24h 尿微量白蛋白 +24h 尿蛋白 + 排泄率：24h 尿量 3 300ml/24h，尿微量白蛋白浓度 162.80mg/L，尿蛋白浓度 356.0mg/L，24h 尿蛋白总量 1 174.8mg/24h，24h 尿蛋白排泄率 0.816mg/min，24h 尿微量白蛋白总量 537.24mg/24h，24h 尿微量白蛋白排泄率 0.373mg/min；尿常规：尿潜血 +++，尿蛋白 ±，尿红细胞计数 79.2 个/μl。

胸部 CT 检查提示：右肺上叶后段、右肺中叶、右肺下叶前后基底段支气管肺炎，建议治疗后复查。心脏彩超：主动脉瓣少量反流，二尖瓣少量反流，三尖瓣少量反流，轻度肺动脉高压。腹部彩超：脾大。肝脏、胆囊、胰腺未见明显异常声像。泌尿系彩超：双肾、膀胱、前列腺未见明显异常。颈部淋巴结彩超：双侧颈部多发淋巴结增大（良性形态）。

（四）肾病理活检

免疫荧光：检及肾小球 4 个，IgA+++，IgG++，IgM±，C3+++，C1q+++，FRA−，Kappa 链 +++，HBsAg 未检，HBcAg 未检，沉积方式：沿毛细血管襻及系膜区呈多部位沉积。

光镜检查：共检及肾小球 10 个。其中肾小球球性硬化：0 个。肾小球节段性硬化：0 个。肾小球新月体形成：0 个。肾小球系膜细胞及基质弥漫性中度增生。个别毛细血管襻内见细胞增多伴少量中性粒细胞。肾小球基底膜轻微增厚，未见钉突等特殊结构。系膜区可见嗜复红蛋白沉积，未见白金耳结构。肾小管上皮细胞弥漫性空泡变性及颗粒变性。肾间质未见显著病变。肾小动脉管壁轻度增厚。

电镜检查：肾小球：镜下检测到 1 个肾小球。毛细血管内皮细胞增生，明显空泡变性，个别管腔内可见红细胞聚集，可见少数淋巴细胞、单核细胞和中性粒细胞，部分毛细血管襻受压，管腔狭窄。肾小囊壁层增厚、分层，壁层细胞空泡变性，无明显增生。基底膜：节段性增厚，厚度约 250~700nm。脏层上皮细胞：上皮细胞肿胀，空泡变性。足突部分融合。系膜区：系膜细胞和基质增生。内皮下、系膜区电子致密物沉积。肾小管-间质：肾小管上皮细胞空泡变性。肾间质无特殊病变。肾间质血管：个别毛细血管管腔内见红细胞聚集。

主要诊断：结合临床，符合狼疮性肾炎。

损伤模式：局灶增生性肾小球肾炎。

积分/分级：ISN/RPS 分类Ⅲ（A）型。

其他特征：无特殊。

（五）诊断分析

1. 西医方面

本例患者为年轻男性，临床见：白细胞减少（<4×10⁹/L），淋巴细胞减少

（<1×10^9/L）；24h 尿蛋白总量 >500mg/24h；抗核抗体阳性；抗双链 DNA 抗体阳性；C3、C4、CH50 降低。上述符合 2012 年系统性红斑狼疮国际临床协助组（SLICC）系统性红斑狼疮（SLE）诊断标准，SLE 诊断成立。该患者 24h 尿蛋白总量 >500mg/24h，LN 诊断明确，肾活检病理明确诊断为局灶增生性肾小球肾炎，ISN/RPS 分类Ⅲ（A）型。同时该患者既往有血小板降低病史，2019 年曾行骨髓穿刺见：骨髓增生明显活跃，粒、红系比例正常，可见巨核细胞，血小板小簇状分布。2019 年复诊完善免疫检查提示 C3、C4 降低，抗核抗体、C1q 抗体升高；结合患者相关临床资料，患者血小板减少考虑为 ITP（特发性血小板减少性紫癜、免疫性血小板减少性紫癜）的可能性大。随着病程进展，2 年后患者最终确诊为 SLE、LN。ITP 可能先于 SLE 发生，为一种慢性并发症，也可能是疾病发作期间的急性并发症。ITP 发病可能比 SLE 确诊早很多年。据估计，3%~15% 的单纯性 ITP 患者后续会发展为 SLE。

2. 中医方面

患者长期吸烟，肺脏久受熏灼，肺气耗伤，内蕴火热，肺金不降，故见咳嗽；此次调摄不慎，外感寒邪，肺主皮毛，手足太阴两经一气，故邪气从皮毛侵袭肺、脾，肺失宣降，脾失健运故咳嗽有痰、恶心欲吐、纳差；寒邪束表，太阳主一身之表，邪犯太阳，故见发热恶寒、无汗、肌肉关节酸痛；经过抗生素等寒凉药物处理后，阳气受损，正气不足，内陷少阴，火不暖土，中焦失运，故见腹泻、纳差、恶心欲吐、上腹部胀满；自利而渴者属少阴，且患者虽口干但不欲咽，非热证可知；疲倦乏力、畏寒为少阴虚寒之象；中土虚寒，土虚木乘，故见绿痰；《黄帝内经》曰"中气不足，溲便为之变"，故见小便黄；清阳不升，故见头晕；舌淡苔白腻尖红，左寸脉浮滑，关尺脉沉软，右关脉浮细弦，寸尺脉沉为火不暖土，中土失运，升降失常，阳气浮越之象。

综上，本病病位在少阴，兼有太阴太阳，病性属虚实夹杂。

（六）最后诊断

1. 中医诊断

阴阳毒（少阴证类）

2. 西医诊断

（1）系统性红斑狼疮

狼疮性肾炎

狼疮性血液系统损害

（2）急性胃肠炎

（3）肺部感染

(4) 脾大

(5) 肝功能异常

(6) 低血容量性休克

(七) 治疗经过及随访

患者因"发热、咳嗽、腹泻"入院,完善相关检查,并给予退热、抗感染等对症支持治疗症状好转。结合相关临床资料,考虑存在系统性红斑狼疮、狼疮性肾炎,后转入我科。

转入我科排除禁忌证后,行肾穿刺活检,明确诊断为狼疮性肾炎(ⅢA型),系统性红斑狼疮,根据 SLEDAI-2 000 评分为 19 分(皮疹、关节炎、血尿、蛋白尿、低补体、抗双链 DNA 阳性、白细胞阳性),考虑狼疮为重度活动,予口服足量甲泼尼龙 40mg q.d.、硫酸羟氯喹 0.2g b.i.d. 及来氟米特 20mg q.d. 抑制免疫,配合抗感染、护胃、护肝、提高机体免疫力、补钙抗骨质疏松等对症治疗;并辨证给予中药口服。患者病情稳定后予出院,嘱定期肾病专科门诊复诊。

门诊随诊至今近 1 年半,患者无颜面部红斑、关节疼痛等不适,多次复查尿检均未见红细胞,24h 尿蛋白总量为 77~204mg/24h;C3、C4 均在正常范围内,抗双链 DNA 抗体等多种自身抗体转阴。狼疮未见活动,激素及免疫抑制剂规律减量,目前维持:醋酸泼尼松片 10.00mg q.d.、硫酸羟氯喹 0.2g b.i.d.、来氟米特 10.00mg q.d. p.o.。

出院中药方剂:熟地黄 15g、天冬 15g、麦冬 15g、茯苓 15g、巴戟天 10g、五味子 5g、炙甘草 10g、熟附子 10g、人参 15g、乌梅 10g、葛根 15g。

狼疮性肾炎的基本病机为素体虚弱,真阴不足,热毒内盛,痹阻脉络,内侵脏腑。考虑患者肌肉关节疼痛,为热毒炽盛,痹阻经脉之象;反复发热,为热邪入侵肌体,正邪相争之象;加之患者西医方面维持激素免疫抑制治疗,该药物皆为燥热之品,进一步伤津耗液,致患者口干口苦,为阴虚火旺之象;后见患者口腔黏膜溃疡,此为水亏于下,火失其制所致,古人喻之为火浅不养龙、离位上奔,此当为虚火上炎之证。此证当以引火归元为法,始以李可老先生的引火汤加味化裁,酌加乌梅收敛元气。

引火汤出于清代陈士铎的《辨证录》,其药物组成为:熟地黄三两,巴戟天一两,茯苓五钱,麦冬一两,北五味子二钱。中医名家李可善用此方,用于肾水不足、火不归原所致鼻衄、舌衄、口疮、舌疮等诸多病证。该方以熟地黄为君,补其肾水;天冬、麦冬、五味子、葛根、人参为佐,重资肺金,益气生津化液,亦使金水相资,旺水以制火;更加巴戟天之温,兼济水火之势,水趋下,火亦随之下;再以茯苓利水渗湿之功为引导,使水火同趋,共安于肾宫;以熟附子引火归元,直温命火,以蒸动下焦气化之根,使阳生阴长,水升火降;最后以甘草调和诸药,乌梅收敛元气。

二、讨论与诊治体会

血小板减少是 SLE 患者常见的血液系统损害之一,患病率 10%~40%,严重的血小板减少症相对少见。SLE 中严重血小板减少的最常见原因是特发性血小板减少性紫癜(Immunethrombocytopenic purpura,ITP)。ITP 是一组常见的自身免疫性疾病,其主要特点为血小板破坏增多或生成减少,从而导致血小板计数减少。结合患者既往血小板降低病史及骨髓穿刺病理结果、本次住院肾穿刺活检结果,诊断为狼疮性肾炎合并特发性血小板减少性紫癜。

ITP 分为急性型及慢性型。急性型起病急,血小板计数很低,有危及生命的出血风险,常与病毒感染、疾病活动有关,对糖皮质激素(glucocorticoid,GC)治疗有反应;慢性型更常见,有时甚至在疾病其他方面相对稳定的情况下也会出现,与疾病活动的关系不大,对 GC 治疗反应通常较低。值得注意的是,ITP 可能是 SLE 最初表现,早于 SLE 其他系统损害数月甚至数年。同时,有国外研究表明,3%~15% 的单纯性 ITP 患者后续会发展为 SLE。合并有血小板减少症的患者疾病活动度高,存在更多的器官系统受累。患者很少死于出血引起的并发症,但总体预后不佳。血小板减少已经成为影响 SLE 患者生存预后的独立危险因素之一,但在临床上往往容易被忽略。

ITP 是一类异质性很强的疾病群,有多种机制参与其发病过程,主要包括体液免疫、细胞免疫、细胞凋亡、基因表达、氧化应激等方面。

(一) B 细胞介导的体液免疫异常

1. B 细胞分泌抗体异常　B 细胞通过抗原呈递、T 细胞活化、产生诸多抗体,包括抗血小板抗体、抗血小板生成素抗体等,这些抗体可加速血小板破坏,抑制血小板生成,在 ITP 发病中发挥重要作用。

2. 调节性 B 细胞异常　一部分 B 细胞可以通过分泌抑制性细胞因子抑制效应 Th 细胞、促进调节性 T 细胞(regulatoryT cell,Treg)的产生、抑制炎症应答等功能发挥免疫调节作用,而该类 B 细胞被称为调节性 B 细胞(regulatoryBcell,Breg)。未经治疗的 ITP 患者体内,调节性 B 细胞数量较健康个体显著减少,抑制性细胞因子表达水平显著降低。

3. B 细胞活化因子及其类似物异常　B 细胞活化因子(B cell activating factor,BAFF)可与 B 细胞活化因子受体(B cell activating factor receptor,BAFF-R)相结合,该复合物 BAFF/BAFF-R 在 ITP 患者体内可减少 B 细胞及 CD8$^+$T 细胞的凋亡,促进 B 细胞增殖、诱导 Treg 凋亡、促进辅助性 T 细胞(helperT cell,Th)分化;但在健康个体体内,BAFF/BAFF—R 仅能延长 B 细胞的存活时间。上述研究结果表明,ITP 患者的 B 淋巴细胞对于 BAFF 具有更高反应性。

(二)T 细胞介导的细胞免疫异常

1. CD4+ 调节性 T 细胞异常　CD4+Treg 是一种起源于胸腺的免疫抑制 T 细胞,可以抑制外周循环中自身免疫 T 细胞的功能,参与自身免疫 T 细胞的外周免疫耐受,在阻止抗体介导的血小板减少症中起重要作用。有研究结果证实,ITP 患者外周血中 Treg 水平降低,其中急性期及低血小板计数水平的 ITP 患者 Treg 水平最低。

2. T 细胞比例及细胞因子水平异常　在 ITP 患者中,I 型与 II 型 T 细胞应答失衡。Th17 细胞是一类能够分泌 IL-17 的 T 细胞亚群,主要为对抗细胞外细菌和霉菌,但过分激活会导致自体免疫疾病,而 IL-17 可以通过正反馈调节促进 T 细胞向 Th17 细胞分化。而 IL-21 可以上调 Th17 的应答水平,IL-2 可以诱导 CD4+T 细胞向 Treg 分化。因此,若 IL-17、IL-21 水平升高,而 IL-2 水平降低,则可造成 Th17/Treg 失衡,导致 ITP 发病。

滤泡辅助性 T 细胞(follicularhelperT cell,Tfh)同样参与 B 细胞分化及抗体形成,若 Tfh 表达过量,可导致 ITP 发生。有 ITP 患者和健康对照个体的对比研究结果显示,ITP 患者 Tfh 比例较健康对照个体明显增加。

(三)细胞凋亡机制

血小板的释放与巨核细胞的形态学凋亡是同步的。细胞凋亡机制参与巨核细胞细胞质的重组,这一过程对血小板形成与释放至关重要。磷脂酰丝氨酸(phosphatidylserine,PS)表达于细胞膜表面,是一种特征性识别凋亡细胞并启动吞噬作用的信号因子。研究表明,慢性 ITP 患者血小板表面 PS 表达水平显著高于健康个体。

(四)基因表达相关研究

1. DNA 甲基化异常　DNA 甲基化是表观遗传学的重要分支,与基因沉默相关。有研究结果显示,ITP 患者 CD4+T 细胞中 DNA 甲基化水平较健康个体降低,其通过调节 II-4、II-6、CD70 等免疫相关的甲基化敏感基因的表达,从而在 ITP 等自身免疫性疾病的发病中发挥作用。

2. 非编码 RNA　异常微小 RNA(microRNA,MiRNA)和 TMVEPG1 均是不具有编码功能的 RNA,可在转录后对某些免疫相关基因的表达发挥负性调节作用。慢性活动期 ITP 患者 MiRNA 水平、急性 ITP 患者 TMVEPG1 水平均较健康个体显著降低,负反馈调控作用显著减弱,从而参与 ITP 的发病。研究结果均表明,非编码 RNA 异常在 ITP 免疫耐受缺陷中发挥重要作用。

(五) 氧化应激反应

与放射性物质、炎性因子等细胞外刺激因素接触,以及正常细胞的氧代谢均可产生活性氧及其他类似产物。过量的活性氧可以作用于脂质、蛋白质、糖类及 DNA,使其表现出抗原性,从而对机体造成损伤。

(六) 诊治体会

与一般 SLE 患者相比,本例患者特殊之处在于:患者以血小板减少起病,结合当时相关临床资料,考虑存在 ITP,病情随着时间进展有可能发展 SLE;临床上早期存在漏诊、误诊的可能性,需要定期随访。

该患者早期出现 ITP,随着病情的进展,逐渐出现 SLE、LN 的相关临床表现。既往研究也表明,ITP 可能比 SLE 确诊早很多年。故当患者出现血小板减少的时候,应予以重视,在密切随访过程中应注意定期完善 SLE 相关检查,避免漏诊、误诊的可能。

(林俊杰　蒋东君　王立新)

参考文献

[1] VELO-GARCÍA A,CASTRO S G,ISENBERG D A. The diagnosis and management of the haematologic manifestations of lupus [J]. J Autoimmun,2016,74 :139-160.

[2] KARPATKIN S. Autoimmune thrombocytopenic purpura. [J]. Blood,1980,56(3): 329-343.

[3] 张莉莉,张冬梅,李韵,等. 系统性红斑狼疮血液系统损害相关研究进展[J]. 安徽医学,2020,41(11):1363-1366.

[4] ABDEL GALIL S M et al. Prognostic significance of platelet count in SLE patients. [J]. Platelets,2017,28(2):203-207.

[5] ZHANG B,HU M,ZHANG P et al. BAFF promotes regulatory T-cell apoptosis and blocks cytokine production by activating B cells in primary biliary cirrhosis [J]. Braz J Med Biol Res,2013,46(5):433-439.

[6] SYLVAIN A,ROSSATO M,SANTEGOETS K et al. Splenic TFH expansion participates in B-cell differentiation and antiplatelet-antibody production during immune thrombocytopenia. [J]. Blood,2014,124(18):2858-2866.

[7] XIE J,CUI D,LIU Y,et al. Changes in follicular helper T cells in idiopathic thrombocytopenic purpura patients. [J]. Int J Biol Sci,2015,11(2):220-229.

[8] LI H Y,XUAN M,YANG R. DNA Methylation and Primary Immune Thrombocytopenia [J]. Semin Hematol,2013,50 :116-126.

[9] LI H Y,HAO Y T,ZHANG D L,et al. Aberrant expression of long noncoding RNA TMEVPG1 in patients with primary immune thrombocytopenia. [J]. Autoimmunity,2016, 49(7):496-502.

第四节　狼疮性肾炎合并获得性血友病 A 病例

一、病例资料

（一）病史摘要

1. 基本信息

刘某某,女,61 岁,2018 年 1 月 27 日入院。

2. 主诉

反复关节痛 25 年,四肢瘀斑 10 天,牙龈出血 7 天。

3. 病史简介

患者 1992 年 12 月开始出现四肢关节疼痛,伴高热,遂至广州市第二人民医院住院治疗,诊断为系统性红斑狼疮,因半年内反复高热,先后给予足量激素(60mg q.d.)、环磷酰胺、环孢素 A 口服抑制免疫,关节疼痛、发热等症状得以控制,使用足量激素半年后,规律减量,之后一直维持激素 10mg q.d. 抑制免疫。2008 年,患者出现蛋白尿,于广州某三甲医院行肾组织穿刺提示狼疮性肾炎(未见报告单),治疗方案同前,之后于我院门诊规律复诊,多次查尿蛋白 ± ~+,肌酐正常。2014 年患者出现头顶部皮肤红斑伴瘙痒,激素予加量至 25mg q.d.。症状改善后继续予激素 10mg q.d. 维持。2016 年患者出现面部红斑,加羟氯喹口服,并维持激素 10mg q.d.+ 硫酸羟氯喹片(0.2g b.i.d.)治疗方案,偶有四肢关节疼痛再发,面部红斑无再发,患者 10 天前开始出现双上肢瘀斑,继而出现双下肢瘀斑,1 月 20 日开始牙龈出血,遂于 2018 年 1 月 22 日至我院门诊查血常规:白细胞计数(WBC):13.22×10^9/L,红细胞计数(RBC):3.86×10^{12}/L,血小板计数(PLT):257×10^9/L,予中药汤剂辨证口服,四肢仍有瘀斑,2018 年 1 月 26 日查凝血:活化部分凝血酶时间(activated partial thromboplastin time,APTT):107.4s,凝血酶原时间(prothrombin time,PT):14.1s,门诊医师建议患者进一步系统诊疗,现患者为进一步诊治,遂由门诊医师以"狼疮性肾炎"为诊断收入院。

入院症见:神清,精神稍疲倦,左颌下、四肢片状瘀斑,牙龈少许出血,无瘙痒,无头晕头痛、胸闷胸痛、心悸气促、腹痛腹泻、关节疼痛等不适,口干无口苦,双下肢无浮肿,纳眠差,小便量可,夹有泡沫,大便调。

既往糖尿病史 15 年,平时服用格列吡嗪、阿卡波糖降糖,自诉血糖控制尚可。高血压病史 1 年,未服用降压药,血压控制情况不详。个人史和家族史无特殊。青霉素过敏史。

（二）体格检查

体温 36.5℃，心率 102 次/min，呼吸 19 次/min，血压 136/78mmHg。神志清楚，精神稍疲倦，发育正常，体形中等，营养中等，查体合作。左颌下、四肢可见片状瘀斑，无黄染，未见皮疹及出血点，浅表淋巴结未触及肿大。头颅无畸形，虹膜无黄染，结膜无充血，角膜透明、双侧瞳孔等大等圆，直径约 3mm。耳鼻无异常，口唇无发绀，咽无充血，扁桃体未见肿大。颈软，无颈静脉怒张，气管居中，甲状腺未触及肿大。胸廓对称无畸形，双肺呼吸音清，双肺未闻及明显干湿啰音，心率 102次/min，律齐，各瓣膜听诊区未闻及病理性杂音。腹软，全腹无压痛及反跳痛，肝脾肋下未触及，肠鸣音正常。双输尿管行程无压痛，肋脊点、肋腰点无压痛，双肾区无叩击痛。脊柱及四肢无畸形，四肢可见片状瘀斑，双下肢无浮肿。前后二阴未查。神经系统检查：生理反射存，病理反射未引出。舌淡暗，苔少，脉细数。

（三）辅助检查

1. 实验室检查

1 月 26 日门诊查凝血：D-二聚体 2.52mg/L FEU，FDP 9.2mg/L，FIB 5.84g/L，APTT 107.4s，PT 14.1s。UA 417μmol/L；免疫功能检测：IgG：20g/L，IgA：6.16g/L；自身免疫抗体检测：抗 SSA 抗体 ±，重组 Ro-52+，抗核糖体 P 蛋白抗体 +++，抗核抗体（ANA）+，抗核抗体效价 1：320。

1 月 27 日入院查血常规：WBC 10.29×10^9/L，NEUT 8.79×10^9/L，LYM 1.07×10^9/L，RBC 3.55×10^{12}/L，Hb 108.0g/L，HT 33.0%，PLT 284×10^9/L；急诊生化：Na^+ 136.0mmol/L，TCO_2 22.9mmol/L，Glu 16.91mmol/L；凝血功能：FIB 4.59g/L，APTT 98.6s，D- 二聚体 2.14mg/LFEU，FDP 8.1mg/L，PT 12.9s；丙肝抗体定量检测：31.09COI；ESR：89.0mm/h；尿常规：尿白细胞酯酶 +，尿潜血 +，尿蛋白 ±，尿白细胞计数 28.38 个/μl，尿红细胞计数 21 个/μl；肝功能：PA 85.0mg/L，AST 37.0U/L，ALB 34.3g/L；hsCRP 39.9mg/L；免疫功能检测：IgA：5.4g/L，IgG：18.15g/L，C3：1.15g/L，C4 0.29g/L，CH50：27.1U/ml。

1 月 28 日复查凝血功能：FIB 4.03g/L，APTT 96.9s，PT 12.6s。

1 月 29 日复查凝血功能：FIB 4.35g/L，APTT 94.2s，PT 12.5s；凝血因子Ⅷ活性测定 1.2%，尿视黄醇结合蛋白 7.1；24h 尿蛋白总量 1 080mg/24h（尿量 1 950ml）。

1 月 30 日复查凝血功能：FIB 4.35g/L，APTT 95.4s，PT 12.5s；尿液肾功能：IgGU 57.2mg/L，尿免疫球蛋白 κ 轻链：36.5g/L，尿免疫球蛋白 λ 轻链：15.7mg/L，κ/λ 比值（尿）：2.32，ALBU 486mg/L，TrfU 25.2mg/L；铁蛋白 823.3ng/ml；血轻链：血免疫球蛋白 κ 轻链：5.37g/L，血免疫球蛋白 λ 轻链：2.6g/L，κ/λ 比值（血）：2.07. CEA 9.58ng/ml，糖类抗原 19-9（CA19-9）：59.44U/ml。

2月1日复查凝血功能：APTT 93.5s。抗磷脂综合征见异常。血管性血友病因子：291%（50-160），血浆凝血因子全套：凝血因子Ⅱ活性测定：59.9%（70-120），凝血因子Ⅷ活性测定：0.6%（70-150），凝血因子Ⅻ活性测定：35.3%（70-150）。血清蛋白电泳：白蛋白44.94%，α2球蛋白10.55%，β2球蛋白8.57%，γ球蛋白24.52%；丙肝病毒RNA定量：7.74E5。

2月5日复查凝血功能：APTT 87.3s，PT 12.1s。血常规＋网织红细胞：网织红细胞百分比：6.05%，网织红细胞绝对值：183.3×10^9/L，中荧光强度网织红百分比10.7%，低荧光强度网织红细胞百分比88.3%，WBC 12.7×10^9/L，NEUT7.59×10^9/L，LYM 3.55×10^9/L，RBC 3.03×10^{12}/L，Hb 94.0g/L，HT 28.4%，PLT 393.0×10^9/L，血小板压积：0.4%。

2月9日复查凝血功能：APTT 88.4s，凝血酶时间（thrombin time，TT）22.5s，PT 11.6s。肝功能：ALB 36.0g/L，总胆汁酸 12.0μmol/L。

2. 其他检查

心电图：①窦性心动过速；②ST-T异常；③P-R间期缩短。胸部X线检查：①主动脉硬化，右上肺少许条索灶；②胸椎退行性变。骨密度测定：①根据WHO关于骨质疏松的评判标准，提示低骨量。②股骨结构分析显示左股骨颈、粗隆间及股骨干屈曲应力比值正常。泌尿系彩超：双肾未见明显异常。腹部彩超：胆囊结石。肝脏、胰腺、脾脏未见明显异常声像。左下肢静脉彩超：左下肢静脉主干未见明显血栓。左腘静脉及其以远静脉内血流瘀滞。右下肢静脉主干明显血栓。右下肢静脉彩超：右下肢静脉主干未见明显血栓。右腘静脉及其以远静脉内血流瘀滞。肝脏MRI增强：①胆囊结石，慢性胆囊炎；②右肾多发囊肿，部分高密度囊肿。

（四）肾病理活检

2008年于某三甲医院行肾穿刺活检提示狼疮性肾炎（未见报告单）。

（五）诊断分析

1. 西医方面

本例患者为中老年女性，病例特点：存在多系统损害——肾脏损害（尿液相关检查提示尿蛋白总量>500mg/24h，尿潜血、尿白细胞均呈阳性）、血液系统损害（贫血），颜面部红斑，四肢关节疼痛，同时伴有抗核抗体、抗SSA抗体、抗核糖体P蛋白抗体等自身抗体阳性，既往2008年肾穿刺活检提示狼疮性肾炎（报告未提供），符合2012年SLICC SLE诊断标准，SLE诊断成立。同时该患者存在肾损害，故LN诊断明确。

该患者症状上见左颌下、四肢片状瘀斑明显、牙龈活动性出血，实验室检查提示 APTT 延长、PT 正常,且混合血浆纠正试验 APTT 延长不可纠正,考虑存在抑制物;凝血因子Ⅷ活性明显降低,既往无出血、不良药物使用及肿瘤病史,符合诊断标准,确诊为获得性血友病 A(狼疮继发)。

2. 中医方面

中医学无"狼疮""狼疮性肾炎"病名记载,其临床表现与中医古籍所载"阴阳毒""蝴蝶斑""日晒疮""五脏痹""蝶疮流注"等病证相似。"阴阳毒"始见于汉·张仲景的《金匮要略》,其文曰"阳毒之为病,面赤斑斑如锦文,咽喉痛,唾脓血……身痛如被杖,咽喉痛",为邪毒侵犯血脉之病证。其表现为一病二证,即"阴毒""阳毒"。阳毒者,邪毒侵犯血脉,正气奋起抗邪,热毒炽盛,现于面部,则红斑状如锦文;灼伤咽喉,则咽喉痛;热盛血瘀肉腐,则吐脓血。阴毒者,邪毒侵犯血脉,正气无力抗邪,致热毒深伏,蕴结于内,瘀血凝滞,阻塞不通,现于面部则色青;经脉阻塞,血流不畅,故身痛如被杖;邪毒壅结咽喉.则咽喉痛。

血证,即血液不循常道,或上溢于口鼻诸窍,或下泄于前后二阴,或渗出于肌肤,所形成的一类出血性疾患。在古代医籍中,亦称为血病或失血。究其病机,可归结为火热熏灼、迫血妄行,气虚不摄、血溢脉外及瘀血阻络、血不循经,其主要类证包括热盛迫血、阴虚火旺及气虚不摄。其中,气血不摄多见于病程较长,久病不愈的出血患者。表现为起病较缓,反复出血,伴有神情倦怠,心悸,气短懒言,头晕目眩,食欲不振,面目苍白或萎黄,舌淡脉弱等症。根据患者临床表现,可明确患者本病诊断。

患者为中老年女性,左颌下、四肢片状瘀斑明显,为瘀血内阻之象;牙龈活动性出血,为脾气虚不能摄血、血溢脉外之象;精神疲倦,舌淡,脉细为脾气虚、肌体失于濡养之象;小便夹泡沫为肾气亏虚,失于固摄,精微下注之象;少苔、脉细、口干为阴虚、津液失于濡养之象;舌暗为瘀血内阻、脉络不通之象;舌暗淡,苔少,脉细数均符合气阴两虚血瘀之象。

综上所述,该患者应诊断为阴阳毒、血证,病位主要在脾肾,与四肢肌肤等相关,病机为气阴两虚血瘀,病性为本虚标实。

(六)最后诊断

1. 中医诊断

(1)血证(气阴两虚血瘀)

(2)阴阳毒(气阴两虚血瘀)

2. 西医诊断

(1)获得性血友病 A(继发于系统性红斑狼疮)

（2）系统性红斑狼疮

狼疮性肾炎

（3）2 型糖尿病

（4）高血压 1 级

（5）慢性丙型病毒性肝炎

（6）胆囊结石伴慢性胆囊炎

（7）单纯性肾囊肿（右肾）

（七）治疗经过

入院后完善相关检查，结合患者症状、体征和相关实验室检查结果，根据 SLEDAI-2000 评分为 12 分（尿蛋白总量 >500mg/24h、脓尿、血尿），评估狼疮中度活动；BILAG-2004，肾脏（A），血液系统（B），普通非特性指征（B），存在免疫抑制指征，治疗上予泼尼松抑制免疫，格列吡嗪 + 阿卡波糖片控制血糖，输注血浆纠正凝血功能，维生素 K_1 促进凝血因子合成、氨甲环酸氯化钠注射液抑制纤维蛋白原分解。

经治疗后，患者皮肤瘀斑，牙龈出血未见明显好转，多次复查凝血功能提示 APTT 延长、PT 正常，混合血浆纠正试验不可纠正，考虑存在凝血抑制物，予以完善血浆凝血因子全套。2018 年 2 月 1 日血浆凝血因子全套结果回复：凝血因子Ⅱ活性测定：59.9%，凝血因子Ⅷ活性测定：0.60%，凝血因子Ⅻ活性测定：35.3%；血管性血友病因子：291%。请血液科会诊，结合检测结果，考虑患者既往无出血、不良药物使用及肿瘤病史，诊断为获得性血友病 A（继发于 SLE），治疗上予改为甲泼尼龙 40mg 静脉滴注抑制免疫，加用环磷酰胺（50mg q.d. p.o.）免疫抑制。病程中血压偏高，最高达 152/85mmHg，予厄贝沙坦片口服降压。

中医方面，四诊合参，可辨证为气阴两虚血瘀，治疗以益气养阴，活血化瘀为法，辨证给予中药口服，方药如下：黄芪 20g、党参 20g、白术 15g、山药 15g、茯苓 15g、菟丝子 15g、巴戟天 15g、砂仁 5g（后下）、藿香 15g、丹参 15g、桃仁 10g、麦冬 10g、玉竹 15g，日 1 剂，水煎服。

经治疗后，患者瘀斑逐渐消退，牙龈无出血，2018 年 2 月 9 日复查凝血：APTT 88.4s，TT 22.5s，PT 11.6s；病情稳定，于 2018 年 2 月 12 日带药出院。

2018 年 2 月 17 日患者再次出现右上肢片状瘀斑，后于 2018 年 2 月 23 日入住大德路总院，查血常规：Hb 86g/L，WBC 10.46×10⁹/L，高荧光强度网织红细胞百分比（High fluorescence reticulocyte percentage，HFR%）1.8%，MFR% 14.8%，RET% 2.26%；hsCRP 23.57mg/L；凝血功能：FIB 4.14g/L，APTT 93.1s；免疫功能检测：CH50：18U/ml。继续予激素 + 环磷酰胺抑制免疫，以及降糖、护胃、

补钙、降压等对症治疗。结合血液科会诊意见,建议行丙种球蛋白冲击等疗法,患者及家属表示外院住院诊治,签字出院。后续治疗不详。

1. 与一般 SLE 患者相比,本例患者存在以下特殊的地方,患者 SLE、LN 诊断明确,但存在瘀斑、牙龈出血等出血表现,PLT 正常,凝血功能异常(APTT 延长,但 PT 正常),混合血浆纠正试验不可纠正,考虑存在凝血抑制物。

2. PT 指的是血浆凝血酶原时间,主要是反映外源性凝血系统功能。APTT 指的是活化部分凝血活酶时间,是内源性凝血因子缺乏最可靠的筛选试验。APTT 延长,PT 正常一般提示内源性途径凝血因子(如,Ⅷ、Ⅸ、Ⅺ因子)缺乏或存在相应抑制物。相关可能病因如下。

(1) 血管性血友病(von Willebrand disease,vWD)是一种由于血管性血友病因子(von Willebrand factor,vWF)的数量缺乏和/或功能障碍而引起的出血性疾病,并按病因将 vWD 分为遗传性(cvWD)和获得性(avWD)两类。这是最常见的遗传性出血性疾病,大多数 vWD 患者的血小板计数、PT 和 APTT 均正常,但在重症患者或 2N 亚型 vWD 患者中,Ⅷ因子水平的降低可能足以轻度延长 APTT。

(2) 血友病 A(先天性Ⅷ因子缺乏)是最常见的遗传性凝血因子缺乏,其次为血友病 B(先天性Ⅸ因子缺乏)。两者均为 X 连锁遗传,但多达 1/3 的血友病 A 源自新发突变。先天性Ⅸ因子缺乏是常染色体显性遗传性疾病,在德裔犹太人中更为常见,且常引起皮肤黏膜出血(如,易发瘀斑和鼻出血,而非关节和肌肉出血),但出血程度和Ⅸ因子绝对水平的关联没有血友病 A 和血友病 B 那么明显。

(3) 在妊娠、恶性肿瘤、结缔组织病或有其他问题的患者中,可能存在获得性内源性途径凝血因子抑制物(抗体)。其中获得性Ⅷ因子抑制物最为常见。患者最初可能表现为皮肤、深部组织以及多部位严重出血,且通常与Ⅷ缺乏的程度不符;同时关节积血罕见。

(4) 肝素以及直接凝血酶抑制剂抗凝药(阿加曲班、达比加群)可延长 APTT,直接凝血因子Xa 抑制剂也可以延长 APTT,不过该作用不太稳定。某些恶性肿瘤(如浆细胞病)能够产生肝素样物质,亦称类肝素样抗凝物(heparin-like anticoagulant,HLAC),其可使检查结果与应用肝素时相似。

如果 APTT 延长、PT 正常,我们将进行混合血浆纠正试验。当纠正成功时,检测凝血因子Ⅻ、Ⅺ、Ⅸ和Ⅷ。尽管Ⅻ因子缺乏不会引起出血,但可以解释能够通过混合试验纠正的 APTT 延长。纠正失败时,我们会检测有无狼疮抗凝物质和Ⅷ因子活性(后者用于发现罕见的获得性血友病 A)。

二、讨论与诊治体会

（一）狼疮性肾炎合并获得性血友病 A 的流行病学

获得性血友病 A（acquired hemophilia，AHA）是指由于体内产生凝血因子Ⅷ抑制物，并通过针对和干扰凝血因子Ⅷ的活性而导致异常出血的疾病。其特点为既往无出血史和无阳性家族史的患者出现自发性出血，或者在手术、外伤或侵入性检查时发生异常出血。

在威尔士南部和西部以及英国的未经选择人群队列中，通过计算发现获得性凝血因子Ⅷ抑制物的检出率为每年（1.3~1.5）/100 万。另一项调查纳入了可能遇此类患者的 118 名内科医生，在 10 年间报告了 215 例患者，发现患者特征包括：除妊娠或产后妇女外，大多数患者年龄大于 50 岁；主要明确的诱因有妊娠或产后时期、类风湿关节炎、恶性肿瘤、系统性红斑狼疮和药物反应（每项占 5%~10%）。然而，大约半数患者不存在基础疾病。

一项有关获得性凝血因子Ⅷ抑制物患者研究和调查的 meta 分析于 2003 年发表，共纳入 249 例患者。年龄中位值为 64 岁（范围：8~93 岁）；其中 55% 为女性。抑制物和凝血因子Ⅷ水平的中位值分别为 10BU（范围：0.9~32,000BU）和 2%（范围：0%~30%）。最常见的相关情况包括恶性肿瘤、产后状态和自身免疫性疾病。多变量分析显示，预期能够改善总生存期的因素是达到完全缓解、年龄小于 65 岁以及产后状态。尽管治疗有关数据可能存在发表偏倚，但是发现应用环磷酰胺治疗的患者完全缓解率最高，疾病特异型死亡率最低。

1. 产后

数项关于妊娠相关性获得性凝血因子Ⅷ抑制物的回顾性研究和综述，在病程和预后方面得出了相似的结论。这种抑制物通常在产后 2~3 个月诊断出来。大多数病例与首次妊娠有关（即，初孕妇）。这些有妊娠相关的凝血因子Ⅷ抑制物的患者生存率接近 100%，明显优于那些与妊娠无关而有这些抑制物的患者。高生存率可能反映这群患者更年轻、总体健康状况更佳，以及诱发抑制物产生的状况尚可逆转。

2. 系统性风湿病

在系统性风湿病中，凝血因子Ⅷ抑制物主要见于类风湿关节炎和系统性红斑狼疮患者。偶有患者的这些抗体与抗磷脂抗体并存。

3. 恶性肿瘤

抗凝血因子Ⅷ抗体是实体瘤的罕见并发症。在一项包括 27 例可被分析患者的回顾性研究中，抑制物的发现和肿瘤诊断间存在密切的时间关系，而与某种具体的肿瘤无关;使用免疫调节剂(如干扰素、氟达拉滨、易普利单抗)治疗的致病作用尚不明确。在另一项有关41例通过现有文献所确定患者的回顾性研究中,有25例实体器官肿瘤,16例血液系统恶性肿瘤。64%的实体瘤为腺癌,最常见的是前列腺癌和肺癌。血液系统恶性肿瘤中最常见的是慢性淋巴细胞白血病。患者年龄的中位值为70岁,其中男性占68%。针对抑制物的治疗使70%的患者获得完全缓解。与无应答患者相比,获得完全缓解的患者更可能有早期肿瘤,并且就诊时凝血因子Ⅷ抑制物滴度的中位值更低。

4. 药物诱发

抗凝血因子Ⅷ抗体与一些药物有关(如青霉素、磺胺药和苯妥英),还与一些免疫调节剂有关(如干扰素和氟达拉滨)。这些抗体通常会随着停药而消失。

(二) 狼疮性肾炎合并获得性血友病 A 的发病机制

凝血因子Ⅷ抑制物是影响凝血因子活性和导致出血性疾病的最常见自身抗体,其通过针对和干扰凝血因子Ⅷ的活性而发挥作用。尽管尚无大型研究分析凝血因子Ⅷ自身抗体的免疫球蛋白类型,但大多数是不结合补体的IgG型抗体。

对一些患者而言,产生凝血因子Ⅷ自身抗体的原因尚不清楚,但是可能涉及某种基因多态性[例如,人类白细胞抗原(human leucocyte antigen,HLA)、细胞毒性T淋巴细胞抗原4(cytotoxic T-lymphocyte antigen-4,CTLA4)]和/或自身反应性 $CD4^+$ T淋巴细胞。

个体患者不管是否有血友病,都可以产生直接针对凝血因子Ⅷ分子不同表位的IgG亚类抗体。但在血友病患者中,产生多种抗体的情况要常见得多。这些抗体的大多数结合至凝血因子Ⅷ的C2结构域,少数也结合于A2结构域。凝血因子Ⅷ的C2结构域可结合活化血小板上和内皮细胞上的促凝磷脂,即磷脂酰丝氨酸,还可结合血管性血友病因子,该结构域丢失导致促凝活性减弱。

与出血表现有关的凝血因子Ⅴ抑制物也有类似的发现,凝血因子Ⅴ自身抗体通常针对C2结构域,后者也可与活化血小板和内皮细胞上的磷脂酰丝氨酸结合。

(三) 狼疮性肾炎合并获得性血友病 A 的临床特征

获得性血友病 A 的特点是出血,大多数为自发出现,无明显的诱发因素。患者症状通常表现为巨大血肿、广泛瘀斑或严重的黏膜出血,包括鼻出血、胃肠道出血和肉眼血尿。自发性关节积血常见于遗传性凝血因子Ⅷ缺乏症,但少见于获得性疾病患者。

针对出血表现的范围研究,一项研究通过对有产后凝血因子Ⅷ抑制物的51例妇女进行观察,发现最常见的是软组织出血29例,其次是肌肉出血、阴道出血、关节出血和血尿(13~18例),暂无颅内出血报道。

严重出血通常容易导致医疗急症,一项调查 215 例患者中,87% 发生大出血,而 22% 则死于由抑制物直接或间接引起的并发症。在英国的患者队列中,9% 因出血死亡,且清除这些抑制物前均有出血风险。同时多数患者在初始治疗后会复发、再度出现各种出血。

(四) 狼疮性肾炎合并获得性血友病 A 的诊断

如果中老年患者在无明显创伤或者已知的出血性疾病时,突然出现了较大血肿或广泛瘀斑,临床都应怀疑为获得性凝血因子Ⅷ抑制物,即获得性血友病 A。

除了临床特征外,凝血因子Ⅷ抑制物还以 APTT 延长和 PT 正常为特征。有出血素质的患者若出现这些特征,其鉴别诊断理应包括凝血因子Ⅺ、Ⅸ或Ⅷ缺乏,存在凝血因子Ⅺ、Ⅸ或Ⅷ的抑制物,血管性血友病(von Willebrand disease,vWD),以及使用肝素。APTT 延长也见于抗磷脂抗体综合征患者,但这些患者通常出现血栓形成而不是出血。

若患者有出血和/或 APTT 延长,首先要排除的诱因就是肝素使用史。除了调查患者用药史外,还可以通过其他方法推测血样中是否存在肝素。最简单的方法是通过未受污染的外周静脉重新采集血样。如果复测 APTT 正常,那么原血样可能受到肝素污染。其次,进行 TT 和蛇毒凝血酶时间的测定,如果 TT 延长而蛇毒凝血酶时间正常,则血样中存在肝素。

在排除肝素的这个诱因后,我们需通过混合血浆纠正试验进一步筛查凝血因子Ⅷ抑制物。在这个试验中,需将不同量的患者血浆和正常混合血浆相混合并测定 APTT。混合后,除了立即测定 APTT 外,还需测定血样在 37℃下孵育 1~2 小时后的 APTT,从而通过慢反应动力学来检测凝血因子Ⅷ抑制物。如果 APTT 的延长被纠正,则表明有凝血因子Ⅷ缺乏症或 vWD,如果未被纠正则提示有抑制物存在。混合血浆纠正试验能确定是否存在抑制物,但是不能区分抑制物的具体种类。

下一步是在混合血浆中加入磷脂。如果 APTT 被纠正,提示存在抗磷脂抗体。如果未被纠正,就要采用 Bethesda 方法进行试验。在 Bethesda 方法中,需将连续稀释的患者血浆和正常混合血浆在 37℃下孵育 2 小时,随后采用凝血试验来测定凝血因子Ⅷ的活性。患者血浆中抑制物的活性越强,就需要更大程度地稀释以使凝血因子Ⅷ有活性。Bethesda 方法可以确诊凝血因子Ⅷ抑制物,也可以定量测定抗体滴度。此外,除 Bethesda 方法外,还有人研究了一种基于 ELISA 的免疫测定法用于检测抗凝血因子Ⅷ抗体,该方法对诊断获得性血友病 A 具有同样的敏感性和特异性。

当完善上述检查,明确凝血因子Ⅷ抑制物时,即可确诊为获得性血友病 A。

（五）狼疮性肾炎合并获得性血友病 A 的治疗及预后

1. 西医方面

获得性血友病 A 的初始治疗包括控制出血和清除凝血因子Ⅷ抑制物。同时应当尽量避免或减少可能引起出血的行为,如肌内注射、使用抗血小板药物等。

（1）控制活动性出血:控制活动性出血的药物治疗方法包括去氨加压素（DDAVP）、凝血因子Ⅷ浓缩剂、重组人凝血因子Ⅶa（recombinant human Factor Ⅶa,rFⅦa）,以及活化凝血酶原复合物浓缩物[Activated Prothrombin Complex Concentrate,APCC;例如凝血因子Ⅷ抑制物旁路制剂（Factor Eight Inhibitor Bypassing Activity,FEIBA）]等等。

初始治疗决策应取决于出血的严重程度和抑制物的滴度。出血不危及生命且抑制物滴度低的患者可以使用 DDAVP 控制出血。重度出血、抑制物滴度低的患者则可以使用凝血因子Ⅷ浓缩剂。需要注意的是,用药后需监测凝血因子Ⅷ的活性,活性不足则需要再次给药。但在上述两种情况中,使用凝血因子旁路药物总体效果更好。对于抑制物滴度较高（即≥5BU）和/或重度出血的患者,我们建议使用 APCC（FEIBA）或 rFⅦa。至于选择 FEIBA 还是 rFⅦa,应取决于当地治疗经验和成本因素。

总而言之,抑制物滴度低的患者,推荐使用凝血因子旁路药物;抑制物滴度高的患者,建议使用 APCC（FEIBA）或 rFⅦa。

（2）清除凝血因子Ⅷ抑制物:清除凝血因子Ⅷ抑制物需使用免疫抑制疗法,但不同方案的选择目前尚存争议。

欧洲一项回顾性研究尝试从 331 例研究对象不同治疗方案的资料寻找结果。其初始免疫抑制方案有三种,包括单药糖皮质激素,糖皮质激素联用环磷酰胺,以及糖皮质激素联用利妥昔单抗。其完全缓解率分别为 48%、70% 和 59%。其结果提示糖皮质激素联用环磷酰胺可能更有效。但在后续随访中,其最终结局不受一线治疗选择的影响。

另一项关于 31 例凝血因子Ⅷ抗体阳性且非血友病患者的前瞻性实验中,同样设计了三种方案,包括单药糖皮质激素、单药环磷酰胺,以及两药联用。该试验中,治疗有效患者的抗体滴度显著低于无效者,但是 7 例抗体滴度大于 5BU 的患者得到了完全缓解。该结果提示,所有患者均应接受糖皮质激素作为初始治疗;且对于激素耐药型患者来说,环磷酰胺是有效的二线治疗药物。

此外,给予静脉用免疫球蛋白（intravenous immune globulin,IVIG）也是一种可行的疗法。但因为只有部分患者对 IVIG 有反应,且通常需要应用多个疗程,加之疗效可能不及糖皮质激素联合环磷酰胺的治疗方案,因此不建议将

IVIG 用作初始治疗。目前利妥昔单抗的作用也已在临床中得到证实。对于抑制物滴度很高的患者(比如,>100BU)来说,可能需要联合应用 3 种药(利妥昔单抗、糖皮质激素、环磷酰胺)。

对上述治疗都耐药的患者,体外血浆置换法也是个可行的思路。

1)疗效监测:获得性凝血因子Ⅷ抑制物治疗的首要目标是止血,其次是降低抑制物的滴度。前者可以通过临床症状和常规检查进行观测。后者需在免疫抑制治疗期间定期复查抑制物滴度,并在治疗约 4 周后检测凝血因子Ⅷ活性水平。

2)自然病程:获得性凝血因子Ⅷ抑制物有较高的自发缓解率,但由于持续存在出血风险,我们通常建议给予免疫抑制治疗加速缓解。首次完全缓解后,该病复发率约为 20%,这些复发患者有 70% 可获得第 2 次完全缓解。妊娠相关的凝血因子Ⅷ抑制物的复发率更低。

2. 中医方面

该患者,结合其症状、舌脉、四诊合参,可辨证为气阴两虚血瘀。病程中口服大量激素抑制免疫,在中医里激素属火热之品,加之患者本属气阴两虚血瘀证,且患者气虚不摄血,血溢于外,愈加伤津耗气,拟参芪地黄汤加减,以益气养阴、活血化瘀,旨在增效减毒,补正祛邪。

(六)体会

在本次案例的临床诊治中,我们应当注意:①细心留意患者出血表现及凝血异常,注意寻找其病因,需要重视抑制物筛查;②重视治疗原发病,积极用药控制病情,从而达到最佳治疗效果;③确定抑制物后,确定合适的治疗方案及定期复查相关指标,关注病情进展。

(林俊杰 蒋东君 王立新)

参考文献

[1] 吕芹,梁卡军,李凯等.《金匮要略》阴阳毒证治发挥[J].时珍国医国药,2021,32(9):2218-2219.

[2] 中华医学会血液学分会血栓与止血学组.血管性血友病诊断与治疗中国指南(2022年版)[J].中华血液学杂志,2022,43(1):1-6.

[3] PEYVANDI F,PALLA R,MENEGATTI M,et al. Coagulation factor activity and clinical bleeding severity in rare bleeding disorders:results from the European Network of Rare Bleeding Disorders. [J]. J Thromb Haemost,2012,10(4):615-621.

[4] GREEN D AND LECHNER K. A survey of 215 non-hemophilic patients with inhibitors to Factor Ⅷ. [J]. Thromb Haemost,1981,45(3):200-203.

[5] PETER C,NICOLA M,RICHARD D,et al. A population based,unselected,consecutive

cohort of patients with acquired haemophilia A. [J]. Br J Haematol, 2004, 124(1): 86-90.

[6] COLLINS P W, HIRSCH S, BAGLIN T P, et al. Acquired hemophilia A in the United Kingdom: a 2-year national surveillance study by the United Kingdom Haemophilia Centre Doctors' Organisation. [J]. Blood, 2007, 109(5): 1870-1877.

[7] DELGADO J, JIMENEZ-YUSTE V, HERNANDEZ-NAVARRO F, et al. Acquired haemophilia: review and meta-analysis focused on therapy and prognostic factors. [J]. Br J Haematol, 2003, 121(1): 21-35.

[8] FRANCHINI M. Postpartum acquired factor Ⅷ inhibitors [J]. Am J Hematol, 2006, 81 (10): 768-773.

[9] TENGBORN L, BAUDO F, HUTH-KÜHNE A, et al. Pregnancy-associated acquired haemophilia A: results from the European Acquired Haemophilia (EACH2) registry [J]. BJOG, 2012, 119(12): 1529-1537.

[10] HAUSER I, LECHNER K. Solid tumors and factor Ⅷ antibodies [J]. Thromb Haemost, 1999, 82(3): 1005-1007.

[11] SALLAH S, WAN J Y. Inhibitors against factor Ⅷ in patients with cancer. Analysis of 41 patients [J]. Cancer, 2001, 91(6): 1067-1074.

[12] MAHENDRA A, PADIOLLEAU-LEFEVRE S, KAVERI S V, et al. Do proteolytic antibodies complete the panoply of the autoimmune response in acquired haemophilia A? [J]. Br J Haematol, 2012, 156(1): 3-12.

[13] ARAI M, SCANDELLA D, HOYER L W, et al. Molecular basis of factor Ⅷ inhibition by human antibodies. Antibodies that bind to the factor Ⅷ light chain prevent the interaction of factor Ⅷ with phospholipid [J]. J Clin Invest, 1989, 83(6): 1978-1984.

[14] MACEDO-RIBEIRO S, BODE W, HUBER R, et al. Crystal structures of the membrane-binding C2 domain of human coagulation factor V [J]. Nature, 1999, 402 (6760): 434-439.

[15] HAUSER I, SCHNEIDER B, LECHNER K. Post-partum factor Ⅷ inhibitors. A review of the literature with special reference to the value of steroid and immunosuppressive treatment [J]. Thromb Haemost, 1995, 73(1): 1-5.

[16] LOSSING T S, KASPER C K, FEINSTEIN D I. Detection of factor Ⅷ inhibitors with the partial thromboplastin time [J]. Blood, 1977, 49(5): 793-797.

[17] WERWITZKE S, GEISEN U, NOWAK-GÖTTL U, et al. Diagnostic and prognostic value of factor Ⅷ binding antibodies in acquired hemophilia A: data from the GTH-AH 01/2010 study [J]. J Thromb Haemost, 2016, 14(5): 940-947.

[18] FRANCHINI M, LIPPI G. Acquired factor Ⅷ inhibitors [J]. Blood, 2008, 112(2): 250-5.

[19] COLLINS P, BAUDO F, KNOEBL P, et al. Immunosuppression for acquired hemophilia A: results from the European Acquired Haemophilia Registry (EACH2). [J]. Blood, 2012, 120(1): 47-55.

[20] GREEN D, RADEMAKER A W, BRIËT E. A prospective, randomized trial of prednisone and cyclophosphamide in the treatment of patients with factor Ⅷ autoantibodies [J]. Thromb Haemost, 1993, 70(5): 753-757.

第六章

狼疮性肾炎合并血管炎

第一节　狼疮性肾炎合并抗中性粒细胞胞质抗体相关性血管炎

一、病例资料

(一) 病史摘要

1. 基本信息

李某某,女,24 岁,2018 年 12 月 4 日入院。

2. 主诉

乏力 4 月余,双下肢水肿并咳嗽咳痰 1 月。

3. 病史简介

患者于 2018 年 7 月无诱因出现明显乏力,未予重视,未诊治。10 月 19 日咳嗽、咽痒后出现双下肢水肿,至当地医院查尿蛋白 ++,尿潜血 +++,肌酐 558μmol/L,遂至广州某三甲医院住院查尿蛋白总量 1 500~2 300mg/24h,尿蛋白 ++,尿潜血 +++;血红蛋白(Hb)64g/L,肌酐(Cr)587μmol/L;自身免疫抗体检测:抗核抗体(ANA):(+),1∶3 200 颗粒性,抗双链 DNA 抗体:377U/ml,抗 Sm 抗体(+),抗 U1RNP 自身抗体(+),抗 SSA 抗体(+),核周型抗中性粒细胞胞质抗体(P-ANCA)(+),髓过氧化物酶特异性抗中性粒细胞胞质抗体(MPO-ANCA)95U/ml;C3 0.65g/L,补体 C1q 抗体 50RU/ml;诊断为①ANCA 相关性肾炎;②狼疮性肾炎;③系统性红斑狼疮。10 月 24 日复查肌酐 630μmol/L,考虑血管炎、狼疮活动,血肌酐进行性升高,即予甲泼尼龙 0.5g/d、丙种球蛋白 20g/d 冲击治疗 3 天后开始甲泼尼龙 44mg/d 维持治疗。10 月 31 日、11 月 2 日、11 月 6 日行血浆置换,并开始规律血液透析治疗,每周三次。11 月 1 日予环磷酰胺 0.4g 静脉滴注一次。11 月 4 日患者开始发热,最高体温 38℃,伴咳嗽咳痰,无明显咯血。查血肌酐仍进行性升高:919μmol/L。胸部 CT 检查提示:右肺上叶考虑炎性病变,真菌感染待排查;双肺下叶炎症进展,考虑细菌合并真菌肺部感染,遂予醋酸卡泊芬净 50mg/d(首剂 70mg)抗真菌及哌拉西林钠他唑巴坦钠抗感染。11 月 12 日行肾穿刺活检,病理提示新月体肾小球肾炎(34 个肾小球中 27 个纤维新月体,4 个细胞纤维新月体)。11 月 17 日行第 2 次环磷酰胺治疗,累计药物使用剂量为 1g。11 月 6 日至 12 月 3 日复查肌酐由 1 012μmol/L 逐渐下降至 534μmol/L,先后给予左氧氟沙星、头孢哌酮舒巴坦钠、伏立康唑、科赛斯治疗后,12 月 3 日复查胸部 CT 提示右肺上叶尖段炎性病变较前缩小,双肺下叶炎症较前吸收,左侧少量胸腔积液较前减少,C 反应蛋白 0.2mg/L,降钙素原(PCT)0.312ng/ml。2018 年 12 月 3 日甲泼尼龙减量至 40mg/d,建议患者再次行环磷酰胺治疗。患者家属为进一步治疗,就诊于我科,以"急进型肾炎综合征"为诊断收入我科。

入院症见:患者神清,精神疲倦乏力,口干,喉部异物感,稍有咳嗽,有痰难咯出。纳一般,眠差,少尿,约 80ml,大便 2~3 次/d。

否认糖尿病、冠心病等其他重大内科病史,否认肝炎、结核等传染病史,否认重大外伤、其他手术及其他输血史。个人史和家族史无特殊。否认药物过敏史。

(二) 体格检查

体温 36.3℃,心率 86 次/min,呼吸 20 次/min,血压 137/84mmHg。神清,精神疲倦乏力,形体适中,营养中等,对答切题,言语流利。全身皮肤、黏膜、巩膜无黄染及出血点,浅表淋巴结未触及肿大。头颈无异常。双肺呼吸音清晰。心脏各瓣膜听诊区未闻及病理性杂音。全腹平软无压痛及反跳痛,肝脾肋下未触及,肝肾区无叩痛。脊柱四肢无畸形。双下肢水肿。舌淡暗,舌苔白腻,脉浮滑。

(三) 辅助检查

1. 实验室检查

(2018 年 12 月 5 日)血常规:中性粒细胞计数 7.79×10⁹/L,淋巴细胞计数 0.42×10⁹/L,单核细胞计数 0.72×10⁹/L,嗜酸性粒细胞计数 0.002×10⁹/L,红细胞计数 2.60×10¹²/L,血红蛋白(Hb)84g/L。

凝血功能:纤维蛋白原(FIB)1.07g/L,凝血酶时间(TT)23.3s,D-二聚体 1.27mg/LFEU。

尿常规:尿白细胞酯酶 +,尿潜血 +++,尿蛋白 +++,尿白细胞计数 30.4 个/μl,尿红细胞计数 302.3 个/μl,上皮细胞 2+/HP。

生化:白蛋白 35.6g/L;尿素(Urea)16.02mmol/L;肌酐(Cr)500μmol/L,尿酸(UA)373μmol/L,甘油三酯(TG)1.87mmol/L,肌酸激酶同工酶(CK-MB)25.1U/L,乳酸脱氢酶(LDH)405U/L,α-羟丁酸脱氢酶(α-HBD)337U/L,氯 97.8mmol/L,磷 1.86mmol/L,阴离子间隙 19.0mmol/L;eGFR 9.79ml/(min·1.73m²),余未见异常。

免疫:C3 0.65g/L,余未见异常。G 试验 2 项:内毒素定量 0.07EU/ml,1,3-β-D 葡聚糖(G 试验定量)76.95pg/ml。降钙素原 0.27ng/ml。

(2018 年 12 月 12 日)自身免疫抗体检测:ANA(+),抗 Ro-52 抗体(+++),抗 U1-RNP 自身抗体(+++),抗 Sm 抗体(+),抗 SSA 抗体(++)。抗中性粒细胞胞质抗体阴性。

(2018 年 12 月 16 日)痰细菌培养 + 药敏定量:肺炎克雷伯菌 +++。

2. 其他检查

(外院 2018 年 10 月 19 日)头颅 CT:左侧基底节区稍高密度影,不除外微小出血灶可能。双肾 CT:①双肾大小形态正常,膀胱前壁结节灶;②盆腔积液;③下腹部皮下软组织水肿。

(外院 2018 年 12 月 13 日)胸部 CT 检查:①右肺上叶尖段炎性病变;双肺下叶炎症;左侧少量胸腔积液。②双侧腋窝多发稍大淋巴结,所见胸腹壁水肿。

(四)肾病理活检

(外院 2018 年 11 月 12 日)光镜:34 个肾小球中 27 个纤维新月体,4 个细胞纤维新月体。免疫荧光:IgG+、C3+,呈颗粒状弥漫分布于肾小球系膜区及血管祥,其余免疫复合物及补体阴性。

(五)诊断分析

1. 西医方面

患者为青年女性,结合临床及实验室检查,eGFR:9.79ml/(min·1.73m²),伴有贫血、高磷等慢性并发症,可诊断为慢性肾脏病 5 期。患者多种自身抗体阳性(抗核抗体 ANA:1:3 200、抗双链 DNA 抗体、抗 SM、抗 URNP、抗 SSA)伴 C3 下降;肾脏病变表现为急进性肾炎综合征:血尿、蛋白尿,肌酐进行性升高伴少尿,低蛋白血症,血压高,双下肢水肿;故临床诊断系统性红斑狼疮明确。肾活检可见免疫复合物沉积,但并非典型的"满堂亮",且未见肾小球内皮下免疫复合物沉积,符合 ANCA 相关性血管炎寡免疫坏死性新月体肾小球肾炎的病理表现,结合 P-ANCA、MPO-ANCA 阳性,抗中性粒细胞胞质抗体(anti-neutrophil cytoplasmic antibody,ANCA)相关性血管炎诊断明确。故原发病方面,考虑为 LN 合并 ANCA 相关肾炎。

患者咳嗽咳痰,血常规提示中性粒细胞计数 7.79×10^9/L,淋巴细胞计数 0.42×10^9/L;降钙素原 0.27ng/ml,G 试验 2 项:1,3-βG 试验定量 76.95pg/ml,胸部 CT 检查提示右肺上叶尖段、双肺下叶炎症病变,痰细菌培养找到肺炎克雷伯菌,肺部真菌合并细菌感染诊断明确。

2. 中医方面

该患者因"乏力 4 月余,双下肢水肿并咳嗽咳痰 1 月"入院,见疲倦乏力,双下肢浮肿,纳、眠差,小便少,咳嗽咳痰。中医当属"慢性肾衰""咳嗽"范畴。乏力、口干、纳眠差为脾肾气阴两虚,无以运化水液,中焦枢机不利之征。《素问·水热穴论》云:"故肺为喘呼,肾为水肿,肺为逆不得卧,分为相输,俱受者水气之所留也。"患者双下肢水肿,咳嗽咳痰为水湿中阻,脾失运化,肺失宣发之象;舌淡暗,苔白腻为湿热瘀阻之象;阴亏于内,阳无所附,浮之于外,故见脉浮;痰黄难咳、脉滑为痰热壅肺之象。综上所述,本病病位在脾肾,病机为气阴两虚,湿热瘀阻,病性本虚标实。

(六) 最后诊断

1. 中医诊断

(1) 慢性肾衰(气阴两虚,湿热瘀阻证)

(2) 咳嗽(痰热壅肺证)

2. 西医诊断

(1) 慢性肾脏病 5 期

(2) ANCA 相关性血管炎

ANCA 相关肾炎

(3) 系统性红斑狼疮

狼疮性肾炎

(4) 肺部感染

(七) 治疗经过及随访

因狼疮相关多种抗体阳性,P-ANCA、MPO 阳性,结合临床多系统损伤表现,故外院考虑诊断 ANCA 相关性肾炎和狼疮性肾炎。11 月 12 日肾穿刺活检结果考虑病理诊断为 LN 合并 ANCA 相关血性管炎(ANCA-associated vasculitis,AAV),因表现为新月体肾炎,且纤维性新月体占主要成分(27/31),肾小球硬化难以逆转,已进入慢性肾衰竭阶段。患者早期未系统诊治,血肌酐进行性上升,考虑血管炎、狼疮活动,慢性肾衰竭急性加重,外院予甲泼尼龙、环磷酰胺免疫抑制及血浆置换治疗后,肾功能部分恢复,但出现继发感染。肾活检未见单纯细胞性新月体的肾小球等活动性指标,若继续予环磷酰胺免疫抑制治疗,患者肾脏获益小且患者合并肺部感染,环磷酰胺冲击治疗将加重感染风险,故不予环磷酰胺冲击。12月4日入院后予泼尼松龙片40mg/d联合硫酸羟氯喹片0.2g b.i.d.免疫抑制,伏立康唑片0.2g/d抗真菌,血液透析一周三次规律治疗,苯磺酸氨氯地平片降压等对症支持治疗。

12月12日,查ANCA转阴,考虑既往免疫冲击、抑制、血浆置换、血液透析治疗有效。12月19日,复查G试验2项、胸部CT未见明显异常,抗感染、抗真菌治疗足疗程后,复查降钙素原、霉菌GM抗原为阴性,患者未见咳嗽、咳痰。查肌酐维持在550μmol/L,患者持续少尿,结合肾穿刺活检显示基本无活动病变,呈慢性病变表现,考虑需行肾脏替代治疗。ANCA相关性血管炎方面,肾外无血管炎活动表现,故不应继续免疫抑制治疗维持,定期复查血管炎病情活动指标监测肾外血管炎活动。考虑合并系统性红斑狼疮,仍需免疫抑制治疗;故激素缓慢减量,调整甲泼尼龙片至36mg/d联合羟氯喹0.2g b.i.d.。排除手术禁忌证,于12月28日行腹膜透析置管术,术后规律腹膜透析,病情稳定后出院。后转回当地治疗,失访。

患者入院辨证为气阴两虚、湿热瘀阻证,治以益气养阴、活血化瘀,以竹叶石膏汤加减,处方:山药20g、党参10g、麦冬20g、北沙参10g、石膏20g、淡竹叶10g、蒲黄10g、大黄炭20g、生姜10g、法半夏15g、甘草10g,水煎服,日1剂。住院期间随证调整。出院时,患者偶感困重,小便少,舌淡暗,苔薄白,脉细。患者久病正气耗损,脾虚失健,故见困重;浊邪尿毒壅滞,命门火衰,气化无权,水道不开,故小便少;舌淡暗为气虚血瘀之象。辨证为"脾肾气虚,湿浊瘀阻",治以健脾补肾,利湿化浊活血为法,处方:党参15g、山药20g、熟地黄15g、淫羊藿15g、茯苓15g、炒白术20g、枳壳15g、炒薏苡仁15g、丹参10g,水煎服,日1剂。

二、讨论与诊治体会

(一) 认识 SLE 合并 AAV 的临床意义

这是一个SLE合并AAV的病例。SLE和AAV作为自身免疫性疾病,具有许多相同的临床症状,如关节炎、皮肤损害、肾脏损害等。AAV导致的肾脏损伤即称为ANCA相关肾炎(ANCA-associated glomerulonephritis,AAGN)。AAGN临床以大量血尿伴肾功能急进性减退为特征,若治疗不及时或缺乏有效治疗,可快速进展至终末期肾病。LN叠加AAGN肾脏损害的临床报道并不罕见,往往ANA和ANCA抗体均阳性,急性起病,临床表现严重,常为急进性肾小球肾炎。一项回顾分析29例AAV伴LN患者的研究显示,AAV伴LN患者与无AAV的LN患者相比肾损害较重,AAV伴LN患者肾脏存活率较低。研究显示,与ANCA阴性的患者相比,ANCA 阳性的 LN 患者更容易出现节段性弥漫性肾小球肾炎和肾小球坏死等病变,ANCA 在新月体肾小球肾炎患者中的阳性率也明显高于无新月体的患者。故提示:ANCA 血管炎和狼疮性肾炎两种疾病可以发生重叠综合征;ANCA 作为 SLE 可能的自身抗体之一,可能是新月体肾小球肾炎发生的致病因素。

(二) AAV 和 SLE 的肾、肺损害表现

AAV 往往伴有肾脏和肺同时受累,因而临床上必须与合并肺部病变的系统性红斑狼疮性肾炎相鉴别。SLE 导致的血管炎,其病理机制为大量免疫复合物沉积于毛细血管内皮下,诱发局部炎症反应,在肾脏则表现为肾小球内皮下免疫复合物沉积及毛细血管内增殖,免疫荧光可见大量免疫复合物沉积于内皮下,系经典的免疫复合物介导的肾脏损伤。肾小球内皮下免疫复合物沉积强度与病情严重程度密切相关。如造成肾小球滤过膜破损,则可形成免疫复合物型新月体肾小球肾炎。而 AAV 的病理机制与 ANCA 密切相关,表达 MPO 或 PR3 的中性粒细胞在 ANCA 的直接作用下释放大量活性氧、化学趋化因子、细胞溶解蛋白酶等,造成小血管内皮细胞损伤,肾小球滤过膜破损,并导致肾小球新月体形成和小血管坏死。新月体形成是 AAV、LN 常见的病理改变,其形成常提示病情严重,预后不良。新生的新月体为细胞性新月体,具有一定程度可逆性。随着病程延长,可逐渐转变为纤维性新月体,这是新月体进展的最后阶段,是不可逆的。该患者的肾穿刺活检提示纤维性新月体占主要成分(27/34),提示肾小球硬化程度高,肾损害重。

肺受累方面,高达 50%~70% 的 SLE 患者可以出现肺损害,表现为胸膜炎(伴或不伴胸腔积液)、急性狼疮性肺炎(ALP)、间质性肺疾病(ILD)、弥漫性肺泡出血(DAH)等。胸膜炎是 SLE 最常见的肺部表现,是目前美国风湿病学会修订的 SLE 分类标准中唯一的肺部表现,发生率 45%~60%。胸膜炎大多没有症状,部分表现为胸痛、干咳、发热和呼吸困难,影像学可见胸腔积液或胸膜增厚。胸腔积液双侧较单侧稍多见,一般为少到中量胸腔积液,为无菌性渗出液。急性狼疮性肺炎发生率为 1%~5%,女性多见,组织病理学检查无特异性,包括肺泡壁损伤和坏死、炎症细胞浸润、水肿,偶尔有透明膜形成。常见临床表现为原有 SLE 症状加重,伴发热、咳嗽、咳痰,进行性呼吸困难和呼吸窘迫,严重时出现急性呼吸窘迫综合征,影像学表现无特异性,常见改变为中下肺野边缘不清的片状浸润影,单侧或双侧,局限性或弥漫性。

ANCA 相关性血管炎肺部受累的临床表现通常有肺泡出血(AH)、间质性改变、支气管哮喘等。而无症状的肺部受累也很常见。具体特征则根据血管炎的类型有所不同。AAV 累及肺脏时常表现为肺间质性改变,肉芽肿性多血

管炎可见单发或多发结节影,常有空洞,但团块是其最常见的影像学特点、部分有毛刺、边缘不整。显微镜下多血管炎多见肺泡炎性渗出,影像学多为片状、弥漫性磨玻璃影、双肺受累多,肺间质纤维化为主。AH 是 AAV 肺部受累的常见临床表现,患病率约 10%~45%,其表现范围可从轻度的痰中带血至大咯血,重症者需要呼吸机的支持。由于临床表现复杂多样,因此早期诊断有一定困难,常被误诊为感染、结核等。

本例患者治疗过程中出现发热伴咳嗽、咳痰,需要鉴别肺部病变是血管炎活动的肺损害还是肺部感染。该患者以下特点可帮助鉴别其肺部病变是肺部感染而非血管炎肺损害。首先,肺部病变在环磷酰胺免疫抑制治疗后出现,于外院抗真菌、抗感染治疗后肺部影像表现好转。其次,患者 G 试验阳性,痰培养找到肺炎克雷伯菌,考虑是免疫抑制治疗导致免疫力低下,继发肺部感染。

(三) SLE 合并 AAV 的治疗

1. 西医方面

目前,AAV 的治疗基于疾病分型及严重程度,治疗策略上包括诱导缓解(3~6 个月)、维持缓解(至少 18 个月)及预防复发三个过程。2021 年 KDIGO 指南推荐,AAV 可采用糖皮质激素冲击联合环磷酰胺或利妥昔单抗诱导治疗,利妥昔单抗或硫唑嘌呤联合低剂量糖皮质激素进行维持治疗。由于环磷酰胺存在骨髓抑制、性腺抑制、感染加重等不良反应的限制,甲氨蝶呤、吗替麦考酚酯、B 细胞靶向治疗(如利妥昔单抗)、C5a 受体抑制剂治疗(如 avacopan)等免疫抑制剂等正处于研究阶段,其疗效、远期预后需进一步的多中心、大样本和长期随访的临床试验进一步评估。对于严重肺泡出血及急进性肾小球肾炎患者,可考虑血浆置换,通过选择性地去除过量的 ANCA 在内的多种致病因子,减少 AAV 患者肾功能损害,降低终末期肾脏病风险。以上药物也应用于 SLE 治疗,故激素联合免疫抑制剂治疗是针对 SLE 合并 AAV 的常见治疗方案。临床亦有个案报道对 SLE 合并 AAV 患者进行甲泼尼龙冲击及吗替麦考酚酯、环磷酰胺维持治疗,肾功能恢复正常,ANCA 转阴。

随着大剂量的激素和免疫抑制剂的应用,感染成为导致 LN、AAV 患者死亡的主要原因。机会性感染中尤以肺孢子虫菌引起的肺部感染发生率最高。因此,所有 CTX 治疗的患者应预防性使用复方新诺明,而长期大剂量使用糖皮质激素的治疗过程中应注意氟康唑预防真菌感染。同时血管炎本身对肺泡毛细血管的破坏,可引起弥漫性肺泡出血和间质性肺炎,易伴发严重的肺部感染。临床工作中对合并肺部受累者选择治疗方案时要更加谨慎,且治疗过程中密切监测感染相关指标,及时调整治疗方案,必要时运用抗生素预防感染。

　　由于免疫抑制治疗易致严重感染等副作用,故制定治疗方案及药物时,必须准确判断病情的急慢性或活动/慢性化程度。病理为纤维素样坏死、细胞性新月体形成、肾小球囊基膜断裂、间质炎症细胞浸润甚至肉芽肿形成以及小动脉炎等活动性病变具有一定程度可逆性,对免疫抑制治疗有很好的反应,可以减少肾组织的持续性损伤。对于病理已呈纤维性新月体、肾小球硬化、肾小管萎缩及肾间质纤维化,临床进入慢性肾衰竭者则应转入内科保守治疗、血液或腹膜透析及肾移植等,并根据正常肾小球、球性硬化和新月体的比例评估病变的可逆性和治疗的风险获益比,制定出最佳的治疗方案。故明确肾脏组织病变的活动指数、慢性指数对指导治疗方案尤为必要。本案例中,患者因肾小球硬化程度高,肾损害重,进入维持性透析,无肾外小血管炎活动表现,ANCA 小血管炎复发率低,故不考虑继续环磷酰胺治疗,但应定期监测肾外的血管炎活动。

　　AAV 易复发,诱导缓解后应维持免疫抑制治疗。甲氨蝶呤、硫唑嘌呤、来氟米特等也被用于 AAV 的维持缓解治疗。大多数患者的复发是在糖皮质激素和免疫抑制剂维持治疗后逐渐减量或停用期间。对于这些患者,临床多采取延长维持治疗时间(24 个月)并且证明有效。轻度复发患者,暂时增加糖皮质激素剂量(至 0.5mg/kg)即可有效。对于严重患者,可重新引入成功诱导治疗的一线药物。而在依赖透析的患者中复发较少见,长期维持免疫抑制剂治疗并非必要,并使得感染风险增加,故对依赖透析且没有肾外受累表现的患者,不推荐给予维持治疗。但本案例患者合并系统性红斑狼疮,故仍需甲泼尼龙片联合羟氯喹免疫抑制治疗。

2. 中医方面

　　多数医家对 AAV 肾损害的病机认识为正虚邪实,多因素体禀赋不足,或年老体弱,导致肺脾肾三脏功能失调,内生湿、痰、瘀、毒等病理产物,伏于血络,脉络瘀滞,使正气愈虚,邪气愈盛,病程缠绵难愈,易于复发。故治疗上多主张益气和营、解毒活血为基本治则,随证加减。

　　本病例中,疾病初期,患者明显乏力,此时正气已亏,脾肾虚损,发为虚劳。感受外邪后,肺气失宣,发为咳嗽、咽痒。邪气入里,阻滞气机,脾虚失运,肾虚气化失司,故三焦水道失畅,水液停聚,发为水肿。应用大剂量激素治疗耗伤阴液,气阴两虚,故口干明显,痰黄难咳。气虚无力推动血行,瘀血内停,舌见淡暗。故以蒲黄、大黄炭化瘀止血,沙参、石膏等滋阴清热,兼以山药、党参益气补虚。经治疗后患者病情稳定,水肿消退,病情趋向稳定。邪去正虚,脏腑受累,久病耗伤肾精,脾气生化乏源,偶感困重。故治疗重在益气养血,培护正气,减少复发。施以党参、山药、淫羊藿等脾肾双补,白术等顾护肺卫,兼以丹参活血化瘀。配合中医药治疗,在疾病进展期,可缓解患者不适症状,改善患者的生活质量。在进入透析维持阶段,可提高患者免疫力,对避免感染、病愈防复有积极的作用。

(四)体会

本病例为 SLE 合并 AAV,肾功能进行性下降,同时合并肺部病变,在诊断方面要注意鉴别单纯 SLE 还是合并 AAV,在肾脏结局方面合并 AAV 的患者进入终末期肾脏病的概率更高。当面对 SLE 合并 AAV 出现肺部病变的患者,需要重视鉴别是狼疮活动导致肺损害(多表现为胸膜炎等)、AAV 导致肺损害(多表现为肺出血、间质性肺炎等)、还是肺部感染(多有使用免疫抑制剂病史、能培养出相应病原微生物、抗感染治疗有效等)。当权衡是否积极使用加强免疫抑制治疗,需要综合评估病变活动程度,肾穿刺活检中的新月体性质与比例将有助于决策。中医方面,注重大量激素使用后,容易耗伤气阴,治疗上常配合益气活血、滋阴清热药物。

(苏国彬 李琴 侯海晶)

参考文献

[1] JARROT P A,CHICHE L,HERVIER B,et al. Systemic lupus erythematosus and antineutrophil cytoplasmic antibody-associated vasculitis overlap syndrome in patients with biopsy-proven glomerulonephritis [J]. Medicine(Baltimore),2016,95(22):37-48.

[2] 高稳超. ANCA 相关性血管炎肾损伤伴狼疮性肾炎的临床病理特征及预后分析[D]. 郑州:郑州大学,2021.

[3] SEN D,ISENBERG D A. Antineutrophil cytoplasmic autoantibodies in systemic lupus erythematosus [J]. Lupus,2003,12(9):651-658.

[4] YU F,TAN Y,LIU G,et al. Clinicopathological characteristics and outcomes of patients with crescentic lupus nephritis [J]. Kidney Int,2009,76(3):307-317.

[5] HANNAH J R,D'CRUZ D P. Pulmonary Complications of Systemic Lupus Erythematosus [J]. Semin Respir Crit Care Med,2019,40(2):227-234.

[6] CARMIER D,MARCHAND-ADAM S,DIOT P,et al Respiratory involvement in systemic lupus erythematosus [J]. Rev Mal Respir,2010,27(8):66-78.

[7] WAN S A,TEH C L,JOBLI A T. Lupus pneumonitis as the initial presentation of systemic lupus erythematosus:case series from a single institution [J]. Lupus,2016,25(13):1485-1490.

[8] 李秋钰,郑秀. 抗中性粒细胞胞浆抗体相关性血管炎肺损害的诊疗进展[J]. 国际呼吸杂志,2019(6):465-470.

[9] ROVIN B H,ADLER S G,BARRATT J,et al. Executive summary of the KDIGO 2021 Guideline for the Management of Glomerular Diseases [J]. Kidney Int,2021,100(4):753-779.

[10] 吴限,何伟春,吴冀宁,等. 狼疮性肾炎合并 ANCA 阳性的临床病理特征及文献复习

[J].中国中西医结合肾病杂志,2012,13(11):996-998.

[11] WAN S A,TEH C L,JOBLI A T. Lupus pneumonitis as the initial presentation of systemic lupus erythematosus:case series from a single institution [J]. Lupus,2016,25(13): 1485-1490.

[12] 陈凌舟,许敏敏,彭卫华. ANCA 相关性血管炎的诊治和疗效评估指标研究近况[J]. 中国中西医结合肾病杂志,2017,18(2):173-176.

第二节　狼疮性肾炎合并皮肤血管炎病例

一、病例资料

(一) 病史摘要

1. 基本信息

张某,男,52 岁,2021 年 7 月 27 日入院。

2. 主诉

反复全身皮肤散在瘀斑 1 年余,双下肢浮肿 2 月。

3. 病史简介

患者 2020 年 7 月 12 日无明显诱因出现鼻塞、全身皮肤散在瘀斑,无明显疼痛,无口干眼干,无脱发,无口腔溃疡,无牙龈出血,无恶寒发热,无咳嗽咳痰,无胸闷气促,无尿频尿急等其他不适,患者于外市人民医院住院治疗,查血红蛋白(Hb 个/µl):103g/L,血小板计数(PLT):17×10^9/L,骨髓涂片提示:增生活跃骨髓象,粒系比例增高,血小板少见。2020 年 7 月 18 日骨髓活检提示:骨髓增生活跃,巨系增生可,诊断为特发性血小板减少性紫癜(ITP),于 2020 年 7 月 19 日予激素冲击序贯地塞米松片口服,联合免疫球蛋白冲击治疗,并输注血小板等对症治疗。2020 年 7 月 25 日查 Hb:102g/L,PLT:7×10^9/L,无新发瘀斑,出院后规律血液科门诊随诊。门诊加用促血小板生成素(TPO)后血小板较前上升,激素遵医嘱逐渐减量,减量至 2 片激素维持时,再次出现血小板下降,遂于 2021 年 1 月至我院血液科门诊就诊,继续予小剂量激素口服治疗。2021 年 5 月 26 日无明显诱因出现双下肢浮肿,在我院查血肌酐(Scr):193µmol/L,血轻链:kappa 链:5.27g/L,lambda 链:3.17g/L,κ/λ 比值(血):1.66,抗核抗体(ANA)阳性,考虑为系统性红斑狼疮,予醋酸地塞米松(15mg q.d.)口服等治疗,后逐渐出现双下肢反复浮肿,小便夹泡沫,2021 年 7 月 26 日我院门诊复查 Scr:212µmol/L,尿潜血:+++,尿蛋白:+,尿红细胞计数:682.4 个/µl,白蛋白(ALB):35.3g/L,考虑狼疮性肾炎。现为进一步系统诊治,以"狼疮性肾炎"为诊断收入院进一步系统诊治。

入院症见:神清,精神疲倦,全身皮肤散在陈旧性瘀斑,双下肢无浮肿,口干,无口苦,无眼干,无口腔溃疡,无恶寒发热,无咳嗽咳痰,无胸闷气促,无腹胀腹泻,纳可,眠一般,尿量可,夹泡沫,夜尿 2 次,大便调。

既往体健,曾行阑尾切除手术。个人史和家族史无特殊。否认药物过敏史。

(二)体格检查

体温:36.4℃,心率:97 次/min,呼吸:20 次/min,血压:140/89mmHg。

神志清楚,精神疲倦,形体适中,言语流利,对答合理,营养良好,步行入院,查体合作。左手拇指远端皮肤缺血瘀紫,肤温稍低,全身浅表淋巴结未触及肿大。头颅五官无畸形,双瞳孔等大等圆,直径约 3mm,对光反射灵敏,耳鼻无异常,咽无充血,口腔无溃疡,双侧扁桃体无肿大,无脓性分泌物。颈软无抵抗,颈部活动可,颈静脉无怒张,气管居中,双甲状腺无肿大,无压痛及震颤。胸廓对称无畸形,局部未见隆起、凹陷及压痛,呼吸平顺,双肺叩诊呈清音,双肺呼吸音清,双下肺未闻及干湿啰音,无胸膜摩擦音。心前区无隆起,心脏未触及震颤及摩擦感,心律齐,心率 97 次/min,各瓣膜听诊区未闻及病理性杂音。腹部平坦,腹软,无包块,全腹无压痛及反跳痛,肝脾肋下未触及,肝肾区无压痛及叩痛,麦氏点压痛(−),墨菲征(−),肠鸣音正常。脊柱四肢无畸形,双下肢无浮肿。神经系统检查:生理反射存在,病理反射未引出。舌淡暗,苔薄白,脉弦。

(三)辅助检查

1. 实验室检查

尿液检查:尿比重 1.012,尿白细胞计数 11.9 个/μl,尿红细胞计数 687.7 个/μl,尿蛋白 ±,尿胆原、尿胆红素、尿葡萄糖、尿亚硝酸盐、尿酮体阴性。尿蛋白-肌酐比值:0.889g/g。24h 尿蛋白总量:775.5mg/24h。肾小球滤过率估算值(eGFR):34.83ml/(min·1.73m^2)。

血常规:Hb 100g/L,WBC 4.75×10^9/L,PLT 31×10^9/L,NEUT 3.39×10^9/L,LYM 1.09×10^9/L。血生化:ALB 34.4g/L,Urea 15.57mmol/L,Scr 188μmol/L,TCO$_2$ 16.7mmol/L,UA 606μmol/L,TC 3.16mmol/L,氯离子 114.4mmol/L,镁离子 0.64mmol/L。血清淀粉样蛋白 A 14.26mg/L。凝血功能:D-二聚体 0.76mg/LFEU。PCT:0.20ng/ml。

免疫学指标检测:IgG:18.10g/L,C3 0.23g/L,C4 0.02g/L,CH50 2U/ml。抗核抗体阳性,抗核抗体效价 1:1 000,抗 U1RNP 自身抗体 515AU/ml,抗 Sm 抗体 501AU/ml,抗核小体抗体、抗组蛋白抗体、抗 SSA 抗体、抗双链 DNA 抗体、抗着丝点抗体阴性。抗人球蛋白阴性。抗磷脂综合征抗体 2 项(抗心磷脂抗体水平测定、狼疮抗凝物水平测定)阴性。血管炎 3 项未见异常。

大便检查:粪便常规未见异常,隐血阴性。

2. 其他检查

泌尿系彩超:右肾大小约 104mm×41mm,实质厚约 14mm;左肾大小约 108mm×48mm,实质厚约 18mm。双肾大小形态正常,包膜光滑,肾实质及中央复合区未见明显异常回声。双侧输尿管未见明显扩张。膀胱充盈一般,内未见明显异常回声。前列腺大小约 42mm×32mm×31mm,前列腺增大,实质回声欠均匀,内见强回声斑。胸部 CT 检查:①左上肺前段小炎性肉芽肿;②左上肺舌段少许慢性炎症纤维化;③心包、双侧胸腔少量积液。

(四)诊断分析

1. 西医方面

本例患者为中年男性,临床表现为多系统损害,包括肾脏损害、血液系统损害,伴有抗核抗体自身抗体阳性,以及 C3、C4 下降,符合 2012 年 SLICC SLE 诊断标准,SLE 诊断成立。同时该患者伴有肾脏损害,狼疮性肾炎(LN)诊断明确。左手拇指远端呈缺血表现且反复全身散在瘀斑,皮肤血管炎诊断明确。

2. 中医方面

《金匮要略》曰:"阳毒之为病,面赤斑斑如锦文,咽喉痛,唾脓血。五日可治,七日不可治,升麻鳖甲汤主之。阴毒之为病,面目青,身痛如被杖,咽喉痛。五日可治,七日不可治,升麻鳖甲汤去雄黄、蜀椒主之。阴阳毒,乃疫疠邪毒由口鼻侵入人体、直中营血而出现肌肤发斑、咽喉疼痛等症候的病证。"

患者为中年男性,全身皮肤散在瘀斑,形如"面赤斑斑如锦文";精神疲倦、口干为气阴两虚,津液无法上承,机体失养之象;夜尿多、小便夹有泡沫为气虚不固,精微下注之象;皮肤瘀斑为气虚推动无力,内有血瘀所致;舌淡暗,苔薄白,脉弦均为气阴两虚血瘀之象。

综上所述,该患者病位在脾肾,病机为气阴两虚血瘀,病性本虚标实。

(五)最后诊断

1. 中医诊断

阴阳毒(气阴两虚血瘀证)

2. 西医诊断

(1)系统性红斑狼疮

狼疮性肾炎

(2)皮肤血管炎

(六)治疗经过及随访

患者诊断明确,根据 SLEDAI 评分狼疮重度活动,初始治疗予甲泼尼龙静脉滴注冲击治疗,配合补钙、护胃及硫酸羟氯喹片调节免疫,序贯环磷酰胺(CTX)联合足量甲泼尼龙片免疫抑制治疗,患者血小板低,穿刺出血风险高,暂缓肾脏穿刺。经激素及环磷酰胺治疗后患者病情仍呈现恶化,血液系统损害未见改善,后联合贝利尤单抗免疫抑制治疗。

与一般SLE患者相比,本例患者存在以下特殊的地方:①存在全身皮肤散在瘀斑、拇指远端缺血症状;②合并血小板降低;③存在蛋白尿、急性肾功能恶化。既往对狼疮患者的分析显示,多种可能的形态学血管性皮肤表现包括可触及性紫癜、瘀点、网状青斑、丘疹结节性病变、红斑或斑疹、浅表溃疡等,患者反复全身皮肤散在瘀斑,这提示皮肤血管炎(Cutaneous vasculitis,CV)的发生。

狼疮皮肤血管炎的发病机制尚不清楚。血管炎起于炎症和血栓形成,发病机制中的关键环节是内皮细胞的激活及黏附分子的表达与激活。抗血管内皮细胞自身抗体、抗磷脂抗体、抗中性粒细胞胞质抗体、抗双链DNA抗体等直接或间接作用于血管内皮细胞,引起慢性血管壁损伤。红斑狼疮典型的血管炎为小血管受累,最常见的表现为下肢可触及的紫癜,本例患者反复全身皮肤散在瘀斑,以双足背多发,排除了栓塞、血栓形成及药物反应等其他可能原因引起的皮肤病变,患者系统性红斑狼疮、狼疮性肾炎合并皮肤血管炎诊断明确。

患者2021年7月29日至7月31日开始接受甲泼尼龙冲击治疗(0.5g q.d. i.v.gtt.),2021年8月1日改用甲泼尼龙片40mg/d,2021年8月1日至8月2日患者接受了首程环磷酰胺冲击治疗。但患者病情仍呈现恶化,血液系统损害未见改善,2021年8月3日行首程贝利尤单抗调节免疫(600mg i.v.gtt.)。2021年8月4日,患者狼疮病情稳定出院,维持足量激素(甲泼尼龙片40mg/d)、硫酸羟氯喹片0.4g/d治疗,辅以中成药三芪口服液益气活血等治疗。后于2021年9月22日至2022年7月18日接受第2~8程贝利尤单抗治疗,以及第2~7程环磷酰胺冲击治疗(累计5.6g)。其间甲泼尼龙片开始缓慢减量从40mg减少到4mg。2022年7月16日查抗核抗体阳性,抗核抗体效价:1:100,其余抗体为阴性;C3:0.77g/L,C4:0.22g/L,CH50:37U/ml。24h尿蛋白总量:152.4mg/24h;Scr:107μmol/L,ALB:39.5g/L;Hb:146g/L,PLT:157×10⁹/L。患者血清白蛋白、血小板、补体均有升高趋势,双下肢瘀斑减少,左手拇指远端皮肤缺血改变基本缓解,狼疮控制稳定,其间一直配以中药治疗。

出院中药方剂:黄芪20g、太子参15g、熟地黄10g、山茱萸10g、山药15g、牡丹皮10g、茯苓15g、女贞子10g、墨旱莲10g、白花蛇舌草15g、茜草15g,水煎服,日1剂。后随症加减,辨证施治。

二、讨论与诊治体会

（一）认识系统性红斑狼疮合并皮肤血管炎的临床意义

SLE 是典型的系统性自身免疫性疾病，累及血管可导致严重的发病率和死亡率。狼疮血管炎患病率为 11%~35.9%，主要涉及小血管，中型血管也可受影响，血管炎在红斑狼疮中十分常见，是判断红斑狼疮患者病情严重程度和活动性的一个重要指标。皮肤是狼疮中最常见的受累器官之一，90% 的血管炎病例表现为皮肤血管炎，并根据受累区域有特异性的表现，如紫癜、网状青斑等。亦有研究表明，8% 的狼疮皮损患者中发现皮肤血管炎，皮肤血管炎可出现在 19%~28% 的 SLE 患者中，占该疾病中血管炎病例的 89%。SLE 并发 CV 患者的临床表现具有多样性，可发生于 SLE 病程的任何阶段，部分患者的首发症状为皮肤血管炎。SLE 中皮肤血管炎具有预后价值，有皮肤血管炎的 SLE 患者被发现整体器官损伤的风险增加，CV 的存在能及时诊断和处理 SLE 相关并发症，对此类患者的系统评估对于早期识别预后不良的风险并指导成功的治疗至关重要。

（二）皮肤血管炎的病因及分类

皮肤血管炎是指皮肤小或中血管的血管壁有多形核细胞的炎性浸润。CV 可以表现为一种原发病，也可以继发于 SLE、类风湿关节炎、皮肌炎及感染等有系统累及的疾病。SLE 患者的皮肤血管炎临床表现与其他某些疾病的血管炎损害相似，包括紫癜、瘀点、丘疹、水疱、大疱、结节、网状青斑、皮肤坏死、浅表性溃疡或荨麻疹样皮损等。

CV 根据受累血管的大小、位置和炎症反应强度的不同，临床上可表现为各种类型的皮肤损害：①白细胞碎裂性血管炎是 SLE 中最常见的血管炎，皮损多见于双下肢，可表现为红斑、丘疹、紫癜、血疱、溃疡、坏死等，病理表现为补体和免疫球蛋白沉积于血管壁，纤维蛋白样变性，形成特征性的"红斑狼疮性血管炎"；②荨麻疹样血管炎是系统性红斑狼疮活动的一个标志，皮损表现为荨麻疹样风团，持续时间常超过 24 小时，伴痛觉过敏或烧灼感，消失后局部有色素沉着，鳞屑或紫癜，偶尔可出现多型红斑样皮损，还可出现关节炎、肾小球肾炎的表现；③血栓性血管病变，病变累及真皮深层或皮下脂肪的中大血管所致，与抗磷脂抗体有关，临床表现为网状青斑，皮肤出现结节、溃疡或坏死；④狼疮性脂膜炎，此种类型临床较为少见，是皮下脂肪组织的一种特殊的炎症改变，典型的表现为深部皮下的斑块或结节，质硬，可推动，可有压痛，皮损中央常凹陷并有瘢痕形成。结节可大可小，边界清，上方皮肤可正常或色素加深，也可出现萎缩、毛细血管扩张，少数可发生皮肤溃疡；⑤白色萎缩样皮损，可能与抗磷脂抗体有关,表现为双下肢,特别是小腿和踝关节周围,初起为红斑,疼痛较明显,进一步发展为紫癜,呈环状分布或融合成暗紫红色斑片,皮损中央可有水疱,疱破后形成溃疡,愈合后留有白色瘢痕。

SLE皮肤血管炎的发病机制尚不清楚。但可以肯定的是,血管内皮、炎症细胞、细胞因子、自身抗体和免疫复合物之间的复杂相互作用起着至关重要的作用。血管炎起自炎症和血栓形成,发病机制中的关键环节是内皮细胞的激活及黏附分子的表达与激活。激活的内皮细胞能结合许多蛋白和细胞到血管壁,这一过程始于毛细血管后微静脉。循环免疫复合物沉积于血管内皮,导致血管炎症。在红斑狼疮中,有许多抗体能作为循环免疫复合物,直接或间接作用于血管内皮细胞,引起局部微血栓形成和纤维蛋白沉积,导致血管破坏和器官损伤,发生血管炎,如抗血管内皮细胞自身抗体(Antibodies direct-ed against endothelial cells,AECA)、抗磷脂抗体(Antiphospholipid antibodies,APA)、抗中性粒细胞胞质抗体(antineutrophil cytoplasmic autoantibodies,ANCA)、抗双链DNA抗体(Anti-double-stranded DNA antibodies,anti-dsDNA)等。此外,一些药物分子能作为半抗原与自身抗原相结合从而改变抗原性质,从而诱发狼疮血管炎性损害,如青霉素、别嘌醇、噻嗪类、吡唑酮类药物等。

SLE的CV诊断尚无特异性实验室指标,是一种排他性诊断。首先需排除其他原因引起的原发性皮肤血管炎性病变,再寻找SLE的诊断依据和病情活动依据,进行皮肤活检可证实有血管炎样损害,SLE的皮肤血管炎在组织病理上通常表现为白细胞碎裂性血管炎,血管壁上有免疫球蛋白和补体沉积,以及纤维蛋白样变性形成了特征性的"狼疮性血管炎"。活组织检查可以区分SLE患者中不同类型的皮肤血管炎,但不是常规检查的一部分。

(三)治疗与预后

1. 西医方面

(1)糖皮质激素联合免疫抑制剂:目前仍缺乏治疗性随机对照试验来帮助指导临床决策。糖皮质激素是治疗狼疮性血管炎的主要药物,可以单独使用,也可以联合免疫抑制剂。2019年欧洲抗风湿病联盟(EULAR)指南中SLE的治疗可作为狼疮血管炎临床决策参考:轻至中度SLE常应用口服糖皮质激素和免疫抑制剂,重度和危及生命的患者,考虑采用静脉注射大剂量糖皮质激素、环磷酰胺、利妥昔单抗、静脉注射免疫球蛋白和/或血浆置换等积极治疗。硫唑嘌呤已成功用于治疗多种类型的系统性血管炎,包括常规治疗无效的严重狼疮皮肤血管炎。

(2)羟氯喹:对于狼疮皮肤血管炎,临床常应用抗疟药如羟氯喹(200~

400mg/d),耐受性良好。羟氯喹对 SLE 患者具有较全面的疗效,在抗炎的同时有助于防止糖皮质激素减量引起的病情反跳,并能降低糖皮质激素治疗以及疾病活动所致并发症形成的危险,目前已作为 SLE 的基础用药之一。2020 年中国系统性红斑狼疮诊疗指南推荐羟氯喹作为长期基础治疗,用于除有禁忌证的全部 SLE 患者。

(3) 免疫球蛋白:对于红斑狼疮皮肤血管炎的耐药病例,静脉注射免疫球蛋白有较好的疗效。通常的起始剂量是连续 2 天使用 1g/kg,随后每月使用 400mg/kg,直到疾病消除或持续使用 6 个月。由于缺乏随机对照试验,免疫球蛋白的使用被认为是超适应证的治疗,但它是一个极好的选择,特别是对不能耐受另一种免疫抑制剂药物的疾病未控制患者。

(4) 贝利尤单抗:贝利尤单抗(belizumab)作为一种医用生物制剂,是一种作用于 B 淋巴细胞刺激因子的特异性抑制剂,可改善 SLE 患者的皮肤与黏膜受累,已经应用到临床中,用来治疗难治性的患者。贝利尤单抗是第 1 个获批用于治疗 SLE 的生物制剂,目前也获批治疗狼疮性肾炎。有研究表明,经过标准治疗后仍有高疾病活动度及自身抗体阳性的成年 SLE 患者,加用贝利尤单抗有助于控制 SLE 病情活动度,使抗体滴度下降,补体水平升高,有助于减少糖皮质激素用量,获益良好,对那些由于药物不良反应而抵触 SLE 标准治疗方案的患者,贝利尤单抗是一种较佳的选择。

(5) 利妥昔单抗:利妥昔单抗是一种靶向 B 细胞表面标志物 CD20 的嵌合小鼠/人单克隆抗体,可用于治疗 B 细胞恶性肿瘤和自身免疫性疾病,例如系统性红斑狼疮(SLE)、类风湿关节炎(RA)和血管炎等。基于《2020 中国系统性红斑狼疮诊疗指南》,对于出现血小板减少症或自身免疫性溶血性贫血的 SLE 患者,如果激素、静脉注射免疫球蛋白和免疫抑制剂治疗均无效,或出现危及生命的血液系统受累者,可考虑使用利妥昔单抗治疗,但其属于指征外用药。对于 SLE 合并重度难治性血小板减少症的患者,低剂量利妥昔单抗(每周静脉输注 100mg,共 4 次)治疗的缓解率达 80%,可有效改善患者的结局,在出现危及生命的急性溶血性贫血时,利妥昔单抗是有效的治疗措施。

2. 中医方面

患者为中年男性,全身皮肤散在瘀斑,形如"面赤斑斑如锦文";精神疲倦、口干为气阴两虚,津液无法上承,机体失养之象;夜尿多、小便夹有泡沫为气虚不固,精微下注之象;皮肤瘀斑为气虚推动无力,内有血瘀所致;舌淡暗,苔薄白,脉弦均为气阴两虚血瘀之象。治以"益气养阴、活血化瘀"为法,方可选用参芪地黄汤加减。SLE 患者病程较长及长期使用的激素和免疫抑制剂乃温燥之品,易耗气伤阴,从而出现阴虚火旺、虚热内扰的临床表现或阴虚更甚,阴损及阳,出现阴阳两虚的状态,临床注意随症加减,辨证施治。

经治疗后患者病情稳定,反复水肿消退,全身皮肤瘀斑发作减少,病情趋向稳定。

(四) 体会

皮肤损害在系统性红斑狼疮患者中常见,但皮肤血管炎以及类似此患者由于皮肤血管炎改变导致指端末梢有坏死倾向的不多见,此类疾病可累及血液系统,了解系统性红斑狼疮患者的皮肤性血管炎特征,早期合理的靶向免疫治疗,对于控制病情以及改善预后具有重要意义。中医能在西医治疗的基础上,通过整体调节和辨证论治,改善患者的临床症状,减轻西药的不良反应,提高生活质量。患者现规律随访,病情稳定,各项指标均有明显改善,工作、日常生活已恢复正常。

(郑婷婷 彭钰)

参考文献

[1] 黄韬,陆前进.狼疮性血管炎[J].皮肤病与性病,2016,38(6):412-415.

[2] CALLE-BOTERO E,ABRIL A. Lupus Vasculitis [J]. Curr Rheumatol Rep,2020,22(10):71.

[3] Sharma A,Dhooria A,Aggarwal A,et al. Connective tissue disorder-associated vasculitis [J]. Curr Rheumatol Rep,2016,18(6):31.

[4] KALLAS R,GOLDMAN D,PETRI M A. Cutaneous vasculitis in SLE [J]. Lupus Sci Med,2020,7(1):411.

[5] BARILE-FABRIS L,HERNÁNDEZ-CABRERA M F,BARRAGAN-GARFIAS J A. Vasculitis in systemic lupus erythematosus [J]. Curr Rheumatol Rep,2014,16(9):440.

[6] LEONE P,PRETE M,MALERBA E,et al. Lupus Vasculitis:An Overview [J]. Biomedicines,2021,9(11):1626.

[7] FANOURIAKIS A,KOSTOPOULOU M,ALUNNO A,et al. 2019 Update of the EULAR Recommendations for the Management of Systemic Lupus Erythematosus [J]. Ann Rheum Dis,2019,78:736-745.

[8] 应振华,张园,王小冬.《2020中国系统性红斑狼疮诊疗指南》解读[J].浙江医学,2022,44(1):1-5.

[9] STUMPF M A M,QUINTINO C R,RODRIGUES M V A M,et al. Cutaneous vasculitis in lupus treated with Ⅳ immunoglobulin [J]. Clin. Rheumatol,2021,40(7):3023-3024.

[10] 杨庆玲,夏光涛.贝利尤单抗在系统性红斑狼疮治疗中的新进展[J].世界临床药物,2022,43(1):15-18.

[11] STOHL W,SCHWARTING A,OKADA M,et al. Efficacy and safety of subcutaneous belimumab in systemic lupus crythematosus:a fifty-two-week randomized,double-blind,placebocontrolled study [J]. Arthritis Rheumatol,2017,69(5):1016-1027.

第七章
以低蛋白血症为首发症状

以严重腹水、低蛋白血症为首发症状的狼疮病案

一、病例资料

(一) 病史摘要

1. 基本信息

文某某,女,34岁,2013年7月22日入院。

2. 主诉

反复颜面、下肢浮肿3年,再发2月。

3. 病史简介

患者2010年5月无明显诱因出现双眼睑浮肿,当时无腹胀、无小便异常,无颜面红斑、光过敏、口腔溃疡,双下肢无浮肿,至当地医院眼科门诊就诊,予药物治疗(药物不详)后眼睑浮肿无明显缓解,查丙氨酸转氨酶(ALT):61.0U/L,天冬氨酸转氨酶(AST):56.5U/L,白蛋白(ALB):38.2g/L;乙型肝炎表面抗体(HBsAb)阳性;遂转至当地中医院服用中药汤剂治疗,颜面浮肿仍无明显改善。同年6月3日患者开始出现腹胀、腹痛,伴双下肢轻度浮肿,至惠州市第一人民医院就诊,查ALT:167U/L,AST:243U/L,腹部B超:双肾实质肿胀、回声增强,腹腔积液。予护肝、利水、止痛等处理后症状无改善,遂转怀集县人民医院住院治疗,查24小时尿蛋白总量:250mg/24h,结核抗体、人类免疫缺陷病毒(HIV)、梅毒螺旋体阴性;红细胞葡萄糖-6-磷酸脱氢酶(G-6-PD)、凝血功能(凝血酶原时间、凝血酶原活动度、凝血酶原国际标准化比值、纤维蛋白原和活化部分凝血活酶时间)、癌胚抗原(CEA)、甲胎蛋白(AFP)正常;胸部X线检查:支气管炎,未排除左下肺感染;腹部彩色超声多普勒检查:①肝内光点增粗,未排除肝硬化,考虑肝右叶实性占位性病变;②胆囊不大,胆囊未见结石;③脾不大;④胰腺显示不清;⑤门静脉血

流通畅;⑥腹水。上腹部 CT 检查:①结合临床考虑轻度肝硬化,并考虑肝右叶 S6 段小肝癌(cancer,Ca);②肝右叶 S5、6 段小片状低密度影,性质待定;③胆囊、脾大并大量腹水。予保护肝功能、保护胃肠功能、抗感染、利水消肿、放腹水等治疗后症状无明显改善,建议患者至上级医院进一步系统诊治,患者因个人原因拒绝,出院后继续于当地医院服用中药治疗,并自行无盐饮食,颜面浮肿、腹胀进行性加重,伴尿量减少。7 月 3 日加重并出现胸闷、气促,至当地医院就诊,查 ALT:69.48U/L,AST:276.3U/L,ALB:14.0g/L,总胆红素(TBIL):57.6μmol/L,直接胆红素(DBIL):32.7μmol/L;经护肝、利水消肿治疗后症状改善出院,出院后颜面浮肿、腹胀、双下肢浮肿仍有反复,遂于 2010 年 8 月 5 日就诊于我院大学城分院,查 AST:90U/L,血清总蛋白(TP):35.1g/L,ALB:10.4g/L,TBIL:34.8μmol/L,DBIL:26.5μmol/L,碱性磷酸酶(ALP):538U/L,谷氨酰转肽酶(GGT):1 417U/L,总胆汁酸(TBA):50.8μmol/L,血清总胆固醇(TC):35.1mmol/L,抗核抗体 ANA 阳性,均质型 1:320,抗双链 DNA 抗体阳性。腹水培养、腹水常规、腹水细胞未见异常。腹水生化:总蛋白 15.8g/L;糖类抗原 50(carbohydrate antigen 50,CA50)正常。尿常规:尿潜血 +,尿蛋白 ++,24h 尿蛋白总量 535.4mg/24h;妇科 B 超:盆腔大量积液。腹部彩色超声多普勒检查:肝光点密集,门静脉稍宽,胆囊壁增厚水肿,脾脏增大,肝硬化未除外,肝右后叶混合回声结节,性质待定,肝 Ca 未除外。其余肝右叶稍高回声光团,考虑血管瘤可能,尿蛋白电泳以白蛋白为主;血管炎3 项为阴性。诊断为:系统性红斑狼疮、狼疮性肾炎;治疗上给予营养支持,护肝降酶,调脂,利尿,抗感染、保护胃肠功能等对症处理,并于 8 月 18 日开始给予丙种球蛋白冲击治疗,甲泼尼龙免疫抑制,后于 8 月 19 日转入我科,入科后给予甲泼尼龙(40mg)、环磷酰胺(9 月 8 日—9 日分别予 0.4g、0.6g)免疫抑制,并行腹腔穿刺术、抽放腹水、腹腔给予曲安奈德(120mg、120mg、80mg)治疗。经治疗后患者颜面、双下肢基本消退,中量腹水,病情好转,患者及家属要求出院,出院后患者一直坚持服用醋酸泼尼松 40mg,间中仍有双下肢浮肿,于 2010 年 10 月11、12 日返院行第 2 次环磷酰胺(Cyclophosphamide,CTX)冲击治疗(1.0g,分 2 次),总累积用量为 2.0g。出院时颜面及双下肢水肿减轻,口服甲泼尼龙 4mg q.d. 四个月,后患者水肿消退,全身状况良好,无诉任何不适,患者自行停药。2013 年5 月,在无明显诱因下,患者再次出现颜面浮肿,尿量减少,于门诊查自身免疫抗体检测:抗双链 DNA 抗体定量:381.8IU/ml、ANA 阳性、抗双链 DNA 抗体强阳性(+++),CH50:2U/ml、C4:<0.062 8g/L、C3:<0.184g/L、IgM:2.53g/L、IgA:2.54/L,考虑系统性红斑狼疮复发,给了口服醋酸泼尼松片 45mg q.d.、呋塞米片 20mg t.i.d.,小便量稍有增多,双下肢相继开始出现水肿,并腹部膨隆。考虑诊断为系统性红

斑狼疮、狼疮性肾炎,后收入院进一步系统诊治。

既往肝占位性病变(性质考虑多发性血管瘤),多次复查基本一致。个人史和家族史无特殊。可疑头孢曲松钠过敏,否认其余药物、食物及接触过敏史。

(二)体格检查

体温 36.8℃,心率 116 次/min,呼吸 25 次/min,血压 211/142mmHg。神志清楚,疲倦乏力,面色少华,营养中等,发育正常,形体消瘦,满月脸,语言流利,对答合理,自动体位,查体合作。头颅五官端正无畸形,双瞳孔等大等圆,直径约 3.0mm,对光反应灵敏,巩膜无黄染,耳鼻无异常分泌物,无口腔溃疡,听力正常,双侧扁桃体无肿大,舌体大小适中,伸舌居中。颈软无抵抗,无颈静脉怒张。胸廓对称,胸骨无压痛,双肺呼吸音稍粗,双下肺未闻及明显干湿性啰音。心前区无隆起,心率 116 次/min,律齐,各瓣膜听诊区未闻及明显杂音。腹软,全腹无压痛及反跳痛,肝脾肋下未触及,腹水征阴性,墨菲征阴性,肠鸣音正常。腹部可见散在红色皮疹,不高出皮肤,压之退色,无渗出。双肾区无叩击痛,双侧肋脊点无压痛,输尿管全程无压痛,颜面及双下肢中度凹陷性水肿。无畏光,无雷诺征。脊柱无畸形。神经系统检查生理反射存在,病理反射未引出。舌淡红,苔薄白腻,边有齿痕,脉弦滑数。

(三)辅助检查

1. 实验室检查

尿液检查:尿红细胞计数 363 个/μl,尿蛋白 +++,尿潜血 +++,尿酸碱度:8,尿胆原、尿胆红素、尿葡萄糖、尿亚硝酸盐、尿酮体阴性。尿液肾功能:尿转铁蛋白(TrfU):660mg/L,α2-巨球蛋白(α2-MU):112mg/L,尿白蛋白 ALBU:8 400mg/L,β2-微球蛋白(β2-MG):127mg/L,免疫球蛋白 λ 轻链(lamU):367mg/L、免疫球蛋白 κ 轻链(kapU):525mg/L,尿免疫球蛋白(IgGU):1 530mg/L,24 小时尿蛋白 + 排泄率:9 562mg/L,尿蛋白浓度:18 168mg/24h,24 小时尿量 1 900ml/24h。尿蛋白-肌酐比值:14.99mg/g。

血常规:血红蛋白(Hb)98g/L,红细胞计数(RBC)3.76×10^{12}/L。血生化:ALB 16.5g/L,TP 38.4g/L,ALT 5U/L,血清亮氨酸氨基肽酶(LAP)12U/L,肌酐(Cr)141μmol/L,尿素(Urea)9.14mmol/L,尿酸 UA 374μmol/L,乳酸脱氢酶(LDH)272U/L,脑钠肽的氮末端前体(NT-Pro-BNP)7 731pg/ml,血钾 3.04mmol/L,总二氧化碳(TCO$_2$)21.5mmol/L,总胆红素(TBIL)1.9μmol/L。凝血功能:纤维蛋白原 FIB 5.63g/L,抗凝血酶(AT)133%。

免疫学指标检测:抗组蛋白抗体弱阳性,抗 SSA 抗体阳性,抗核抗体阳性,抗双链 DNA 抗体弱阳性。抗核小体抗体、抗着丝点抗体、抗 Sm 抗体阴性。

C3 0.54g/L，C4 0.08g/L，CH50 8U/ml，IgG 5.13g/L。

大便检查：粪便常规未见异常，隐血阴性。

2. 其他检查

胸部 X 线检查：①心影增大，请结合临床；②双肺未见实质病变。心脏彩超：左房稍大，左室壁增厚，二尖瓣、三尖瓣轻度反流，肺动脉高压（轻度），左室舒张功能减退，少量心包积液。腹部彩色超声多普勒检查：肝内多发团块回声，考虑肝血管瘤可能。肝右叶强回声光斑，考虑肝内胆管结石可能。胆囊壁水肿声像，脾脏大小正常高值，胰腺未见明显异常声像。

（四）肾脏病理活检

2014 年 6 月行肾脏活检穿刺术，结果显示符合狼疮性肾炎，弥漫性增生伴局灶节段性硬化，Ⅳ-G（ISN/RPS 2003 方案）。

（五）诊断分析

1. 西医方面

本例患者为年轻女性，2010 年发病以颜面、下肢浮肿、腹水为主要临床表现，相关检查提示肝功能损害，ANA 阳性，均质型，滴度 1：320，抗双链 DNA 抗体阳性，符合系统性红斑狼疮诊断标准，累及肾脏，故诊断狼疮性肾炎。经激素联合 CTX 冲击治疗，患者症状好转，出院后自行停服激素，2013 年 5 月患者再发颜面、肢体浮肿，门诊查自身免疫抗体检测：抗双链 DNA 抗体定量：381.8IU/ml、ANA：阳性、抗双链 DNA 抗体定性：强阳性（+++），CH50：2U/ml、C4：<0.062 8g/L、C3：<0.184g/L、IgM：2.53g/L、IgA：2.54/L，合并肾脏损害（尿蛋白阳性、尿潜血阳性、血肌酐升高），提示狼疮活动，SLEDA1 评分 18 分。

肾活检病理回复为Ⅳ型狼疮性肾炎，患者系统性红斑狼疮和狼疮性肾炎诊断明确。

2. 中医方面

明代张景岳《景岳全书·肿胀》云："凡水肿等证，乃肺脾肾三脏相干之病，盖水为至阴，故其本在肾；水化于气，故其标在肺；水唯畏土，故其制在脾。今肺虚则气不化精而化水，脾虚则土不制水而反克，肾虚则水无所主而妄行。"水肿是临床常见症状，肾病患者尤为多见，其临床特点是首先发生在组织疏松部位，如眼睑或颜面，然后发展至足踝、下肢，严重时可及躯干，甚则出现胸腔、腹腔、心包等浆膜腔积液。水肿的发生与肺、脾、肾以及三焦密切相关。

肺主宣发肃降、通调水道，全身津液的输布和排泄均有赖于肺气的宣发肃降。脾主运化，其中包括运化水谷精微和运化水液，在维持水液代谢平衡中发挥枢纽作用，使水液的升降布散运动能够上行下达，使津液上承于肺，进而布散全身。肾主水是指肾具有主持和调节全身水液代谢的功能,而水液的输布和排泄主要靠肾气的开阖调节和肾阳的气化温煦。而三焦为人体水液运行的主要通道,津液的运行输布均需要通过三焦方可到达全身。故肺、脾、肾以及三焦在机体水液代谢方面起重要作用。若这些脏腑出现功能失调,则水液代谢输布出现障碍,津液停于肌肤,故而出现水肿。

患者为年轻女性,疲倦、乏力、舌淡为脾肾阳亏虚,温阳不能,气血生化乏源,机体失养之象。肾主水,肾阳不足,无以气化水源,故见双下肢浮肿。苔白有齿痕,为水湿内阻之象,脉弦为瘀血内阻之象。

综上所述,病机为脾肾阳虚,水湿瘀阻;病性为本虚标实。

(六) 最后诊断

1. 中医诊断

水肿(脾肾阳虚,水湿瘀阻)

2. 西医诊断

(1) 系统性红斑狼疮(累及心脏、肾脏)

狼疮性肾炎

(2) 肝占位性病变(血管瘤可能性大)

(3) 继发性高血压

(4) 肝内胆管结石

(5) 高脂血症

(6) 肝功能异常

(七) 治疗经过及随访

患者诊断明确,初始治疗予足量激素治疗以及丙种球蛋白冲击治疗。患者水肿明显消退,腹部皮疹消退,血压控制稳定。在病情稳定阶段建议患者进一步行肾脏穿刺活检术明确病理类型,经与患者及其家属充分沟通,患者暂不同意行肾活检。予激素联合环磷酰胺方案继续维持治疗,疗效较为显著。

患者于 2013 年 7 月 23 日、7 月 24 日接受甲泼尼龙并 CTX 冲击(0.4g、0.6g)抑制免疫治疗,因尿量较少遂予呋塞米。患者尿量逐渐恢复、病情稳定,后于 2013 年 7 月 31 日出院,在门诊继续治疗。出院后给予醋酸泼尼松片40mg q.d.,碳酸钙 D_3 片 0.6g q.d.,骨化三醇胶丸 0.5μg 每晚 1 次(q.n.),兰索拉唑肠溶片 15mg q.d.,酒石酸美托洛尔 12.5mg b.i.d.,呋塞米片 20mg b.i.d.,缬沙坦胶囊 80mg q.d.,非洛地平缓释片 10mg b.i.d.,氯化钾缓释片 0.5g b.i.d.。并嘱患者于 8 月 23 日行第 2 次 CTX 冲击治疗。

2013 年 9 月 3 日患者无明显诱因下出现发热、抽搐、四肢抖动、牙关紧闭、口吐白沫、意识不清、视物消失,约 3 分钟后自行缓解,至我院就诊,考虑为肺部感染、狼疮性脑病,给予抗感染等对症处理后,患者生命体征平稳,病情缓解,出院后患者规律服用醋酸泼尼松 45mg q.d.,双下肢无浮肿。2014 年 6 月 17 日患者双下肢浮肿再发,伴恶心欲呕,活动后心悸、胸闷汗出、腹胀,尿量减少。2014 年 6 月 30 日患者同意肾脏活检明确诊断,结果提示患者为Ⅳ型狼疮性肾炎(弥漫性增生伴局灶节段性硬化)。于是继续按照活动性狼疮性肾炎治疗方案予足量激素联合免疫抑制剂治疗,同时配合控制血压、利尿、保护胃肠功能、保护肝功能等治疗。患者停服醋酸泼尼松,改为甲泼尼龙片 36mg;6 月 22 日患者因浮肿、腹胀加重,伴气促,难以平卧,至我院急诊就诊,考虑为急性心肌梗死、急性心力衰竭,予血液透析,配合免疫抑制、抗聚、抗凝治疗,收入我科后,予甲泼尼龙 0.5g 静脉滴注,后改甲泼尼龙片 40mg q.d. 抑制免疫治疗,7 月 8~9 日予 CTX0.4g 冲击治疗,同时予降压、利尿消肿等治疗,病情改善后出院。嘱患者按时接受下一次 CTX 冲击治疗。后因患者不规范治疗致病情反复、加重。

出院中药方剂:五苓散加减。方用党参 15g、黄芪 30g、白术 15g、茯苓 15g、熟附子 10g、丹参 15g、菟丝子 15g、制何首乌 15g、土茯苓 30g、薏苡仁 30g、泽兰 20g、甘草 5g、桃仁 5g,水煎服,日 1 剂。后随症加减,辨证施治。

二、讨论与诊治体会

(一) 腹水意义

腹膜是指主要由间皮细胞构成,由结缔组织支持所形成的一层膜状组织。衬于腹、盆腔壁内表面的腹膜称为壁腹膜或腹壁薄层;覆盖腹、盆腔器表面的部分称为脏腹膜或腹膜脏层。腹膜腔是脏、壁两层腹膜之间相互移行围成的不规则潜在性间隙。在正常生理状态下,人的腹腔内约有 50ml 的浆膜液或滑液,对胃肠道、网膜起着润滑作用。在病理情况下,浆膜腔内有数量不等的液体潴留,称之为浆膜腔积液。腹腔内游离液体增多超过 200ml 即称为腹水。当积液量超过 1 000ml 时,腹部叩诊可有移动性浊音。

腹水的发生原因很多,常见的原因有:右心衰竭、心脏压塞等心脏疾病,肝硬化、急性肝炎等肝脏疾病,肾病综合征、急性或慢性肾炎等肾脏疾病,以及结缔组织病、淋巴回流受阻、恶性肿瘤等。腹腔有无腹水可通过 B 超或 CT 等检查手段判断。而检查腹水的性质,则需要在无菌环境下抽取腹水,行腹水常规、细胞微生物学和免疫学检查。

(二) 认识系统性红斑狼疮合并腹腔积液的临床意义

出现腹水的原因很多,但以腹水为首发症状的系统性红斑狼疮患者并不多见。SLE 的临床症状表现呈多样化,早期症状往往不典型,大多数患者以皮疹、关节痛为首发症状,可合并肾脏受累的情况。SLE 引起腹水的机制尚不清楚,可能与免疫复合物沉积血管壁,引起血管炎、血栓形成、血管脆性和通透性增加等因素有关,也可能为 SLE 累及肝肾功能有关。一般认为,SLE 患者伴有腹痛的腹水多继发于血管炎,免疫复合物和补体水平低,腹水液内含狼疮细胞;而无痛性腹水可继发于肾病综合征,充血性心力衰竭或肝硬化。SLE 性腹水预后多良好,激素治疗有效。

该患者以严重腹水、低蛋白血症为首发症状,而无其他 SLE 的表现。因患者早期不伴有发热、蛋白尿、关节炎及皮肤黏膜损害等临床表现,但检查结果提示转氨酶升高,提示肝功能受损,导致在早期诊断思路中未明确 SLE 诊断。故早期的治疗方案以保护肝功能、利水消肿为主。但治疗后未见症状改善,遂于我院寻求进一步诊治。经检查发现患者抗核抗体、抗双链 DNA 抗体阳性,尿蛋白 ++,24h 尿蛋白总量 535.4mg/24h,符合 1997 年美国风湿病学会制定的 SLE 诊断标准,累及肾脏。入院完善腹部彩色超声多普勒检查、妇科彩色超声多普勒检查、腹水培养、腹水常规、腹水细胞检查,结合之前腹部 CT 等检查结果,可初步排除心脏疾病和肺结核病导致的腹水。因此,治疗方案以护肝降酶、利尿、丙种球蛋白冲击、激素抑制免疫为主,并行腹腔穿刺术。给予激素免疫抑制的诊断性治疗后,患者的腹水减少,症状改善。

(三)低蛋白血症与系统性红斑狼疮的关系

低蛋白血症指血浆总蛋白和血浆白蛋白的减少,具体指血清总蛋白低于 60g/L 或者白蛋白低于 35g/L。低蛋白血症主要是摄入、吸收不足,代谢障碍和消耗过多引起,临床上可见于各种疾病,如危急重症、癌症、肝硬化、肾病综合征等。

系统性红斑狼疮造成低蛋白血症的原因有大量蛋白尿、腹水丢失或摄入不足、自身免疫机制异常导致蛋白漏出。健康成人尿蛋白总量为 0~80mg/24h;尿蛋白定性试验阳性或定量试验 >150mg/24h 为蛋白尿。大量尿蛋白的定量标准是指 24 小时尿蛋白总量超过 3 500mg/24h。当患者出现大量的蛋白尿,说明肾小球基底膜出现严重破坏,从而导致蛋白质的大量流失。临床上主要见于肾病综合征,有原发性的肾病综合征,也有继发性的肾病综合征,如:狼疮性肾炎、糖尿病肾病等。

本例患者初起有低蛋白血症但并无伴大量蛋白尿,提示低蛋白血症并非狼疮性肾炎所致,而狼疮性肾炎合并低蛋白血症多见于蛋白丢失性肠病。蛋白丢失性肠病(protein-losing enteropathy,PLE)是指因各种原因使胃肠道蛋白丢失从而致全身水肿及严重低蛋白血症的一组疾病。SLE 是多器官受累的自身免疫病,常累及皮肤、血液、肾脏、神经系统,但也可累及胃肠道系统,如狼疮性肠炎、假性肠道梗阻、蛋白质丢失性肠病。SLE 相关的 PLE 发病率约为 0.94%~7.5%。PLE 不是 SLE 的常见并发症,但可表现为 SLE 的首发症状。其最具特征性的临床表现为低蛋白血症,其次为水肿,腹泻或腹痛等症状不常见,可见高脂血症和低钙血症。

Li 等研究发现抗双链 DNA 抗体阳性、补体水平低、SLE-DAI 评分高提示了 SLE 相关 PLE 与狼疮活动性相关。SLE 相关 PLE 的发病机制尚不明确,目前认为可能是细胞因子(如肿瘤坏死因子-α、白细胞介素-6、γ 干扰素等)或补体活化介导,使肠壁微血管或内皮损伤和通透性增加或累及肠系膜或肠血管的非坏死性血管炎造成血管通透性增加,蛋白渗出丢失,导致低蛋白血症的发生。

对于临床上发现的不明原因低蛋白血症,同时伴有着胃肠道疾病的临床表现,在排除摄入不足、肝脏合成减少和肾脏丢失所致营养不良或消耗性疾病的情况下,应考虑 PLE。因 SLE 常累及肾脏,低蛋白血症可以由尿蛋白的出现解释,故可能会忽略了合并 PLE 的可能性。但经肾脏漏出的蛋白质主要为小分子蛋白,而肠道丢失的蛋白与分子大小无关,所以若患者没有出现大量尿蛋白,而血清蛋白却持续偏低,这可能提示低蛋白血症并非由狼疮性肾炎所致。诊断 PLE 的必要条件是证实蛋白从肠道丢失,其次是作出病因诊断。

PLE 的诊断标准是:①有低蛋白血症存在临床表现为水肿和低血浆蛋白;②有蛋白质从胃肠道丢失的证据,这是证实肠道蛋白丢失的方法主要包括粪便同位素标记蛋白测定、α1 抗胰蛋白酶清除率测定及 99m 锝标记人血清白蛋白核素显像;③病因诊断主要根据病史、临床表现、体征、实验室检查、影像学检查或特殊检查进行综合分析判断。

本例患者存在低蛋白血症和全身水肿的临床症状,抗双链 DNA 抗体、抗 SSA 抗体阳性,SLEDA1 评分 18 分提示严重狼疮活动。因患者的尿液检验结果提示尿蛋白 ++,24h 尿蛋白总量 535.4mg/24h,未达到大量蛋白尿的标准,故认为患者的低蛋白血症非蛋白尿漏出导致。但由于患者无明显的腹痛腹泻等消化道症状,且未完善可证实蛋白质从胃肠道丢失的相关检查,故难以明确诊断 SLE 合并 PLE。

(四) 治疗与预后

1. 西医方面

(1) 对症治疗:首先是对症支持治疗,关注患者合并症的处理,包括营养支持、护肝降酶、调脂、利尿消肿、抗感染、保护胃肠功能等治疗。

(2) 针对腹水的治疗:行腹腔穿刺术、抽放腹水、腹腔给予曲安奈德(120mg、

120mg、80mg)治疗。曲安奈德,为肾上腺皮质激素药属于长效皮质激素。常用剂型为软膏、鼻喷雾剂、注射剂,具有强而持久的抗炎、抗过敏作用,可抑制巨噬细胞对抗原的吞噬,稳定溶酶体膜,减少溶酶体内水解酶的释放,增加肥大细胞颗粒的稳定性,减少组织胺释放,抑制纤维母细胞DNA,抑制肉芽组织形成。常用于治疗各种皮肤病、过敏性鼻炎、关节痛、支气管哮喘、类风湿性关节炎等疾病。于腹腔给予曲安奈德可以预防腹膜粘连和缓解疼痛。

该患者2010年的上腹部CT检查提示:①结合临床考虑轻度肝硬化,并考虑肝右叶S6段小肝Ca;②肝右叶S5、6段小片状低密度影,性质待定;③胆囊、脾大并大量腹水。后2013年我院查腹部彩色超声多普勒检查显示:肝内多发团块回声,考虑肝血管瘤可能。肝右叶强回声光斑,考虑肝内胆管结石可能。结果未提示肝癌可能,故考虑肝癌的影像学结果可能为误诊,是狼疮相关血管炎的征象。SLE出现类似"肝癌"的影像学结果的情况很少见,可能为红斑狼疮细胞浸润肝脏形成的病灶,故经激素等治疗后可逐渐消失。有病例报道由于狼疮细胞浸润肝门区引起类似肝癌病灶改变,属于SLE特殊表现,临床上较为少见,容易造成误诊。

(3)糖皮质激素治疗:糖皮质激素有较好的抗炎和免疫抑制作用,为LN初始治疗中不可或缺的组成部分。2021年KDIGO指南中建议在LN的所有当前治疗方案中使用糖皮质激素。糖皮质激素可对患者机体中的免疫应答起到较好的抑制作用,且可有效阻止炎症反应,防止中性粒细胞朝炎症位置趋附,阻碍抗体形成,防止疾病进一步发展。但长期应用该药物,易导致高血压、骨质疏松、糖尿病等全身性疾病,因此,在治疗过程中,还应与毒性较小的药物进行联合应用,以提高治疗效果,减少不良反应的发生。2021年KDIGO指南建议静脉注射甲泼尼龙0.25~0.50g/d 1~3天,随后给予口服醋酸泼尼松0.6~1.0mg/(kg·d)(不超过80mg/d),逐渐减量到维持剂量;维持期间糖皮质激素应逐渐减量至最低剂量;在患者维持完整的临床肾缓解长达12个月后,可考虑停用糖皮质激素。

(4)环磷酰胺:环磷酰胺为烷化剂类抗肿瘤药,对快速增殖细胞具有较好的亲和性。其可选择性作用于淋巴细胞,抑制由各种抗原所引发的抗体反应,且具有显著免疫抑制作用。2021年KDIGO指南中建议有或没有膜性成分的活动性Ⅲ或Ⅳ型LN患者,最初用糖皮质激素加低剂量静脉内环磷酰胺或MPAA治疗。环磷酰胺每两周一次静脉注射500mg共6次或0.5~1.0g/m^2/月(6个月);或口服CTX 1.0~1.5mg/(kg·d)。有研究发现,在活动性严重LN患者中,在糖皮质激素的基础上加用环磷酰胺优于单独使用糖皮质激素。本年轻女性患者,发病之时狼疮活动评分18分考虑重度活动,根据指南意见选择激素联合CTX作为诱导治疗方案。

2. 中医方面

患者为年轻女性,精神疲倦、乏力为肾阳亏虚之症,气血生化乏源,机体失养;纳眠差、苔白腻,边有齿痕为脾气亏虚之象。肾主水,肾阳不足,无以温化水源,故升降失司,水湿停聚,致颜面、双下肢浮肿,为水湿内阻之症;腹部可见散在红色皮疹,脉弦为气虚鼓动无力,不能固摄血液,则见瘀血内阻之象。口干口苦为脾虚失运,阴虚津液不足以上承于口之象。因此,辨证为脾肾阳虚,水湿瘀阻证,治以"补脾益肾,利水祛湿,活血祛瘀"为法。

考虑患者颜面、下肢浮肿较显,伴有眠差,始以五苓散方加味化裁,酌加泽兰以活血利水,夜交藤安神助眠。后患者经治疗后症状改善,结合患者西医方面维持激素免疫抑制治疗,且患者有口干口苦的阴虚之象,故选用参芪地黄汤加减,益气养阴,滋肾健脾;酌加土茯苓解毒除湿,桃仁活血祛瘀,薏苡仁利水渗湿、健脾解毒。经治疗后患者病情好转,水肿消退。

因患者需长期规律服用激素维持治疗,以中西医结合为法,施以中药增效减毒,从而以达到使患者病情稳定,减少复发的目的。

(五) 体会

系统性红斑狼疮的早期临床表现呈多样化,但以腹水为主要症状的较为少见。因此在腹水查因的时候不可忽略免疫系统疾病的可能,应尽早完善自身免疫的相关检查,排除有关的可能性,做到早期诊断、早期治疗、良好预后。治疗上以中西医互参为原则,衷中参西,密切监测病情,合理利用中医药优势,重视西医学临床用药方案与中医辨证相结合治疗。

早期诊断与治疗是治疗肾脏病的关键,而规范的治疗和定期的复查随诊也是至关重要。要预防疾病的反复发作和肾功能的进一步损害,需要医患之间互相配合。患者需要重视自己的身体情况,严格遵照医生的指导选择和服用药物,定期就诊复查。本例患者后期因不规范治疗导致病情反复、加重,预后效果较差。

（苏镜旭　丘伽美　侯海晶）

参考文献

[1]　张介宾.景岳全书[M].北京:人民卫生出版社,2007:13-40.
[2]　廖友义,冯发雨,刘源林,等.脾肾阳虚型水肿的中医治疗进展[J].世界最新医学信息文摘,2020,81(20):37-38.
[3]　刘凤奎.腹水的临床诊断思路[J].中国临床医生杂志,2016,44(3):27-29.

［4］　程宝泉,上官红,张尚忠,等.以腹水为首要表现的系统性红斑狼疮 29 例误诊分析
　　　　［J］.山东医药,2001(7):64.

［5］　李倩,姜韫赟,李玲玲,等.低蛋白血症的临床研究进展［J］.世界中西医结合杂志,
　　　　2011,6(5):438-439.

［6］　谢敏珠,靳政玺,胡伟新.系统性红斑狼疮相关肠道损伤的研究进展［J］.肾脏病与
　　　　透析肾移植杂志,2021,30(5):480-484.

［7］　朱晶晶,胡秀,徐秀英.蛋白丢失性肠病的临床特点分析［J］.胃肠病学和肝病学杂
　　　　志,2012,21(4):366-369.

［8］　LI Z,XU D,WANG Z,et al. Gastrointestinal system involvement in systemic lupus
　　　　erythematosus［J］.Lupus,2017,26(11):1127-1138.

［9］　路秀云,于慧敏,尹凤祥,等.系统性红斑狼疮合并蛋白丢失性肠病 1 例［J］.风湿病
　　　　与关节炎,2021,10(8):34-37.

［10］　周剑,金耀华,赵际起,等.腹腔内联合注射曲安奈德、尿激酶、脂肪乳预防家兔腹部
　　　　损伤后肠和腹膜粘连效果观察［J］.山东医药,2007,47(11):32-33.

［11］　叶坤照.3 例罕见的系统性红斑狼疮［J］.实用医学杂志,1990(2):12-13.

［12］　贾江伟.环磷酰胺冲击联合激素治疗系统性红斑狼疮性肾炎及肾功能恢复正常天数
　　　　影响分析［J］.临床研究,2020,28(4):80-81.

第八章
以反复关节损伤为首发症状

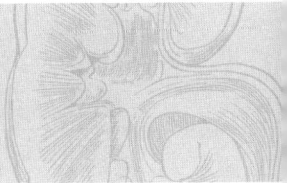

第一节　以反复关节损伤为首发症状的
狼疮性肾炎病案

一、病例资料

（一）病史摘要

1. 基本信息

吴某某,女,16 岁,2021 年 3 月 27 日入院。

2. 主诉

双下肢水肿 10 天。

3. 病史简介

患者于 2021 年 3 月 17 日无明显诱因出现下肢凹陷性水肿,伴尿夹少许泡沫。于当地医院就诊,发现红细胞沉降率(ESR):33mm/h,尿蛋白 ++,尿潜血 +++,尿白细胞(WBC)升高。考虑肾功能异常、尿路感染,予金水宝、肾炎康复片及头孢呋辛酯片治疗,治疗后症状未缓解。2021 年 3 月 22 日至我院内科门诊就诊,查尿红细胞位相:畸形红细胞:183 600 个/ml,尿红细胞总数:2 050 200 个/ml。白蛋白(ALB):26.1g/L,总胆固醇(TC):6.36mmol/L,低密度脂蛋白胆固醇 (LDL-C):5.03mmol/L。尿常规:WBC:+;尿蛋白:++;尿潜血:+++,尿蛋白浓度: 6 334.0mg/L。ESR:65mm/h。血常规、C 反应蛋白(CRP)未见明显异常。患者为进一步系统诊治,于 2021 年 3 月 27 日以"蛋白尿查因"为诊断收住入院。

既往史:患者 3 年前无明显诱因出现右膝关节肿胀,曾多次于当地医院行关节穿刺术抽取积液,症状未缓解。2 年前右膝关节疼痛加重,于我院就诊,查膝关节 MRI 提示右膝关节腔积液,自身免疫抗体检测提示抗核抗体(ANA)阳性,1:100 稀释阴性(-),补体未见异常,行右膝关节镜提示(右膝关节滑膜组织)滑膜间质内可见淋巴滤泡形成,诊断为"右膝绒毛结节性滑膜炎(色素沉着)",予消炎镇痛等对症治疗,症状未见缓解,仍会出现轻受力的腕关节疼痛或运动后的足踝肿胀、膝关节疼痛等多关节的不适。

个人史无特殊;家族史,母亲有甲状腺功能亢进病史;过敏史,有光过敏史,否认药物过敏史。

(二)体格检查

体温:36℃,心率 93 次/min,呼吸 20 次/min,血压 116/69mmHg。神志清楚,精神一般,发育正常,体形中等,营养良好,自动体位,颜面无水肿,全身皮肤巩膜无黄染,双下肢无皮疹,全身浅表淋巴结未触及肿大,头颅五官无畸形,双瞳孔等大等圆,双瞳直径 3mm,口唇无发绀,伸舌居中,咽无充血,双扁桃体无肿大。颈软无抵抗,颈静脉稍充盈,肝-颈静脉回流征(-)。气管居中,甲状腺未扪及明显异常。胸廓对称,双侧呼吸活动度一致,双肺呼吸音稍粗,双肺可闻及少许湿性啰音。心前区无隆起,无抬举样搏动,心界无扩大,心率 93 次/min,律齐,各瓣膜听诊区未闻及病理性杂音。腹部软,全腹无压痛及反跳痛,肝脾肋下未触及,墨菲征(-),麦氏点压痛(-),肠鸣音正常。双输尿管行程无压痛,肋脊点、肋腰点无压痛,双肾区叩击痛(-)。脊柱四肢无畸形,四肢肌力、肌张力正常,双下肢轻度浮肿。神经系统检查:生理反射存在,病理反射未引出。舌淡红,苔白,脉弦数。

(三)辅助检查

1. 实验室检查

尿常规:WBC+,尿蛋白 ++,尿潜血 +++,尿蛋白浓度 6 334.0mg/L。24h 尿蛋白:24h 尿蛋白总量 3 931.1mg/24h,24h 尿蛋白排泄率 2.730mg/min。

尿红细胞位相:畸形红细胞 183 600 个/ml,尿红细胞总数 2 050 200 个/ml。尿酸(Urea):487mol/L。N-乙酰-β-D-氨基葡萄糖苷酶:44.9IU/L。尿液渗量测定(渗透压):621mOsm/(kg·H$_2$O)。尿液肾功 + 尿轻链:尿免疫球蛋白 G(IgGU)438.00mg/L,尿免疫球蛋白 κ 轻链(kapU)132.00mg/L,尿免疫球蛋白 λ 轻链(1amU)78.10mg/L,尿 β2 微球蛋白(B2-Mg)1.35mg/L,尿微量白蛋白(ALBU)4 420mg/L,尿 α1 微球蛋白(α1-MU)23.00mg/L,尿 α2 巨球蛋白(α2-MU)28.10mg/L 尿转铁蛋白(TrfU)439.00mg/L。

红细胞沉降率(ESR):65mm/h。肝功 8 项:血清总蛋白(TP)48.4g/L,血清白蛋白(ALB)23.6g/L。钙离子 1.81mmol/L。血脂 4 项:总胆固醇(TC)6.36mmol/L,低密度脂蛋白胆固醇(LDL-C)5.03mmol/L。甲功 5 项:三碘甲状腺原氨酸(T3)2.59nmol/L,游离三碘甲状腺原氨酸(FT3)7.26pmol/L,促甲状腺激素(thyroid stimulating hormone,TSH)0.018mIU/L;促甲状腺激素受体抗体 16.02IU/L。血常规、C 反应蛋白测定、降钙素原、凝血功能未见明显异常。

免疫学检查:免疫 5 项:免疫球蛋白 IgG 5.47g/L,C40.09g/L. 自免 12 项:抗核抗体(ANA)阳性(滴度 1∶100)。风湿 3 项(抗链球菌溶血素 O 试验、C 反应蛋白以及类风湿因子测定)、血管炎 3 项(抗中性粒细胞胞浆抗体检测、抗核抗体检测、红细胞沉降率和 C 反应蛋白测定)、抗磷脂综合征抗体、抗中性粒细胞胞浆抗体、血尿免疫固定电泳、血轻链 2 项、尿本周氏蛋白定性试验未见明显异常。

粪便常规:潜血试验弱阳性。

2. 其他检查

X 线:心肺未见明确病变。

心电图:窦性心律不齐。

腹部彩超、泌尿系彩超均未见明显异常声像。

甲状腺彩超:甲状腺内小结节,TI-RADS 3 类,甲状腺实质回声异常,血流信号稍增多。

左肾静脉胡桃夹综合征检查:左肾静脉未见胡桃夹征象。

膝关节正侧位片(普放):右膝关节诸骨未见骨质异常。

膝关节 MRI(1.5T 以上):右膝关节滑膜炎,前交叉韧带受增生滑膜推移向外侧移位,其内似血管流空影,未除外滑膜血管瘤;右膝股骨髁间窝骨质轻度骨髓水肿;右膝关节大量积液,髌上囊为著。

(四) 病理活检

1. 膝关节滑膜病理活检:

镜下所见:送检滑膜乳头状增生,可见纤维素样渗出,含铁血黄素沉着,间质内淋巴细胞、浆细胞增生伴淋巴滤泡形成,部分组织玻璃样变、小血管增生。

(右膝关节滑膜组织)滑膜间质内可见淋巴滤泡形成,建议结合临床相关检查分析,排除类风湿关节炎。

2. 肾脏病理活检

2021 年 4 月行肾脏活检穿刺术,结果如下。

免疫荧光:检及肾小球 8 个,IgA+++,IgG+++,IgM+++,C3+++,C1q+++,FRA−,Kappa 链 +++,Lambda 链 +++,HBsAg 未检,HBcAg 未检,沉积方式:肾小球毛细血管袢颗粒状沉积,系膜区少量沉积。

光镜检查:共检及肾小球 23 个。其中肾小球球性硬化:0 个。肾小球节段性硬化:0 个。肾小球新月体形成 0 个。肾小球系膜细胞及基质呈弥漫性轻度-中度增生。毛细血管内皮细胞未见明显增生。毛细血管基底膜弥漫性增厚,伴弥漫性钉突形成,可见链环征。上皮下及系膜区见嗜复红蛋白沉积。肾小管上皮细胞弥漫性空泡变性及颗粒变性,小灶肾小管萎缩(约15%)。肾间质弥漫性轻度水肿,伴灶性淋巴细胞、少量中性粒细胞浸润,小灶轻度纤维化。肾动脉管壁轻度增厚。

光镜诊断:不典型膜性肾病。

讨论与建议:倾向继发性膜性肾病可能性大,重点注意膜型狼疮性肾炎(Lupus Nephritis,ISN/RPS 2003方案V型)的可能性。

(五) 诊断分析

1. 西医方面

本例患者为青年女性,有滑膜炎病史,临床表现为多脏器损害——肾脏、骨骼等;24h尿蛋白总量为3 931.1mg/24h;免疫学检查提示:ANA阳性(滴度1∶100),C4、CH50降低;满足2012年系统性红斑狼疮国际协作组(SLICC)的分类标准,此外,肾活检提示为V型膜型狼疮性肾炎,可明确诊断为狼疮性肾炎(V型)。

2. 中医方面

中医学认为水肿是以眼睑、面部、四肢、腹背部甚至全身浮肿为主要临床特点的疾病。患者以双下肢水肿为主症入院,属中医学"水肿"范畴。《诸病源候论》曰:"肾主水,肾虚故水妄行;脾主土,脾虚不能克制水,故水流溢,散于皮肤,令身体卒然洪肿,股间寒,足壅是也。"患者平素体弱,先天不足,加上后天失养以成此病;脾肾气虚,则有大便不畅;下肢浮肿为水湿不化,泛溢肌肤之象,尿夹泡沫为脾肾气虚,精微失固下泄所致;苔白,脉弦为脾肾气虚水停之象。

综上所述,本病病位主要在脾肾,病机为脾肾气虚水停,病性属于本虚标实。

(六) 最后诊断

1. 中医诊断

水肿(脾肾气虚水停证)

2. 西医诊断

(1) 系统性红斑狼疮,累及器官或系统

狼疮性肾炎(V型)

(2) 原发性甲状腺功能亢进症

(七) 治疗经过及随访

患者入院时表现为肾病综合征,完善相关检查的同时,以一般治疗和对症治疗为主。一般治疗方面,嘱患者低盐、低脂、优质蛋白饮食,防止饮食不当加重水肿及肾功能损害,或出现高脂血症。对症治疗方面,患者目前主要症状是双下肢浮肿,予呋塞米片、螺内酯片利尿消肿,记录患者24小时出入量,随时调整用药方案。由于患者以多系统损害伴免疫学检查异常为特点,考虑继发性肾病综合征,为明确病理类型,于住院后第 4 天行肾穿刺活检,穿刺过程顺利。穿刺病理结果提示Ⅴ型膜型狼疮性肾炎。因此,治疗上以狼疮性肾炎为主,予糖皮质激素联合免疫抑制剂治疗,具体用药方案为:醋酸泼尼松片 45mg q.d.、吗替麦考酚酯片 0.75g b.i.d.、硫酸羟氯喹片 0.2g b.i.d. 口服。此外,住院期间,患者查甲状腺功能相关检查发现 T3、FT3 升高,TSH 降低,促甲状腺激素受体抗体(thyroid stimulating hormone receptor antibody,TRAb)升高,且甲状腺彩超显示甲状腺内小结节,诊断为原发性甲状腺功能亢进症,予甲巯咪唑片抗甲状腺功能亢进治疗。

中医方面,患者入院时双下肢浮肿,尿中夹泡沫,纳差,眠可,舌淡红,苔白,脉弦细,辨证为脾肾气虚水停证,治以"补益脾肾,祛湿利水",中药汤剂以参芪地黄汤去熟地黄、泽泻,加泽兰、猪苓增强利水消肿,加菟丝子补肾、固精缩尿,加生地黄防止利水太过伤阴,加白花蛇舌草增强免疫。同时配合中成药肾炎康复片及三芪口服液健脾补肾,艾灸中脘、下脘、气海等穴位健脾益气及耳穴压豆等中医特色疗法。出院时,患者水肿消退,尿中少许泡沫,舌淡红,苔白,脉细,中药汤剂于前方基础上去猪苓,加女贞子加强滋补肝肾。出院中药方剂如下:黄芪 20g、生地黄 15g、山药 15g、牡丹皮 15g、芡实 15g、山茱萸 15g、泽兰 15g、菟丝子 15g、党参 20g、白花蛇舌草 15g、女贞子 15g。

经治疗后,患者双下肢水肿消退,规律于我院门诊复诊。2021 年 8 月初,复查尿蛋白肌酐:尿蛋白浓度 10 147mg/L,尿蛋白-肌酐比值 4.071mg/g,调整用药方案:醋酸泼尼松片减量至 20mg q.d.;2021 年 10 月 14 日,尿蛋白浓度降至 1 523mg/L,尿蛋白-肌酐比值 0.770mg/g,改吗替麦考酚酯片早晨 0.75g、夜晚 0.5g 口服,2022 年 3 月 2 日,复查尿蛋白肌酐:尿蛋白浓度 887mg/L,尿蛋白-肌酐比值 0.409mg/g,尿常规提示尿潜血 ++,尿蛋白 +,尿红细胞计数 19.8 个/μl,调整用药为醋酸泼尼松片减量至 15mg q.d.。

自出院随访 1 年后,患者现无肢体浮肿,尿蛋白转阴,现规律口服药物治疗,经对系统性红斑狼疮的规范治疗后,关节损伤疼痛未见发作。

二、讨论与诊治体会

(一) 关节痛与早期系统性红斑狼疮(SLE)

患者入院时,腕、膝关节多关节疼痛,既往有右膝绒毛结节性滑膜炎,抗核抗体阳性,但治疗后并未出现缓解,且出现多关节的疼痛,结合本次入院后检验检查,并根据肾穿刺活检结果,根据一元论原则推论,两年以来反复发作的关节易发的关节肿胀疼痛,轻受力即出现的关节损伤为早期系统性红斑狼疮,即出现非特异性临床表现及免疫学检查异常,但未达到 SLE 的分类标准。据研究表明,150 名 SLE 患者中多达 141(94%)名受试者可出现关节疼痛,且约 50% 患者以首发症状出现。但是由于关节症状的非特异性,经常会误诊为其他关节疾病,可能数月或数年后才能诊断出 SLE,因此,SLE 患者关节痛表现的早期识别对其后期治疗和预后尤为重要。

SLE 关节受累的典型表现通常是对称性的小关节疼痛,常累及多个关节,以膝关节、腕关节、近端指间关节受累最为常见,并且能够表现出多种关节受累形式,如滑膜受累、骨质疏松、骨质坏死、骨折及肌痛、肌无力等。本例患者早期仅表现出膝关节滑膜受累,后期才出现典型的腕、膝关节等多关节不适,其关节症状的不典型性,极易误诊为单纯的滑膜炎,延误 SLE 的诊治。SLE 患者的滑膜受累,常可出现关节疼痛,Gabba 等人研究发现,26 名受试者中,分别有 50% 和 34.6% 位受试者可在肌腱和关节水平检测到滑膜囊积液,其多呈透明或略微浑浊状。此外,关节液检查可发现白细胞、中性粒细胞和淋巴细胞,其白细胞计数低于其他炎症性关节病,而黏度高于其他炎症性风湿病疾病。滑膜组织病理学通常为非特异性,可见浅表纤维蛋白样物质和局部或弥漫性滑膜衬里细胞增殖血管变化包括血管周围单个核细胞浸润、管腔闭塞、内皮细胞增大和血栓。本例患者膝关节病理活检虽然出现含铁血红素的沉积及淋巴细胞、浆细胞浸润,与色素绒毛结节性滑膜炎相似,但患者为多关节受累,抗核抗体阳性,首先应排除类风湿性关节炎等自身免疫性疾病。

患者有关节滑膜炎表现,但部位多以踝、膝等大关节为主,伴腕关节受累,多表现为关节肿胀积液,无明显活动受限,无晨僵,无关节畸形,虽有 CRP、ESR 的升高,但 RF 和抗 CCP 抗体均为阴性,根据 2010 年 ACR/EULAR 类风湿关节炎分类标准,患者有关节、肾脏、免疫异常等多系统损害表现,且评分为 5 分≤6 分,不满足类风湿关节炎的诊断标准,因此,应着重考虑其他自身免疫疾病(如 SLE)导致关节疼痛的可能。

对于 SLE 关节受累,超声检查是目前常用的影像学诊断手段,其对识别关节、肌腱的炎症和结构损伤具有高度敏感性和精确性,是评估有关节症状的 SLE 患者的潜在一线成像技术。Ruano 等人在 30 名无症状患者中,通过超声检测出 7 名(23.3%)手部和腕部炎症。同样地,Iagnocco 等人通过超声检测发现 62 名 SLE 患者中的 54 名(87.1%)的关节炎症,其中被检测出的 54 名患者中,有 29 名无任何症状。超声检查技术有助于我们对早期 SLE 的诊断,建议考虑关节受累的 SLE 患者,尽早进行超声检查。

SLE 患者关节受累并不具备特异性,除从临床表现、实验室检查外,也应结合患者脏器受累情况及免疫学指标,进行综合评估和确诊。

(二)甲状腺功能亢进与 SLE

本例患者为青少年女性,在住院期间发现甲状腺功能亢进,SLE 是否为促使甲状腺功能障碍的风险因素,是否会对 SLE 的预后产生不利的影响,是目前研究关心的问题。一项回顾性研究显示,SLE 患者确实存在更高的甲状腺疾病的发病率,且 SLE 与甲状腺功能减退的风险增加显著相关。甲状腺功能亢进与 SLE 的发生时间并未出现明显的规律性,可出现于确诊 SLE 前后,且 SLE 在一定程度上可以增加甲状腺疾病发生的风险,目前机理尚不明确。一项来自中国台湾地区的 2 796 名 SLE 患者的队列研究发现,SLE 患者出现甲状腺功能障碍可能对其预后产生不良影响,主要表现更容易出现肾脏、中枢神经系统受累以及血小板减少症。因此,对 SLE 出现甲状腺功能障碍患者进行尽早干预,或许能在一定程度上预防器官及系统受累情况的发生。

(三)狼疮性肾炎的中医治疗

中医药治疗狼疮性肾炎,旨在缓解临床症状、增强免疫抑制作用和减免西药毒副作用。患者二七有余,《黄帝内经》曰:"二七而天癸至,任脉通,太冲脉盛,月事以时下,故有子。"该时期人体肾气不断充盈,应以肾为本。现患者肾气当满而未满,肾主水液,肾气不足,水液气化失常,泛溢肌肤则成阴水,水肿以双下肢为主,按之凹陷不易恢复;肾主骨生髓,肾精亏损,筋脉关节失养,不荣则痛;脾为后天之本,赖先天之肾气滋养,肾亏日久则脾不健运,发为纳差、便溏,舌淡红,苔白,脉弦细为脾肾气虚之象。患者应用《沈氏尊生书·杂病源流犀烛》的参芪地黄汤,一取补脾益肾之意,二则旨在益气养阴减轻激素副作用。激素和免疫抑制剂作为治疗狼疮性肾炎的重要手段,在带来良好的治疗效果的同时,常产生明显的毒副作用,而西药联合参芪地黄汤在减毒方面有良好的效果。激素为"阳刚温燥之品",长期应用激素,极易导致患者阴亏而阳亢。参芪地黄汤中生地黄、山茱萸补肾滋阴,加牡丹皮清泻,制山茱萸之温涩,达补肾滋阴之效;人参、黄芪益气健脾;茯苓健脾渗湿利水,配山药补脾而健运。此外,患者以水肿为甚,佐泽兰、猪苓和白花蛇舌草以利水消肿。服药四剂后,患者双下肢水肿明显减轻,大便 1 次/d,纳食改善。此外,在参芪地黄汤的药理学研究中发现,在增强免疫力方面,黄芪、生地黄、茯苓、泽泻、牡丹皮、人参、山药、山茱萸均可调节并增强机体免疫功能,起到扶助正气的作用,在促进水钠代谢方面,黄芪具有良好的利水消肿的作用。生地黄、茯苓、泽泻、牡丹皮还可降低血压、保护心脑血管等重要脏器,符合狼疮性肾病的调节免疫、利水消肿和降脂等治疗需求。

本例患者除中药汤剂调理外,还使用了肾炎康复片和三芪口服液,一项

meta分析发现,加用肾炎康复片的患者与单纯西医治疗患者相比,在治疗有效率、减少24h尿蛋白总量、增加血浆白蛋白等方面效果更好。此外,肾病重点专科学术带头人、广东省名老中医杨霓芝教授认为狼疮性肾炎的患者,后期常因长期应用激素出现气阴两虚,日久成瘀,"血不利则为水"应使用三芪口服液通过益气活血来消除水肿、调节免疫功能。

(四) 体会

以关节受累为前驱表现的SLE患者在临床上常见,但由于前期症状的异质性,极易出现误诊。通过对本案例的诊断、治疗及分析,我们指出SLE合并关节受累的常见临床表现和诊断手段,便于对关节受累症状尽早做出甄别,诊断、治疗。通过此例患者的诊治,我们有如下体会:①对于青少年出现无明显诱因的多关节疼痛症状,且自身免疫抗体阳性,应首先考虑自身免疫性疾病。②早期SLE的诊断,不能仅依靠SLE分类标准甄别,应根据患者临床表现,实验室检查及影像等手段,进行综合评估。③在SLE患病期间,如出现甲状腺功能障碍等内分泌疾病,应及早诊断、治疗,预防对器官、系统的进一步损害。④中医在狼疮性肾炎治疗上,具有缓解症状、减轻毒副作用,增强免疫功能等重要作用。参芪地黄汤能够补气养阴,健脾益肾,可用于治疗气阴两虚、脾肾两虚之证,佐以三芪口服液益气活血,能够有效缓解激素的副作用,本例患者体现了中西医结合在治疗狼疮性肾炎方面的独特优势。

（张迪飞　段若兰　胡晓璇）

参考文献

[1] MALONEY K C, FERGUSON T S, STEWART H D, et al. Clinical and immunological characteristics of 150 systemic lupus erythematosus patients in Jamaica: a comparative analysis [J]. Lupus, 2017, 26 (13): 1448-1456.

[2] ZAYAT A S, MAHMOUD K, MD YUSOF M Y, et al. Defining inflammatory musculoskeletal manifestations in systemic lupus erythematosus [J]. Rheumatology, 2019, 58 (2): 304-312.

[3] GABBA A, PIGA M, VACCA A, et al. Joint and tendon involvement in systemic lupus erythematosus: an ultrasound study of hands and wrists in 108 patients [J]. Rheumatology, 2012, 51 (12): 2278-2285.

[4] GROSSMAN J M. Lupus arthritis [J]. BEST PRACT RES CL RH, 2009, 23 (4): 495-506.

[5] DI MATTEO A, SMERILLI G, CIPOLLETTA E, et al. Imaging of Joint and Soft Tissue Involvement in Systemic Lupus Erythematosus [J]. Curr. Rheumatol. Rep, 2021, 23 (9): 73.

[6] RUANO C A, MALHEIRO R, OLIVEIRA J F, et al. Ultrasound detects subclinical joint inflammation in the hands and wrists of patients with systemic lupus erythematosus without musculoskeletal symptoms [J]. LUPUS SCI MED, 2017, 4 (1): 184.

[7] IAGNOCCO A, CECCARELLI F, RIZZO C, et al. Ultrasound evaluation of hand, wrist and foot

joint synovitis in systemic lupus erythematosus [J]. Rheumatology,2014,53(3):465-472.

[8] LIU YC,LIN W Y,TSAI M C,et al. Systemic lupus erythematosus and thyroid disease-Experience in a single medical center in Taiwan [J]. J. Microbiol. Immunol. Infect., 2019,52(3):480-486.

[9] LUO W,MAO P,ZHANG L,et al. Association between systemic lupus erythematosus and thyroid dysfunction:a meta-analysis [J]. Lupus,2018,27(13):2120-2128.

[10] 邓宝华.狼疮性肾炎中医辨治思路[J].云南中医中药杂志,2009,30(1):3-6.

[11] 李冀,苑通,付强,等.参芪地黄汤加减在肾脏疾病中的临床应用[J].中国医药导报,2020,17(6):136-139.

[12] 曾宪涛,章友康,艾金伟,等.肾炎康复片联合激素治疗肾病综合征有效性 Meta 分析[J].中国实用内科杂志,2016,36(10):891-897.

[13] 张蕾,杨霓芝.杨霓芝教授治疗狼疮性肾炎经验[J].云南中医中药杂志,2010,31(2):6-7.

第二节 系统性红斑狼疮合并类风湿关节炎病例

一、病例资料

(一)病史摘要

1. 基本信息

王某某,女,34 岁,2019 年 9 月 2 日入院。

2. 主诉

反复关节疼痛 5 年余,发热 10 天。

3. 病史简介

患者于 2014 年 12 月无明显诱因出现四肢关节对称性肿胀、疼痛,以四肢大关节及小关节疼痛为主,伴晨僵(活动后可缓解),无畏寒、发热,无颜面及皮肤红斑,无口干、眼干,无脱发、口腔溃疡、皮疹、手足遇冷变色等症状,于当地医院门诊查类风湿因子 100IU/ml,红细胞沉降率 38mm/h,抗 SSA(++)。诊断为"类风湿性关节炎"。予甲氨蝶呤片、美洛昔康片、正清风痛宁片等治疗后病情稳定,症状可缓解。2019 年 5 月查血小板 30×10^9/L,完善骨髓穿刺提示:粒、红、巨核系增生活跃伴血小板减少骨髓象。当地医院考虑药物性骨髓抑制,予停用甲氨蝶呤片,改用醋酸泼尼松片、美洛昔康片、正清风痛宁片治疗后患者症状缓解,血小板可逐渐上升。

2019 年 8 月因发热于当地医院住院查降钙素原 0.177ng/ml,C 反应蛋白:87.21mg/L,血常规中性粒细胞百分比 75.4%,红细胞沉降率 75mm/h。免疫功能:

抗 RNP(±),抗 SSA(++),抗 SM(±);抗双链 DNA 抗体定量 >400IU/ml;抗核抗体 >600U/ml;抗 CCP 抗体 65RU/ml;C4:0.03g/L,C3:0.71g/L。尿常规:酮体(±)。当地医院初步诊断:①重叠综合征(类风湿性关节炎、系统性红斑狼疮);②发热查因:系统性红斑狼疮活动? ③免疫性凝血功能障碍;④慢性荨麻疹;⑤原发性甲状腺功能减退症。治疗上予磷酸奥司他韦胶囊抗病毒(8 月 23—27 日)、左氧氟沙星抗感染(8 月 26 日—9 月 1 日)、甲泼尼龙 40mg q.d.(8 月 28 日—9 月 1 日)、羟氯喹 200mg b.i.d.。抗风湿治疗后,患者关节疼痛减轻,但仍有发热。为进一步系统治疗,以"系统性红斑狼疮"为诊断收入我科。入院症见:患者神清,精神疲倦,发热恶寒,伴咽痛,体温 38.2℃,无明显喷嚏流涕、咳嗽咳痰等不适,双手掌可见散在皮疹,关节疼痛,无光敏感,无头晕头痛,无胸闷心悸,无恶心呕吐,无腹痛腹泻,左下肢麻木、疼痛、垂足,右下肢麻木,无肌力下降。纳眠可,二便调。既往病史无特殊。个人史和家族史无特殊。否认药物过敏史、手术史、输血史。

（二）体格检查

面部蝶形红斑,双手掌可见散在皮疹,无水疱,无溃疡,无糜烂渗液。舌底未见溃疡,光敏感(-),四肢关节无红肿变形,甲周未见红斑。双肺呼吸音清,未闻及干湿啰音。双下肢无水肿。左下肢跖屈 1 级,背屈 2 级。双足以足踝为界呈袜套样浅深感觉减退,左侧明显。双上肢肱二头肌腱反射 +,余肢体腱反射 +++,病理征未引出。

（三）辅助检查

1. 实验室检查

血常规:白细胞计数 3.74×10⁹/L,血红蛋白 91g/L。炎症:C 反应蛋白 132.86mg/L,降钙素原 0.05ng/ml,红细胞沉降率 67mm/h,血清淀粉样蛋白 A 14.01mg/L。离子、肌钙蛋白、凝血未见明显异常。G 试验定量:82.39pg/ml。

免疫学指标检测:CH50 13g/L;C3 0.82g/L;C4 <0.07g/L。IgG 27.10g/L。IgM 2.31g/L。IgA 3.07g/L。

尿液检查:尿蛋白 ±,尿白细胞计数 6.6 个/μl,24 小时尿蛋白:尿蛋白浓度 165.0mg/L,24h 尿蛋白总量 270.6mg/24h,24h 尿蛋白排泄率 0.188mg/24h。

粪便检查:粪便常规及隐血未见异常。

病原学检测:呼吸道病原体 IgM(-),EB 病毒 3 项(EB 病毒早期抗体、衣壳抗原 IgA 抗体、核心抗原 IgA 抗体)(-),CMV-DNA(-),涂片找细菌、真菌、抗酸杆菌(-),细菌、真菌、厌氧菌培养(-),曲霉菌 GM 抗原检测(-)。

2. 其他检查

心电图:正常心电图。胸部 CT 平扫检查:双肺感染,注意机会性感染。请结合临床治疗后复查。

(四) 诊断分析

1. 西医方面

重叠综合征(overlap syndrome)、系统性红斑狼疮:重叠综合征即先后或同时在同一患者中存在类风湿关节炎(rheumatoid arthritis,RA)与系统性红斑狼疮(systemic lupus erythematosus,SLE)特征性临床表现的一组综合征,是临床少见的重叠综合征,由 Schur 于 1971 年首次提出,并对本病的特征进行了详细的描述。本案患者有晨僵,累及多关节,呈对称性,并检验提示类风湿因子升高,满足 1987 年美国风湿病学会(ARA)制定的 RA 分类标准的四条,类风湿关节炎诊断成立。本案患者曾有皮肤狼疮临床表现,并有抗 ANA 升高,抗SM(+),抗双链 DNA 抗体免疫学检验异常,符合 2012 年 SLICC 分类标准中临床标准,系统性红斑狼疮诊断成立。本案患者先出现 RA 表现,后诊断 SLE,故重叠综合征诊断成立。

2. 中医方面

辨病依据:患者,女性,34 岁,因"反复关节疼痛 5 年余,发热 10 天"入院。根据患者关节疼痛、肿胀和屈伸活动不利的临床表现,当属中医学痹证范畴。根据患者皮肤淡红斑,当属中医学"阴阳毒"范畴。

辨证依据:本案患者关节肿胀、刺痛、疼痛部位固定不移,伴精神疲倦,气短乏力,肌肤无泽,虚烦多梦。舌质红,有瘀斑瘀点,苔少,微黄,脉沉细。根据 2018 年《类风湿关节炎病证结合诊疗指南》,可辨证为气阴两虚证合瘀血阻络证。其中精神疲倦为脾肾气虚,气血生化乏源形体失养之象;关节僵硬疼痛为气虚不能濡养关节,瘀血阻络之象;皮肤淡红斑乃阴虚内热,熏蒸皮肤所致。舌红,苔薄黄,脉细均为气阴两虚血瘀之象。

综上所述,本病病机为气阴两虚血瘀,病位在肌肤和关节。病性虚实夹杂。

(五) 最后诊断

1. 中医诊断

(1) 阴阳毒(气阴两虚血瘀)

(2) 痹证(气阴两虚血瘀)

2. 西医诊断

(1) 系统性红斑狼疮,累及器官或系统

周围神经病(免疫介导相关,脱髓鞘损害为主)

(2) 类风湿性关节炎

(3) 重叠综合征

（4）肺真菌感染

（5）原发性甲状腺功能减退症

（六）治疗经过及随访

治疗上，患者入院后反复发热，尽管病原学检测未培养出明确病原体，但 G 试验及胸部 CT 检查提示机会性感染可能性大，遂予头孢哌酮钠舒巴坦钠联合醋酸卡泊芬净抗感染。经积极抗感染治疗后，患者复查胸部 CT 提示右肺散在炎症，较前吸收，表明抗感染治疗有效。但患者仍有发热，未排除非感染性发热可能，结合病史考虑狼疮活动，遂于感染控制稳定后予羟氯喹联合甲泼尼龙片抑制免疫，于 9 月 20—21 日行环磷酰胺治疗（0.4g+0.6g）。并继续予口服伏立康唑抗真菌治疗。予碳酸钙 D_3 颗粒、骨化三醇软胶囊补钙抗骨质疏松，加巴喷丁胶囊止痛，甲钴胺营养神经。经治疗后，患者症状缓解，病情稳定。

出院带药：①免疫抑制：甲泼尼龙片（48mg q.d. p.o. 晨起顿服）；硫酸羟氯喹片（0.2g p.o. b.i.d.）；②抗感染：伏立康唑片（0.2g p.o. q.12h.）；③其他：碳酸钙 D_3 颗粒（0.5g q.d. p.o.）；骨化三醇软胶囊（0.25μg q.n. p.o.）；甲钴胺片（0.5mg t.i.d. p.o.）；艾司奥美拉唑镁肠溶片（20mg p.o. b.i.d.）；④中药：黄芪 15g，桂枝 6g，白芍 10g，大枣 6g，生姜 10g，鸡血藤 10g，海风藤 10g，钩藤 30g，西洋参 10g，丹参 30g。日 1 剂，水煎温服。

随访时中药调整为：黄芪 25g，当归 5g，赤芍 5g，熟地黄 15g，川芎 5g，红花 5g，桃仁 5g。

（七）病例特点

与一般 SLE、RA 患者相比，本例患者存在以下特殊的地方：①诊断方面先出现类风湿性关节炎的临床表现，后出现系统性红斑狼疮临床表现，是临床少见的重叠综合征；②系统性红斑狼疮伴周围神经病变，症见下肢麻木、疼痛、垂足；③通过早期康复治疗、足具支架的使用与中医药治疗，改善跛行，提高生活质量。

二、讨论与诊治体会

（一）重叠综合征

重叠综合征指的是重叠综合征中狼疮性肾炎重叠类风湿关节炎。目前文献报道中重叠综合征的患病率从 0.09%~9.7% 不等。一般认为 SLE 和 RA 具有显著不同的免疫致病机制。RA 主要与 Th1 免疫反应有关，而 SLE 与 Th2 免疫反应有关。而重叠综合征的发病机制可能和免疫衰老 T 细胞极化、HLA 复合物和激素因子相关。研究表明重叠综合征具有和 RA 相类似的临床表现，包括晨僵、关节痛、压痛和对称性多发性关节炎。而 SLEDAI 评分较低，狼疮全身受累情况和严重程度较低。这与本案患者的临床表现相一致。

(二) 系统性红斑狼疮伴周围神经病变

周围神经病变是系统性红斑狼疮的潜在并发症。约 6.9%~17.7% 的 SLE 患者出现周围神经系统受累,约 60% 患者以多灶性不对称为主要表现。常表现为急性炎症性脱髓鞘性多发性神经根神经病、自主神经障碍、单神经病、重症肌无力、脑神经病、神经丛病和多发性神经病等,以多发性神经病、脑神经病及单神经病为多见。SLE 发病年龄较高,高 SLEDAI 评分以及有神经病变史是系统性红斑狼疮发生周围神经病变的危险因素。本案患者周围神经病变表现为左下肢麻木疼痛起病,随后发现左下肢垂足,并逐渐发现右下肢亦有麻木,无肌力下降。查体见左下肢跖屈 1 级,背屈 2 级,双足以足踝为界呈袜套样浅深感觉减退,左侧明显。双上肢肱二头肌腱反射 +,余肢体腱反射 +++,病理征未引出。本案患者发病特点与文献报道一致,即起病初期不对称,后期发展为对称性感觉和/或运动障碍。因此,对系统性红斑狼疮患者的诊断检查应包括仔细的神经系统评估,特别是对于那些发病较晚、狼疮活动剧烈的患者。

(三) 治疗与预后

1. 西医方面

(1) 抗风湿药物:目前治疗重叠综合征的常用抗风湿药物包括糖皮质激素和免疫抑制剂。前者较常使用,平均使用剂量范围为(6.5~15)mg/d,低于单纯 SLE 患者。与 SLE 相比,甲泼尼龙冲击治疗较少在重叠综合征患者中应用。甲氨蝶呤、柳氮磺吡啶、硫唑嘌呤和来氟米特也常在临床使用。环磷酰胺、吗替麦考酚酯和环孢菌素等免疫抑制剂有时被用于控制肾脏等器官损伤,但相关循证证据不足。羟氯喹主要与糖皮质激素和其他抗风湿药物联合使用。对于本案患者,基于积极抗感染治疗后肺部影像学改善,但患者仍有发热的临床特点,本团队考虑为重叠综合征活动,遂予羟氯喹联合甲泼尼龙片抑制免疫的同时,并行环磷酰胺抑制免疫治疗。经治疗后患者无发热,实验室指标改善,有效控制了重叠综合征活动。

(2) 生物制剂:治疗重叠综合征的生物制剂包括 TNF 抑制剂药物、抗 CD20 单抗药物等。TNF 抑制剂药物如依那西普、阿达木单抗等被广泛用于 RA。但不推荐在系统性红斑狼疮中使用。然而小型临床试验研究表明,依那西普联合甲氨蝶呤治疗或阿达木单抗治疗,均对重叠综合征安全有效,减少了醋酸泼尼松剂量。抗 CD20 单抗药物利妥昔单抗能有效改善 DAS28 评分 >5.1 的重叠综合征患者 DAS28、SLEDAI 评分以及实验室指标。且与抗 CCP 水平呈负相关。细胞毒 T 淋巴细胞相关抗原 4-免疫球蛋白(CTLA4-Ig)阿巴西普的小样本研究表明可改善有活动性关节炎的重叠综合征患者的临床疾病活动指数（CDAI）及健康评估问卷-残疾指数（HAQ-DI），治疗反应均能达到良好或中等反应。抗DNA抗体的水平也有显著下降。本案患者就诊时相关生物制剂未在内地批准使用，且相关生物制剂的循证使用经验较少，故本团队诊治时仍按照系统性红斑狼疮指南推荐，予激素联合环磷酰胺治疗。国际和多学科专家建议在重叠综合征中谨慎使用生物制剂。

（3）康复治疗：对于重叠综合征致周围神经病变，除了控制狼疮活动及类风湿关节炎外，还需要加入康复治疗，包括物理因子治疗、运动训练、矫形器及辅助器具配置等。康复治疗可通过改善神经和周围组织的血液循环及营养代谢、提高局部组织免疫细胞吞噬功能，有助于促进水肿消散和炎症产物的吸收，促进神经的再生，延缓肌肉废用性萎缩，电刺激能加速轴索及髓鞘再生，加速神经传导速度恢复。其中物理因子治疗如超短波、微波、超声波、低频电流、激光，可消炎消肿、改善循环、促进神经再生。运动训练早期主要为向心性按摩和关节被动运动，当肌肉出现主动收缩时，开始进行肌电生物反馈肌力训练和助力运动，当肌力达到4级时给予抗阻练习。矫形器及辅助器具配置等可以固定肢体于功能位，保持修复后神经处于松弛位。有需要的患者甚至可以定制3D模具进行个体化治疗。本案患者在发病后出现双下肢乏力情况，严重影响生活质量。因此，我们与康复科多学科会诊，共同为患者制定合理诊疗方案，包括应用激素及免疫抑制剂积极治疗原发病，营养神经治疗，缓解局部麻木等症状，以及定制矫形器改善生活质量，做好患者宣教。随访时患者乏力、麻木、疼痛症状明显改善，已能独立行走，生活质量得到了极大提高。

2. 中医方面

本案患者中医诊断为阴阳毒、痹证。入院时症见发热、恶寒。经治疗后热退表解，但仍有恶风的表现，考虑卫表不固。故此时应固表而不留邪，散邪而不伤正，邪正兼顾。所以出院带药方用黄芪桂枝五物汤益气温经，和血通痹。黄芪桂枝五物汤出自东汉张仲景《金匮要略》，是治疗痹证的经典名方。原方主治为"血痹，阴阳俱微，寸口、关上微，尺中小紧，外证身体不仁，如风痹状，黄芪桂枝五物汤主之"。其中黄芪、桂枝共为君药。黄芪为补气圣药，推动气血运行，与活血的丹参合用，增强活血化瘀疗效，通行血脉。桂枝辛温，走经络、调营卫、行气血，治肢痹。桂枝得黄芪益气而温阳，黄芪得桂枝固表而不留邪。白芍苦酸微寒性凉，养血柔肝，缓急止痛，与黄芪同用，气血阴阳同补，与桂枝合用调营卫而温表里。生姜、大枣为佐，生姜助桂枝温阳行痹，大枣甘温助白芍养阴血。藤类药物鸡血藤、海风藤、钩藤活血通络之力强。其中鸡血藤去瘀血，生新血，流利经脉。治风、血痹证效佳。海风藤祛风湿，通经络，止痹痛。用于风寒湿痹，肢节疼痛,筋脉拘挛,屈伸不利。钩藤治"手足走注疼痛,肢节挛急,筋脉拘急作痛不已者"。藤类药物与上述活血行气补气药合用,可以使气血行、经络通。此外酌加西洋参补气养阴生津。诸药合用,共奏益气温经,和血通痹之功效。

随访时表证已解,方改补阳还五汤加减。补阳还五汤出自清代王清任《医林改错·瘫痿论》,是针对半身不遂所创立的方剂,由黄芪、赤芍、川芎、当归尾、地龙、桃仁、红花七味药组成。因气属阳,血属阴,阳动而阴静,故运行阴血需要阳气推动。气机阻滞,血行不畅,则血瘀;而元气亏虚,无力推动血液运行,亦为血瘀。阳气分布周身,左右各得其半。本方作为补气活血之剂,使亏损的五成元气得以恢复,故王氏将其称为"补阳还五汤"。补阳还五汤以气虚为本,血瘀为标。治宜补气为主,活血通络为辅。故方中重用生黄芪大补元气为君药,气旺则血行,瘀去则络通,使祛瘀而不伤正。臣药当归尾活血养血,化瘀不伤血。与黄芪同用既能补气生血,弥补经脉血瘀而致的血虚不足,又使活血通络而不伤正。本案患者阴血不足,同时西医治疗方案又有激素等燥热火旺之品,故易地龙为熟地黄补五脏之真阴,益精填髓。川芎、赤芍活血和营;桃仁、红花活血化瘀共为佐药。本方的配伍特点,一是大量补气药与少量活血化瘀药同用,体现了益气活血法,使气虚得补,经络得通,补气而不壅滞;二是黄芪用量独重,五倍于方中活血化瘀药,使气旺血行,活血而不伤正。Meta分析结果显示补阳还五汤治疗周围神经损伤临床疗效优良率显著提高,不良反应发生率差异无统计学意义。

(四) 体会

重叠综合征是一种罕见的自身免疫性疾病,其特征是系统性红斑狼疮和类风湿性关节炎出现在同一患者中,并且大多数情况下是依次出现。重叠综合征关节受累的症状通常是持续的。因此,尽早正确诊断,及时控制系统性红斑狼疮及类风湿关节炎活动十分重要。当患者同时合并周围神经病变时,康复治疗及中医药治疗是改善患者症状,提高患者生活质量的关键措施。

(胡晓璇　卢家言　侯海晶)

参考文献

[1] AMEZCUA-GUERRA L M,SPRINGALL R,MARQUEZ-VELASCO R,et al. Presence of antibodies against cyclic citrullinated peptides in patients with 'rhupus':a cross-sectional study [J]. Arthritis Res Ther,2006,8(5):144.

[2] 耿研,谢希,王昱,等.类风湿关节炎诊疗规范[J].中华内科杂志,2022,61(1):51-59.

[3] TANI C,D'ANIELLO D,DELLE SEDIE-A,et al. Rhupus syndrome:assessment of its prevalence and its clinical and instrumental characteristics in a prospective cohort of 103 SLE patients [J]. Autoimmun Rev,2013,12(4):537-541.

[4] COHEN M G,WEBB J. Concurrence of rheumatoid arthritis and systemic lupus

erythematosus：report of 11 cases［J］. Ann Rheum Dis，1987，46（11）：853-858.

［5］ LI J，WU H，HUANG X，et al. Clinical analysis of 56 patients with rhupus syndrome：
manifestations and comparisons with systemic lupus erythematosus：a retrospective
case-control study［J］. Medicine（Baltimore），2014，93（10）：49.

［6］ TOLEDANO P，ORUETA R，RODRÍGUEZ-PINTÓ I，et al. Peripheral nervous system
involvement in systemic lupus erythematosus：Prevalence，clinical and immunological
characteristics，treatment and outcome of a large cohort from a single centre［J］.
Autoimmun Rev，2017，16（7）：750-755.

［7］ FLORICA B，AGHDASSI E，SU J，et al. Peripheral neuropathy in patients with systemic
lupus erythematosus［J］. Semin Arthritis Rheum，2011，41（2）：203-211.

［8］ 贾建平，陈生弟. 神经病学［M］. 北京：人民卫生出版社，2018：480.

［9］ ACR AD HOC COMMITTEE ON NEUROPSYCHIATRIC LUPUS NOMENCLATURE. The
American College of Rheumatology nomenclature and case definitions for neuropsychiatric
lupus syndromes［J］. Arthritis Rheum，1999，42（4）：599-608.

［10］ BORTOLUZZI A，SILVAGNI E，FURINI F，et al. Peripheral nervous system involvement
in systemic lupus erythematosus：a review of the evidence［J］. Clin Exp Rheumatol，
2019，37（1）：146-155.

［11］ 杨宁，费允云. 系统性红斑狼疮伴周围神经病16例临床分析［J］. 江苏医药，2016，
42（11）：1235-1237.

［12］ DANION F，SPARSA L，ARNAUD L，et al. Long-term efficacy and safety of antitumour
necrosis factor alpha treatment in rhupus：an open-label study of 15 patients［J］. RMD
Open，2017，3（2）：555.

［13］ YANG B B，XIAO H，LI X J，et al. Safety and efficacy of etanercept-methotrexate
combination therapy in patients with rhupus：an observational study of non-glucocorticoid
treatment for rheumatic diseases［J］. Discov Med，2018，25（135）：14-20.

［14］ PIGA M，GABBA A，CAULI A，et al. Rituximab treatment for 'rhupus syndrome'：clinical
and power-Doppler ultrasonographic monitoring of response. A longitudinal pilot study［J］.
Lupus，2013，22（6）：624-628.

［15］ ANDRADE-ORTEGA L，IRAZOQUE-PALAZUELOS F，MUÑÓZ-LÓPEZ S，et al. Efficacy
and tolerability of rituximab in patients with rhupus［J］. Reumatol Clin，2013，9（4）：201-205.

［16］ KLEINMANN J F，TUBACH F，LE GUERN V，et al. International and multidisciplinary
expert recommendations for the use of biologics in systemic lupus erythematosus［J］.
Autoimmun Rev，2017，16（6）：650-657.

［17］ CHAE D S，KIM D H，KANG K Y，et al. The functional effect of 3D-printing individualized
orthosis for patients with peripheral nerve injuries：Three case reports［J］. Medicine
（Baltimore），2020，99（16）：19791.

［18］ 刘洪文，陈锦成，朱国涛，等. 补阳还五汤辅助治疗周围神经损伤随机对照试验的
Meta分析［J］. 中医药临床杂志，2019，31（3）：486-490.

第九章

狼疮性肾炎合并多发性肌炎

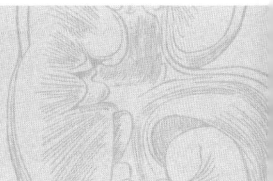

狼疮性肾炎合并多发性肌炎病例

一、病例资料

(一) 病史摘要

1. 基本信息

郑某某,女,30岁,2012年3月6日入院。

2. 主诉

双下肢乏力伴四肢关节疼痛2年余,鼻塞流涕2天。

3. 病史简介

患者2010年3月初开始出现双下肢乏力,四肢关节疼痛,活动受限,双手不能握拳,站立不稳,不能行走,手足、眼睑浮肿,面颊、鼻梁红斑,日晒后加重,遂至当地医院就诊,诊断不详,予口服止痛药物等对症处理后(具体不详),面部红斑可消失,关节疼痛稍缓解,上肢肌力可恢复,但下肢肌力恢复不明显。4月中旬到我院皮肤科门诊就诊,查尿蛋白阳性,抗核抗体(+),滴度1:320,抗双链DNA抗体(+),抗心磷脂抗体(+),C3:0.25g/L,肌酶:CK:2 916U/L,CKMB:62.6U/L,LDH:608U/L,α-羟丁酸脱氢酶(HBDH)483U/L,诊断为"SLE,皮肌炎待排查",给予薄芝片、新癀片及辨证中药口服。4月底患者四肢乏力症状加重,坐起、站立、步行均困难,于2010年5月5日入住我院,查血常规:WBC:7.74×10^9/L,Hb:81g/L;肝功能:ALT:256U/L,AST:114U/L,TP:53.6g/L,ALB:18.7g/L,GGT:951U/L,ALP:440U/L,TBIL:101.7μmol/L,DBIL:100.9μmol/L,TBA:107.8μmol/L;肾功能:Urea:16.55mmol/L,Cr:175μmol/L;肌红蛋白>1 000μg/L;肌酶谱:CK:2 674U/L,CKMB:69U/L,LDH:1 336U/L,AST:440U/L;C3:0.52g/L;尿常规:深黄色,微浊,白细胞阳性,潜血+++,蛋白质++,尿胆原阳性,尿胆红素++;24h尿蛋白总量 1 172mg/24h;肌电图:①双侧腓总神经运动传导波幅低(提示轴突损害);②右三角肌、右胫前肌可疑肌源性损害;肾穿刺活检:符合弥漫增生性狼疮性肾炎,Ⅳ-G(A)型。明确诊断为①狼疮性肾炎;②重叠结缔组织病(系统性红斑狼疮合并多发性肌炎)。治疗上,予甲泼尼龙、丙种球蛋白冲击治疗后改为足量激素[1mg/(kg·d)]口服,并缓慢减量,联合环磷酰胺冲击加强免疫抑制,同时配合护肾降压、护胃、补钙等治疗。并分别于 2010 年 10 月 12—13 日、11 月 9—10 日、2011 年 3 月 19—20 日、2011 年 6 月 25—26 日予环磷酰胺 1g 冲击治疗(总量共8g);2010 年 10 月 4 日醋酸泼尼松服用 20mg,并逐渐减量,后改为甲泼尼龙片继续抑制免疫,半年前,患者因出国,暂停 CTX 冲击治疗,给予加用硫唑嘌呤继续抑制免疫治疗,现服用甲泼尼龙片 8mg,2 天前,患者不慎受寒,遂出现鼻塞流涕,少许恶寒,无发热,无咳嗽咳痰,无咽痛,患者现为评估病情入住我科。

2010 年 5 月住院期间多次监测血压高于 140/90mmHg,最高达 180/100mmHg,考虑为"肾性高血压",目前口服厄贝沙坦片、非洛地平缓释片降压。患者于 2010 年 5 月 11 日在我院行右肾穿刺活检,5 月 13 日患者出现右侧腰腹部疼痛,急查 CT、床边泌尿系彩超提示右肾包膜下血肿,血常规提示血红蛋白下降至 37g/L,给予制动、卧床休息,加强止血及输入新鲜浓缩红细胞400ml、洗涤红细胞 200ml、血浆 600ml,治疗后患者腰腹部疼痛缓解,复查 B 超提示血肿缓慢吸收、缩小。否认糖尿病、冠心病等重大内科疾病。否认肝炎、结核等传染病史。否认重大外伤史。否认药物过敏史。

（二）体格检查

体温 36.8℃,心率 80 次/min,呼吸 20 次/min,血压 110/60mmHg。神志清楚,精神疲倦,发育正常,形体偏胖,言语流利,对答合理,营养良好,步行入院,查体合作。全身皮肤巩膜无黄染,全身浅表淋巴结无肿大。满月脸,头发稀疏,头颅五官无畸形,双瞳孔等大等圆,直径约 3mm,对光反射灵敏,咽无充血,双扁桃体无肿大,无脓性分泌物。颈软无抵抗,颈部活动可,颈静脉无怒张,肝-颈静脉回流征(−)。气管居中,甲状腺无肿大,无压痛及震颤。胸廓对称无畸形,局部无压痛,呼吸频率正常,深度正常,节律正常,双肺叩诊呈清音,双肺呼吸音正常,无哮鸣音、捻发音。心界无扩大,心前区无隆起,心脏未触及震颤及摩擦感,心率 80 次/min,律齐,各瓣膜听诊区未闻及病理性杂音。腹部平坦,腹软,无包块,全腹有轻压痛,无反跳痛,肝脾肋下未触及,肝脾肾区无叩痛,麦氏点压痛(−),墨菲征(−),肠鸣音 4 次/min,腹部移动性浊音(−)。肋脊点及肋腰点无压痛,双肾区叩击痛(−),双侧输尿管全程无压痛及叩痛,膀胱隆起(−),无压痛及叩痛。无颜面浮肿(−),双下肢无水肿。脊柱四肢无畸形。神经系统检查：四肢肌力肌张力正常，生理反射存在，病理反射未引出。舌淡，边有齿印，苔薄白，脉浮。

（三）辅助检查

1. 实验室检查

尿液分析与沉渣定量：尿白细胞 +，尿潜血 ++，尿白细胞计数 16 个/μl，尿红细胞计数 13 个/μl。24h 尿蛋白 + 排泄率未见明显异常。

血常规：WBC 9.34×10^9/L，PLT 355×10^9/L。生化、凝血未见明显异常。

免疫学、自身免疫抗体检测未见明显异常。

大便检查：粪便常规未见异常，隐血阴性。

2. 其他检查

心电图：正常心电图。胸部 X 线检查：心肺未见病变。

（四）肾病理活检（2010-05-11）

免疫荧光：检及肾小球 4 个，IgA+++，IgG++，IgM+++，C3+++，C1q+++，Fibrinogen-，HBsAg 未检，HBcAg 未检，沉积方式：沿毛细血管袢及系膜区呈多部位沉积。［石蜡切片检查］共检及 12 个肾小球。肾小球系膜细胞及基质弥漫性轻至中度增生。肾小球基底膜轻微增厚。系膜区可见嗜复红蛋白沉积。毛细血管内皮细胞节段性轻度至中度增生，节段性白金耳样结构形成，可见毛细血管腔内微血栓形成。肾小管上皮细胞弥漫性空泡变性及颗粒变性。约 20% 的肾小管萎缩伴间质纤维化，中等量单个核细胞浸润。肾小动脉管壁轻度增厚，管腔轻度狭窄。

病理诊断：结合临床，符合弥漫增生性狼疮性肾炎，Ⅳ-G（A）型（ISN/RPS 2003 方案）。

（五）诊断分析

1. 西医方面

本例患者为年轻女性，临床表现为关节疼痛、肾脏损害、面部红斑、补体下降、抗核抗体阳性、抗双链 DNA 抗体阳性等，肾活检病理明确诊断为Ⅳ型弥漫增生性狼疮性肾炎，系统性红斑狼疮、狼疮性肾炎诊断明确。患者病程中同时出现肌无力、肌酶谱升高、肌电图提示肌源性损害等，可诊断为多发性肌炎。

2. 中医方面

患者为年轻女性，精神疲倦为脾肾气虚的表现，气血运化失调，形神失养；头发稀疏为肾气亏虚，肾精不足，无以荣养头发；双下肢乏力是因脾主四肢，脾虚则肌肤、肢体失于濡养；面色晦暗、舌暗为久病瘀血内阻之象；病程中患者受凉后出现鼻塞流涕、恶寒、苔薄白、脉浮为风寒袭表之象。

（六）最后诊断

1. 中医诊断

（1）阴阳毒（脾肾气虚血瘀）

（2）肌痹病（脾肾气虚血瘀）

（3）感冒（风寒外袭）

2. 西医诊断

（1）系统性红斑狼疮

狼疮性肾炎

（2）重叠结缔组织病（系统性红斑狼疮合并多发性肌炎）

（3）急性上呼吸道感染

（七）治疗经过及随访

患者诊断明确，合并有多发性肌炎，初始治疗予甲泼尼龙联合丙种球蛋白治疗，配合护肾降压、护胃、补钙等治疗，后激素逐渐减量，联合环磷酰胺冲击治疗抑制免疫。后改为硫唑嘌呤联合甲泼尼龙片维持治疗。经治疗后患者尿蛋白阴性，贫血改善，免疫指标恢复正常。

2012年3月6日患者返院完善检查，各项指标较前好转，患者有上呼吸道感染，考虑患者正在免疫治疗中，应及时控制感染。住院期间予中药祛风散寒治疗感冒。具体方药如下：百部15g、紫菀15g、白前15g、桔梗15g、陈皮5g、防风10g、生姜15g、僵蚕10g、苦杏仁15g、甘草5g。日1剂，水煎服。同时配合醋酸泼尼松（10mg q.d.）、羟氯喹（0.2g b.i.d.）及三芪口服液（广东省中医院院内制剂）治疗。

二、讨论与诊治体会

与一般SLE患者相比，本例患者存在以下特殊的地方：系统性红斑狼疮合并多发性肌炎，临床可以确诊重叠结缔组织病。

（一）认识重叠结缔组织病的临床意义

重叠结缔组织病包括未分化结缔组织病（undifferentiated connective tissue disease，UCTD）、硬皮病重叠综合征、肌炎重叠综合征和混合性结缔组织病（mixed connective tissue disease，MCTD），是一种血清中高滴度的斑点型抗核抗体（ANA）和抗u1RNP（nRNP）抗体，临床上表现各异，主要有雷诺现象、双手肿胀、多关节痛或关节炎、肢端硬化、肌炎、食管运动功能障碍、肺动脉高压等特征，并常随病情的发展而变化。尿液的异常变化决定了肾脏的预后。患者考虑为系统性红斑狼疮合并有多发性肌炎，伴有抗核抗体滴度明显升高，因此,初始治疗以免疫抑制药物治疗原发病为主,配合丙种球蛋白调节免疫力,同时保护肾功能。

(二)多发性肌炎的流行病学、诊断和治疗

多发性肌炎(Polymyositis,PM)属于特发性炎性肌病,是一种横纹肌非化脓性炎性疾病。其临床特点是以肢体近端肌、颈肌及咽肌等肌组织出现炎症、变性改变,导致对称性肌无力和一定程度的肌萎缩,并可累及多个系统和器官,亦可伴发肿瘤。PM 指无皮肤损害的肌炎,该病属于免疫性疾病,发病与病毒感染、免疫异常、遗传及肿瘤等因素相关。特发性炎性肌病在女性中比在男性中更为常见,发生率有两个峰值:一个在童年时期,一个在 50 岁左右。

合并类风湿性关节炎、系统性红斑狼疮、干燥综合征等自身免疫性和结缔组织病时,肌炎的症状往往比较轻微,在疾病的早期容易混淆,较难明确诊断。

PM 主要从 3 项实验室检查来明确诊断:血清肌酶浓度、肌电图和肌肉活检。在多发性肌炎的活动期,肌酸激酶浓度升高,针式肌电图显示自发活动增加伴纤维性颤动、复杂重复性放电和正尖波。随意运动单位由持续时间较短的低振幅多相单位组成。尽管这些都不是疾病的特异性表现,但这些结果有助于确认活动性疾病。肌肉活检是确诊的最关键检查,在多发性肌炎中,多灶性淋巴细胞浸润保护并侵袭健康肌纤维;在慢性期,结缔组织增多,可与碱性磷酸酶发生反应。为了减少误诊的可能,可进行重复肌肉活检。

PM 的治疗目的是通过增加肌肉力量来改善日常生活活动的能力,并改善肌外表现(如皮疹、吞咽困难、呼吸困难、关节痛、发热)。一线的治疗药物是皮质类固醇药物泼尼松,大多数患者在一段时间内会有反应,但其余患者会出现耐药,因此必须辅以免疫抑制剂。一项将静脉注射免疫球蛋白作为特发性炎性肌病一线治疗的试点研究发现,免疫球蛋白单药治疗在近一半的患者中至少实现了中度改善,大多数敏感患者症状迅速改善,但相关的研究较少,还需进一步深入地研究。

(三)治疗与预后

1. 西医方面

(1)对症治疗:首先是对症支持治疗,应关注急性肾损伤和全身并发症的处理,包括护肾降压等对症支持治疗。

(2)羟氯喹:EULAR/ERA 及 KDIGO 指南均指出,羟氯喹适用于所有无禁忌证的 LN 患者。羟氯喹可以减少肾损害的发生率;提高治疗反应,减少器官损伤;降低心血管事件、血栓栓塞事件发生率;改善血脂,更好地保存骨量。鉴于羟氯喹的视网膜毒性,建议在治疗 5 年后或从一开始就每年检查视网膜。

（3）免疫抑制剂：考虑到狼疮性肾炎的具体治疗，增殖型狼疮性肾炎（Ⅲ/Ⅳ级 ±Ⅴ级）患者需要的免疫抑制治疗可能比以前认为的要小。低剂量静脉注射环磷酰胺已取代大剂量环磷酰胺和口服环磷酰胺成为给予烷基化药物的首选方法。相反，对于组织学意义上（大量的新月体、肾小球毛细血管坏死）和/或临床意义上（肾功能迅速恶化）重型增殖性狼疮性肾炎患者，可能在前期选择使用更传统的大剂量免疫抑制治疗会更合适。LN 免疫抑制治疗的疗程尚未确定。免疫抑制治疗的时间长短取决于狼疮复发风险和免疫抑制剂引起的不良事件风险的权衡。

（4）糖皮质激素：KDIGO 指南仍推荐糖皮质激素与吗替麦考酚酯或环磷酰胺联用，推荐静脉注射甲泼尼龙来启动治疗，随后使用较低剂量的口服泼尼松，并迅速减量。糖皮质激素、吗替麦考酚酯和钙调磷酸酶抑制剂的组合，即所谓的"多靶点"方案，与单用环磷酰胺相比疗效更好。

（5）三芪口服液：三芪口服液是广东省中医院院内制剂，主要由三七和黄芪组成，功效兼有补气扶正和活血化瘀，在临床广泛应用于治疗多种肾脏病。黄芪主要成分为黄芪甲苷，有补中益气、固表利水等功效，黄芪能抑制血栓素 A 促进前列腺素合成，抑制血小板内 5-羟色胺的合成和释放，改善高凝状态，可致血小板凝集，改善微循环，调节免疫，促进蛋白质合成，降血脂，降低蛋白尿，提高血浆白蛋白；除此之外，尚有减少激素、免疫抑制药物不良反应的作用。黄芪、三七配伍，益气活血，扶正祛邪，药少力专，能起到相得益彰的作用，为慢性肾炎之基本药对。现代药理研究证实，黄芪对机体的免疫系统有广泛的影响，具有较强的免疫调节的功能。三七亦具有免疫调节剂的作用，表现以免疫增强为主，但在某些条件下又具有免疫抑制作用，表现有双向免疫调节作用；且能抑制血小板功能，促进纤维蛋白溶解，使血液黏度降低，显著改善体内高凝状态。进一步对三七皂苷进行研究发现，其能促进肾间质细胞凋亡，防止间质细胞增殖过度，可延缓肾小球硬化的发生。

（6）多发性肌炎的治疗：多发性肌炎治疗原则方面应遵循个体化方案，需综合考虑患者年龄、肌组织活检病理、病情严重程度以及共病情况。

PM 的患者以泼尼松为一线治疗方案，但其应用仍是经验性的，先从每日 80~100mg 开始，持续 3~4 周，在 10 周内逐渐减少剂量，改为隔日给药。当 2~3 个月大剂量泼尼松治疗无效时，以及患者出现快速进行性虚弱和呼吸衰竭时，应加用免疫抑制剂。常用的免疫抑制剂有硫唑嘌呤（口服，2.5~3.0mg/kg），需要服用 4~6 个月方能起效；甲氨蝶呤（口服，每周 25mg），起效较硫唑嘌呤更快；环孢素（口服，100~150mg，每日两次）；吗替麦考酚酯（2g/d），患者对其耐受较好;静脉注射环磷酰胺(0.5~1.0g/m²)也对 PM 有效。

研究表明,静脉大量注射免疫球蛋白单药治疗:负荷剂量(2g/kg)和两次后续维持剂量(1g/kg),间隔 3 周,可改善患者的症状,但更为长期的效应仍未可知。

2. 中医方面

患者为年轻女性,精神疲倦为脾肾气虚的表现,气血运化失调,形神失养;头发稀疏为肾气亏虚,肾精不足,无以荣养头发;双下肢乏力是因脾主四肢,脾虚则肌肤、肢体失于濡养;面色晦暗、舌暗为久病瘀血内阻之象。故予补脾益肾、活血化瘀为法,处方:墨旱莲 10g、女贞子 10g、丹参 20g、桃仁 5g、菟丝子 15g、山药 15g、黄芪 30g、茯苓 15g、党参 15g、白术 15g。

恶寒、苔薄白、脉浮为风寒外袭之象。患者在免疫抑制治疗过程中出现了恶寒、鼻塞流涕、脉浮等外感表现,应先疏风散寒祛散外邪,再行护肾排毒、活血化瘀等治本疗法。故用方予止嗽散加减,待感冒痊愈后更方。

经治疗后患者肢体乏力、关节疼痛症状消失,尿蛋白阴性,肾功能稳定,贫血改善,免疫指标恢复正常,定期返院随访复诊。

(四) 体会

重叠结缔组织病相关的狼疮性肾炎目前多建议应用糖皮质激素,免疫抑制剂的疗效尚无定论。糖皮质激素的疗效与其病理类型相关。该患者预后良好,考虑与其肾脏损害较轻,早期给予治疗以及依从性良好相关。

(陈国伟 陈白莹 许苑)

参考文献

[1] NISHIOKA R,ZOSHIMA T,HARA S,et al. Urinary abnormality in mixed connective tissu disease predicts development of other connective tissue diseases and decrease in renal function [J]. Mod Rheumatol,2022,32(1):155-162.

[2] 林懋贤. 多发性肌炎和皮肌炎诊治指南(草案) [J]. 中华风湿病学杂志,2004(5):317-319.

[3] PLOTZ P H,DALAKAS M,LEFF R L,et al. Current concepts in the idiopathic inflammatory myopathies:polymyositis,dermatomyositis,and related disorders [J]. Ann Intern Med,1989;111(2):143-157.

[4] DALAKAS M C,HOHLFELD R. Polymyositis and dermatomyositis [J]. Lancet,2003;362(9388):971-982.

[5] BARKHAUS P E,NANDEDKAR S D,Sanders DB. Quantitative EMG in inflammatory myopathy [J]. Muscle Nerve,1990;13(3):247-253.

[6] UNCINI A,LANGE D J,LOVELACE R E,et al. Long-duration polyphasic motor unit potentials in myopathies:a quantitative study with pathological correlation [J]. Muscle

Nerve,1990;13(3):263-267.

［7］ DALAKAS M C. Polymyositis,dermatomyositis and inclusion-body myositis ［J］. N Engl J Med,1991,325(21):1487-1498.

［8］ DALAKAS M C. Muscle biopsy findings in inflammatory myopathies ［J］. Rheum Dis Clin North Am,2002,28(4):779.

［9］ DALAKAS M C. How to diagnose and treat the inflammatory myopathies ［J］. Semin Neurol,1994,14(2):137-145.

［10］ LIM J,EFTIMOV F,VERHAMME C,et al. Intravenous immunoglobulins as first-line treatment in idiopathic inflammatory myopathies:a pilot study ［J］. Rheumatology(Oxford),2021,60(4):1784-1792.

［11］ 陈立平,周巧玲,杨敬华,等. 黄芪注射液对肾病综合征患者肾小管的保护作用[J]. 中南大学学报(医学版),2004(2):152-153.

［12］ 张再康,王立新,包崑,等. 杨霓芝教授运用益气活血法治疗慢性肾脏病的学术思想 ［J］. 中国中西医结合肾病杂志,2009,10(2):98-100.

第十章
狼疮性肾炎合并股骨头坏死

第一节　狼疮性肾炎合并股骨头坏死病例1

一、病例资料

(一)病史摘要

1. 基本信息

朱某,女,29岁,2019年10月18日入院。

2. 主诉

反复颜面红斑6年,加重伴口腔溃疡1月。

3. 病史简介

患者2013年妊娠时出现面部红斑,呈散在分布,日晒后加重,伴口腔溃疡、疲倦乏力,无关节疼痛红肿,遂至当地医院住院,自诉当时尿常规阴性,余检验检查结果不详,诊断为"系统性红斑狼疮"。当时予终止妊娠,口服泼尼松45mg q.d.治疗,症状缓解出院。2015年患者停用激素,未规律门诊复诊。2016年患者再次出现颜面红斑,遂至当地医院就诊,查尿常规提示尿蛋白:++。予泼尼松30mg q.d.、吗替麦考酚酯0.5g q.d.口服治疗,后泼尼松逐渐减至10mg q.d.,其间颜面红斑可缓解。2019年6月患者颜面红斑复发,当地门诊医生调整治疗方案为:吗替麦考酚酯0.5g b.i.d.、泼尼松10mg q.d.。1月前,患者颜面红斑逐渐增多,日晒后加重,伴口腔溃疡、脱发、疲倦乏力,门诊医生建议住院治疗。现患者为进一步系统诊治,由门诊以"狼疮性肾炎、系统性红斑狼疮"为诊断收入我科。

入院症见:患者神清,精神疲倦,乏力,颜面红斑,口腔溃疡,脱发,少许气促,咽痛,少许咳嗽咳痰,无恶寒发热,无头晕头痛,无胸闷心悸,无腹痛腹泻,颜面、双下肢轻度浮肿,纳眠一般,泡沫尿,大便调。

既往史2018年5月外院诊断为左股骨头坏死,未系统诊治。2013年于外院行终止妊娠手术;否认其他手术、重大外伤、输血史。个人史和家族史无特殊。否认药物过敏史。

(二) 体格检查

体温36.3℃,心率125次/min,呼吸20次/min,血压117/82mmHg。贫血貌,意识清楚,精神疲倦,发育正常,体形中等,跛行入院,自动体位。颜面红斑,口腔多发溃疡,余全身皮肤未见皮疹及出血点,巩膜未见黄染,全身浅表淋巴结未触及肿大。头颅五官无畸形,双瞳孔等大等圆,直径约3mm,对光反射灵敏,头颅五官端正无异常,口唇无发绀,伸舌居中,咽无充血,双扁桃体无肿大。颈软无抵抗,颈静脉稍充盈,肝-颈静脉回流征(-)。气管居中,甲状腺未扪及明显异常。胸廓对称,双侧呼吸活动度一致,双肺呼吸音清,双肺未闻及干湿啰音。心前区无隆起,无抬举样搏动,心界无扩大,心率125次/min,律齐,各瓣膜听诊区未闻及病理性杂音。腹部软,全腹无压痛及反跳痛,肝脾肋下未触及,墨菲征(-),麦氏点压痛(-),肠鸣音正常。双输尿管行程无压痛,肋脊点、肋腰点无压痛,双肾区叩击痛(-)。颜面及四肢轻度凹陷性浮肿。脊柱四肢无畸形,四肢肌力、肌张力正常。神经系统检查:生理反射存在,病理反射未引出。舌暗红,苔黄腻,脉弦滑数。

(三) 辅助检查

1. 实验室检查

尿常规:尿比重1.020,尿白细胞计数21.12个/μl,尿白细胞酯酶++,尿潜血++,尿红细胞计数4 662.24个/μl,尿蛋白+++,尿胆原、尿胆红素、尿葡萄糖、尿亚硝酸盐、尿酮体阴性。尿RBC位相:尿红细胞总数26 360 000个/ml,畸形红细胞数2 080 000个/ml,正形红细胞数24 280 000个/ml。尿蛋白/尿肌酐比值:1.531g/g。尿液肾功能:尿免疫球蛋白G 171.00mg/L,尿免疫球蛋白κ轻链(kapU)119.00mg/L,尿免疫球蛋白λ轻链(lamU)64.30mg/L,κ/λ比值(尿)1.85,尿β2微球蛋白(β2-Mg)3.97mg/L,尿白蛋白(ALBU)1 020.00mg/L,尿α1微球蛋白(α1-MU)17.70mg/L,尿α2巨球蛋白(α2-MG)<2.34mg/L。尿转铁蛋白(TrfU)70.00mg/L。24h尿蛋白总量907.8mg/24h。中段尿细菌培养阴性。肾小球滤过率估算值(eGFR)40.8ml/(min·1.73m^2)。

血常规:WBC 3.194×10^9/L,Hb 67g/L,PLT 118×10^9/L。血气分析:pHTC 7.309,PO$_2$TC 111mmHg,PCO$_2$TC 27.4mmHg,TCO$_2$ 14.2mmol/L,SB 15.6mmol/L,AB 13.3mmol/L。血生化:钾5.35mmol/L,TCO$_2$ 20.1mmol/L,尿素12.05mmol/L,肌酐148μmol/L;心酶:CK 329U/L,乳酸脱氢酶(LDH):316U/L。肝功能:血清总蛋白(TP)52.7g/L,白蛋白(ALB)25.9g/L,Ca^{2+} 1.93mmol/L。BNP:191.1pg/ml。红细胞沉降率(ESR):35mm/h。凝血功能:D-二聚体2.31mg/L。降钙素原

0.35ng/ml。超敏肌钙蛋白 T（TnT）0.115μg/L。尿酸（UA）518μmol/L。血脂：甘油三酯（TG）3.36mmol/L，总胆固醇（TC）5.59mmol/L。甲状腺功能：游离三碘甲状腺原氨酸（FT3）2.80pmol/L，游离甲状腺素（FT4）10.16pmol/L。输血 4 项、CRP、空腹血糖、糖化、粪便常规未见明显异常。

免疫学指标检测：自身免疫抗体检测：抗核抗体（ANA）阳性，抗核抗体效价1 : 1 000/1 : 320，抗组蛋白抗体 977AU/ml，抗核小体抗体 523AU/ml，抗 SSA（Ro-60）抗体 120AU/ml，抗 Scl-70 抗体 199AU/ml，抗双链 DNA 抗体（发光法）904IU/ml，抗双链 DNA 抗体（间接免疫荧光法）阳性（1 : 100）。免疫功能检测：C3 0.32g/L，C4 0.04g/L，CH50 503U/ml。血管炎 3 项（抗中性粒细胞胞浆抗体检测、抗核抗体检测、红细胞沉降率和 C 反应蛋白测定）、ANCA 阴性、coombs、风湿 3 项（抗链球菌溶血素 O 试验、C 反应蛋白以及类风湿因子测定）、血轻链 2 项（血免疫球蛋白 κ 轻链、血免疫球蛋白 λ 轻链、κ/λ 比值（血））未见明显异常。抗心磷脂抗体阴性。

2. 其他检查

泌尿系彩超：右肾大小约 134mm × 57mm，实质厚约 20mm；左肾大小约 131mm × 59mm，实质厚约 25mm。双肾体积稍大，形态饱满，实质回声稍增高，双肾集合系统内未见异常回声。双侧输尿管未见扩张。肾动脉彩超：双肾动脉未见异常。心电图：窦性心律，肢导联低电压，T 波异常。胸部 X 线检查：①左侧胸腔少量积液；②心影增大。胸部 CT 检查 + 全腹部 CT 检查：①间质性肺水肿，双侧胸腔、心包少量积液、盆、腹腔积液；②脾大；腹部、盆腔皮下脂肪层水肿；③胆囊胆汁淤积；胰腺较饱满，外缘观察欠清；④双腋下、双侧腹股沟区多发小淋巴结影；⑤肝、双肾、双侧附件区未见明显异常。

心电图：①窦性心动过速；②胸导联低电压。胸部 x 线检查：①心影增大，请结合临床；②左侧胸腔少量积液；③双肺未见病变。腹部彩超：肝脏、胆囊、胰腺、脾脏未见明显异常声像。泌尿系彩超：双肾实质回声稍增强，符合肾功能不全声像。膀胱未见明显异常。心脏彩超：EF：50%，左房左室扩大，左室壁节段性运动异常，请结合临床，主动脉瓣中-大量反流，二尖瓣、三尖瓣中量反流，轻度肺动脉高压，少量心包积液，左室收缩功能减低；左室舒张功能减退。胸部 CT 平扫检查 + 三维重建示：①右肺中叶外侧段胸膜下结节，考虑炎性肉芽肿，建议追踪复查；②左心房、左心室增大；心包少量积液；③双侧胸腔少量积液，左肺上叶下舌段、左肺下叶前内基底段少许含气不全。

（四）肾病理活检

肾活检显示 ISN/RPS 分类Ⅳ-G（A）型狼疮性肾炎。

免疫荧光：检及肾小球 5 个，IgA+++，IgG+++，IgM+++，C3+++，C1q+++，

FRA+,Kappa 链 +++,Lambda 链 +++,HBsAg 未检,HBcAg 未检;沉积方式:沿毛细血管及系膜区呈多部位沉积。

光镜检查:共检及肾小球 20 个。其中肾小球球性硬化:6 个。肾小球节段性硬化:0 个。肾小球新月体形成:6 个(细胞-纤维性新月体 2 个,小细胞纤维性新月体 3 个,纤维性新月体 1 个)。2 个肾小球轻度球囊粘连。其余肾小球系膜细胞及基质弥漫性中至重度增生。毛细血管内细胞数目呈局灶节段性增多,伴少量中性粒细胞浸润。肾小球基底膜轻微增厚,可见节段性系膜基质插入,双轨征形成,系膜区和内皮下可见嗜复红蛋白沉积,可见节段性白金耳结构。肾小管上皮细胞弥漫性空泡变性及颗粒变性,灶状萎缩(约 35%)。肾间质弥漫性水肿,伴灶状淋巴细胞、单核细胞浸润及纤维化(约 35%)。肾小动脉管壁增厚,管腔狭窄,偶见管壁玻璃样变性。

主要诊断:结合临床,符合狼疮性肾炎。

损伤模式:弥漫性肾小球肾炎:增生和局灶节段性硬化,伴部分新月体。

积分/分级:ISN/RPS 分类Ⅳ-G(A)型。

(五)诊断分析

1. 西医方面

本例患者为年轻女性,临床表现为多系统损害——肾脏损害、血液系统损害、皮肤黏膜损害,伴有抗核抗体、抗双链 DNA 抗体等自身抗体阳性,符合 2012 年 SLICC SLE 诊断成立。同时该患者以急性肾功能损伤为临床表现,狼疮性肾炎(LN)诊断明确。且最终肾活检病理明确诊断为Ⅳ-G(A)型狼疮性肾炎。

2. 中医方面

《金匮要略》曰:"阳毒之为病,面赤斑斑如锦文,咽喉痛,唾脓血。五日可治,七日不可治,升麻鳖甲汤主之。阴毒之为病,面目青,身痛如被杖,咽喉痛。五日可治,七日不可治,升麻鳖甲汤去雄黄、蜀椒主之。"阴阳毒,乃疫疠邪毒由口鼻侵入人体、直中营血而出现肌肤发斑、咽喉疼痛等症候的病证。

患者为年轻女性,颜面部可见蝶形红斑,形如"面赤斑斑如锦文";精神疲倦、乏力、气促为脾肾气虚,气血生化乏源,机体失养之象,小便夹有泡沫为肾虚不固,精微下注之象;脱发为肾虚不固,华发不容之象;口腔溃疡、咽痛、苔黄腻为湿热内阻之象,肢体、颜面浮肿为脾肾气虚,水液代谢失司,水湿泛溢肌肤之象;咳嗽咳痰为脾虚生痰,痰浊阻肺,肺气不利之象;舌暗红为瘀血内阻之象。综上所述,本病病位在脾肾,病机为脾肾气虚,湿热瘀阻,病性属本虚标实。

（六）最后诊断

1. 中医诊断

阴阳毒（脾肾气虚，湿热瘀阻）

2. 西医诊断

（1）系统性红斑狼疮

狼疮性肾炎Ⅳ-G（A）型

（2）药物性股骨头坏死（左侧）

（3）心力衰竭

（4）感染性发热

（5）高脂血症

（6）高尿酸血症

（7）肾性高血压

（七）治疗经过及随访

1. 诊治及随访

患者诊断明确，结合患者症状及辅助检查，考虑患者为狼疮重度活动状态，予激素冲击治疗3天，后维持甲泼尼龙40mg q.d.，联合吗替麦考酚酯胶囊0.5g b.i.d.，羟氯喹0.2g b.i.d.抑制免疫，患者狼疮活动有所控制，但患者出现小便量减少，血肌酐升高，患者及其家属充分沟通，及时行肾活检。肾活检提示患者Ⅳ-G（A）型狼疮性肾炎。激素逐渐减量，联合吗替麦考酚酯胶囊、环磷酰胺、羟氯喹抑制免疫。其间患者出现高热头痛，炎症指标升高，完善颅脑MRI排除狼疮性脑病，予抗感染治疗并停用吗替麦考酚酯胶囊，炎症指标较前下降，患者小便量减少后出现气促、双下肢水肿，BNP升高，考虑心力衰竭，予强心、利尿，心衰控制不佳，予血液透析加强超滤，减轻心脏负荷后，诸症改善。

2. 本病例特殊之处

与一般SLE患者相比，本例患者存在以下特殊的地方：①进行性少尿，肾功能恶化；②皮肤黏膜损害明显；③出现股骨头坏死。通过免疫抑制、配合血液透析等辅助治疗，患者肾功能可逐渐恢复，皮肤黏膜损害可缓解。患者于2013年确诊为"系统性红斑狼疮"，予足量激素治疗后，2015年患者停用激素，2016年狼疮再次活动给予激素联合免疫抑制剂维持治疗，至2018年外院诊断为左侧股骨头坏死。股骨头坏死与糖皮质激素的应用、其自身免疫因素、基因遗传因素、代谢因素等原因密切相关。系统性红斑狼疮并发股骨头坏死的原因病因和发病机制复杂多样，至今未完全明确。糖皮质激素的应用是导致骨坏死的肯定危险因素，但是并非所有应用糖皮质激素的红斑狼疮患者均出现骨坏死,而且有的系统性红斑狼疮并发骨坏死的患者从未进行糖皮质激素的治疗,自身免疫因素、基因易感性等也与 SLE 并发股骨头坏死发生发展密切相关。

　　患者于 2019 年 10 月 19 日至 10 月 21 日接受了激素冲击治疗,口腔溃疡较前改善,后予足量激素维持治疗,10 月 29 日出现肌酐升高、尿量减少伴气促、水肿加重,考虑为急性肾衰竭伴心力衰竭,予血液透析治疗后尿量增加,肾功能较前恢复,无明显气促,水肿消失。11 月 14 日复查自身免疫抗体检测:抗核抗体(ANA):阳性,抗核抗体效价 1∶1 000,抗组蛋白抗体:724AU/ml,抗核小体抗体:523AU/ml,抗 SSA(Ro-60)抗体:120AU/ml,抗 Scl-70 抗体:199AU/ml,抗双链DNA 抗体(发光法):574IU/ml,抗双链 DNA 抗体(间接免疫荧光法):阳性(1∶100),考虑到狼疮活动没有得到完全控制,患者于 2019 年 11 月 15 日、2019 年 11 月22 日接受了环磷酰胺冲击治疗(总剂量为 0.8g),症状改善后出院。出院后予甲泼尼龙 32mg/d 联合硫酸羟氯喹 0.4g/d、吗替麦考酚酯片 1g/d 治疗。2019 年12 月 21 日复查尿常规:尿潜血 ++,尿蛋白-。尿蛋白-肌酐比值:0.470g/g。自身免疫抗体检测:抗核抗体(ANA):阳性,抗核抗体效价 1∶320,抗核小体抗体:160AU/ml,抗双链 DNA 抗体(流式微球):148IU/ml,抗双链 DNA 抗体(间接免疫荧光法):阳性(1∶10);免疫功能检测:C3:0.71g/L,C4:<0.07g/L,于 2019 年 12月 21 日、2019 年 12 月 22 日患者接受了环磷酰胺冲击治疗(累积剂量为 1.6g)。2020 年 1 月甲泼尼龙开始逐渐减量,2020 年 3 月 22 日复查尿常规:尿潜血 ++,尿蛋白 ±。尿蛋白-肌酐比值:0.344g/g。自身免疫抗体检测:抗核抗体(ANA):阳性,抗核抗体效价 1∶100。甲泼尼龙 20mg/d 联合硫酸羟氯喹 0.4g/d、吗替麦考酚酯片 1.5g/d 治疗,后于当地门诊随诊,其间一直配以中药治疗。

　　出院中药方剂:党参 15g、山药 15g、茵陈 15g、丹参 10g、黄芪 15g、盐山茱萸 15g、白花蛇舌草 15g、白术 15g、生地黄 15g、牡丹皮 15g、炙甘草 5g。后随症加减,辨证施治。

二、讨论与诊治体会

(一)认识系统性红斑狼疮合并股骨头坏死的临床意义

　　系统性红斑狼疮(systemic lupus erythematosus,SLE)是一种自身免疫性疾病,可造成人体多组织与器官的损害。在 SLE 的治疗中常出现感染、动脉硬化、骨质疏松、骨坏死(osteonecrosis,ON)等并发症。ON 是多种原因导致骨组织破坏的结果,表现为骨关节疼痛,骨骼破坏和功能丧失,是 SLE 致残的主要原因,严重影响患者的生活质量。SLE 患者 ON 发病率文献报道差异较大。Metry 等观察到 966 例 SLE 患者中 19 例(1.98%)发生 ON,而 Oinuma 随访接受糖皮质激素治疗的72例SLE患者,5个月内ON的发生率可达44%。在种族差异方面,其中非裔美国人比其他种族更容易发生ON。在我国,欠发达地区SLE并发ON发生率高,且发病早,可能与医疗资源分布不均衡、激素使用不规范及欠发达地区重体力劳动者居多有关。对于患病率差异的原因尚不完全明确,可能与研究方法、诊断标准、研究对象(种族、生活方式、地域)等不同有关。

(二) SLE 伴发 ON 的病因及分类

SLE 并发 ON 病因和发病机制复杂多样至今尚未完全阐明,可能与 SLE 疾病本身、糖皮质激素的使用、遗传等因素有关。股骨头坏死是由于不同原因引起的股骨头血液供应障碍所导致的最终结果。发生 ON 的主要病因有四点:系统性红斑狼疮疾病本身引起骨坏死:包括血管炎及内皮细胞凋亡、凝血功能异常、影响骨代谢导致骨质疏松;糖皮质激素引起骨坏死原因:包括成骨与破骨失衡、脂质代谢紊乱、内皮细胞损伤和凝血途径激活;基因遗传导致骨坏死及其他因素。

1. 系统性红斑狼疮疾病本身引起骨坏死

(1) 血管炎及内皮细胞凋亡引起自身抗体与自身抗原形成的免疫复合物沉积在血管壁,通过激活补体引起炎症反应,导致炎性细胞在血管壁聚集,造成血管及组织损伤,继而引起凝血和纤维蛋白溶解系统紊乱,从而引发血栓形成甚至血管闭塞,最终导致 ON。

(2) 凝血功能异常:SLE 患者中轻度血小板减少较常见,抗磷脂抗体是 SLE 患者常见的自身抗体,其可通过激活内皮细胞、血小板、单核细胞、中性粒细胞及补体系统促使组织因子过度表达、抑制蛋白质 C/蛋白质 S 活性导致凝血系统活跃,同时还可引起 t-PA/PAI-1 比例失衡导致纤维蛋白溶解水平的下调等,这些抗体可使活化部分凝血活酶时间(APTT)延长,凝血功能亢进与 SLE 并发 ON 的发生相关。

(3) 影响骨代谢导致骨质疏松:SLE 继发骨质疏松可能与以下因素有关:骨细胞和免疫细胞同处于骨髓腔的共同微环境下,免疫系统和骨骼系统调节受共同的细胞因子、信号分子等影响,免疫系统的调节可对骨重建造成影响,免疫系统异常激活通过改变成骨细胞和破骨细胞之间的脱偶联影响骨重建,导致骨质疏松。

(4) 维生素 D 缺乏:维生素 D 的缺乏,会引起机体的钙磷代谢调节失衡,加剧骨质疏松症并增加骨折的风险,造成骨微循环障碍,甚至 ON。

2. 糖皮质激素引起骨坏死原因

(1) 成骨细胞与破骨细胞失衡:糖皮质激素可以造成骨作用减弱,破骨作用增强,长时间可引起骨质破坏、骨质疏松,骨的抗压能力降低,最终可能引起股骨头的坏死。同时,应用激素会阻止钙磷的吸收,增加其排泄,从而造成骨质疏松和骨坏死。

(2) 脂质代谢紊乱:长期使用激素使人体脂肪代谢紊乱,易使总胆固醇、甘油三酯、游离脂肪酸等升高,在周围血管中形成脂肪栓,从而闭塞营养骨的血管,使骨细胞缺血坏死;使骨髓脂肪细胞体积增大,骨内压升高,血流速度下降,引起动脉灌注减少,影响骨组织血供,导致 ON。

(3) 内皮细胞损伤和凝血途径激活:GC 可导致 SLE 患者血管内皮细胞的损伤,其可激活凝血系统,易引发血管内血栓的形成,最终导致 ON。

3. 基因遗传

SLE 股骨头坏死的发生率为 4.6%~8.2%,近年的一些研究也开始关注基因遗传因素对此的影响。

4. 其他因素

一些研究表明高脂血症、雷诺现象、代谢因素、SLE 关节软骨退化等是 SLE 并发骨坏死的危险因素。

(三) 治疗与预后

1. 西医方面

(1) 对症治疗:首先是对症支持治疗,应关注急性肾损伤和全身并发症的处理,包括维持水、电解质及酸碱平衡、纠正贫血、控制高血压、利尿等对症支持治疗。

SLE 并发 ON 尚无有效的治疗方法,治疗的目的是缓解患者的症状,控制病情的进展,提高生活质量,预防骨折与残疾。保守治疗包括物理疗法、药物治疗和干细胞治疗。物理疗法包括高压氧、体外冲击波和脉冲电磁疗法等,可延迟疾病进展并实现部分逆转。药物治疗主要是针对 ON 发病机制所进行的降脂、抗凝、抗骨质疏松,GC 撤减,控制 SLE 活动等。对于早期未塌陷的 ON 患者,可采用骨髓减压、骨移植的方法。对于出现塌陷的晚期 ON 的患者,可行截骨术或关节置换术。

(2) 羟氯喹:2021 年 KDIGO 指南建议 SLE 患者,包括 LN 患者,如无禁忌证,使用羟氯喹或等效的抗疟药物治疗(1C)。羟氯喹(HCQ)的剂量为 6.5mg/(kg·d)或 400mg/d,在维持期应降低至 4~5mg/(kg·d)。在 eGFR<30ml/(min·1.73m^2)的患者,HCQ 的剂量应减少 25% 以上。所有患者都应考虑使用辅助疗法来处理 LN 并减轻疾病或其治疗的并发症。在用药时应注意观察其副反应:心脏毒性、视网膜毒性和骨髓抑制。

(3) 免疫抑制剂:免疫抑制剂的使用可降低激素的累积剂量,控制疾病活动,提高临床缓解率,并可预防疾病复发。对于活动性Ⅲ/Ⅳ型 LN 的初始治疗推荐:建议活动性Ⅲ或Ⅳ型LN患者,无论是否伴有膜性肾病,首选GC联合低剂量静脉注射环磷酰胺或MPAA。当肾脏和肾外疾病明显改善时,可考虑在短疗程的甲泼尼龙冲击治疗后采用小剂量GC治疗方案。对于不孕症风险高的患者和有中、高度环磷酰胺暴露的患者以及亚洲、西班牙或非洲裔患者,应首选MPAA为基础的方案。

(4)糖皮质激素:激素在治疗LN中发挥着至关重要的作用。激素的剂量及用法取决于肾脏损伤的类型、活动性、严重程度及其他器官损伤的范围和程度。活动增生性LN(Ⅲ型、Ⅴ型、ⅢV+Ⅴ型),先给予大剂量甲泼尼龙静脉冲击治疗,后续口服泼尼松。病变特别严重的患者(如新月体比例超过50%),甲泼尼龙静脉冲击治疗可重复一个疗程。目前关于激素的剂量和疗程尚缺乏强有力的临床试验证据,应根据病理类型、激素治疗反应性及是否存在合并症进行选择。

(5)肾脏替代治疗:无尿超过24小时、尿素氮迅速升高、血钾超过6.5mmol/L及(或)伴有水肿、心衰和顽固性高血压时,应立即进行透析治疗。腹膜透析不需全身肝素化,不加重出血倾向,对血流动力学影响小,特别适于小儿、婴幼儿。

(6)肾移植:慢性肾脏病5期患者可考虑进行肾移植。已进入ESRD且存在CFH或CFI突变的患者应考虑肝肾联合移植或肝移植,以有效修正补体调节蛋白基因缺陷,避免TMA复发、移植肾功能丧失。

2. 中医方面

患者为年轻女性,颜面部可见蝶形红斑,形如"面赤斑斑如锦文";精神疲倦、乏力、气促为脾肾气虚,气血生化乏源,机体失养之象,小便夹有泡沫为肾虚不固,精微下注之象;脱发为肾虚不固,华发不容之象;口腔溃疡、咽痛、苔黄腻为湿热内阻之象,肢体、颜面浮肿为脾肾气虚,水液代谢失司,水湿泛溢肌肤之象;咳嗽咳痰为脾虚生痰,痰浊阻肺,肺气不利之象;舌暗红为瘀血内阻之象。

此病案病机为脾肾气虚,湿热瘀阻,患者使用激素抑制免疫治疗,激素在中医药角度看属于"火热"之品,耗液伤阴,导致阴不敛阳,加重上焦热症。患者现以口腔溃疡疼痛、咽痛为所急所苦,舌苔黄腻,虽有疲倦、乏力、脱发等一派脾肾气虚之象;但急则治其标,火郁而发之,内服与外治并用,故予黄芩升麻石膏汤漱口,方中以黄芩、石膏清热解毒,升麻助药性以达上部,清散口腔郁热;同时配合漏芦汤清散热毒,方中以漏芦、白薇清热解毒、消痈散结,黄芩清上焦湿热,麻黄、枳壳以宣肺平喘止咳,白芍缓急止痛,升麻以助药性上达病所,甘草既可清热解毒,又可调和诸药。

几剂药物服下后,患者咽痛缓解大半,面部红斑转淡,并无咳嗽,但见口干喜冷饮,怕热,眠差,舌暗红,苔黄腻,脉弦滑,是为气分热盛,遂予白虎汤以清气分热证。方中石膏辛甘大寒,以清热,助透热出表,知母助石膏清微热,滋阴润燥,薏米以清利湿热,栀子清热除烦助眠,甘草、大枣护中焦脾胃。诸药共奏清热之效。

服药数剂,患者口腔溃疡、咽痛、口干、怕热、苔黄腻等症状好转后,缓则治其本,患者疲倦乏力、泡沫尿,少许口干,皮肤斑疹隐隐,虚为本,邪热去后,津液耗伤,遂予六味地黄汤加减滋阴清热,益气生津,活血化瘀。

3. 体会

狼疮性肾炎患者在强化糖皮质激素和免疫抑制剂治疗后需要关注其常见并发症,如股骨头坏死等。其起病隐匿可发为腹股沟疼痛或无明显症状,因而在激素治疗开始后应定期行髋关节 MRI 筛查,可半年左右筛查一次髋关节,一旦出现骨关节疼痛,尽早行 MRI 检查。而运用中药方剂配合中医特色疗法可以有效减少激素等治疗的副作用及改善预后。

(郑婷婷　游东欣　彭钰)

参考文献

[1] ZHAO D,ZHANG F,WANG B,et al. Guidelines for clinical diagnosis and treatment of osteonecrosis of the femoral head in adults (2019 version) [J]. J Orthop Translat,2020, 21:100-110.

[2] METRY A M,AL SALMI I,AL BALUSHI F,et al. Systemic Lupus Erythematosus: Symptoms and Signs at Initial Presentations [J]. Antiinflamm Antiallergy Agents Med Chem,2019,18(2):142-150.

[3] OINUMA K,HARADA Y,NAWATA Y,et al. Osteonecrosis in patients with systemic lupus erythematosus develops very early after starting high dose corticosteroid treatment [J]. Ann Rheum Dis,2001,60(12):1145-1148.

[4] CUI L,ZHUANG Q,LIN J,et al. Multicentric epidemiologic study on six thousand three hundred and ninety five cases of femoral head osteonecrosis in China [J]. Int Orthop, 2016,40(2):267-276.

[5] 耿雅璐,张,林玮,王佳兰. 系统性红斑狼疮并发骨坏死[J]. 中华临床免疫和变态反应杂志,2021,15(4):437-442.

第二节　狼疮性肾炎合并股骨头坏死病例 2

一、病例资料

(一) 病史摘要

1. 基本信息

朱某某,女,25 岁,2016 年 12 月 27 日入院。

2. 主诉

反复颜面部、双下肢浮肿 5 年余,再发 1 周。

3. 病史简介

患者于 2011 年 2 月无明显诱因下出现颜面部及双下肢浮肿,颜面部及双下肢点状红斑,无全身关节疼痛,无关节肿胀,无晨僵,无口腔溃疡,无肉眼血尿,无泡沫尿,遂至当地医院就诊,住院查血常规:白细胞计数(WBC):$3.8 \times 10^9/L$,血红蛋白(Hb):100g/L,血小板计数(PLT):$60 \times 10^9/L$;尿常规:尿蛋白 +++,尿红细胞 1 356 个/μl,尿白细胞 314 个/μl;急诊生化:肌酐(Cr):101μmol/L,尿素氮(BUN):4.56μmol/L;红细胞沉降率(ESR):31mm/h;ANA、抗双链 DNA 抗体、抗 Sm、抗 nRNP 均阳性;C3:0.13g/L;C4:0.09g/L;诊断为系统性红斑狼疮、狼疮性肾炎;患者拒绝行肾穿刺活检,予甲泼尼龙 0.5g 冲击 3 天,后改醋酸泼尼松 60mg/d 口服,环磷酰胺累积用量 10g,经治疗后,患者症状缓解出院。半年后复查尿蛋白 +,激素于 2013 年减量至 1 片,病情完全缓解。2013 年 10 月患者因出现双侧股骨头坏死停用激素,后定期至我院门诊复诊,多次复查尿蛋白均阴性,肌酐正常。1 周前患者再次出现颜面部、双下肢中度浮肿,无颜面部红斑,无全身关节疼痛,无关节肿胀,无晨僵,无口腔溃疡,无肉眼血尿,无泡沫尿,遂至我院门诊就诊,查 Cr:109μmo/L:白蛋白(ALB):23.6g/L;尿常规:尿蛋白:++++;门诊医师予羟氯喹片加量至 0.2g b.i.d.,并建议住院治疗,遂至我院就诊。

既往史:2013 年 1 月外院诊断为双侧股骨头坏死,否认糖尿病、冠心病等慢性内科病史;否认肝炎、结核等传染病史;否认手术、输血及重大外伤史。

(二)体格检查

体温 37.2℃,心率 86 次/min,呼吸 20 次/min,血压 149/93mmHg。

贫血貌,意识清醒,精神疲倦,发育正常,体形中等,营养一般,自动体位。颜面部及双下肢点状红斑;余全身皮肤未见皮疹及出血点,巩膜未见黄染,全身浅表淋巴结未触及肿大。头颅五官无畸形,双瞳孔等大等圆,直径约 3mm,对光反射灵敏,头颅五官端正无异常,口唇无发绀,伸舌居中,咽无充血,双扁桃体无肿大。颈软无抵抗,颈静脉稍充盈,肝-颈静脉回流征(-)。气管居中,甲状腺未扪及明显异常。胸廓对称,双侧呼吸活动度一致,双肺呼吸音清,双肺未闻及干湿啰音。心前区无隆起,无抬举样搏动,心界无扩大,心率 86 次/min,律齐,各瓣膜听诊区未闻及病理性杂音。腹部软,全腹无压痛及反跳痛,肝脾肋下未触及,墨菲征(-),麦氏点压痛(-),移动性浊音(-),肠鸣音正常。双输尿管行程无压痛,肋脊点、肋腰点无压痛,双肾区叩击痛(-)。颜面及四肢中度凹陷性浮肿。脊柱四肢无畸形,四肢肌力、肌张力正常。神经系统检查:生理反射存在,病理反射未引出。舌体胖大,舌淡红,苔薄白,脉细。

(三)辅助检查

1. 实验室检查

尿常规及尿沉渣示:尿红细胞计数 26.4 个/μl、尿白细胞计数 277.9 个/μl、尿蛋白 +++、尿潜血 ++、尿白细胞酯酶 +。尿红细胞位相:正形红细胞数 0.0 个/ml,畸形红细胞数 102 400.0 个/ml,尿红细胞总数 102 400.0 个/ml;粪便常规、输血 8 项、溶血性贫血 4 项均未见异常。24h 尿蛋白总量 3 235.01mg/24h,24 小时尿白蛋白总量 2 492.5 1mg/24h。

血液检查:WBC $3.29 \times 10^9/L$;Hb 90g/L;PLT $135 \times 10^9/L$;RhD 血型:阳性、ABO 血型:O 型;凝血功能:D-二聚体(D-Dimer)3.87mg/L FEU、活化部分凝血活酶时间(APTT)40.2s;B 型脑钠肽(BNP)128.8pg/ml;转铁蛋白饱和度 14.8%、总铁结合力 35μmo/L、铁 5.17μmol/L;血生化示:钙离子 1.75mmol/L,钠离子 134mmol/L,低密度脂蛋白 0.68mmol/L;胆固醇 1.85mmol/L,尿酸 508μmol/L,ALB 18.6g/L,ALT 4U/L,Cr 116μmol/L,BUN 8.45mmol/L。

免疫学指标检测:免疫功能检测:CH50 3U/ml,C4 0.03g/L,C3 0.27g/L;甲状腺功能相关检查、红细胞沉降率、尿本周氏蛋白定性试验未见异常;自身免疫抗体检测:抗核抗体(ANA)阳性,抗核抗体效价 1:1 000,抗核小体抗体:弱阳性(±),抗 U1RNP 自身抗体弱阳性(±),抗双链 DNA 抗体(间接免疫荧光法)阳性(1:32),血管炎 3 项未见明显异常。

粪便常规 + 隐血:未见明显异常。

2. 其他检查

影像学:胸部正侧位片示:心肺未见病变,右侧少许胸腔积液可能。心电图示:正常心电图。腹部及泌尿系彩超示:肝脏、胆囊、胰腺、脾脏未见明显异常声像。双肾实质弥漫性回声增高。膀胱未见明显异常声像。心脏彩超:射血分数(EF):65%,主动脉瓣少量反流。MRI:①双侧股骨头数个缺血坏死;双髂关节少量积液;②右侧附件区囊性信号,考虑卵巢囊肿;③盆腔积液;④盆腔数个小淋巴结;⑤盆腔、臀部皮下脂肪层水肿。

(四)骨科会诊意见

1. 诊断意见

双侧激素性股骨头坏死。

2. 处理意见

(1)有手术指征,待贵科病情稳定后,家属若有手术意愿可转骨科手术治疗。

（2）注意激素导致的骨质疏松,抗骨质疏松治疗（钙剂＋骨化三醇）。

（3）若卧床也会出现疼痛,可予口服非甾体类消炎止痛药,局部可外用吲哚美辛巴布膏。

（五）肾病理活检

免疫荧光:检及肾小球18个,IgA+++,IgG+++,IgM++,C3+++,C1q+++,FRA-,HBsAg未检,HBcAg未检,沉积方式:沿毛细血管袢及系膜区呈多部位沉积。

光镜检查:共检及肾小球18个。其中肾小球球性硬化:8个。肾小球节段性硬化:0个。肾小球新月体形成:2个（1个细胞性新月体,1个小细胞-纤维性新月体）。肾小球系膜细胞及基质弥漫性中度增生,局灶节段性重度增生。内皮细胞局灶节段性增生,伴少量中性粒细胞浸润。肾小球基底膜增厚,多数肾小球见内皮下嗜复红蛋白沉积/白金耳结构形成,可见双轨征,偶见钉突形成。系膜区、内皮下、上皮下可见嗜复红蛋白沉积。肾小管上皮细胞弥漫性空泡变性及颗粒变性,灶状萎缩（20%）。肾间质水肿,伴灶状淋巴细胞、单核细胞、浆细胞及散在少量中性粒细胞浸润,灶性纤维化（20%）。肾小动脉管壁增厚,管腔狭窄。

主要诊断:结合临床,符合狼疮性肾炎。

损伤模式:①局灶增生硬化性肾小球肾炎;②少数新月体（2/18）。

积分/分级:ISN/RPS分类Ⅳ-G（A/C）型。

其他特征:局灶性球性肾小球硬化（8/18）,轻度肾小管萎缩和间质纤维化（20%）。

（六）诊断分析

1. 西医方面

本例患者为年轻女性,临床表现为多系统损害——肾脏损害、血液系统损害、皮肤损害,伴有抗核抗体、抗双链DNA抗体等自身抗体阳性,符合2012年SLICC SLE诊断标准,SLE诊断成立,SLEDAI评分15分（蛋白尿4分、血尿4分、脱发2分、低补体血症2分、抗双链DNA抗体阳性2分、白细胞减少1分）,同时该患者肾功能异常,且最终肾穿刺活检提示Ⅳ型狼疮性肾炎（LN）。既往使用激素及免疫抑制剂期间出现无菌性股骨头坏死,Ⅳ型狼疮性肾炎合并双侧激素性股骨头坏死诊断明确。

2. 中医方面

四诊摘要:患者神清,精神稍倦,乏力,畏寒,颜面部及双下肢中度浮肿,脱发明显,间中胸闷,夜间不能平卧,纳眠差,泡沫尿,小便可,夜尿1次,大便3日1行,质偏干。舌体胖大,舌质淡红,苔薄白,脉细。辨病依据:患者女性,25

岁,因"颜面部、双下肢浮肿5年余,再发1周"入院,四诊合参,当属中医学"水肿病"范畴。《脾胃论》中有对骨蚀的描述:"土克水,则骨乏无力,是为骨蚀,令人骨髓空虚,足不能履地。"患者行动受限,无明显肢体腰胯疼痛,"外在表象"推测困难之下,借助现代影像学检查结果,符合"骨蚀"诊断。

辨证依据:疲倦乏力、畏寒为脾肾阳虚、机体疏于濡养、温煦之象;脱发为肾气亏虚之象;颜面部及双下肢中度浮肿为脾肾阳虚,运化失司,水液输布失常,泛溢肌肤之象;间中胸闷为心阳亏虚,瘀血痹阻心脉之象;舌体胖大,舌质淡红,苔薄白,脉细为脾肾阳虚、水湿瘀阻之象。综上所述,本病病机为脾肾阳虚,水湿瘀阻,病位在脾肾,病性属本虚。肾主骨生髓,肾精不充,气血不濡,则瘀血内阻,使脉络不通,气血之力难达,则可导致骨的缺血,坏死。造成骨蚀的病机在于脾土亏虚无力克制肾水,脾肾两虚,气血闭塞不通,骨髓失其濡养。直接关联于肾虚血瘀之证。

(七) 最后诊断

1. 中医诊断

(1) 水肿(病)(脾肾阳虚,水湿瘀阻)

(2) 骨蚀(肾虚血瘀)

2. 西医诊断

(1) 系统性红斑狼疮

狼疮性肾炎[(Ⅳ-G(A/C))]

(2) 慢性肾脏病3期

(3) 药物性股骨头坏死(双侧)

(八) 治疗经过及随访

患者年轻女性,病程中出现肾脏损害(血尿、蛋白尿)、颜面部红斑、血液系统损害、抗核抗体阳性、抗双链DNA抗体阳性,系统性红斑狼疮、狼疮性肾炎诊断明确。最初入院查C3明显低下,呈肾病综合征状态,血白细胞、红细胞下降,ANA滴度高,抗核小体抗体,抗双链DNA抗体阳性,考虑病情明显活动。根据SLEDAI评分15分(蛋白尿4分、血尿4分、脱发2分、低补体血症2分、抗双链DNA抗体阳性2分、白细胞减少1分),重度活动,结合患者用药史、MRI结果及骨科会诊意见:激素相关股骨头坏死诊断成立。

患者2016年12月30日于我院住院期间开始予半剂量醋酸泼尼松30mg q.d.静脉注射,后改为等剂量口服,2017年1月1日开始联合来氟米特20mg q.d.口服,患者的肾功能、血红蛋白、血小板计数也逐渐恢复,狼疮得以控制。后于2018年5月31日停用激素,来氟米特减至15mg q.d.,后继续减量至 5mg q.d. 长期维持。

出院中药方剂：党参 15g、黄芪 15g、山药 15g、茯苓 15g、菟丝子 15g、肉桂 10g、盐山茱萸 15g、牡丹皮 15g、升麻 10g、芡实 10g、砂仁 10g，水煎服，日 1 剂。后随症加减，辨证施治。

2022 年 9 月复查双髋关节蛙式位 X 线检查仍提示双侧股骨头坏死并双髋关节退行性病变。患者由于经济原因拒绝 MRI 检查。目前随诊中。

后门诊长期随访，SLE 及 LN 病情稳定。

二、讨论与诊治体会

（一）认识狼疮性肾炎合并激素相关性股骨头坏死的临床意义

股骨头坏死又可称为"股骨头缺血性坏死"，是由各种因素而引起的局部缺血，从而导致股骨头结构受到损伤以及股骨头塌陷等病变。股骨头坏死多发于中青年，在我国每年的新发病例约为 10 万~20 万。其临床主要表现为髋关节疼痛以及行动障碍等，属于一种严重的致残性疾病。20 世纪 70 年代，Dubios 等人首次对系统性红斑狼疮（SLE）并发股骨头坏死进行了报道。紧接着，研究者们又发现了狼疮性肾炎（LN）并发股骨头坏死的病例。LN 作为 SLE 的一个最为常见的并发症，且国内外研究发现 LN 并发股骨头坏死的发生率显著高于无肾脏受累的 SLE 患者。对于 LN 合并股骨头坏死，在治疗上，如何去权衡激素的用量及免疫抑制剂的使用，是个需要探究的问题。

（二）股骨头坏死的病因及分类

股骨头坏死是股骨头静脉淤滞、动脉血供受损或中断使骨细胞及骨髓成分部分死亡引起骨组织坏死及随后发生的修复，共同导致股骨头结构改变及塌陷，引起髋关节疼痛及功能障碍的疾病。病因可分为创伤性和非创伤性两大类。创伤性股骨头坏死的主要致病因素包括股骨头颈骨折、髋臼骨折、髋关节脱位、髋部严重扭伤或挫伤（无骨折，有关节内血肿）；在我国非创伤性股骨头坏死的主要病因为皮质类固醇类药物应用，长期过量饮酒、减压病、血红蛋白病（镰状细胞贫血、地中海贫血、血红蛋白 C 病、镰状细胞特质等）、自身免疫病和特发性疾病等。吸烟、肥胖、怀孕、放射治疗等也会增加股骨头坏死的风险，非创伤性股骨头坏死中，激素性股骨头坏死的发病是由于糖皮质激素的滥用日渐增高及国内普遍的饮酒现象，该病不仅严重影响患者的生活质量，也给社会医疗资源带来巨大压力。

（三）激素性股骨头坏死的发病率及发病机制

我国成人非创伤性股骨头坏死每年发病率为 0.725%，且在逐年增长。激素性股骨头坏死是占据非创伤性股骨头坏死首位的一种类型,本病晚期出现股骨头塌陷,之后的髋部功能严重受损,疼痛剧烈,严重影响生活质量,给患者和家庭带来沉重负担。糖皮质激素是 SLE 的常用药物,一项荟萃分析发现,SLE 患者激素性股骨头坏死的发生率为 9%(0.8%~33%)。

激素性股骨头坏死是由于大剂量应用糖皮质激素导致骨代谢失衡及骨内循环障碍和股骨头血运破坏,引起股骨头塌陷和骨折的一种骨疾病。当前,对由激素而引起的 LN 并发股骨头坏死的确切机制尚未完全明确。目前的相关临床研究多从三个方面考虑激素在 LN 合并股骨头坏死上的作用:第一,激素可以诱导成骨细胞、骨细胞凋亡等过程,大大延长骨细胞的存活周期,大大降低了血管活性因子量,从而对内皮细胞的功能产生较好的抑制作用。此外,其还会降低内皮细胞纤溶活性、促进血液高凝状态,促使血栓形成而导致骨坏死。第二,长期大剂量使用糖皮质激素引起体内高脂血症状态,脂肪分解,血中游离脂肪酸增多,促使血管内皮的损伤,胶原暴露,激活内源性凝血途径,使纤维蛋白血小板血栓形成,导致股骨头栓塞缺血。第三,激素可诱导脊髓成脂肪化,导致骨髓脂肪浸润,脂肪细胞肥大,压迫脊髓细胞,增加脊髓压力,从而对股骨头产生十分大的影响。

(四) 如何早期识别激素引起的股骨头坏死

激素性股骨头坏死发病初期通常较为隐秘,很难被早期发现,同时疾病进展较为迅速,如果不在早期进行诊断并采取早期干预治疗措施,通常会进展为晚期的股骨头坏死和进一步塌陷累及整个髋关节,造成患者的后半生运动障碍,给患者和社会带来严重的负担。疼痛往往是患者就诊的最初症状,但却不是疾病的早期症状。还有的患者没有临床症状,例如本例患者,对其进行早期诊断、早期治疗非常重要。对于这类患者,规律进行影像学检查是必要的。X线检查、MRI 以及核素扫描是临床上对人群进行股骨头坏死诊断的主要方法。近年来,亦有一些更加简单便利的生物标志物显示出巨大的应用前景,如脂联素、血浆骨硬化蛋白等,但若需在临床上推广,仍需要长期前瞻性或多中心研究来进一步验证和证实。

(五) 在狼疮活动与股骨头坏死之间权衡利弊使用合适剂量的激素

在激素性股骨头坏死的研究中,激素应用的剂量与股骨头坏死产生的关系仍不确切,但导致股骨头坏死激素剂量的大致范围是该病研究相当重要的一个问题。但由于治疗中糖皮质激素的剂量在不断调整变化,究竟如何计算激素剂量更具有预测价值仍存在较多争议。既往的研究中,大剂量及高累计剂量如激素剂量≥40mg/d、激素累积剂量 >2g 时患者骨坏死风险增加。然而,亦有研究发现激素治疗的剂量和持续时间与 SLE 患者的股骨头坏死风险无关。在 2021 年我国的一项前瞻性队列研究中也提出了在激素使用初期就进行了更频繁的 MRI 检查,会更早地发现了早期无症状坏死。但由于所有确诊激素性股骨头坏死的患者都停用或大幅减少了糖皮质激素使用,因此坏死患者的累积剂量少于未坏死患者。这一现象提示我们累积剂量可能无法用于坏死风险的评估。是否接受激素冲击治疗与激素性股骨头坏死的关联性同样存在争议。但狼疮的活动又需要我们合理利用激素这种有力的工具,故在本例患者治疗中,运用半量激素联合免疫抑制剂使用,同时嘱咐患者更加积极地复诊狼疮活动性及影像学等指标,着力寻找关节手术的合适时机。

(六) 治疗与预后

1. 西医方面

(1) 糖皮质激素:2019 年狼疮性肾炎诊疗指南推荐,除非存在禁忌证,激素应作为治疗 LN 的基础用药。激素在治疗 LN 中发挥着至关重要的作用。激素的剂量及用法取决于肾脏损伤的类型、活动性、严重程度及其他器官损伤的范围和程度。本例患者合并激素相关股骨头坏死,但 SLE 评分较高,且合并增殖性狼疮性肾炎,不使用激素可能病情进展延误治疗时机,故激素用量减半处理。

(2) 免疫抑制剂:免疫抑制剂的使用可降低激素的累积剂量,控制疾病活动,提高临床缓解率,并可预防疾病复发。2020 年指南推荐伴有脏器受累的患者,建议初始治疗时即加用免疫抑制剂。指南建议Ⅳ型 LN 患者,可选用 MMF 方案、静脉注射环磷酰胺(CV-CYC)或多靶点方案作为诱导缓解治疗。患者既往 CTX 已累计 10g,正处育龄期有生育要求,再选用 CTX 恐加剧生殖及肿瘤风险,暂不予 CV-CYC 方案。MMF 对治疗增殖性狼疮的获益及风险已写入指南,但考虑到患者经济压力及个人意愿,暂缓使用 MMF。

来氟米特(leflunomide,LEF)是一种免疫调节剂,可以通过多个机制发挥免疫作用,其中二氢乳清酸脱氢酶是 LEF 主要的作用靶点,LEF 可抑制其活性抑制来发挥免疫抑制作用,此外还具有抗炎、抗增殖等作用。其在 LN 的诱导缓解以及维持缓解的短期治疗中,有效性及安全性得到了初步的认可。LEF 作为一种口服药物,价格低廉,患者依从性好。充分与患者沟通病情及各项事项后,患者同意使用 LEF 治疗。治疗过程中,密切关注患者的症状体征,狼疮活动性指数、血肌酐、24h 尿蛋白总量、缓解率等实验室指标,总体病情稳定,达到手术要求。

(3) 非免疫抑制剂治疗:非免疫抑制治疗措施包括控制高血压、应用肾素-血管紧张素系统抑制剂[血管紧张素转化酶抑制剂(ACEI)或血管紧张素Ⅱ受体拮抗剂(ARB)]、预防血栓、纠正营养不良和治疗代谢并发症(糖尿病、高脂血症、高尿酸血症、肥胖等),应用活性维生素 D3 等。针对股骨头坏死,我们给予抗凝、增加纤维蛋白溶解、扩张血管与调脂药物联合的应用,同时配合补钙强骨药物治疗。非免疫抑制治疗不仅可帮助提高疗效。而且能适度减轻股骨头坏死的加重以及防止肾脏损伤加重。

(4) 手术治疗:股骨头坏死进展很快,非手术治疗效果不显,多数患者需要手术治疗。手术方式的选择建议患者充分参考骨科意见。后患者行人工关节置换术,术程顺利。行动改善,生活质量提升。

2. 中医方面

中医学与西医学的认知角度不同,SLE 无确切对应的中医病名。结合患者最突出的症状体征,本病属中医水肿范畴。《奇效良方》中云:"水之始起也,未尝不自心肾而作。"《景岳全书·肿胀》中说:"凡水肿等证,乃肺脾肾三脏相干之病。而水为至阴,故其本在肾。"若脾虚不能制水,水湿壅甚,必损其阳,故脾虚进一步发展,必然导致肾阳衰。人体水液的气化、输布,主要由肾阳的蒸腾,推动来完成。若肾阳虚衰,则水液的气化失常,出现周身水肿。肾阳不足之水肿症状,有周身浮肿,腰痛膝软,畏寒肢冷,小便不利或夜尿特多,舌质淡白,而尺脉弱。《丹溪心法》中将此种水肿归之于"阴水"。本例根据临床见症,完全符合脾肾阳虚之水肿。

对水肿的治疗,张仲景强调调补脾肾之重要性。古代医家称补益为治水肿的"正法"。张景岳在《景岳全书·肿胀》篇中说:"水肿证以精血皆化为水,多属虚败,治宜温补脾肾,正法也",金匮肾气和真武汤为常用方。本着师古而不泥古的原则,考虑到其严重水肿系因血浆蛋白过低,而低蛋白血症又为大量蛋白丢失所致,尿中丢失有形成分系肾气不固。结合其为脾肾阳虚,故本证以参芪地黄汤加减。

参芪地黄汤出自清沈金鳌《沈氏尊生书·杂病源流犀烛》,卷三、卷七中均有记载"大肠痈,溃后疼痛过甚,淋沥不已,则为气血大亏,须用峻补,宜参芪地黄汤""小肠痈,溃后疼痛,淋沥不已,必见诸虚证,宜参芪地黄汤"。参芪地黄汤药物组成为人参、黄芪、熟地黄、山茱萸、山药、茯苓、牡丹皮。即六味地黄汤去泽泻加人参、黄芪,原文中治疗气血虚损,因"精血同源",方中六味地黄汤滋补肾精,加入参芪以增益气之力,为气阴双补的代表方剂。

本例中,以人参改党参,功效等同;去泽泻,避免其长期使用的肾毒性。重用黄芪 30~60g,有利尿消肿、消除蛋白尿作用,配用茯苓其作用尤为显著;《经验良方》载:"黄芪半两,茯苓一两,有利湿、益气作用。"党参补气不伤津,伍用升麻,既可升提中气,又可加速下肢水肿之消退。肉桂温阳化气以行水消肿;用芡实、菟丝子、山茱萸以固肾而保留蛋白;共用牡丹皮行气行血达到血行则水行之目的。"阴性缓,熟地非多,难以奏效。"熟地黄性静滋腻,有滞胃碍脾之弊,搭配砂仁,取其行气下达,以熟地黄入肾,又克服其碍脾胃之弊。

中医学中本无"股骨头坏死"一病名,与之相关的论述散在于各种中医经典古籍中,总结起来,其应当属于痹证、"骨蚀"、"骨萎"等范畴。痹证当有肢体关节疼痛、活动受限等不适,该患者并不适用。借助现代影像学技术等支持,股骨头坏死诊断是明确的,中医方面,本例归属于"骨蚀"范畴。《灵枢·刺节真邪》云"虚邪之入于身也深,寒与热相搏,久留而内着,寒胜其热,则骨疼肉枯。……内伤骨为骨蚀"。"瘀血内阻、血脉不通"是股骨头坏死的病机关键,治疗应以"补肾益精,活血祛瘀"为主。参芪地黄汤益肾精,补肾气,气血旺则血瘀散,气血行。在治疗过程中,始终注意顾护阴津,随证加减,患者目前病情稳定。

(七) 体会

激素是狼疮性肾炎很重要的治疗手段。但是合并激素相关股骨头坏死需警惕。在治疗上可选用半剂量糖皮质激素联合免疫抑制剂治疗,治疗过程中需关注药物副作用,及时调整。充分考虑患者的用药史有助于判断股骨头坏死的病因。当狼疮活动与股骨头坏死并存时,激素治疗应充分权衡两者轻重,因人制宜进行调整。运用中药方剂配合中医特色疗法可以有效减少激素等治疗的副作用及改善预后。随访6年,病情稳定,患者工作、日常生活均已恢复正常。

(王立新　张翼飞)

参考文献

[1] HEMMELGARN B R,MANNS B J,LLOYD A,et al. Relation between kidney function, proteinuria,and adverse outcomes [J]. JAMA,2010,303(5):423-429.

[2] AGUIAR P M,BALISA-ROCHA B J,BRITO GDE C,et al. Pharmaceutical care in hypertensive patients:a systematic literature review [J]. Res Social Adm Pharm, 2012,8(5):383-396.

[3] 张五星,周伟,张志强,等.狼疮性肾炎34例临床分析[J].临床军医杂志,2013,41 (8):791-793.

[4] MONT M A,CHERIAN J J,SIERRA R J,et al,Nontraumatic osteonecro-sis of the femoral head:where do we stand today? A ten-year up-date [J]. J Bone Joint Surg Am,2015, 97(19):1604-1627.

[5] PANTELI M,RODHAM P,GIANNOUDIS P V. Biomechanical rationale for implant

choices in femoral neck fracture fixation in the non-el-derby [J]. Injury,2015,46(3): 445-452.

［6］ ABDULKAREEM I H. Radiation-induced femoral head necrosis [J]. Niger J Clin Pract, 2013,16(1):123-126.

［7］ LI H,LIU D,LI C,et al. Exosomes secreted from mutant-HIF-1alphamodified bone-marrow-derived mesenchymal stem cells attenuate early steroid-induced avascular necrosis of femoral head in rabbit [J]. Cell Biol Int,2017,41(12):1379-1390.

［8］ 马勇,马喜洪.股骨头坏死病因、发病机制及治疗研究进展[J].医学综述,2015,21 (9):1574-1576.

［9］ NEVSKAYA T,GAMBLE M P,POPE J E. Ameta-analysis of avascular necrosis in systemic lupus erythematosus:prevalence and risk factors [J]. Clin Exp Rheumatol, 2017,35(4):700-710.

［10］ 陈镇秋,何伟,魏秋实,等.激素性股骨头坏死患者骨组织中骨代谢相关因子的表达 [J].中华关节外科杂志,2015,10(2):183-188.

［11］ JOHNSTON J C,HAILE A,WANG D Q,et al. Dexamethasone treatment alters function of adipocytes from a mesenchymal stromal cell line [J]. Biochem Biophys Res Commun, 2014,451(4):473-479.

［12］ 陈晓俊,黄俊远,陈镇秋,等.血浆硬化蛋白在股骨头坏死早期诊断及病情监测中的 应用[J].实用医学杂志,2018,34(22):3755-3758.

［13］ ZHANG J,TU Q S,BONEWALD L F,et al. Effects of miR-335-5p in modulating osteogenic differentiation by specifically downregulating Wnt antagonist DKK1 [J]. J Bone Miner Res,2011,26(8):1953-1963.

［14］ SHIGEMURA T,NAKAMURA J,KISHIDA S,et al. Incidence of osteone-crosis associated with corticosteroid therapy among different underlying diseases:prospective MRI study [J]. Rheumatology(Oxford),2011,50(11):2023-2028.

［15］ NAKAMURA J,HARADA Y,OINUMA K,et al. Spontaneous repair of asymptomatic osteonecrosis associated with corticosteroid therapy in systemic lupus erythematosus: 10-year minimum follow-up with MRI [J]. Lupus,2010,19(11):1307-1314.

［16］ ONO K,TOHJIMA T,KOMAZAWA T. Risk factors of avascular necrosis of the femoral head in patients with systemic lupus erythematosus under high-dose corticosteroid therapy [J]. Clin Orthop Relat Res,1992(277):89-97.

［17］ 姜畅,纪宗斐,华秉戬,等.激素性股骨头坏死临床与遗传风险因素的前瞻性队列研 究[J].中华骨科杂志,2021,41(14):929-937.

［18］ SHIBATANI M,FUJIOKA M,ARAI Y,et al. Degree of corticosteroid treatment within the first 2 months of renal transplantation has a strong influence on the incidence of osteonecrosis of the femoral head [J]. Acta Orthop,2008,79(5):631-636.

［19］ 中国狼疮肾炎诊断和治疗指南编写组.中国狼疮肾炎诊断和治疗指南[J].中华医 学杂志,2019(44):3441-3455.

［20］ BREEDVELD F C,DAYER J M. Leflunomide:mode of action in the treatment of rheumatoid arthritis [J]. Ann Rheum Dis,2000,59(11):841-849.

第十一章
儿童狼疮性肾炎病案

儿童型狼疮病例

一、病例资料

(一) 病史摘要

1. 基本信息

吴某,女,14 岁,2021 年 7 月 27 日入院。

2. 主诉

发现双下肢瘀斑 1 月余,发热伴关节疼痛 2 周。

3. 病史简介

患者 1 月前无明显诱因双下肢出现红斑,无瘙痒疼痛等不适,自涂抹皮炎平后可暂消退但仍反复。2 周前患者开始出现发热,最高体温超过 39.0℃,伴游走性关节疼痛,无咳嗽咽痛,无胸闷心悸,无腹胀腹痛,无尿频尿急尿痛,遂就诊于当地医院,对症退热处理后体温可下降,后发热仍反复出现,遂就诊于阳春市妇幼保健院。完善血常规:WBC:3.94×10⁹/L,HB:103g/L,PLT:248×10⁹/L;风湿相关指标检测:抗 SSB 抗体阳性,抗 U1RNP 弱阳性,AHA 阳性,抗 SSA(RO60)阳性,抗 SSA(RO52)(SSA/RO52)阳性,抗双链 DNA 抗体阳性;心脏彩超提示心包积液。外院考虑为"系统性红斑狼疮",予对症支持治疗后患者仍反复发热,建议患者转上级医院治疗。患者遂于 2021 年 7 月 19 日、7 月 26 日就诊于我院门诊,门诊医师完善检查:抗磷脂综合征抗体:IgG:23.30IU/ml,余未见异常。门诊考虑为"系统性红斑狼疮",予甲泼尼龙片 16mg q.d.、吗替麦考酚酯片 1g b.i.d.、奥美拉唑肠溶胶囊、头孢克洛缓释片口服,经治疗后患者发热未再反复,关节疼痛好转,门诊医师建议患者住院系统治疗,遂以"系统性红斑狼疮"为诊断收入院。

入院症见：神清，精神稍倦，左足散在瘀斑，边界清晰，无发热恶寒，无关节疼痛，无口腔溃疡，无脱发，甲周无红斑，无胸闷心悸，无腹胀腹痛，无口干口苦，纳差，眠可，二便调。

既往史：2020 年 7 月因发热于阳春市妇幼保健院住院，住院期间查血常规 Hb 61g/L，予输注红细胞悬液 4U。否认糖尿病、高血压、冠心病、肾病等内科疾病病史，否认肝炎、结核等传染病史，否认手术、重大外伤史。个人史和家族史无特殊。否认药物过敏史。

（二）体格检查

体温 36.6℃，心率 78 次/min，呼吸 18 次/min，血压 103/71mmHg。意识清醒，精神稍倦，发育正常，形体适中，步行入院，自动体位。左足散在瘀斑，边界清楚，肤温正常，雷诺征阴性，余全身皮肤未见皮疹及出血点，巩膜未见黄染，全身浅表淋巴结未触及肿大。头颅五官无畸形，双瞳孔等大等圆，直径约 3mm，对光反射灵敏，头颅五官端正无异常，口唇无发绀，伸舌居中，咽无充血，双扁桃体无肿大。颈软无抵抗，颈静脉无怒张，肝-颈静脉回流征（–）。气管居中，甲状腺未扪及肿大。胸廓对称，双侧呼吸活动度一致，双肺呼吸音清，双肺未闻及干湿啰音。心前区无隆起，无抬举样搏动，心界无扩大，心率 78 次/min，律齐，各瓣膜听诊区未闻及病理性杂音。腹部软，全腹无压痛及反跳痛，肝脾肋下未触及，墨菲征（–），麦氏点压痛（–），肠鸣音正常。双输尿管行程无压痛，双肋脊点、肋腰点无压痛，双肾区叩击痛（–）。脊柱四肢无畸形，四肢肌力、肌张力正常。神经系统检查：生理反射存在，病理反射未引出。舌淡红，苔白腻，边有齿痕，脉细滑。

（三）辅助检查

1. 实验室检查

尿常规：白细胞酯酶 ++，潜血 +++，蛋白质 1+，白细胞计数 38.3 个/μl，红细胞计数 363.0 个/μl。24 小时尿量 2 600ml/24h，24h 尿蛋白总量：1 115.4mg/24h。尿蛋白-肌酐比值：1.377mg/g。

血常规：HB 102g/L，PLT 485×10^9/L；ESR 57mm/h；生化：血脂 TG 7.01mmol/L；凝血功能：D-二聚体 1.28mg/LFEU；C 反应蛋白、降钙素原、感染 5 项、输血 4 项、甲状腺功能、粪便常规未见异常。

免疫学指标检测：免疫功能：IgA 2.80g/L，IgG 31.30g/L，IgM 1.37g/L，C3 0.31g/L，C4 0.02g/L。自身免疫抗体：ANA 阳性，抗核糖体 P 蛋白抗体 533AU/ml，抗组蛋白抗体 502AU/ml，抗核小体抗体 474AU/ml，抗 SSA（Ro-60）抗体 392AU/ml，抗 Ro-52 抗体 360AU/ml，抗 SSB 抗体 840AU/ml，抗 Scl-70

抗体 127AU/ml,抗增殖细胞核抗原抗体 114AU/ml,抗双链 DNA 抗体(定量)900IU/ml,抗双链 DNA 抗体(定性)阳性(1∶32);抗人球蛋白阳性(+)。抗 β2 糖蛋白 I 抗体(IgG)24.70CU。外周血细胞形态:中性分叶核百分比 77.0%,淋巴细胞百分比 18.0%,嗜酸性粒细胞百分比 0.0%;淋巴细胞亚群 T 淋巴细胞(CD3$^+$)53.19%,CD4$^+$T 淋巴细胞(CD3$^+$、CD4$^+$)30.71%,B 淋巴细胞(CD3~CD19$^+$)44.56%,NK 细胞(CD3~CD16$^+$、CD56$^+$)1.85%。风湿 3 项、血管炎 3 项未见明显异常。

2. 其他检查

泌尿系彩超:右肾大小约 85mm×34mm,实质厚约 12mm;左肾大小约 87mm×35mm,实质厚约 13mm。双侧输尿管未见扩张,膀胱内未见明显异常回声。肾动脉彩超:双肾动脉未见异常。心电图:窦性心律不齐;胸部 X 线检查:心肺未见异常。心脏彩超:EF:69%,心内结构见明显异常,左室收缩舒张功能正常,少量心包积液。腹部彩超:肝脏、胆囊、胰腺、脾脏未见明显异常声像。骨髓穿刺:未见异常。

(四) 诊断分析

1. 西医方面

本例患者为儿童,临床表现为多系统损害——肾脏损害、血液系统损害,伴有抗核抗体、抗双链 DNA 抗体等自身抗体阳性,低补体血症,符合 2019 年欧洲抗风湿病联盟(EULAR)联合美国风湿病学会(ACR)关于 SLE 的分类标准,该患者 SLE 诊断成立。同时该患者尿蛋白总量 >500mg/24h,LN 诊断明确。

2. 中医方面

《金匮要略》曰:"阳毒之为病,面赤斑斑如锦文,咽喉痛,唾脓血。五日可治,七日不可治,升麻鳖甲汤主之。阴毒之为病,面目青,身痛如被杖,咽喉痛。五日可治,七日不可治,升麻鳖甲汤去雄黄、蜀椒主之。"阴阳毒,乃疫疠邪毒由口鼻侵入人体、直中营血而出现肌肤发斑、咽喉疼痛等症候的病证。

患者久居岭南湿热之地,感受湿热之邪,湿气郁于肌肤,发为本病。患者素体脾虚,运化无力,故见纳差、神疲;脾虚运化失常,水湿内生,聚于下肢局部,阻滞气血运行故见瘀斑。舌淡红,苔白腻,边有齿痕,脉细滑皆为脾虚湿蕴之象。综上所述,病因为脾气亏虚,运化无力,水湿蕴结皮肤,病机为脾虚湿蕴,本病病位在肌肤,病性属虚实。

（五）最后诊断

1. 中医诊断

阴阳毒（脾虚湿蕴证）

2. 西医诊断

（1）系统性红斑狼疮

狼疮性肾炎

（2）轻度贫血

（六）治疗经过及随访

患者系统性红斑狼疮诊断明确，入院查抗双链 DNA 抗体：900IU/ml，ANA：阳性，C3：0.31g/L，C4：0.02g/L；尿蛋白-肌酐比值：1.377mg/g；尿常规：白细胞酯酶：++，潜血：+++，蛋白质：1+。结合患者症状及辅助检查，进行 SLEDAI 评分：尿蛋白 >500mg/24h（4 分），血尿 >5 个/HPF（4 分），双链 DNA 抗体通过 farr 法测定高于正常范围（2 分），低补体（2 分），关节痛（4 分），心包积液（2 分），发热（1 分）为 19 分，考虑患者为狼疮重度活动状态，于 2021 年 8 月 2 日开始甲泼尼龙 0.5g i.v.gtt. 3 天冲击治疗，吗替麦考酚酯胶囊 0.5g b.i.d.，于 8 月 5 日开始改甲泼尼龙片 32mg q.d. 口服，2021 年 8 月 5 日行第 1 程贝利尤单抗（360mg i.v.gtt.）治疗。出院后维持甲泼尼龙联合吗替麦考酚酯胶囊、贝利尤单抗的长期治疗方案，甲泼尼龙规律逐渐减量，共行 12 程贝利尤单抗（360mg i.v.gtt.）治疗，同时全程配合三芪口服液益气活血。

2021 年 10 月 4 日复查抗双链 DNA 抗体：176IU/ml，ANA：阳性，补体正常，尿常规未见明显异常，尿蛋白-肌酐比值：0.062mg/g。维持甲泼尼龙片 4mg q.d.，吗替麦考酚酯胶囊 0.25g b.i.d.、三芪口服液治疗，门诊随诊，复查尿常规，未见蛋白尿复发。

中医方面，患者以精神疲倦、纳差为主，脾气虚亏虚，后天失养，则水谷无以运化，气血不足，则精神疲惫；脾虚亏虚，不得运化，则纳差中焦气滞；脾虚水湿不运，中焦湿盛，则见苔白腻，脉细滑。辨证为脾虚湿蕴证，治以标本兼治为则，以健脾化湿为法，中药拟参苓白术散加减，组方：党参 10g，茯苓 10g，白术 10g，白扁豆 10g，陈皮 6g，莲子 10g，山药 10g，薏苡仁 10g，砂仁 5g（后下），桔梗 10g，甘草 6g。其中以党参补气，健脾益胃，白术、茯苓燥湿健脾，莲子补脾益气，山药、白扁豆、薏苡仁健脾祛湿，陈皮理气燥湿，砂仁化湿和胃，桔梗宣肺养肺，提壶揭盖，甘草调和诸药。

二、讨论与诊治体会

(一) 认识儿童系统性红斑狼疮的临床意义

儿童系统性红斑狼疮(childhood systemic lupus erythematosus, cSLE)是一种侵犯多系统和多脏器的自身免疫性疾病,患儿体内存在以抗核抗体(ANA)为代表的多种自身抗体。中国 SLE 的患病率为 30/10 万~70/10 万,cSLE 占总 SLE 病例数的 10%~20%,cSLE 占儿童风湿病的 15%~25%。与成年期发病的患者相比,儿童更易出现肾脏、血液及神经系统受累,cSLE 病情更为凶险,具有更高的疾病活动性和药物负担,脏器损伤更严重,重要脏器,如肾脏、心血管和神经精神疾病的发病率更高,导致与疾病相关的致残和致死率更高,带来非常沉重的家庭和社会负担。儿童临床出现肾脏受累者约占 50%~80%,其中约 22% 病例发展为肾功能不全。狼疮肾脏损害多发生在肾外症状出现的同时或于起病 2 年内,少数患儿狼疮性肾炎的症状可出现于肾外症状之前,临床表现可为无症状性蛋白尿和/或血尿、肾炎综合征、肾病综合征,甚至急进性肾小球肾炎。

此患者表现为关节症状,并发热、血液系统损伤,及出现肾脏损伤表现:血尿和蛋白尿,已经侵犯多系统。属于重度狼疮活动,相对成人病情更为凶险,同时治疗还要考虑后期对发育的影响和疾病相关药物相关的致残率,故治疗更为复杂。

(二) 儿童狼疮性肾炎免疫发病机制

遗传因素与环境因素相互作用,使患者免疫反应异常,导致了系统性红斑狼疮的发生。各种致病机制研究较多,未能达成统一认识。

1. 自身抗体及其免疫复合物在肾脏沉积

狼疮性肾炎的核心致病过程为自身抗体及其免疫复合物沉积在肾脏,引发慢性炎症浸润,逐步破坏肾脏的结构与功能。自身抗体的产生是狼疮性肾炎发病的基础,其中抗双链 DNA 抗体是最常见的自身抗体,可作为狼疮性肾炎治疗有效性的可靠生物标志物。抗双链 DNA 抗体与肾脏细胞的结合可介导下游炎症和纤维化过程,从而破坏肾小球和肾小管间质的结构和功能完整性。抗双链 DNA 抗体与巨噬细胞结合可激活 Toll 样受体 4、核因子 κB(NF-κB)和 NOD 样受体家族蛋白 3 结构域炎性小体信号通路,造成巨噬细胞凋亡,加强细胞因子的分泌并释放活性氧,从而损伤肾组织。

2. 补体系统

作为先天免疫与适应性免疫系统之间的桥梁补体系统,在 LN 的发病机制中具有双重作用,既能提供针对 LN 的保护作用,又可驱动其大部分病理改变的发展。补体介导的针对 SLE 保护的最佳证据可能是经典途径补体成分中的遗传缺陷,特别是补体 C1q 和 C4,是 SLE 患者最大的遗传风险因素之一。补体还可通过与红细胞补体受体 1(CR1)或类似 CR1 样蛋白的相互作用介导循环免疫复合物的清除。由于免疫复合物的沉积,补体的经典途径被激活,导致多种补体沉积及可溶性补体的释放,浸润的白细胞通过白细胞补体受体结合这些补体蛋白,释放促炎症介质和组织损伤因子,如活性氧和组织降解蛋白酶等。这些因素及膜攻击复合物的形成损害内皮细胞和肾小球基底膜。肾小球足细胞损伤,导致滤过屏障的损伤和蛋白尿的产生。

3. 免疫细胞在 LN 发展中的作用

(1) 中性粒细胞是先天免疫系统的关键成分,参与了炎症和感染过程。中性粒细胞的不当激活将释放蛋白酶、组织损伤因子和活性氧物质,导致 LN 患者的组织损伤。同时,活化的中性粒细胞可释放大量细胞因子和趋化因子,导致免疫调节障碍。

(2) 树突细胞(dendritic cell,DC):DC 是功能强大的专职抗原提呈细胞,不同巨噬细胞亚群和至少 3 种不同 DC 表型存在于健康肾脏中,LN 与较低数量的循环经典 DC 和浆细胞样 DC 相关,但在肾小球和肾间质中数量增加。在 LN 患者血清、生发中心和炎症组织中均发现了高水平的凋亡细胞,来自这些凋亡细胞的自身 RNA 和 DNA 通过 TLR 9 或 TLR7 的参与诱导了浆细胞样 DC 的 IFN-1 持续产生。由 DC 产生的 IFN-1 以自分泌方式促进其自身的活化和成熟,从而诱导 B 淋巴细胞增殖、分化,促进自身抗体的产生,激活 T 淋巴细胞而加重组织损伤;且产生新的自身抗原。抗原抗体形成复合物沉积于肾脏而加重肾脏损害,由此形成恶性循环。

(3) 经典 T 淋巴细胞与 B 淋巴细胞的相互作用:未成熟 B 淋巴细胞通过 B 淋巴细胞受体和 TLRS 下游的整合信号而激活。B 淋巴细胞受体识别含有 RNA 或 DNA 的特异性抗原,然后激活 B 淋巴细胞。活化的 B 淋巴细胞通过 T 淋巴细胞抗原受体与 CD4$^+$T 淋巴细胞相互作用。活化的 B 淋巴细胞分泌细胞因子、肿瘤坏死因子(TNF)、γ-IFN 和 IL-10。B 淋巴细胞活化因子(BAFF)也参与了 T 淋巴细胞与 B 淋巴细胞相互作用,BAFF 的过度表达促进 B 淋巴细胞增殖并延长自身反应性 B 淋巴细胞的存活时间。

(4) 辅助性 T 淋巴细胞 1(Th1)/辅助性 T 淋巴细胞 2(Th2)失衡:Th 是 CD4$^+$T 淋巴细胞亚型,Th 可根据不同细胞因子分泌分为 Th1 和 Th2,其调节过程是一个动态过程。在正常情况下,2 种细胞通过细胞因子相互调节和抑制,以维持免疫平衡。在 SLE 患者中这种平衡被打破。

(5) Th17/调节性 T 细胞(Tregs)失衡:Th17 细胞是效应 $CD4^+T$ 淋巴细胞群,Tregs 能调节效应 T 淋巴细胞功能,维持免疫稳态和调节自身免疫。在正常条件下 Th17 和 Tregs 处于动态平衡状态,而在 SLE 患者中这种平衡状态被破坏。

与一般 SLE 患者相比,本例患者存在以下特殊的地方:①该系统性红斑狼疮患者为儿童;②该患者发病累及肾脏;③抗双链 DNA 抗体滴度高。其治疗方案为激素联合吗替麦考酚酯胶囊、12 程贝利尤单抗。经治疗后,患者尿常规转阴,尿蛋白总量 <500mg/24h,狼疮性肾炎控制良好。

(三) 治疗与预后

1. 西医方面

(1) 对症治疗:首先是对症支持治疗,应关注系统性红斑狼疮性肾炎和全身并发症的处理,包括维持水、电解质及酸碱平衡、纠正贫血、补钙等对症支持治疗。

(2) 羟氯喹:抗疟药物是治疗 cSLE 患儿的免疫治疗方案的基础用药,与糖皮质激素联用可减少激素的剂量及相应临床症状。推荐所有 cSLE 患儿需加用羟氯喹(HCQ)治疗,剂量为 5mg/(kg·d),可 1 次或分 2 次服用,用药 1~2 个月疗效达到高峰。但长期使用抗疟药物需注意视网膜病变,建议在开始 HCQ 的第 1 年进行基线眼科检查,而后每半年或 1 年进行 1 次眼科筛查,其中应包括色觉、视野及眼底检查。

(3) 免疫抑制剂:免疫抑制剂的使用可降低激素的累积剂量,控制疾病活动,提高临床缓解率,并可预防疾病复发。对于活动性Ⅲ/Ⅳ型 LN 的初始治疗推荐:建议活动性Ⅲ或Ⅳ型 LN 患者,无论是否伴有膜性肾病,首选 GC 联合低剂量静脉注射环磷酰胺或 MPAA。当肾脏和肾外疾病明显改善时,可考虑在短疗程的甲泼尼龙冲击治疗后采用小剂量 GC 治疗方案。对于不孕症风险高的患者和有中、高度环磷酰胺暴露的患者以及亚洲、西班牙或非洲裔患者,应首选 MPAA 为基础的方案。因受到患儿依从性、配合度等限制,最终未对该患儿进行肾穿刺活检,但从临床症状、实验室检查等进行 SLEDAI 评分(19 分,见 “治疗经过及随访” 部分),可得出狼疮重度活动的结论,该患儿正处于青春期,生殖系统正处于发育时期,环磷酰胺的使用有导致不孕、影响生殖系统发育的可能,因此最终给该患儿制定口服吗替麦考酚酯胶囊的治疗方案。

(4) 糖皮质激素:激素在治疗 LN 中发挥着至关重要的作用。激素的剂量及用法取决于肾脏损伤的类型、活动性、严重程度及其他器官损伤的范围和程度。患儿虽未进行肾穿刺活检,但根据 SLEDAI 评分为重度狼疮活动,遂诱导治疗方案中,先予甲泼尼龙 250mg 冲击治疗三天,后改甲泼尼龙 32mg 口服[泼尼松 1mg/(kg·d)],同时配合贝利尤单抗、吗替麦考酚酯联合治疗,患者血尿、蛋白尿逐渐缓解,补体正常,抗双链 DNA 抗体转阴,无关节痛、发热等表现。期间激素逐渐减量,经历半年诱导治疗,至 2022 年 1 月,患儿尿检阴性,口服激素量已减量至甲泼尼龙 8mg q.d.。因激素可产生诸多不良反应,尤其对处于生长发育期儿童,长期服用大量激素可导致骨密度下降,影响钙质吸收,导致骨骺线提前闭合,使得患儿身高矮小;或使患儿出现性早熟,使月经提早来潮、乳房发育等;或导致患儿免疫力低下,从而诱发感染甚至重症感染。而该患儿在联合了贝利尤单抗治疗后,可使治疗过程中激素快速减量,同时又能保证疾病缓解及避免疾病复发,且在用药过程中,该患儿并未出现上述所提及的不良反应。

(5) 靶向性生物制剂:贝利尤单抗(BeLimumaB)贝利尤单抗是 B 淋巴细胞刺激因子(B Lymphocyte Stimulator,BLyS)的特异性抑制剂,能与可溶性 BLyS 结合,阻止其与 B 淋巴细胞表面受体结合,从而抑制 B 淋巴细胞存活增殖并分化成产生免疫球蛋白的浆细胞。推荐用法为静脉滴注贝利尤单抗(10mg/kg,前 3 次每 2 周给药 1 次,随后每 4 周给药 1 次),可降低严重复发风险和激素用量,提高临床缓解率,延缓器官损伤。活动期患者尽早加用贝利尤单抗可能会改善预后。有一项针对活动性系统性红斑狼疮儿童患者的双盲、安慰剂对照试验,旨在评估静脉注射贝利尤单抗 10mg/kg 的疗效、安全性和 PK 特征。在第 52 周,相对于安慰剂,接受贝利尤单抗治疗的患者中达到 SRI4(为 SLE 成人患者开发的工具,经验证可用于评估 SLE 儿童患者的改善情况)主要疗效终点的患者比例在数值上更高。贝利尤单抗应答率,相对于安慰剂,与针对 SLE 成人患者的贝利尤单抗Ⅲ期试验结果一致,而且严重复发风险更低的结果也一致。贝利尤单抗耐受性良好;安全性特征与成人 SLE 患者中的观察结果一致。但该结果不适用于活动性中枢神经系统 SLE 或急性重度狼疮性肾炎,或全身泼尼松(或同等剂量)>1.5mg/(kg·d^{-1}) 的患儿。

2. 中医方面

该患者主要临床表现为皮肤红斑、水肿、血尿、蛋白尿等,阴虚、热毒、瘀血为本病的关键病机。因此早期邪毒炽盛,治疗原则总以清热解毒、祛邪扶正为法;后期毒邪耗伤正气,阳气衰败或阴阳两虚,治疗当以益气固本、扶正补虚。

患者为青少年,久居岭南湿热之地,感受湿热之邪,湿气郁于肌肤,发为本病。患者素体脾虚,运化无力,故见纳差、神疲;脾虚运化失常,水湿内生,聚于下肢局部,阻滞气血运行故见瘀斑。舌淡红,苔白腻,边有齿痕,脉细滑皆为脾虚湿蕴之象。

此病案病机为脾虚湿蕴,患者纳差、贫血、皮下瘀斑均为脾虚之象,脾胃运化水谷,生化精微物质和脾统血的功能失常,故先予参苓白术散加减,健脾祛湿,后期脾胃之气逐渐恢复,则以三芪口服液益气活血。该患儿住院治疗时,已无发热,关节疼痛,皮肤发斑等邪热炽盛、正邪相争、迫血妄行的症状,而是出现精神疲倦、纳差,舌淡红苔白腻,脉细滑等一派虚象。考虑患者前期,邪气太盛,耗伤正气,加之治疗上以祛邪为主,攻伐太过,损伤脾胃之气,而导致脾胃运化失司,不能运化水谷,生成精微,化生气血,而水液不运,停滞不前,则生痰湿,从而加重脾胃负担。故中药予参苓白术散加减,健运脾胃,化痰渗湿。后续患儿脾胃功能逐渐恢复,胃口变好,但仍精神疲倦,复查小便仍有少许蛋白,考虑患儿兼有肾气虚,不能固摄精微物质,故予参芪地黄汤,益气补肾,涩精固肾。出院后门诊继续予三芪口服液益气活血,巩固疗效。

(四) 体会

系统性红斑狼疮患儿,临床特点为多系统、多器官损害,临床表现多样,首发症状各异。少数病例呈急性起病,大部分患儿为亚急性起病,需要关注其累及系统,防止并发症,用药后需及时进行评估、慢病管理,运用中药方剂配合中医特色疗法可以有效减少激素等治疗的副作用及改善预后。本案患儿开始为急性起病,主要表现在全身、皮肤、关节、肾脏方面,经过门诊免疫抑制治疗后症状可缓解,但肾脏损害仍在,入院经评估后予激素加贝利尤单抗治疗,狼疮性肾炎可控制。中医方面,患儿住院时已从正邪相争转变成正虚为主的表现,此时治疗当以扶正为主,而患者主要表现为脾肾气虚,但当下以应先补脾,补肾过于滋腻恐有碍脾胃,予参苓白术散加减。待患儿脾胃功能恢复后,如胃口好转,则以健脾补肾为主,予参芪地黄汤加减,门诊配合三芪口服液继续益气活血。帮助患儿在长期病程中提高免疫力,提高生活质量。

(郑婷婷 游东欣 彭钰)

参考文献

［1］ BRAGAZZI N L,WATAD A,DAMIANI G,et al. Role of anti-DNA auto-antibodies as biomarkers of response to treatment in systemic lupus erythematosus patients:hypes and hopes. Insights and implications from a comprehensive review of the literature［J］. Expert Rev Mol Diagn,2019,19(11):969-978.

［2］ ZHANG H,FU R,GUO C,et al. Anti-dsDNA antibodies bind to TLR4 and activate NLRP3 inflammasome in lupus monocytes/macrophages［J］. J Transl Med,2016,14(1):156.

［3］ BAO L,CUNNINGHAM P N,QUIGG R J. Complement in Lupus Nephritis:New Perspectives［J］. Kidney Dis(Basel),2015,1(2):91-99.

［4］ TRUEDSSON L,BENGTSSON A A,STURFELT G. Complement deficiencies and systemic lupus erythematosus［J］. Autoimmunity,2007,40(8):560-566.

［5］ ARORA V G R,KUMAR A,ANAND D,DAS N. Relationship of leukocyte CR1 transcript and protein with the pathophysiology and prognosis of systemic lupus erythematosus a follow-up study.pdf［J］. Lupus,2011,20(10):8.

［6］ BIRMINGHAM D J,HEBERT L A. The Complement System in Lupus Nephritis［J］. Semin Nephrol,2015,35(5):444-454.

［7］ SMITH C K,KAPLAN M J. The role of neutrophils in the pathogenesis of systemic lupus erythematosus［J］. Curr Opin Rheumatol,2015,27(5):448-453.

［8］ FIORE N,CASTELLANO G,BLASI A,et al. Immature myeloid and plasmacytoid dendritic cells infiltrate renal tubulointerstitium in patients with lupus nephritis［J］. Mol Immunol,2008,45(1):259-265.

［9］ SHAO WH C P. Disturbances of apoptotic cell clearance in systemic lupus erythematosus. pdf［J］. Arthritis Res Ther,2011,13(1):1.

［10］ SANTIAGO-RABER M L,BAUDINO L,IZUI S. Emerging roles of TLR7 and TLR9 in murine SLE［J］. J Autoimmun,2009,33(3/4):231-238.

［11］ ELKON K B,WIEDEMAN A. Type I IFN system in the development and manifestations of SLE［J］. Curr Opin Rheumatol,2012,24(5):499-505.

［12］ LORENZ G,ANDERS H J. Neutrophils,Dendritic Cells,Toll-Like Receptors,and Interferon-alpha in Lupus Nephritis［J］. Semin Nephrol,2015,35(5):410-426.

［13］ MA J,YU J,TAO X,et al. The imbalance between regulatory and IL-17-secreting CD4[+] T cells in lupus patients［J］. Clin Rheumatol,2010,29(11):1251-1258.

［14］ BRUNNER H I,ABUD-MENDOZA C,VIOLA D O,et al. Safety and efficacy of intravenous belimumab in children with systemic lupus erythematosus:results from a randomised, placebo-controlled trial［J］. Ann Rheum Dis,2020,79(10):1340-1348.

第十二章
狼疮性肾炎伴发恶性肿瘤

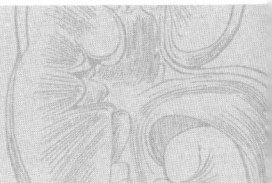

第一节 狼疮性肾炎伴发肺癌

一、病例资料

（一）病史摘要

1. 基本信息

吴某,女,29 岁,2021 年 6 月 30 日入院。

2. 主诉

反复颜面红斑、四肢关节红肿 2 年余。

3. 病史简介

患者 2019 年 5 月首次发病,以颜面红斑伴四肢关节红肿为主症,当地医院完善检查后诊断为"系统性红斑狼疮(SLE)",予足量激素联合吗替麦考酚酯(MMF)方案治疗,患者症状可改善。2019 年 8 月至 2021 年 1 月期间激素缓慢减量。2021 年 1 月下旬患者再发颜面红斑伴关节肿痛,进行性加重并出现双下肢浮肿。2021 年 4 月于当地医院检查提示尿蛋白总量 2 500mg/24h,血白蛋白 28g/L,补体(C3)0.35g/L,C4 0.03g/L 均下降,ANA 抗体滴度 1∶640,抗双链 DNA 抗体升高至 97IU/ml,伴抗核糖体 P 蛋白抗体、抗 U1RNP 自身抗体、抗 SM 抗体、SSA 抗体阳性,考虑合并狼疮性肾损害,加用环孢素(50mg b.i.d. p.o.),症状改善不明显。2021 年 6 月因上呼吸道感染停用激素和 MMF,患者为进一步系统诊治至我科就诊。入院时患者可见颜面散在红斑,双侧肘关节、膝关节红肿伴轻度疼痛、脱发,双下肢轻度凹陷性浮肿伴明显泡沫尿;检验结果提示血肌酐正常,24 小时尿蛋白总量高达 17 000mg/24h,血浆白蛋白下降至 17g/L,考虑继发性肾病综合征。完善相关检查及肾穿刺活检后明确诊断为增生性伴膜性狼疮性肾炎。予激素静脉冲击后(0.5g×3 天),后改用半量激素口服及环磷酰胺静脉（1g i.v.gtt. 每月 1 次 ×6 程）诱导方案，联合应用贝利尤单抗（600mg i.v.gtt. 每月 1 次 ×8 程）及羟氯喹口服调节免疫，中药复方汤剂治疗先后予益气养阴、健脾补肾和利水清热之品。经半年诱导治疗后，根据 KDIGO 指南临床疗效评价达到完全缓解，狼疮活动度评分符合轻度活动水平。但 2021 年 7 月至 2022 年 1 月动态查胸部 CT 发现右下肺前基底段亚实性结节，不排除早期原位癌可能。患者为综合制定狼疮性肾炎维持期方案住院系统评估。

（二）体格检查

体温：36.3℃ 心率：98 次/min 呼吸：20 次/min 血压：116/76mmHg

无贫血貌，口腔无溃疡，双肺呼吸音清，未闻及明显干湿啰音，双侧肋脊点、肋腰点压痛阴性，双肾区叩击痛（-），颜面、双下肢无浮肿。少许脱发，两颧处少许红斑，四肢关节无红肿畸形。

舌淡红，苔薄黄，脉细数。

（三）辅助检查

1. 实验室检查

（1）2021 年 6 月—7 月首次住院期间

1）血常规：白细胞计数 9.86×10⁹/L，红细胞计数 4.38×10¹²/L，血红蛋白 129g/L，血小板计数 313×10⁹/L。

2）尿常规：尿蛋白 +++，尿潜血 ++，尿红细胞计数 33 个/hp，上皮细胞 +。

3）其他：输血 4 项、抗磷脂综合征抗体、类风湿抗体、抗人球蛋白、血管炎 3 项均阴性。

（2）2021 年 12 月

肿瘤标志物：AFP、CA125、CA15-3、CA19-9、NSE、SCC 鳞癌抗原、细胞角蛋白 19 片段、胃泌素释放前肽正常，CEA 7.75ng/ml。

（3）生化、风湿免疫等指标检测结果见表 12-1。

表 12-1　实验室指标变化表

	血肌酐/ μmol·L⁻¹	尿蛋白 总量/ g·24h⁻¹	尿红细胞计数/ 个·hp⁻¹	血白蛋白/ g·L⁻¹	C3/ g·L⁻¹	C4/ g·L⁻¹	CH50/ g·L⁻¹	ANA 抗体滴度	抗双链 DNA 抗体/ IU·ml⁻¹
2021 年 7 月	40	17.2	33	17.1	0.43	0.04	5	1：1 000	1：10
2021 年 9 月	43	4.5	2.6	21.1	1.15	0.25	28	1：320	阴性

	血肌酐/ μmol·L⁻¹	尿蛋白 总量/ g·24h⁻¹	尿红细 胞计数/ 个·hp⁻¹	血白 蛋白/ g·L⁻¹	C3/ g·L⁻¹	C4/ g·L⁻¹	CH50/ g·L⁻¹	ANA 抗 体滴度	抗双链 DNA 抗体/ IU·ml⁻¹
2021 年 12 月	45	1.2	393.4	28.5	1.11	0.24	36	1 : 320	阴性
2022 年 1 月	42	0.6	0	33.9	1.19	0.25	36	1 : 320	阴性
2022 年 2 月	48	0.3	0	32.4	1.05	0.21	29	1 : 320	阴性

2. 其他检查

(1) 2021 年 6 月—7 月首次住院期间第 1 次检查:泌尿系彩超:双肾未见明显异常。心脏彩超:EF:67%,FS:37%,二尖瓣少量反流,三尖瓣少量反流。胸部螺旋 CT 平扫:右肺下叶前基底段磨玻璃结节(直径约 0.6cm),建议 6~12 个月复查。

(2) 2021 年 12 月第 2 次复查:胸部螺旋 CT 平扫:①右肺下叶前基底段磨玻璃小结节(直径约 0.6cm),与前对比大致相仿,原位癌能性大;②右肺下叶前基底段实性小结节(直径约 0.2cm),考虑炎性肉芽肿。

(3) 2022 年 1 月第 3 次复查:胸部螺旋 CT 平扫:①右下肺前基底段亚实性结节(直径约 0.9cm),考虑早期微浸润癌可能,建议胸外科会诊;②双肺多发微小实性结节(大者直径约 0.3cm),建议短期(3~6 个月)复查。

(四) 肾脏病理活检(2021 年 7 月 1 日)

免疫荧光:检及肾小球 4 个,IgA-,IgG++,IgM-,C3++,Clq++,FRA-,Kappa 链 +,Lambda 链 ++,HBsAg 未检,HBcAg 未检,沉积方式:系膜区团块状沉积。

光镜检查:共检及肾小球 34 个。其中肾小球球性硬化:1 个。肾小球节段性硬化:0 个。肾小球新月体形成:0 个。肾小球系膜基质呈弥漫性轻度增生。毛细血管内皮细胞未见明显增生。毛细血管基底膜呈节段性空泡变性。肾小球内未见明显嗜复红蛋白沉积。肾小管上皮细胞呈弥漫性空泡变性及颗粒变性。肾间质未见明显病变。肾小动脉未见明显病变。

光镜病理诊断:结合临床,符合轻度系膜增生性狼疮性肾炎(Ⅱ型)。待电镜进一步检查评估足细胞损伤程度并结合临床除外合并狼疮性足细胞病的可能。

电镜病理诊断:结合临床、光镜和免疫荧光检查结果,符合增生性狼疮性肾炎伴膜性狼疮性肾炎。

（五）诊断分析

1. 西医方面

（1）系统性红斑狼疮、狼疮性肾炎：患者育龄期女性，以颜面红斑、四肢关节红肿、双下肢浮肿伴泡沫尿为主诉，体格检查同时发现非瘢痕性脱发和两个以上关节肿胀（滑膜炎），既往检查提示抗核抗体（ANA）滴度升高、抗 Sm 抗体、抗双链 DNA 抗体均阳性，C3、C4 均明显下降，尿蛋白定量提示大量蛋白尿，尿蛋白总量最高 17 000mg/24h，肾脏穿刺活检病理提示增生性狼疮性肾炎伴膜性狼疮性肾炎（Ⅱ+Ⅴ型）病理改变，根据 2019 年 EULAR/ACR 狼疮分类标准，总得分为 28 分，患者首诊临床表现符合系统性红斑狼疮诊断，结合肾活检结果狼疮性肾炎诊断明确。

（2）肺占位性病变：患者为青年女性，无烟酒嗜好及职业环境暴露史，既往无反复咳嗽咳痰、咯血胸痛、喘息等呼吸道症状，半年内动态复查胸部提示右肺下叶基底段结节体积缓慢增大，肿瘤标志物 CEA 轻度升高，肺占位性病变诊断明确，需进一步完善相关检查明确病变性质。

2. 中医方面

辨病依据：阴阳毒病名出自《金匮要略》，主要指因感受毒邪所致阴阳失调，以面部红斑为特征，伴有咽痛口疮、肌肉关节疼痛，以及脏腑虚损的一类病证。患者以反复颜面红斑、四肢关节红肿为初始症状，可归属中医"阴阳毒"疾病范畴。

辨证依据：患者疲倦乏力、舌淡、脱发为气阴两虚、机体失养之象；夜尿多、小便夹有泡沫为气虚不固，精微下注之象；面部红斑，多食，苔薄黄，脉细数为阴虚内热之象，病性属本虚标实。

（六）最后诊断

1. 中医诊断

阴阳毒（气阴两虚证）

2. 西医诊断

（1）系统性红斑狼疮

狼疮性肾炎（增生性狼疮性肾炎合并膜性狼疮性肾炎）

（2）肺占位性病变（右肺下叶，AIS 可能）

（七）治疗经过及随访

西医方面，2022 年 2 月患者复查胸部 CT 影像学检查发现右肺下叶基底段结节体积较前增大外，双肺同时可见多发微小实性结节，完善相关检查排除肺部感染、系统性红斑狼疮继发肺血管炎改变后,结合胸外科会诊意见,考虑肺早期微浸润癌可能性大,建议择期行微创手术治疗进一步明确肺占位性病变性质。因患者有择期手术意愿,故于 2022 年 2 月起口服激素按疗程减量至 8mg q.d.,继续使用贝利尤单抗和羟氯喹,停用环磷酰胺,监测狼疮性肾炎活动度变化,并为行胸部微创手术作准备。

2022 年 5 月初再次住院评估,24 小时尿蛋白总量稳定在 300mg/24h,尿常规尿红细胞阴性,血浆白蛋白继续上涨至 38.5g/L,补体保持正常水平,抗 Sm 抗体、抗双链 DNA 抗体阴性,狼疮活动度评分提示活动度低,考虑狼疮性肾炎病情控制稳定,继续维持低剂量激素联合贝利尤单抗方案治疗。患者于 2022 年 5 月 13 日于外院行胸腔镜肺叶节段切除术 + 荧光透视的计算机辅助外科手术,术程顺利,肺组织病理结果提示右肺下段基底段结节为肺微小浸润性腺癌,术后予消炎、补液、祛痰治疗。

2022 年 6 月,术后 1 个月住院复查显示狼疮性肾炎病情稳定,尿蛋白总量 200mg/24h,ANA 抗体、抗 Sm 抗体阳性,补体水平正常。肿瘤标志物 CEA 水平下降至 5.8ng/ml,胸部 X 线检查提示右下肺金属致密影,符合术后改变,术区少许渗出,右侧胸腔少量积液。除维持原低剂量激素联合贝利尤单抗用药外,加用他克莫司(1mg b.i.d.)用于狼疮性肾炎维持期抑制免疫。

2022 年 8 月复查尿常规尿蛋白阴性,血白蛋白、血肌酐正常,ANA 抗体、抗 Sm 抗体阳性,补体水平正常。羟氯喹减量为 0.2g q.d.。2022 年 11 月,他克莫司减量至 1.5mg q.d.。

中医方面,患者 2022 年 6 月术后出现乏力明显,虚汗,容易感冒,耳鸣腰酸,头晕眠差,脸部红斑,皮疹瘙痒,少许口干口苦,月经量少,纳可,夜尿增多,大便调。舌淡红,苔薄黄,脉细数。考虑术后失血伤正、气虚邪干,辨证考虑为"气阴两虚,兼有血虚夹风"之证,治以益气养阴,养血祛风,方予薯蓣丸加减。处方如下:(14 剂,水煎内服,日 1 剂,分 2 次服。)

山药 30g	当归 10g	桂枝 10g	生地黄 10g	甘草 5g
生晒参 10g	川芎 10g	白芍 10g	白术 10g	麦冬 10g
苦杏仁 5g	柴胡 5g	桔梗 5g	茯苓 10g	阿胶 10g
干姜 5g	防风 5g	大枣 15g		

二、讨论与诊治体会

(一) SLE 伴发肿瘤的流行病学

随着诊疗技术进步,系统性红斑狼疮患者的生存时间明显延长,肿瘤等长期并发症已成为影响预后的主要问题。观察性研究发现,系统性红斑狼疮患者的肿瘤发病风险普遍高于一般人群。一项包括全球 48 个队列数据、涉及 24.7 万个狼疮病例的 meta 分析结果表明,系统性红斑狼疮患者的癌症总体发病风险升高达 62%,且癌症相关死亡率较普通人群高出一倍。另一项基于新发狼疮病例的队列研究也报道了类似结果,在平均 9 年的随访期内,癌症总体发病率为 4.3%/年,明显高于普通人群。其中,肺癌是狼疮患者常见的肿瘤类型。两项基于人群水平的大型 meta 分析结果均提示狼疮是发生肺恶性肿瘤的独立危险因素,狼疮患者的肺癌发病率约为普通人群的 1.63~2.57 倍。利用孟德尔随机方法进一步分析表明,狼疮与肺癌的发生很可能存在因果关系,尤其是对肺鳞状细胞癌。

(二) 发生恶性肿瘤的影响因素

对于狼疮患者发生恶性肿瘤的影响因素目前尚未完全明确,且不同肿瘤类型之间可能存在较大差异。基于 1 668 名新发狼疮病例的观察性研究提示,男性、狼疮发病时年龄偏大和吸烟史是发生癌症的危险因素,但未发现环磷酰胺等免疫抑制药物的使用与癌症发生相关。但另一项基于 173 例中国狼疮患者的病例对照试验发现,与对照组相比,合并肿瘤的狼疮患者环磷酰胺累积量更高,肿瘤确诊时狼疮活动度更低。系统性红斑狼疮作为一种慢性的自身免疫性疾病,可激活全身炎症反应,体内释放多种炎症介质,在器官组织损伤——修复的过程中,发生细胞增殖、血管新生和纤维化改变,核因子 κB(nuclear factor κB,NF-κB)等抗凋亡基因表达上调,抑癌通路被抑制,可能是导致狼疮患者发生癌症的潜在机制。此外,治疗狼疮的一线药物,如糖皮质激素、环磷酰胺和吗替麦考酚酯均可诱导细胞毒性、抑制免疫监视,既往认为具有潜在致癌作用,但与新近观察性研究的结论不一致。基于中国狼疮患者的数据显示环磷酰胺暴露组的肿瘤发病率仅为 1.8%,且无一例为膀胱癌,导致狼疮患者肿瘤发病率升高的潜在机制仍待后续长期纵向研究明确。

(三) 治疗与预后

1. 西医方面

SLE 围手术期用药:SLE 等风湿性疾病患者的围手术期管理有其特殊性,一般情况下,术前需要充分评估风湿性疾病的活动水平,尤其是可能影响手术的重要脏器受累情况,并优化调整相应的药物治疗方案;联合使用免疫抑制剂时需尽可能降低术后感染的风险。此外,基于风湿性疾病的炎症性损伤机制,此类患者发生心血管意外与血栓形成的风险均显著高于普通人群,在围手术期尤需警惕。由于 SLE 患者常存在多器官受累,发生术后并发症的风险增加,常见术后并发症包括切口感染、肾功能受损和肺栓塞等。

关于 SLE 患者围手术期的最佳药物管理方案尚不完全明确，缺乏高质量证据指导 SLE 患者围手术期的药物调整。德国风湿病学会结合现有最佳证据及专家共识的基础上，于 2022 年更新了风湿性疾病围手术期的管理建议。总体原则是，视个体的感染危险因素（年龄、合并病、既往感染史）与基础风湿性疾病的病情（疾病活动度、激素用量），综合权衡术前是否停用抗风湿药物。专家意见认为，若术前停用了相关药物，尤其是半衰期较短的抗风湿药，在切口无感染且愈合良好的前提下，应在术后 14 天内尽快恢复使用，以避免疾病复燃。

SLE 患者常用的抗风湿药物可分为糖皮质激素、免疫抑制剂（甲氨蝶呤、吗替麦考酚酯、硫唑嘌呤、环孢素、他克莫司和环磷酰胺等）、免疫调节药（羟氯喹）与生物制剂（利妥昔单抗、贝利尤单抗）等。针对 SLE 常用药物的具体调整策略，目前仅有针对择期全髋关节和膝关节置换术的围手术期管理指南。该指南建议，对于所有接受全髋关节和膝关节置换术的 SLE 患者，甲氨蝶呤、来氟米特、羟氯喹和柳氮磺吡啶在围手术期可继续维持常规剂量服用，无需停药。对于病情较轻的 SLE 患者，建议在关节置管术前 1 周停用吗替麦考酚酯、硫唑嘌呤、环孢素、咪唑立宾或他克莫司等免疫抑制剂和贝利木单抗、利妥昔单抗生物制剂。对于病情活动度高但有全髋关节和膝关节置换术指征的 SLE 患者，考虑到停药后若 SLE 病情反复将对脏器造成严重损伤，上述免疫抑制剂和生物制剂建议在围手术期继续使用。对于关节置换术前停用了抗风湿药物的 SLE 患者，当术后伤口愈合或已拆除缝合线，且切口无明显红肿或渗液时（通常是术后 14 天），则可恢复使用抗风湿药物。上述全髋关节和膝关节置换术的围手术期 SLE 药物调整方案可作为间接证据参考，但仍需更多的数据帮助指导 SLE 患者的围手术期药物管理。

2. 中医方面

阴阳毒病名出自《金匮要略》。名医黄仰模教授擅长运用《金匮要略》中的理法方药治疗系统性红斑狼疮及其并发症，经长期临床实践总结认为，系统性红斑狼疮的主要病因病机是正气亏虚，同时外受毒邪、风湿侵袭，故以扶正祛邪、清解毒邪、祛风胜湿为系统性红斑狼疮的基本治法。张亚星等也认为狼疮性肾炎可从"风""虚"角度进行辨治：在人体正气虚损的前提下，复伤于风邪，风邪直中脏腑，造成脏器损伤或功能紊乱的严重病症，治疗上推崇补虚与祛风并施，方药首选《金匮要略》的薯蓣丸。

本案患者为年轻女性，其症状之乏力、耳鸣腰酸、舌淡为气阴两虚，机体头窍失养之象;虚汗、易感冒为肺气亏虚、肺卫不固之象;夜尿多为肾虚不固之象;正气亏虚,感受外邪,在皮肤肌表可发为皮疹瘙痒;头晕、眠差、月经量少、脉细为血虚之象;面部红斑、少许口干口苦,苔薄黄,脉数为阴虚内热之象。综上所述,本病病机为气阴两虚,兼有血虚夹风,病位在肺、心、肾,病性属本虚标实。

正所谓"正气内存,邪不可干",患者肺心肾气血阴液俱虚,外感风邪,故当以扶正祛邪为治疗原则,治以益气养阴,养血祛风之法,方予薯蓣丸加减。《金匮要略·血痹虚劳病脉证并治第六》有云:"虚劳诸不足,风气百疾,薯蓣丸主之。"所谓"虚劳"又称虚损,指脏器虚损导致的慢性虚衰性疾病,临床表现为气、血、阴、阳虚损的特征。"风气百疾"泛指病邪引起的各种疾病。本案患者在红斑狼疮的基础上并发肺癌,手术创伤后正气大亏,气阴血俱虚,又感风邪,暗合条文所阐述病机,故予薯蓣丸加减。处方中以山药、甘草、生晒参、白术、茯苓、干姜、大枣益气补脾;当归、生地黄、川芎、白芍、麦冬、阿胶养血滋阴;桂枝、柴胡、防风祛风散邪,配合桔梗、杏仁疏利气机。诸药合用,补虚而不敛邪,祛邪而不伤正,共奏益气祛风,滋阴养血之效。

(四) 体会

本病例为女性,狼疮确诊时较为年轻,无吸烟等危险因素,既往无肺系疾病病史或不适症状,在狼疮性肾炎的诊治过程中发现合并肺部肿瘤,病理结果显示肿瘤性质为腺癌。本患者与上述文献所报道的狼疮合并肺癌的临床特征存在一定差别,在维持狼疮性肾炎缓解和尽早干预肺癌两方面需综合考量。

患者于我院就诊时表现为肾病综合征,病理诊断为增生性狼疮性肾炎合并膜性狼疮性肾炎,使用激素联合环磷酰胺的经典方案治疗过程中,血浆白蛋白恢复至正常水平较慢,经治疗半年后蛋白尿才减少至 1g 以下,血浆白蛋白仍偏低,病情活动度中等水平,原计划继续使用环磷酰胺加强免疫抑制诱导缓解。但因患者肺癌病变范围有所增大,虽然当时环磷酰胺累积使用量仅为 6g,为避免其潜在致癌作用,予停用环磷酰胺。对于怀疑恶性病变的肺结节,尤其是影像学表现为磨玻璃密度、以浸润前病变为主的超早期肺癌,目前标准的治疗手段是通过手术进行完全切除。为了给肺部手术提供有利环境,术前保留羟氯喹、小剂量激素和贝利尤单抗以控制狼疮活动水平,经三个月观察确定病情稳定后择期行胸腔镜下肺癌切除手术,过程顺利,围手术期内未发生感染等不良事件,该患者术后康复情况良好。

对于术后狼疮性肾炎维持性药物的选用问题,我们也进行了综合考量。

患者狼疮首次发病时曾使用激素联合吗替麦考酚酯的治疗方案,但疗效不佳,病情进展致使肾脏受累;激素联合环磷酰胺可取得一定疗效,但具有潜在致癌风险,且患者仍有一定生育意愿,使用 CTX 后已出现月经量减少或周期紊乱等卵巢功能下降的表现。2017 年我国的专家共识建议,他克莫司适用于Ⅴ型狼疮的诱导缓解和维持治疗。此外,他克莫司减少尿蛋白的作用较强,并可改善糖皮质激素的耐药现象,适用于治疗 MMF 和 CTX 疗效欠佳的难治性狼疮性肾炎。因此,在本例患者行肺癌手术一个月后,确定选用小剂量激素联合他克莫司作为维持阶段的免疫抑制治疗方案。截至 2022 年末,患者狼疮性肾炎控制良好,疾病活动度保持在低水平,蛋白尿已减少至正常范围。

(张腊　梁晓琳　侯海晶)

参考文献

[1] ZHANG M,WANG Y. Association Between Systemic Lupus Erythematosus and Cancer Morbidity and Mortality:Findings From Cohort Studies. Front Oncol. 2022,5(4)12.

[2] BERNATSKY S,RAMSEY-GOLDMAN R,UROWITZ M B,et al. Cancer Risk in a Large Inception Systemic Lupus Erythematosus Cohort:Effects of Demographic Characteristics,Smoking,and Medications [J]. Arthritis Care Res(Hoboken),2021,73(12):1789-1795.

[3] PENG H,LI C,WU X,et al. Association between systemic lupus erythematosus and lung cancer:results from a pool of cohort studies and Mendelian randomization analysis [J]. J Thorac Dis,2020,12(10):5299-5302.

[4] ZHAO Q,LIU H,YANG W,et al. Cancer occurrence after SLE:effects of medication-related factors,disease-related factors and survival from an observational study [J]. Rheumatology(Oxford),2023,62(2):659-667.

[5] ZISA D,GOODMAN S M. Perioperative Management of Rheumatic Disease and Therapies [J]. Rheum Dis Clin North Am,2022,48(2):455-466.

[6] ALBRECHT K,PODDUBNYY D,LEIPE J,et al. Perioperative management of patients with inflammatory rheumatic diseases:Updated recommendations of the German Society for Rheumatology [J]. Z Rheumatol,2023,82(1):1-11.

[7] GOODMAN S M,SPRINGER B D,CHEN A F,et al. 2022 American College of Rheumatology/American Association of Hip and Knee Surgeons Guideline for the Perioperative Management of Antirheumatic Medication in Patients With Rheumatic Diseases Undergoing Elective Total Hip or Total Knee Arthroplasty [J]. Arthritis Care Res(Hoboken),2022,74(9):1399-1408.

[8] 黄仰模.《金匮要略》系统性红斑狼疮诊治体会[J]. 中华中医药学刊,2011,29(10):2171-2172.

[9] 张亚星,谢志军."风虚"理论启发下的狼疮性肾炎病机探讨[J]. 环球中医药,2022,15(2):254-257.

第二节　老年狼疮性肾炎并乳腺癌

一、病例资料

(一) 病史摘要

1. 基本信息

郑某某,女,69 岁,2014 年 8 月 20 日入院。

2. 主诉

反复双下肢浮肿 5 年余,加重 2 月。

3. 病史简介

患者 2009 年开始出现双下肢浮肿,可自行消退,未寻求进一步系统诊治,每年体检均发现尿蛋白 +++,未进一步检查和治疗,2014 年 6 月 10 日患者因双下肢浮肿加重,尿少伴气促,颜面、颈部、背部红斑至当地医院就诊,查尿常规:尿蛋白 ++++,肾功:肌酐 362μmol/L,尿素 23.12mmol/L,自身免疫抗体检测:抗核抗体:1∶100,抗 Sm 抗体(+),抗 SSA(+),24h 尿蛋白总量:1 420mg/24h,诊断为“慢性肾衰(尿毒症期),心力衰竭,高血压病、肺部感染、乳腺癌未排”,住院期间行右颈内静脉置管术,并予血液透析、利尿消肿、抗感染、强心、降血压等处理,情况好转后出院,出院后未规律行血液透析(2 次/10 天),水肿消退不明显,并逐渐加重,现患者四肢出现重度浮肿,伴活动后气促,收入院进一步系统诊治。

入院症见:神清,精神疲倦,口腔溃疡,颜面、前胸、背部可见散在红斑,活动后气促,双手及双下肢浮肿,无胸闷胸痛,腰酸痛,无咳嗽咳痰,无恶心呕吐,无恶寒发热,无四肢关节痛,无脱发,尿量 600ml/d,小便多泡沫,大便干结。

既往史:既往 40 余年前因排尿异常至当地医院就诊,诊断为“急性肾炎”,服用中药痊愈后出院,后无特殊不适,未再复查;“高血压”10 余年;2014 年外院乳腺钼靶示:右乳乳腺影像报告和数据系统(breast imaging reporting and data system,BI-RADS)分级:1 级,左乳 BI-RADS 分级 4B 级,左乳外侧边界欠清,肿块及周围斑块片状致密浸润影,诊断为“乳腺癌待排查”,未进一步诊治;否认其他内科病史、传染病史及外伤、输血史。个人史和家族史无特殊,否认药物过敏史。

(二) 体格检查

体温 36.7℃,心率 98 次/min,呼吸 20 次/min,血压 148/101mmHg。

神志清楚,精神尚可,发育正常,形体偏胖,自动体位,查体合作。全身皮肤黏膜无苍白、无黄染,未见皮疹及出血点,全身浅表淋巴结未触及肿大。嗅觉丧失,心肺体查无异常。腹软,全腹无压痛及反跳痛,肝脾肋下未触及,移动性浊音(+),听诊肠鸣音正常,肝肾无叩击痛。脊柱、四肢无畸形,双下肢重度凹陷性水肿。四肢肌力、肌张力正常,生理反射存在,病理征未引出。舌红有裂纹,无苔,脉沉细。

(三) 辅助检查

1. 实验室检查

尿液检查:尿蛋白+++,尿潜血+++,尿白细胞酯酶+;24h尿蛋白+排泄率:24小时尿量100ml/24h,24h尿蛋白总量4 232mg/24h。

自身免疫抗体检测:抗核抗体(ANA)阳性,抗核抗体效价1∶3 200,重组Ro-52阳性,抗SSA抗体阳性,抗Sm抗体强阳性(+++),抗U1-RNP抗体强阳性(+++)。免疫功能检测:IgA 6.95g/L,IgM 0.368g/L,C3 0.261g/L,CH50 3.5U/ml;溶血性贫血4项阴性。

血常规:血红蛋白测定(Hb)79.0g/L,血小板计数(PLT)120.0×10⁹/L;生化:前白蛋白(PA)86.62mg/L,血清总蛋白(TP)47.5g/L,白蛋白(ALB)14.9g/L,尿素(Urea)20.2mmol/L,肌酐(Cr)539.0μmol/L,尿酸(UA)511.0μmol/L,总胆固醇(TC)7.94mmol/L,甘油三酯(TG)2.84mmol/L,高密度脂蛋白胆固醇(HDL-C)0.87mmol/L,钙离子1.67mmol/L;B型尿钠肽(BNP)188.4pg/ml,降钙素原检测0.459ng/ml,风湿3项:超敏C反应蛋白(hsCRP)1.1mg/L,抗O(ASO)36.0IU/ml,类风湿因子(RF)14.01U/ml;血轻链2项:血免疫球蛋白轻链(lambda)2.26g/L,糖类抗原15-3(CA15-3)35.03U/ml,糖类抗原125(CA125)71.19U/ml,鳞癌抗原(SCC-Ag)定量1.4ng/mL;粪便常规正常;痰细菌培养+药敏:金黄色葡萄球菌。

2. 其他检查

心电图:①窦性心律;②完全性右束支阻滞伴左前分支阻滞;③原发性T波异常。肺功能:①轻度混合性肺通气功能障碍(以阻塞性为主);②最大每分钟通气量中度下降;③肺弥散功能中度下降(请结合血红蛋白值考虑);④残气容积正常,残总比正常,建议治疗后出院后复查肺弥散功能。支气管舒张试验:阴性。

心脏彩超:左心功能测量:EF:71%,左室壁增厚,左室舒张功能减低,主动脉瓣少量反流,二尖瓣少量反流,三尖瓣少量反流。腹部及泌尿系B超:①肝囊肿声像;②胆囊多发结石声像(充满型);③脾脏、胰腺未见明显异常声像;④双肾体积增大,实质回声增强,请结合临床。乳腺彩超:①双侧乳腺退化不全声像;②左乳囊实混合性团块,BI-RADS4c类,考虑乳Ca可能;③右乳低回声结节,BI-RADS4b 类,性质待定;④左腋下淋巴结肿大。8 月 21 日胸部 CT:①左肺上叶前段小肺大泡;②左肺上叶下舌段、下叶前内基底段、右肺中叶慢性炎症,纤维灶形成;双肺下叶胸膜间质纤维灶形成;③左侧乳腺外下象限肿块,性质待定,建议进一步检查。无肾病理活检。

(四) 诊断分析

1. 西医方面

患者老年女性,出现颜面、前胸、背部散在红斑,双下肢浮肿为临床表现,伴有抗 Sm 抗体,抗核抗体等自身抗体阳性,补体下降,尿常规提示尿蛋白、尿红细胞阳性,肾功能损害,符合 2012 年 SLICC 系统性红斑狼疮诊断标准,故诊断考虑为狼疮性肾炎、系统性红斑狼疮。余诊断结合病史及理化检查可明确。

2. 中医方面

《医门法律·水肿门》云:"然其权尤重于肾。肾者,胃之关也,肾司开阖,肾气从阳则开……肾气从阴则阖,阴太盛则关门常阖,水不通为肿。"水肿在中医体系中可分为阳水与阴水,临床以阳水为主。肾脏疾病多迁延难愈,病程较长,水肿常具有持续难消或证情极易反复的特点。水肿为气化功能障碍的表现,《黄帝内经》云:"饮入于胃,游溢精气,脾气散精,上归于肺,通调水道,下输膀胱……合于四时五脏阴阳,揆度以为常也。"由此可见水液正常代谢是由肺、脾、肾三脏相互协调所维持,其任何一脏患病都可造成水肿,同时与三焦功能密切相关。肺主气、主通调水道,若外邪袭肺,肺失宣发肃降,水液输布排泄障碍而致水肿;脾主运化,将水谷精微和水液布散周身,若脾气不运则土不制水,水湿痰饮积聚更致水肿;肾主水,水液的输布有赖于肾阳的蒸化及其开阖功能,肺的宣发肃降、脾的运化水液功能均受肾阴肾阳的资助,若久病过劳,伤及肾脏,则肾失蒸化、开阖不利,水液泛溢肌肤而致水肿。三焦的功能为疏通水道、运行水液,若三焦水道通畅则津液源源不断渗入膀胱,三焦失常,水液代谢障碍,而致水肿。同时对于肾病患者而言,肾虚为常见的核心病位,水湿是致病之标,且贯穿于病程的始终。脏腑功能失调,气机失畅血行迟缓,易形成血瘀,即久病多瘀、久病入络。故病理变化离不开肺脾肾三焦气化功能,水湿与瘀血也是两个重要致病因素。

患者为老年女性,疲倦、腰酸、脉沉为气虚、形体失养的表现;大便干结、舌红有裂纹、脉细为阴虚、津液输布失常的表现;双下肢浮肿为气虚,运化水湿失常,水湿流滞下肢的表现;久病、腰痛为血瘀阻络,不通则痛的表现。

综上所述,病机为气阴两虚,水湿瘀阻,病性为本虚标实。

(五) 最后诊断

1. 中医诊断

水肿(病)(气阴两虚,水湿瘀阻)

2. 西医诊断

(1) 急性肾衰竭(可能性大)

(2) 系统性红斑狼疮

狼疮性肾炎

(3) 肺部感染

(4) 高血压病(3级,很高危组)

(5) 乳房肿块(左侧,性质待排查)

(6) 胆囊结石

(7) 肝囊肿

(六) 治疗过程及随访

患者入院时血肌酐升高,水肿明显,尿量少,根据SLEDAI评分18分,判定患者处于重度活动期,合并急性肾衰竭及肺部感染,予白蛋白纠正低蛋白血症加强透析超滤,并予免疫球蛋白冲击,加强抗感染治疗,感染控制稳定后,予甲泼尼龙0.5g静脉滴注每天1次冲击治疗(8月29日—9月1日),共4天。

血红蛋白进行性下降,考虑与狼疮活动未能完全控制相关,予输血,促红细胞生成素(1万u,皮下注射,每周1次)治疗;排除禁忌证后予第2次甲泼尼龙静脉冲击(0.5g,i.v.gtt.,9月10日—9月13日),后患者尿量明显增多,血肌酐进行性下降,考虑肾小管功能恢复,停止透析,2014年9月9日给予第1程环磷酰胺冲击治疗,配合足量激素抑制免疫。出院后予维持甲泼尼龙40mg抑制免疫,辅以硝苯地平控释片降压,碳酸钙D_3、骨化三醇胶丸补钙,阿托伐他汀降脂,碳酸氢钠纠酸,谷胱甘肽抗氧化,叶酸、多糖铁复合物补铁,益比奥促进红细胞生成。患者2014年10月23日返院复查,肌酐112μmol/L,C3:0.86g/L,2014年11月17日起,甲泼尼龙开始缓慢减量从40mg减少到6mg;至2017年3月17日共接受10程环磷酰胺治疗(总剂量11.8g),其间尿蛋白稳定在600~2 000mg/24h。后患者在随访中,尿蛋白持续阴性,其间配合中药治疗。

出院中药方剂:党参30g、黄芪60g、生地黄15g、山药15g、盐山茱萸10g、茯苓30g、泽兰15g、牡丹皮15g、有瓜石斛20g、枳壳15g、猪苓20g、知母10g、蒲公英15g、玄参20g,水煎服,日1剂,后随证加减。本方以健脾益气补肾,利湿化瘀为法,以参芪地黄汤为底方加减。方中以大剂量黄芪及党参、山药益气,枳壳理气健脾,生地黄、山茱萸补肾固精,石斛运脾养胃,茯苓、泽兰利湿活血,蒲公英、猪苓清热利湿,玄参养阴增液,佐丹皮活血化瘀。

后期随访:患者 2015 年 2 月 5 日外院行乳腺癌手术切除,术后病理提示乳腺恶性肿瘤[浸润性导管癌,左乳,伴广泛导管内癌,pT1aN0(SnM0)],术后无需放化疗及靶向治疗。2019 年以前患者无特殊不适,动态复查相关指标均正常,后期因疫情,未再定期随诊复查,2020 年外院查肌酐 225.13μmol/L,尿酸 553.49μmol/L,但患者及家属未重视,未能及时就诊、调整治疗方案以及定期复查。2023 年 2 月 15 日出现下肢浮肿查肌酐 505.6μmol/L。患者 2023-02-24 因气促 10 余天入住我科,当时血肌酐进行性升高,彩超提示双肾萎缩、皮髓分界不清,呈现慢性化改变,需行肾脏替代治疗,2023-03-06 行腹膜透析置管术,之后维持规律腹膜透析治疗。

二、讨论与诊治体会

(一)认识老年性狼疮

老年狼疮的起病隐匿,病情初始较轻,可表现为体质下降,或以慢性和特异性消耗性疾病为临床表现,如发热、疲乏、肌痛肌无力、关节痛等,以皮肤黏膜症状少见或不典型皮疹多见,故不易确诊。若出现不明原因的乏力、关节肿痛、雷诺现象、抗生素治疗无效的肺炎和模糊的神经精神症状,均要考虑到老年 SLE 的可能。与年轻 SLE 患者相比,临床表现除了常见的皮肤红斑之外,老年狼疮的关节痛、关节炎主要侵犯手部小关节、腕关节和膝关节,同时间质性肺炎、浆膜炎和贫血在老年 SLE 患者中增加,神经病变发病也相对升高。另外,老年 SLE 的内脏损害常以肾脏损害为主,胸膜炎、心包炎、脑膜炎及肝、脾大较为突出。因此,当老年人出现不明原因的发热、乏力、关节炎、肌痛等,尤其是用其他疾病难以解释的肾脏损害、肺损害、浆膜炎、白细胞和血小板减少时,应该及时给予 SLE 相关的免疫学检查。

治疗方面,目前仍按照年轻发病 SLE 的方案进行,并注意及时评估 SLE 患者可能的感染风险因素,积极预防控制感染。治疗目前主要集中在免疫抑制,以控制狼疮疾病活动,预防器官损伤,降低发病率和改善病人生存和健康相关生活质量,同时需考虑药物的相互作用及肾脏的清除率降低。由于老年患者疾病严重程度相对较轻,肾脏受累较少,因此若能及时诊断,较少需要使用大剂量激素及免疫抑制剂。有文献报道,对于老年 SLE 病人来说,其使用药物后产生的一些药物副作用所带来的致死率高于其本身的疾病的致死率。因此在治疗过程中应正确评估患者病情轻重程度,及时调整方案,药物剂量应个体化使用,并对药物的不良反应进行充分预防,此外也应着重注意可能存在的药物相互作用。在具体用药方面,研究显示与单用 CTX 或 MMF 方案相比较,对老年性狼疮患者应用小剂量 CTX 联合 MMF 的治疗方案可提升疗效,减少不良反应发生率,在临床应用中值得推广。

老年 SLE 一般病情较轻,存活时间亦较长,预后相对良好,感染、狼疮性脑病、尿毒症是老年 SLE 的主要死亡原因。治疗上要合理使用糖皮质激素及免疫抑制剂,分析治疗的风险与效益之比,清楚药物的毒副反应,临床用药个体化。

老年 LN 接受激素治疗后容易引发继发性糖尿病,所以尽量不长时间大剂量使用激素。若患者有内脏受累,可以在激素治疗基础上加环磷酰胺(CTX),但用量需控制,严密观察病情,防止用药过度。免疫抑制剂使用策略:诱导期常用药物甲泼尼龙 0.5g/d 静脉滴注,3 天 1 个疗程,必要时 2 个疗程。冲击后续以泼尼松 0.6~0.8mg·kg/d 口服。CTX 每月静脉滴注一次,每次 $0.75g/m^2$,之后每月 0.5~1g,总疗程 6~9 个月;总量少于 9g。维持期泼尼松 10mg/d 口服,如有好转,改为隔日服用。因为持续性缓解病例在若干年后可能复发,所以一般不完全停用免疫抑制剂,采取小量激素维持。老年 LN 患者免疫力低下,容易并发感染,如有感染,及时给予合适、有效的抗菌药。且老年 LN 经细胞毒性药物或免疫抑制剂治疗后常危害血液循环系统,所以在治疗时应严格控制好剂量。

总之,老年 SLE 患者的早发现、早诊断是治疗的关键,因老年人免疫功能的衰退,SLE 的临床表现起病隐匿,症状不典型。对于不明原因的发热、关节疼、白细胞低、血小板低及贫血的患者,应及时进行 SLE 相关的血清学检测,及时做出诊断。

(二) 并发乳腺癌的分析

自身免疫性疾病和恶性肿瘤仍然是目前研究的热点与难点,已有研究表明二者间存在密切关系。其机制可能为相同的病原因素、自身免疫过程继发恶性转化。SLE 可伴多种恶性肿瘤如霍奇金淋巴瘤、非霍奇金淋巴瘤、肺癌、宫颈癌、乳腺癌。在治疗方面,化疗是乳腺癌首选辅助治疗手段,可控制癌细胞的转移,但化疗药物可导致机体免疫力下降,特别是损伤血细胞,引发骨髓抑制,不仅增加患者痛苦,还可能终止化疗,因此在化疗期间需注意预防严重骨髓抑制的发生。

(三) 治疗与预后

1. 西医方面

(1) 对症治疗:患者入院时肾功能急剧下降,四肢重度浮肿,关注急性肾衰竭及并发症的处理,以血液透析加强透析超滤,静脉滴注白蛋白纠正低蛋白血症,静脉注射托拉塞米利尿消肿。住院期间血红蛋白显著降低,先后输注"B"型 RH(+)洗涤红细胞以及促红细胞生成素纠正贫血;同时患者合并肺部感染,给予积极抗感染治疗。

(2) 免疫抑制:先后给予静脉滴注免疫球蛋白、甲泼尼龙、环磷酰胺冲击治疗,后改为足量激素抑制免疫。目前,临床上主要采用药物治疗的方式治疗LN,包括免疫抑制剂(如环磷酰胺、吗替麦考酚酯、硫唑嘌呤等)、环孢素、糖皮质激素、大剂量免疫球蛋白等。其中免疫抑制剂、细胞毒性药物是最为常用,也是疗效最为显著的治疗药物。

(3) 肾脏替代治疗协助患者度过少尿期:患者入院时肾功能急剧下降,四肢重度浮肿,予深静脉置管行血液透析加强超滤,避免容量负荷过重诱发心衰等急性并发症。经治疗后患者血肌酐进行性下降,尿量逐渐恢复正常,2014-09-22 尿量 1 525ml,Cr 298μmol/L,予拔除颈内静脉血透临时导管。

(4) 抗疟药:以羟氯喹为代表的抗疟药对于皮肤症状明显的红斑狼疮更为有效,并且其对关节症状也有很好的治疗作用,现都作为系统性红斑狼疮的基础治疗药物,但是长期使用也会产生一些不良反应,最为常见的是视网膜的病变。

2. 中医方面

狼疮性肾炎急性发作的患者,以气营热盛证为主,而后证型逐渐向气阴两虚转化。气阴两虚可贯穿于整个病程的各个症候中,也常与血热、瘀热相互交结。患者为老年女性,精神疲倦、腰酸、脉沉为气虚之象,气机升降失常,水湿停聚,致水湿内阻之症如肢肿、气促等。同时,脾虚湿运,津液不能上乘,导致便干、舌红裂纹、无苔、脉细等气阴两虚之征;而肢肿、气促等则提示在气阴两虚的基础上兼夹湿、瘀互结,水湿流滞下肢;患者久病,气虚鼓动无力,不能固摄血液,则见腰痛等血瘀不通则痛之象。

患者四肢重度浮肿,始以滋阴利水为法,以猪苓汤原方治疗。后患者经治疗后症状改善,仍伴有口干,便干等阴虚之象,故改用参芪地黄汤加减,益气养阴,滋肾健脾;酌加蒲公英、玄参清热解毒,泽兰、猪苓利水消肿,石斛、知母滋阴润燥。经治疗后患者病情好转,水肿消退。因患者需长期规律服用激素维持治疗,以中西医结合为法,施以中药增效减毒,从而以达到使患者病情稳定,减少复发的目的。

(四) 体会

本病案患者初始未能及时明确诊断,误诊为慢性肾功能衰竭、尿毒症,并给予维持透析治疗,因患者初期治疗过程中出现了诸多不适以及感染等并发症,遂转诊我科。经我科全面检查、迅速明确诊断、评估病情活动情况,创造条件使用激素、免疫抑制剂等,并予中药辨证治疗,治疗过程中,及时评估狼疮活动情况,根据病情重复使用激素冲击治疗,及时给予诱导缓解药物治疗,使患者肾功能得以迅速恢复,摆脱透析。本病患者乳腺癌未经进一步治疗,发现至手术无明显不适,且之后未见复发,一方面与该患者病理相关,不排除是与SLE高免疫激活状态,与抗肿瘤免疫有交叉反应,可能提高治疗敏感性影响肿瘤预后相关,有待进一步研究。

需要注意的是老年狼疮起病隐匿,临床诊治过程中应尽量避免认识不足,以防止诊断延误导致不良后果。在治疗用药上应结合老年患者的特点,减少药物的副作用,提高疗效。

（苏镜旭　陈艺勤　侯海晶）

参考文献

［1］　CELIŃSKA-LÖWENHOFF M,MUSIAL J. Late-onset systemic lupus erythematosus: clinical manifestations,course,and prognosis［J］. Pol Arch Med Wewn,2015,125(7/8): 497-499.

［2］　邹宏超,朱薇,赵万润,等 . 老年初发的系统性红斑狼疮 60 例临床分析[J]. 临床皮肤科杂志,2018,47(2):122-124.

［3］　DEMA B,CHARLES N. Advances in mechanisms of systemic lupus erythematosus［J］. DISCOV MED,2014,17(95):247-255.

［4］　MAK A,CHEUNG M W L,CHIEW H J,et al. Global Trend of Survival and Damage of Systemic Lupus Erythematosus:Meta-Analysis and Meta-Regression of Observational Studies from the 1950s to 2000s［J］. Semin Arthritis Rheu,2012,41(6):830-839.

［5］　杨有国,韦夙,李小芬,等 . 老年性狼疮性肾炎患者采用免疫抑制剂治疗的临床效果观察[J]. 临床和实验医学杂志,2017,16(10):997-1000.

［6］　PU S J,LUO S F,WU Y J,et al. The clinical features and prognosis of lupus with disease onset at age 65 and older［J］. Lupus,2000,9(2):96-100.

［7］　李敏,邢广群 . 中性粒细胞细胞外网络与 B 淋巴细胞在狼疮肾炎患者肾组织的表达及其意义[J]. 中华肾脏病杂志,2012,28(4):267-271.

［8］　达展云,施岚,郭根凯,等 . 膜型狼疮肾炎中 NEPH1 与 Nephfin 的研究[J]. 中华风湿病学杂志,2010,14(9):588-591.

［9］　崔太根,侯凡凡,倪兆慧,等 . 来氟米特联合糖皮质激素治疗增殖型狼疮性肾炎的多中心对照临床试验研究[J]. 中华内科杂志,2005,44(9):672-676.

［10］　刘海燕 . 自身免疫性疾病与恶性肿瘤[J]. 药品评价,2012,9(36):47-48.

［11］　胡鑫,崔勇,杨森 . 系统性红斑狼疮与恶性肿瘤相关性研究进展[J]. 中国皮肤性病学杂志,2012,26(1):74-76.

［12］　林正权,蒋迪,高学忠 . 乳腺癌化疗后骨髓抑制 rhG-CSF 支持治疗时机的研究[J]. 中国实用医药,2018,13(25):34-35.

［13］　缪世梅,达展云,王爱萍,等 . 半量免疫抑制剂多靶点治疗狼疮肾炎的实验研究[J]. 中华风湿病学杂志,2014,18(2):121-124.

第十三章

女性狼疮性肾炎怀孕病案

第一节 狼疮合并妊娠病例

一、病例资料

(一) 病史摘要

1. 基本信息

李某,女,21 岁,2014 年 4 月 12 日入院。

2. 主诉

确诊狼疮性肾炎 1 年余,停经 52 天。

3. 病史简介

患者 2012 年 10 月受凉后出现发热,双下肢轻度浮肿,于门诊查胸部 CT 及心脏彩超提示心包积液、双侧胸腔积液,遂至呼吸科住院诊治,查抗双链 DNA 抗体阳性,抗 Sm 抗体阳性,抗核抗体效价:1∶3 200,抗核抗体核型:颗粒型,24h 尿蛋白总量:2 508mg/24h;诊断为"狼疮性肾病、系统性红斑狼疮"后转入我科行肾脏穿刺活检,病理示"弥漫性狼疮性肾炎,Ⅳ-G(A/C)型"。遂予甲泼尼龙(0.5g q.d.)冲击治疗(11 月 5 日—10 日),2012 年 11 月 11 日开始口服甲泼尼龙片(40mg q.d.)联合吗替麦考酚酯胶囊(0.75g b.i.d.)抑制免疫。后激素逐渐减量,复查尿蛋白逐渐减少。2014 年 1 月至今维持甲泼尼龙片 8mg q.d.,吗替麦考酚酯胶囊 0.25g b.i.d. 治疗。患者一周前自觉胃脘部不适,外院查尿妊娠试验阳性,现患者为进一步诊治,由门诊以"狼疮性肾炎"为诊断收入我科。

入院症见:神清,精神稍疲倦,未见明显红斑,无发热恶寒,无脱发、口腔溃疡,无关节疼痛,无下肢浮肿,稍口干口苦,少许腰酸,腰部皮肤少许瘙痒,纳、眠一般,尿量尚可,夹泡沫,大便调。

否认既往重大内科病史、传染病史、重大外伤、手术及输血史。个人史和家族史无特殊。否认药物过敏史。月经尚规律,末次月经(last menstruation period,LMP):2014 年 2 月 16 日。

（二）体格检查

体温:36.7℃,心率:93 次/min,呼吸:20 次/min,血压:118/78mmHg。

神清,精神稍疲倦,发育正常,体形中等,对答合理,自动体位,查体合作。面部无明显红斑,皮肤及巩膜无黄染,全身浅表未触及肿大淋巴结,头颅无畸形,双耳听力正常,鼻无异常,唇无发绀,咽充血(-),双侧扁桃体无肿大,颈软,无颈静脉怒张,气管居中,双甲状腺无肿大。胸廓对称无畸形,双侧呼吸动度一致,叩诊呈清音,双肺未闻及干湿啰音,心前区无隆起,心界不大,心率 93 次/min,律齐,各瓣膜听诊区未闻及病理性杂音,腹软,全腹无压痛及反跳痛,移动性浊音(-),肝脾肋下未触及,肠鸣音正常。双肾输尿管行程无压痛,双侧肋脊点、肋腰点无压痛,双肾区无叩击痛。脊柱四肢无畸形,腰骶部无浮肿,双下肢无浮肿。神经系统检查:四肢肌力、肌张力正常;生理反射存在,病理反射未引出。舌淡暗,苔黄偏腻,脉细。

（三）辅助检查

1. 实验室检查

尿常规:尿酮体±,尿蛋白 +,尿潜血 +,尿白细胞酯酶 ++。尿蛋白浓度 215.2mg/L。24h 尿蛋白定量 226mg/24h,24h 尿蛋白浓度 112.8mg/L。

妇科检查:人绒毛膜促性腺激素(human chorionic gonadotrophin,HCG) 142 616.9IU/L;孕酮(progesterone,PRG)113.63nmol/L;尿 HCG 60 864.4IU/L。

生化检查:白蛋白(ALB)38.3g/L,磷 1.51mmol/L,钾离子 3.41mmol/L。

免疫学检查:C3 0.81g/L;抗 U1RNP 自身抗体阳性,抗核抗体(ANA) 1:100。

血常规、D-二聚体、凝血功能、粪便常规未见异常。

2. 其他检查

阴道彩超:宫内孕,活胎,如孕 8+ 周,胚胎情况建议定期复查;双附件未见异常。心电图:①窦性心律;②正常心电图。

（四）肾病理活检

(2012 年既往肾穿刺活检结果):结合临床,符合弥漫性狼疮性肾炎,Ⅳ-G (A/C)型。肾穿刺活检石蜡切片检查:共检及肾小球 24 个。其中肾小球球性硬化:2 个。肾小球节段性硬化:1 个。肾小球新月体形成:14 个。(其中细胞性新月体 2 个,小细胞性新月体 7 个,纤维性新月体 2 个,小细胞-纤维性新月体 3 个)。

(五) 诊断分析

1. 西医方面

本例患者青年女性,既往病程中出现浆膜炎、血尿及尿蛋白阳性、抗双链DNA 抗体阳性、ANA 阳性,低补体,根据 2010 年中华医学会风湿病学分会发布的系统性红斑狼疮诊断及治疗指南,SLE 诊断成立;结合 SLEDAI 评分,当前病情处于无活动。同时该患者肾活检病理符合弥漫性 LN,Ⅳ-G(A/C)型。故SLE、LN 诊断明确。

2. 中医方面

《金匮要略》中描述阴阳毒:"阳毒之为病,面赤斑斑如锦文,咽喉痛,唾脓血。五日可治,七日不可治,升麻鳖甲汤主之。阴毒之为病,面目青,身痛如被杖,咽喉痛。五日可治,七日不可治,升麻鳖甲汤去雄黄、蜀椒主之。"患者既往狼疮发作时出现面部红斑,与"阳毒"中"面赤斑斑如锦文"类似,可参考辨治。

患者精神疲倦、舌淡、脉细为脾气亏虚,气血生化乏源,机体失养之象;腰酸为肾虚腰府失养之象;口干为气阴两虚,津液不能上承之象;纳一般为脾气虚弱,运化失司之象,眠一般为湿热瘀阻,热扰心神之象;尿中夹泡沫为肾气亏虚,固摄失常,精微下注之象;腰部皮肤瘙痒、口苦、苔黄腻为湿热内阻之象;舌暗为瘀血内阻之象。

综上所述,该患者病位在脾、肾,病机为气阴两虚,湿热瘀阻,病性为本虚标实。

(六) 最后诊断

1. 中医诊断

阴阳毒(气阴两虚,湿热瘀阻)

2. 西医诊断

(1) 系统性红斑狼疮

狼疮性肾炎[弥漫性狼疮性肾炎Ⅳ-G(A/C)型]

(2) 确认妊娠

(七) 治疗经过及随访

患者 SLE、Ⅳ型 LN 诊断明确,入院前使用甲泼尼龙片联合吗替麦考酚酯胶囊抑制免疫。入院后中医辨证为"气阴两虚,湿热瘀阻",中药予参芪地黄汤加丹参、土茯苓、薏苡仁。完善妇科专科会诊及外院优生遗传科行优生咨询后,结合吗替麦考酚酯药品说明书提示胚胎发育异常风险大,考虑妊娠风险大,与患者及家属详细交代病情,患者及家属商议后决定行终止妊娠治疗,遂于 2014年 4 月 19 日在静脉全麻下接受终止妊娠刮宫术,术程顺利。患者术后恢复良好,考虑血室大开,瘀血内阻,予祛瘀生新之剂,方用生化汤加减。

出院中药方剂:当归 10g、川芎 10g、桃仁 10g、炙甘草 6g、炮姜炭 6g、益母草 20g,水煎服,日 1 剂。后随症加减,辨证施治。

后患者规律门诊复诊。

二、讨论与诊治体会

(一) SLE 与妊娠的相互影响

1. 妊娠对 SLE 的影响　妊娠是否增加 SLE 发作的风险,目前尚未明确。发作的风险与受孕前 6~12 个月的疾病状态有关,若此阶段狼疮处于静息状态,在妊娠期发作的风险较小;活动性 LN,即使处于缓解期,妊娠期发作的风险也很大。妊娠对远期肾功能损害影响不大,但是对于肌酐水平已经增高的患者,妊娠期有进一步恶化风险。在妊娠期及产褥期,SLE 发作通常不严重(如关节,皮肤和轻微的血液改变),但也可以发生累及重要脏器的严重发作。增加妊娠期 SLE 发作风险的因素包括:妊娠前 6 个月之内的狼疮活动;LN 病史;停用羟氯喹。预测不良妊娠结局的指标包括:狼疮活动;使用抗高血压药物;LN;存在抗磷脂抗体和血小板减少。

2. SLE 对妊娠的影响　SLE 合并妊娠,孕产妇死亡风险增加了 20 倍,早产、胎儿生长受限、子痫前期、子痫、非计划性剖宫产、新生儿狼疮风险增加。

(二) SLE 患者的孕前评估及围产期管理

SLE 患者应该在受孕前接受孕前咨询,对孕产妇和胎儿进行风险评估和药物评估。必须同时满足下述条件才可以考虑妊娠:①病情不活动且保持稳定至少 6 个月;②糖皮质激素的使用剂量为泼尼松 15mg/d(或相当剂量)以下;③24 小时尿蛋白总量在 500mg/24h 以下;④无重要脏器损害;⑤停用免疫抑制药物如环磷酰胺、甲氨蝶呤、雷公藤、吗替麦考酚酯等至少 6 个月;对于服用来氟米特的患者,建议先进行药物清除治疗后,再停药至少 6 个月后才可以考虑妊娠。

以下情况属于妊娠禁忌证:①严重的肺动脉高压(估测肺动脉收缩压 >50mmHg,或出现肺动脉高压的临床症状);②重度限制性肺部病变(用力肺活量 <1L);③心力衰竭;④慢性肾功能衰竭(血肌酐 >247μmol/L);⑤既往即使经过阿司匹林和肝素治疗仍不能控制的严重子痫前期或 HELLP 综合征;⑥过去 6 个月内出现脑卒中;⑦过去 6 个月内有严重的狼疮病情活动。

SLE 患者一旦妊娠,应由风湿病科和高危产科医生共同进行密切监测。风湿免疫科每个月复诊 1 次,如果出现复发可增加复诊频率。产科 20 周前每个月复诊 1 次,20~28 周每 2 周复诊 1 次,28 周后每周 1 次。

(三) SLE 患者的妊娠期治疗

1. 西医方面

(1) 药物治疗原则:欧洲抗风湿病联盟(European League Against Rheumatism, EULAR)关于妊娠期应用抗风湿药的观点如下。

1) 被证明适用于妊娠期的传统合成缓解病情抗风湿药(conventional synthetic DMARD,csDMARD)包括羟氯喹、柳氮磺吡啶、硫唑嘌呤、环孢素、他克莫司和秋水仙素。妊娠期应继续应用这些药物以维持疾病缓解或治疗疾病复发。(Ⅱ类证据)

2) csDMARD 中的甲氨蝶呤、吗替麦考酚酯和环磷酰胺具有胎儿致畸性,应在妊娠前停药。(B 级)

3) 若需控制活动性症状,妊娠期应考虑应用非选择性 COX 抑制剂 (non-steroidal anti-inflammatory drug,NSAID)和泼尼松。NSAID 仅用于妊娠早、中期。(Ⅱ类证据)

4) 妊娠期母亲疾病严重、难治时,应考虑甲泼尼龙静脉冲击、静脉给予免疫球蛋白,甚至在妊娠中、晚期应用环磷酰胺。(D 级)

5) csDMARD、靶向合成缓解病情抗风湿药(targeted synthetic DMARD, tsDMARD)和抗炎药,因其妊娠期应用的文献不足,应避免应用,直至进一步研究证据出现。这些药物包括:来氟米特、米帕林、托法替尼和选择性 COX Ⅱ抑制剂。(Ⅱ~Ⅳ类证据)

6) 在生物合成缓解病情抗风湿药(biologic DMARD,bDMARD)中,肿瘤坏死因子(TNF)抑制剂应考虑在妊娠早期应用。依那西普和赛妥珠单抗因胎盘转运率低,或可考虑妊娠全程应用。(Ⅱ类证据)

7) 其他 bDMARD,利妥昔单抗、阿那白滞素、托珠单抗、阿巴西普、贝利木单抗和优特克单抗由于妊娠期用药安全性文献有限,应在计划怀孕前换用其他药物。仅当无其他药物可有效控制妊娠期母亲疾病时,才考虑在妊娠期应用上述药物。(Ⅳ类证据)

本例中,因患者持续使用的吗替麦考酚酯具有胎儿致畸性,经妇科专科会诊及外院优生遗传科行优生咨询后,考虑妊娠风险大,遂终止妊娠。

(2) 临床治疗方案

1) 抗凝治疗:妊娠引起的高凝状态增加了 SLE 血栓形成的风险。2020 年美国风湿病协会(American College of Rheumatology,ACR)指南建议 SLE 患者在妊娠早期使用小剂量阿司匹林预防妊娠期高血压疾病。

2）羟氯喹：羟氯喹是 SLE 患者的基础用药，可减少抗 SSA 抗体、抗 SSB 抗体引起的胎儿心脏传导阻滞。2020 年 ACR 指南建议 SLE 妇女在妊娠期间常规使用 HCQ。2020 年复发性流产合并风湿免疫病免疫抑制剂应用中国专家共识建议，对可耐受的复发性流产合并 SLE 患者，于计划妊娠前 3~6 个月开始服用羟氯喹（0.2~0.4g/d，分 2 次服用），并在妊娠期持续服用羟氯喹直至至少产后 3 个月。

3）免疫抑制治疗：免疫抑制治疗药物包括糖皮质激素、免疫抑制剂。

建议使用不含氟的糖皮质激素剂型控制 SLE 患者病情，使用剂量应视患者的病情轻重程度而定；尽量使用最小的可控制疾病的剂量，建议维持剂量不超过每日相当于泼尼松 15mg 的剂量。

SLE 患者妊娠期间可以使用的免疫抑制剂包括硫唑嘌呤、环孢素 A、他克莫司；禁用的免疫抑制剂有甲氨蝶呤、吗替麦考酚酯、来氟米特、环磷酰胺、雷公藤等。已经服用这些药物的患者，建议在停药半年后再考虑妊娠。

4）其他治疗：非甾体抗炎药在妊娠中期使用是安全的，但在妊娠早期和后期不建议使用。对乙酰氨基酚可用于缓解 SLE 妊娠患者的关节疼痛等症状，可以在妊娠期间安全使用。伴有高血压的 SLE 患者可以使用的降压药物包括 β 受体阻滞剂（如阿替洛尔、美托洛尔、普萘洛尔、拉贝洛尔）、中枢性 α2 受体激动剂（甲基多巴、可乐定）、扩血管药物（如尼非地平、硝苯地平、肼屈嗪），禁用血管紧张素转换酶抑制剂或血管紧张素转化酶受体抑制剂。对于重度高血压，除可以使用拉贝洛尔、尼非地平、肼屈嗪外，可以使用静脉降压药物。由于妊娠期间药物代谢活性的变化，在常规剂量降压效果不佳时，建议咨询心脏科医师，调整药物剂量及使用频次。

5）终止妊娠时机：目前对于 SLE 合并妊娠何时终止妊娠还没有明确定论，需要根据 SLE 病情严重程度及产科指征共同决定。若出现病情活动以及产科并发症时，在积极治疗下，放宽剖宫产指征，及时终止妊娠。终止妊娠的时机如下：早孕期出现明显的 SLE 病情活动；病情进行性加重，出现严重并发症，如重度子痫前期，血液系统受损，心、肾、肺、脑等器官出现损害等，经积极治疗无好转者，不论孕周大小，都应及时终止妊娠；胎盘功能不良，出现胎儿生长受限、羊水过少，妊娠≥34 周随时结束分娩，若明显胎盘功能不良、胎儿窘迫如胎心监护异常或脐动脉舒张期血流缺失等，<34 周可促胎肺成熟后结束分娩；对于病情平稳者，如果胎龄已满 38 周，建议终止妊娠。

2. 中医方面

中医认为，SLE 基本病机是素体虚弱，真阴不足，热毒内盛，痹阻脉络，内侵脏腑,病位可遍及全身多个部位和脏腑,病性属本虚标实,心脾肾三脏俱虚和血虚为本,郁热、火旺、瘀滞、积饮为标。

本病例中,患者病位在脾、肾,病机为气阴两虚,湿热瘀阻。患者精神疲倦、舌淡、脉细为脾气亏虚,气血生化乏源,机体失养之象;腰酸为肾虚腰府失养之象;口干为气阴两虚,津液不能上承之象;纳一般为脾气虚弱,运化失司之象;眠一般为湿热瘀阻,热扰心神之象;尿中夹泡沫为肾气亏虚,固摄失常,精微下注之象;腰部皮肤瘙痒、口苦、苔黄腻为湿热内阻之象。舌暗为瘀血内阻之象。

针对患者辨证,予参芪地黄汤加丹参、土茯苓、薏苡仁,扶正祛邪,益气养阴,清热利湿,活血化瘀。参芪地黄汤出自《沈氏尊生书·杂病源流犀烛》,原文中记载"大肠痈,溃后疼痛过甚,淋沥不已,则为气血大亏,须用峻补,宜参芪地黄汤""小肠痈,溃后疼痛,淋沥不已,必见诸虚证,宜参芪地黄汤。"参芪地黄汤药物原方组成为人参、黄芪、熟地黄、山茱萸、山药、茯苓、丹皮,即六味地黄汤去泽泻加人参、黄芪,功效益气养阴,健脾补肾。本方中用党参、黄芪、淮山健脾益气,山茱萸、熟地黄补益肝肾,丹皮、丹参活血化瘀,茯苓、薏苡仁、土茯苓清热利湿,诸药共奏益气养阴、清热活血之功。

参芪地黄汤的主要有效成分有黄芪皂苷、人参皂苷、茯苓多糖、山药多糖等,主要发挥抗氧化应激、抑制炎性因子及提高机体免疫等作用。一项针对参芪地黄汤治疗气阴两虚型 LN 临床疗效的 Meta 分析结果显示,与对照组比较,参芪地黄汤治疗 LN 在降低 SLE 疾病活动度评分,降低中医证候积分,升高总有效率,降低不良反应,降低血肌酐,减少 24h 尿蛋白定量,降低血管内皮生长因子等方面差异有统计学意义,表明参芪地黄汤加减单独或联合西药治疗气阴两虚型 LN 疗效优于传统的西医治疗方案。

至于患者人工流产术后,考虑血室大开,以祛瘀生新为法,促进胞宫恢复,予生化汤加益母草,活血养血,温经止痛,方用当归补血活血,化瘀生新,川芎、桃仁、益母草活血祛瘀,炮姜温经散寒止痛,炙甘草调和诸药。

(郑婷婷　钟静怡　彭钰)

参考文献

［1］　中华医学会风湿病学会.系统性红斑狼疮诊断及治疗指南［J］.中华风湿病学杂志,2010(5):342-346.

［2］　张仲景.金匮要略［M］.北京:中医古籍出版社,1997.

［3］　徐丛剑,华克勤.实用妇产科学［M］.北京:人民卫生出版社,2018.

［4］　GÖTESTAMSKORPEN C,MARIA H,ANGELA T,et al. The EULAR points to consider for use of antirheumatic drugs before pregnancy, and during pregnancy and lactation [J]. Ann Rheum Dis, 2016, 75(5):795-810.

[5] SAMMARITANO L R, BERMAS B L, CHAKRAVARTY E E, et al. 2020 American College of Rheumatology Guideline for the Management of Reproductive Health in Rheumatic and Musculoskeletal Diseases [J]. Arthritis Rheumatol, 2020, 72(4):529-556.

[6] 吴焕林. 中西医结合内科学[M]. 北京:科学出版社, 2018.

[7] 沈金鳌. 沈氏尊生书[M]. 北京:中国中医药出版社, 1997.

[8] 曲海顺,程亚清,张献之,等. 参芪地黄汤在慢性肾脏病中的临床及实验研究进展[J]. 中国中西医结合肾病杂志, 2022, 23(1):88-89.

[9] 陈君洁,黄传兵,周娜,等. 参芪地黄汤治疗气阴两虚型狼疮性肾炎临床疗效的Meta分析[J]. 光明中医, 2022, 37(5):725-731.

第二节　狼疮性肾炎顺利妊娠

一、病例资料

(一) 病史摘要

1. 基本信息

陈某,女,35岁,2021年2月23日就诊。

2. 主诉

反复泡沫尿13年余,产后再发1月。

3. 病史简介

2007年9月患者出现泡沫尿,门诊查尿蛋白++~+++,无其他不适,2008年1月入住我院肾内科,查自身免疫抗体检测:抗核抗体(ANA)阳性,抗核抗体核型:均质/核膜型,抗核抗体效价1:10 000,抗U1-RNP:阳性,抗SSA:阳性,抗双链DNA抗体阳性,抗中性粒细胞抗体(ANCA):阴性;C3 0.52g/L,C4:0.054 5g/L,CH50:27U/ml,免疫球蛋白G(IgG)12.6g/L,免疫球蛋白M(IgM)1.32g/L,免疫球蛋白A(IgA)2.760g/L,24h尿蛋白总量:2 480mg/24h,行肾穿刺活检,术后病理提示符合弥漫性狼疮性肾炎(节段性增生/硬化病变)合并膜性狼疮性肾炎,Ⅳ-S(A/C)+V型,2008年至2014年间患者规律门诊治疗,曾先后使用激素、CTX、他克莫司、来氟米特等免疫抑制治疗,其间定期查Cr 120~130μmol/L,尿蛋白定量500~1 000mg/24h,狼疮稳定处于维持缓解期。2015年4月患者因泡沫尿伴下肢浮肿再次入住我科,查Cr:174μmol/L,C3:0.59g/L,尿蛋白定量:3 416mg/24h,尿常规:尿蛋白+++,再次行肾穿刺活检,术后病理提示符合弥漫性狼疮性肾炎合并膜性狼疮性肾炎,Ⅳ-S(A/C)+V

型(具体见后),治疗上予甲泼尼龙(0.5g 4 天 q.d.)冲击 3 天后改为甲泼尼龙 40mg 口服,并每月行 CTX 冲击治疗,共 5 次(共 7.2g);2015 年 10 月予来氟米特 20mg q.d. 序贯免疫抑制治疗。2017 年甲泼尼龙减为 4mg q.d.,来氟米特减为 10mg q.d. 长期维持。其间多次查 Cr 160~179μmol/L,尿蛋白定量为 150~900mg/24h。2019 年患者诉其有生育需求,建议患者停用来氟米特并观察狼疮情况至少半年,并告知其孕期及围产期风险。患者自 2019 年 5 月至 2020 年 6 月期间,狼疮控制稳定,未见活动。2020 年 6 月 30 日我院门诊就诊,自诉停经 1 月余,自测尿 HCG 阳性,2020 年 6 月 20 日我院 B 超提示宫内早孕,见卵黄囊。继续维持甲泼尼龙 4mg q.d. p.o.+ 硫酸羟氯喹 0.2g b.i.d. p.o. 治疗。2021 年 1 月剖宫产 1 女,过程顺利。1 月前患者再发泡沫尿,伴双下肢浮肿,遂来我院就诊。

入院症见:患者神清,精神尚可,颜面部少许红斑,无关节疼痛、脱发、口腔溃疡、胸闷心慌等不适,双下肢少许浮肿。

(二)体格检查

体温 36.4℃,心率 82 次/min,呼吸 18 次/min,血压 126/90mmHg。神志清楚,精神尚可,形体适中,自动体位,对答合理,查体合作。颜面部少许红斑,全身皮肤黏膜及巩膜未见黄染,全身浅表淋巴结未触及肿大。头颅五官无畸形,双瞳孔等大等圆,直径约 3mm,对光反射灵敏,听力正常,外耳道及鼻腔未见分泌物,咽无充血,双扁桃体无肿大。颈软,气管居中,甲状腺无肿大,颈静脉无充盈怒张。呼吸平顺,双肺听诊呼吸音清,未闻及干湿啰音。心前区未触及抬举性心尖搏动,叩诊心界不大,心率 82 次/min,律齐,各瓣膜听诊区未闻及病理性杂音。腹部软,全腹无压痛及反跳痛,肝脾肋下未触及,墨菲征(-),麦氏点压痛(-),移动性浊音(-),肠鸣音正常。脊柱四肢无畸形,双下肢轻度浮肿。肛门、外生殖器未查。神经系统检查:四肢肌力、肌张力正常,生理反射存在,病理反射未引出。舌暗红,苔黄腻,脉细弦。

(三)辅助检查

(2021 年 2 月 20 日)尿常规:尿潜血 +,尿蛋白 ++,尿红细胞计数 10.6 个/μl;尿微量白蛋白浓度 1 480.00mg/L。Cr 147μmol/L,eGFR 39.10ml/(min·1.73m²);UA 706μmol/L,C3 0.85g/L,ALB 37.8g/L;抗核抗体阳性,抗双链 DNA 抗体阳性,抗心磷脂抗体阴性。

泌尿系彩超:双肾弥漫性病变,考虑肾功能损害声像。膀胱未见明显异常声像。心脏彩超:二尖瓣轻度反流,三尖瓣轻度反流。胸部 x 线检查:心胸未见病变。

（四）肾病理活检

1.（2008 年 7 月 1 日）第 1 次肾穿刺活检

病理符合弥漫性狼疮性肾炎（节段性增生/硬化病变）合并膜性狼疮性肾炎，Ⅳ-S（A/S）+V型。

2.（2015 年 4 月 28 日）第 2 次肾穿刺活检

免疫荧光：检及肾小球 4 个，IgA++，IgG+++，IgM+，C3+++，C1q+++，FRA−，HBsAg 未检，HBcAg 未检，沉积方式：沿毛细血管袢及系膜区呈多部位沉积。

光镜检查：共检及肾小球：13 个。其中肾小球球性硬化：3 个。肾小球节段性硬化：2 个。肾小球新月体形成：4 个。（1 个小细胞性新月体，1 个小细胞-纤维性新月体，2 个小纤维性新月体）。肾小球系膜区呈弥漫性中度-重度增生。多数肾小球见毛细血管内皮细胞呈节段性增生，可见少量中性粒细胞浸润，毛细血管基底膜呈弥漫性增厚，见广泛性钉突形成，可见链环征及双轨征。上皮下、内皮下、系膜区见嗜复红蛋白沉积，可见白金耳结构。肾小管上皮细胞呈弥漫性空泡变性及颗粒变性，大片状肾小管萎缩（约 60%）。肾间质大片状纤维化伴中等量淋巴细胞、单核细胞浸润。肾小动脉管壁轻度增厚，管腔轻度狭窄。

病理诊断：结合临床，符合弥漫性狼疮性肾炎合并膜性狼疮性肾炎，Ⅳ-S（A/C）+V型。

（五）诊断分析

1. 西医方面

本例患者为年轻女性，存在肾脏损害（24 小时尿蛋白定量大于 500mg/24h，血尿），补体下降，抗核抗体、抗双链 DNA 抗体等自身抗体阳性，2008 年 1 月行肾穿刺活检，术后病理符合提示符合弥漫性狼疮性肾炎（节段性增生/硬化病变）合并膜性狼疮性肾炎，Ⅳ-S（A/S）+V型。2015 年 4 月 28 日再次行肾穿刺活检，术后病理提示符合弥漫性狼疮性肾炎合并膜性狼疮性肾炎，Ⅳ-S（A/C）+V型。符合 2012 年 SLICC SLE 诊断标准，SLE、LN 诊断成立。

2. 中医方面

蛋白尿的病名在中医典籍中未见记载，临床上根据蛋白尿的伴随症状将其归为"水肿""腰痛""尿浊""虚劳"等范畴。尿中所含蛋白质是人体内的一种精微物质，其产生是由于人体"精微下泄"。目前大多数医家认为肾性蛋白尿的中医主要病因不越乎虚、实两个方面，虚则责之于肺、脾、肾三脏功能失调，实则主要包括水湿、风邪、湿热、瘀血等方面，从而影响肾失封藏，使精微随尿下泄所致。部分医家则认为，肝的疏泄藏血功能是否正常影响着脾肾运化、肝主封藏功能的正常。若外感湿热邪毒,邪气蕴结于肝,使肝气郁滞、疏泄失常、化火伤阴,久之则可使脾失统摄、清阳不升,进一步导致肾失固摄,精微下泄而形成蛋白尿。同时加之久病不愈,患者精神抑郁可进一步加重肝气郁滞,致使本病迁延难愈。

中医名家李中梓在《医宗必读·乙癸同源论》中明确提出"乙癸同源,肾肝同治"的著名学术思想。《灵枢·本神》指出"肝藏血",《素问·六节藏象论》云"肾者,主蛰,封藏治本,精之处也",故肝主藏血,肾主藏精。中医精气学说认为,精与血之间可互相转化,如《类经》记载"肾之精液入心化赤而为血",《寿世传真》中指出"人身液化为血,血化为精",这些理论都充分说明肝血有赖于肾中所藏精气的气化,肾精则有赖于肝血的滋养,肝肾二脏在生理方面具有相互滋生的密切关系。中医藏象学说认为,肝主疏泄、肾主封藏。一方面,肝之疏泄有度,气机调达和畅,则可使肾之封藏有度、水道通利,津液正常输布排泄;另一方面,肾之封藏有度、精血互生,则可使肝之疏泄有度,气机疏通畅达,故可见肝肾在功能上互相影响。在病理上,肝肾中任何一方出现不足或过盛,如肝气不舒或肾失封藏,另一方功能则会受到影响,引起相应的病理反应,进一步甚至可导致肝肾均亏。临床上,若肝火下劫使肾阴不足或肝阴不足,则可进一步发展引起肾阴亏虚;若肾阴不足,则引起"水不涵木",进一步致肝阴亏虚、肝阳上亢。另一方面,肝的疏泄功能失司,可导致气机不畅,从而引起肾的封藏开阖功能失常;肾的封藏开阖功能失职,则可导致肝的疏泄功能失常。

患者久居岭南,加之产后体虚,为水湿之邪所侵,水湿蕴结,湿邪重浊、趋下,水湿化热,为湿热瘀阻于内,使肝气郁滞、疏泄失常、化火伤阴。肝疏泄失常,引起肾封藏开阖之能失司;肝火下劫导致肾阴不足,肾阴不足则引起"水不涵木",进一步致肝阴亏虚。患者蛋白尿增多,为肾的封藏开阖功能失职,导致肾虚失摄,精微下注之象;双下肢轻度浮肿,湿热蕴结于内,气机不畅,水液代谢失常,泛溢肌肤之象;颜面部少许红斑为肝肾阴虚之象;舌暗为瘀血内阻之象,舌红、苔黄腻、脉弦为阴虚、湿热内蕴之象。

综上所述,病机为肝肾阴虚,湿热瘀阻;病性为本虚标实。

(六) 最后诊断

1. 中医诊断

(1) 尿浊(肝肾阴虚,湿热瘀阻)

(2) 慢性肾衰(肝肾阴虚,湿热瘀阻)

2. 西医诊断

(1) 系统性红斑狼疮

狼疮性肾炎［弥漫性狼疮性肾炎（节段性增生/硬化病变）合并膜性狼疮性肾炎，Ⅳ-S（A/C）+Ⅴ型］

（2）慢性肾脏病 3 期

（七）治疗经过及随访

患者系统性红斑狼疮、狼疮性肾炎诊断明确,经积极免疫抑制治疗后,狼疮控制可。病程中病情出现反复,行二次肾穿刺活检,调整免疫抑制方案后,狼疮稳定。患者肾功能轻度受损,停用免疫抑制剂,维持甲泼尼龙、硫酸羟氯喹口服配合中药辨证施治,病情稳定后顺利怀孕及分娩。分娩后狼疮病情反复,多次见泡沫尿,遂至我院就诊,予甲泼尼龙 8mg q.d.、环孢素 50mg b.i.d. 控制病情,后复查见环孢素浓度小于 10,遂停,余实验室检查如上（2021 年 2 月 20 日）,予中药汤剂配合激素治疗,处方如下,经治疗病情平稳。

中药汤剂:黄芪 30g、太子参 30g、麦冬 15g、五味子 15g、桂枝 15g、白芍 15g、熟地黄 15g、牡蛎 30g、白术 15g、防风 10g、党参 30g、炙甘草 10g、阿胶珠 1 包。

患者产后,精神疲倦、乏力,面色发白为气血亏虚之象;咳嗽无痰,为感受风燥外邪,损伤肺阴之象;反复泡沫尿,为脾肾气虚,固摄无力之象;加之长期维持激素治疗,激素为火热之品,见患者口干,为阴虚之象;当辨证为脾肾不足,气阴两虚之证,治以健脾益气、滋阴补肾为法,选用参芪地黄汤加减,黄芪、白术、太子参健脾益气,麦冬、五味子、白芍、党参、熟地黄滋补肾水,养阴生津,桂枝温阳通脉,牡蛎收敛固涩,防风祛风解表,阿胶珠补血滋阴润燥,炙甘草调和阴阳,使诸药合用,行益气补血滋阴润燥之功。

二、讨论与诊治体会

SLE 是一种原因不明,可累及全身多脏器的自身免疫性疾病,女性罹患该病的风险是男性的 9 倍,且以育龄期妇女为主,因此妊娠期合并 SLE 相对常见。疾病活动性发作、先兆子痫、流产、宫内发育迟缓和早产是此类妊娠的既定风险。妊娠期活动性狼疮性肾炎是不良妊娠结局的主要危险因素。患者应推迟受孕,直至狼疮缓解 6 个月以上。此外,部分 SLE 药物具有潜在的致畸作用,受孕前须停用。有研究表明,妊娠期合并 SLE,胎盘受到免疫损伤从而导致各种不良妊娠结局。同时,SLE 的发生有一定遗传倾向,会不同程度地影响子代的免疫反应,表现为少数 SLE 患者之新生儿出现新生儿狼疮（neonatal lupus, NL）。其严重程度可能与母体抗体情况相关。

(一) 对妊娠结局及新生儿的影响及其作用机制

1. 对妊娠结局的影响及其作用机制 随着医学的进步,狼疮女性患者妊娠不良结局发生率较之前下降,但相比正常人群比例仍偏高,尤其对于妊娠后发生狼疮者。妊娠后发生狼疮者由于妊娠期首次确诊,多数未使用药物干预治疗,患者的病情处于活动期,因此不良妊娠结局比例更高。迄今为止最大规模的前瞻性研究提示,狼疮患者不良妊娠结局的发生率为 19%。而对于妊娠前确诊狼疮者,最好在通过适用于妊娠期的药物使疾病静止 6 个月后再尝试受孕。受孕时存在活动性 SLE 强烈预示母体和产科不良结局,比如子痫前期、死产、自然流产。尽管有此风险,但大多数这类妊娠仍能活产。

正常情况下,妊娠期间母体免疫系统、肾脏会发生一系列的生理变化来适应胎儿的发育和满足孕妇健康的需要。肾脏主要表现为体积增大,肾小球滤过率(GFR)显著增加,至妊娠中期达到高峰(增加 50% 以上),体内的代谢产物排出增加,血清肌酐(SCr)、尿素氮和尿酸水平会略低于非妊娠期。免疫系统的变化能很好地抑制免疫作用,有利于胎儿的耐受,同时机体处理感染的能力减弱导致其对自身免疫疾病的易感;肾脏的变化则易导致疾病复发且不易早期发现。

肾脏损伤可导致尿液、血液及影像学和组织学的异常,造成母体和胎儿不良结局。如大量蛋白尿会导致母体低蛋白血症,血浆白蛋白下降可减少子宫胎盘血流,导致胎盘灌注不良、胎儿氧气和营养物质供应不足,造成胎儿处于长期慢性缺氧状态,引发胎儿生长受限、新生儿窒息,甚至胎死宫内等情况。

2. 妊娠期使用 SLE 药物对子代影响 妊娠早期活动性狼疮或狼疮发作会增加不良妊娠结局的风险。因此,优化药物的使用是 SLE 患者获得良好妊娠结局的关键之一。多数用于治疗狼疮活动的药物在妊娠期是禁忌的。吗替麦考酚酯、环磷酰胺和血管紧张素转换酶抑制剂/血管紧张素受体阻滞剂便是妊娠期的禁忌药物。吗替麦考酚酯,一种嘌呤生物合成的抑制剂,与妊娠早期流产率增加以及 15% 的先天畸形发生有关。这种药物应在尝试怀孕前至少停用 6 周以上。环磷酰胺是一种烷化剂,可能导致卵巢功能早衰和先天畸形,应在计划怀孕前停用。血管紧张素转换酶抑制剂/血管紧张素受体阻滞剂与羊水过少、新生儿肾功能衰竭和无尿有关且有致畸作用。因此,一旦计划怀孕,应立即停止服用这类药物。

另外,我们建议对大多数 SLE 妊娠患者继续使用羟氯喹以降低 SLE 加重的风险,以及推荐从大约妊娠 12 周起对所有 SLE 女性患者启用低剂量阿司匹林,以减少子痫前期及其后遗症(如胎儿生长受限)的风险。

3. 狼疮性肾炎肾功能不全时妊娠风险及胎儿风险　CKD 合并妊娠时,既存在肾脏病可能对妊娠及胎儿产生不良影响,同时妊娠也会加重 CKD 的进展;妊娠与 CKD 的关系包括妊娠可能导致 CKD 的恶化、进展,CKD 也可能增加各类妊娠相关并发症。

(1) 不同分期的 CKD 对妊娠及胎儿的影响:意大利学者进行的一项大规模研究发现不良母儿结局(早产、小于胎龄儿、剖宫产等)的发生风险随着 CKD 的分期升高而增加,即使是肾功能正常的 CKD 1 期女性妊娠,其不良结局的发生风险仍然高于非 CKD 的低危女性。另有研究表明大部分轻度肾功能受损的患者如果血压控制良好,通常能够成功妊娠,而中重度肾功能受损则可能对妊娠胎儿结局造成严重威胁。我们以 CKD 1 期女性作为参照,通过比较分析发现 CKD 3 期和 CKD4 期女性不良妊娠结局发生率有升高趋势,其中以早产和低出生体质量儿发生率差异有统计学意义。因此建议 CKD 女性常规进行孕前咨询.并被充分告知风险。对于分期较早的 CKD 女性,良好的孕前咨询和孕期管理有助于改善妊娠结局,而 CKD 分期较晚者则需慎重考虑妊娠风险。

(2) 不同分期 CKD 孕妇与子痫前期:子痫前期是 SLE 患者妊娠期最常见的并发症之一,发生率为 16%~30%,而在普通产科人群中发生率为 4.6%。SLE 患者特有的其他子痫前期危险因素包括:活动性狼疮性肾炎、狼疮性肾炎既往史、补体水平下降和血小板减少。

同时也有学者提出 CKD 孕妇子痫前期的风险较普通人群显著增加,且风险大小与肾功能受损程度相关。轻度肾功能不全的女性(血肌酐 <125μmol/1)子痫前期风险约为 20%,重度肾功能不全(血肌酐 >180μmol/L)的女性风险升至 60%~80%。本研究显示随着 CKD 分期增加,轻度子痫前期发生率升高,而重度子痫前期的发生率则无明显趋势,这可能有以下几方面原因:首先,各期人数存在差异,CKD 3 期和 CKD 4 期人数较少,疾病发生率的统计存在局限性;其次,子痫前期和 CKD 进展的临床表现极为相似,临床鉴别较难,可能一定程度上影响了疾病的诊断;此外,CKD 分期较高的女性可能在重度子痫前期表现之前就已经因其他指征终止妊娠,影响统计数量。

(3) 妊娠对 CKD 的影响:有研究表明基础肾功能受损程度是妊娠相关肾脏疾病进展的主要预测指标,CKD 女性产后 eGFR 下降或发展为终末期肾病(end stage renal disease,ESRD)的风险随分期增加而增大。近年研究显示,妊娠导致的 CKD 进展与孕前 CKD 分期相关。Piccoli 等研究显示,CKD1~4 期患者妊娠相关的肾功能减退发生率分别为 7.6%,12.6%,16.2% 和 20%。Imbasciati

等在 49 例 CKD3~5 期的妊娠女性的研究中也发现,肾小球滤过率(estimated glomerular fiitration rate,eGFR)<40ml/(min·1.73m²)且尿蛋白总量 >1 000mg/24h 是分娩后肾功能快速进展及显著缩短进入透析时间的重要预测因素。

高血压和蛋白尿的严重程度也是预后的重要指标。挪威和我国台湾地区学者的研究支持妊娠期高血压疾病增加产后 ESRD 的发生风险,且与妊娠期高血压病史相比,有子痫前期或子痫病史的女性 ESRD 的发生风险更高。美国学者的研究也支持子痫前期与 ESRD 之间存在密切相关性,并提出其相关性的可能解释,即遗传、表观遗传学或早期生活事件引起的代谢、肾脏或血管异常倾向可以导致子痫前期,子痫前期引起的持续损伤会导致长期的代谢、肾脏或血管改变,从而导致慢性肾脏疾病进展。蛋白尿通常反映肾功能受损程度并对肾脏疾病进展有预测价值。尿蛋白总量 >1 000mg/24h 时 GFR 下降的趋势更明显,进展至 ESRD 的发生率增加 2 倍。

(二)如何为狼疮性肾炎患者顺利妊娠保驾护航

妊娠期 LN 对胎儿、新生儿及子代远期的健康均具有重要影响。妊娠期合并 LN 是后代长期发育问题的重要危险因素。对此,我们需对 LN 患者进行优生咨询,整个孕期进行严密监测,筛查导致对子代影响的危险因素,同时还需严格管理孕期药物的使用,既起到控制 SLE 的作用,又将对子代的不良影响降至最低。

1. 妊娠计划　SLE 患者最好在通过适用于妊娠期的药物使疾病静止 6 个月后再尝试受孕。受孕时存在活动性 SLE 强烈预示母体和产科不良结局。尽管有此风险,但大多数这类妊娠仍能活产。

SLE 女性患者必须接受孕前评估,其目的包括:确定妊娠有无难以接受的高母胎风险,启动干预以优化疾病控制,以及调整用药以尽量降低对胎儿的伤害。同时应告知女性患者,停用控制疾病活动度的药物会增加狼疮加重和出现妊娠并发症的风险。考虑受孕的患者最好应继续使用适用于妊娠期的药物并在妊娠期持续用药。

SLE 女性的孕前评估应包括评估疾病活动度、重要器官受累情况、高凝状态或可能影响妊娠的内科合并症。应回顾既往产科结局,特别注意小于胎龄儿、子痫前期、死产、自然流产和早产史。若患者有活动性 SLE 证据,尤其是狼疮性肾炎,则应建议推迟妊娠,直到充分控制疾病至少 6 个月。对于肾功能不全的患者,咨询内容应包括评估一过性或永久性肾功能减退的风险。母亲疾病加重通常会带来更高的妊娠期母胎风险。

2. 特异性检查　除了常规的孕前实验室检查项目,孕前评估还应包括下述检查:抗 Ro/SSA 和抗 La/SSB 抗体、肾功能(肌酐、尿液分析及尿沉渣镜检、尿蛋白-肌酐比值)、全血细胞计数(complete blood count,CBC)、肝功能试验、抗双链 DNA 抗体、补体(CH50 或者 C3 和 C4)。同时也可考虑检测抗磷脂抗体(antiphospholipid antibody,APA),包括 LA、IgG 和 IgM 型抗心磷脂抗体(anticardiolipin antibody,ACA)、IgG 和 IgM 型抗 β2 糖蛋白 I 抗体。

3. 妊娠期用药　狼疮患者孕前必须评估和调整患者用药,目标是使用妊娠期最安全的药物维持疾病控制。尽管部分治疗 SLE 的药物在妊娠期使用可能有害甚至禁用,但也有很多安全的药物。

(1) 放心用药:羟氯喹(hydroxychloroquine,HCQ)——我们建议对大多数 SLE 妊娠患者继续使用羟氯喹以降低 SLE 加重的风险。临床研究表明,妊娠期继续使用 HCQ 的患者更少出现疾病加重,并且结局更好。

低剂量阿司匹林——无论患者有无 APA,我们从大约妊娠 12 周起对所有 SLE 女性患者启用低剂量阿司匹林,以减少子痫前期及其后遗症(如胎儿生长受限)的风险。

(2) 允许用药:NSAID——该药不会引起先天性异常。对于受孕困难的女性,可考虑在早期妊娠避免使用 NSAID。在妊娠 20 周后使用 NSAID 时,发生羊水过少的风险小幅增加;美国 FDA 推荐,若在妊娠 20~30 周之间使用,应选择最低剂量和最短疗程。妊娠 30 周后使用 NSAID 可能引起动脉导管早闭和其他并发症,因此中晚期妊娠应完全避免使用。

糖皮质激素——该药用于妊娠期多种母体疾病。我们建议使用最低剂量的泼尼松来控制疾病,最好低于 10mg/d。

硫唑嘌呤——妊娠期可以使用硫唑嘌呤,但剂量不应超过 2mg/(kg·d)。

环孢素——少量观察结果提示,宫内暴露于环孢素的儿童具有正常的肾功能和血压。建议只有在母体获益超过胎儿风险时才可于妊娠期使用环孢素。

他克莫司——该药可用于狼疮性肾炎的诱导和维持治疗。一项包含 9 例妊娠期狼疮患者的小型病例系列研究报道,使用他克莫司成功维持了病情稳定或控制了狼疮性肾炎发作。

降压药——甲基多巴、拉贝洛尔、硝苯地平和肼屈嗪是妊娠期最常用的降压药。ACEI 和 ARB 则由于对胎儿有风险而在妊娠期禁用。利尿剂应慎用。硝普钠是紧急控制难治性重度高血压的最后手段,应仅限于紧急情况下短时间使用。

(3) 禁止用药:环磷酰胺——环磷酰胺与先天性/胎儿畸形有关,在妊娠最初 10 周不应使用,此时胎儿最易受致畸物影响。

吗替麦考酚酯——报道称,宫内暴露于吗替麦考酚酯的婴儿发生了先天性异常。妊娠期不应使用该药。妊娠前及妊娠期可用硫唑嘌呤或他克莫司代替吗替麦考酚酯,或者使用可控制疾病活动度的最低剂量糖皮质激素。最好在受孕前 6 个月就更换药物。

甲氨蝶呤——该药具有致畸性,妊娠期不应使用。

4. 妊娠期管理

(1) 初始评估:在明确妊娠时或之后的初诊中推荐安排下列检查:体格检查、肾功能(肌酐、尿液分析、尿蛋白-肌酐比值)、CBC、肝功能试验、抗 Ro/SSA 和抗 La/SSB 抗体、LA 和 ACA 测定、抗双链 DNA 抗体、补体(CH50 或者 C3 和 C4)、血清尿酸。

妊娠期某些生理变化可能会与活动性 SLE 的特征重叠,这加大了鉴别难度。例如,正常妊娠期可观察到的实验室表现包括轻度贫血、轻度血小板减少、红细胞沉降率升高和蛋白尿。虽然正常妊娠期间蛋白排泄量增加,但应保持在 300mg/24h 以下。同时收集基线 24 小时尿有助于鉴别狼疮加重与子痫前期以及妊娠后期的正常改变。另外,正常妊娠期的补体水平可升高 10%~50%,即使存在活动性 SLE,补体水平也可能保持正常。因此,补体水平变化趋势通常比补体实测值更有参考价值。

必须结合临床情况来解读实验室检查结果,有血清学活动性增强证据但无症状的女性患者应接受更严密的监测。

(2) 定期监测:狼疮患者妊娠时需定期复查 CBC、肌酐、尿液分析、24 小时尿蛋白总量。若患者有活动性疾病或病情加重时曾出现过指标变化,则应监测抗双链 DNA 抗体、补体,评估病情活动度。病情稳定的妊娠患者最好每 3 个月接受 1 次实验室检查,而活动性狼疮患者需要更频繁地检查。

(3) 产后复查:与非活动性疾病患者相比,受孕时存在活动性疾病的患者和伴有终末器官严重损伤的患者在产褥期更有可能出现疾病加重。因此,产后需要定期评估疾病活动度。推荐在无并发症的分娩后 1 个月复查尿液分析、CBC,若尿液分析异常则查肾功能。对于重度疾病患者或抗双链 DNA 抗体及补体水平与疾病活动度密切关联的患者,我们还需复查抗双链 DNA 抗体、补体,活动性 SLE 产后女性的治疗与非妊娠女性相同。使用治疗活动性 SLE 的部分药物时不可母乳喂养。

(4) 母胎监测:另一方面,我们也需要了解患者胎儿发育情况。除了常规产前检查外,SLE 女性的胎儿监测包括:早期妊娠超声评估,以确定预产期。大约在妊娠 18 周时进行胎儿结构系统评估;晚期妊娠超声评估,通常大约每

4周监测1次,以检测胎儿生长情况和有无胎盘功能不全。另外,大多数狼疮女性需要在妊娠最后4~6周接受无应激试验和/或生物物理评分以评估胎儿状况,并根据母胎评估结果制订个体化监测计划。此外还需注意的是,在抗Ro/SSA和/或抗La/SSB抗体阳性的患者中,推荐增加对胎儿先天性心脏传导阻滞的监测。

(三)体会

对于大部分适龄女性而言,生育是生命中必不可少而神圣的一部分,如何保护狼疮患者顺利完成妊娠是个重大的挑战。首先,需评估狼疮活动度,待病情缓解半年后方可考虑妊娠;其次,妊娠前至少半年需停用影响胎儿发育不良药物,如环磷酰胺、吗替麦考酚酯、来氟米特、雷公藤、昆仙胶囊等。

本例患者明确诊断为系统性红斑狼疮、狼疮性肾炎,病程中因病情反复行了二次肾活检。患者狼疮性肾炎,处于CKD3b期,其间有妊娠意愿,在中医药的保驾护航下,顺利妊娠并分娩,母女平安;妊娠期间狼疮未见活动。此患者存在慢性肾功能不全,加重了妊娠风险,需密切监测患者狼疮活动指标及肾功能变化情况,视病情变化决定是否终止妊娠,无论如何,对医患双方都是挑战。

(林俊杰 蒋东君 王立新)

参考文献

[1] 杨炘坤.刘光珍治疗肾性蛋白尿临床经验[J].中国民间疗法,2021,29(19):18-20.

[2] 于秀梅,贾佑铎.肝肾同源理论在慢性肾脏病中的应用研究进展[J].中国医药科学,2022,12(4):39-42.

[3] 宋雅婷,孙建华.妊娠期合并系统性红斑狼疮对子代影响及作用机制[J].临床儿科杂志,2022,40(7):550-554.

[4] BUYON J P, KIM M Y, GUERRA M M, et al. Predictors of Pregnancy Outcomes in Patients With Lupus: A Cohort Study. [J]. Ann Intern Med, 2015, 163(3):153-163.

[5] 段培,宋霞,吕桂兰.狼疮性肾炎患者妊娠管理的研究进展[J].中国实用护理杂志,2019(15):1192-1196.

[6] SAMMARITANO L R. Management of Systemic Lupus Erythematosus During Pregnancy [J]. Annu Rev Med, 2017, 68(1):271-285.

[7] KIRIAKIDOU M CHING C L. Systemic Lupus Erythematosus [J]. Ann Intern Med, 2020, 172(11):81-96.

[8] 南京总医院国家肾脏疾病临床医学研究中心.慢性肾脏病患者妊娠管理指南[J].中华医学杂志,2017,97(46):3604-3611.

[9] 刘爱春,燕宇,左力.慢性肾脏病合并妊娠最新研究进展[J].中国血液净化,2019,18(8):556-559.

［10］ BILI E,TSOLAKIDIS D,STANGOU S,et al. Pregnancy management and outcome in women with chronic kidney disease. ［J］. Hippokratia,2013,17（2）:163-168.

［11］ 刘婧,赫英东,陈倩. 不同分期慢性肾脏疾病女性妊娠结局及预后的危险因素分析 ［J］. 实用妇产科杂志,2020,36（10）:769-772.

［12］ PICCOLI G B,CABIDDU G,ATTINI R,et al. Risk of Adverse Pregnancy Outcomes in Women with CKD ［J］. J Am Soc Nephrol,2015,26（8）:2011-2022.

［13］ IMBASCIATI E,GREGORINI G,CABIDDU G;et al. Pregnancy in CKD Stages 3 to 5: Fetal and Maternal Outcomes ［J］. J Am Soc Nephrol,2007,49（6）:753-762.

［14］ KATTAH A G,SCANTLEBURY D C,AGARWAL S,et al. Preeclampsia and ESRD:The Role of Shared Risk Factors ［J］. Am J Kidney Dis,2016,69（4）:498-505.

［15］ CLOWSE M E B,MAGDER L S,Witter Frank,et al. The impact of increased lupus activity on obstetric outcomes ［J］. Arthritis Rheum,2005,52（2）.

［16］ DAVIDSON K W.,BARRY M J.,MANGIONE C M.,et al. Aspirin Use to Prevent Preeclampsia and Related Morbidity and Mortality:US Preventive Services Task Force Recommendation Statement ［J］. Obstet Anesth Dig,2022,42（2）:59-60.

［17］ WEBSTER P,WARDLE A,BRAMHAM K,et al. Tacrolimus is an effective treatment for lupus nephritis in pregnancy ［J］. Lupus,2014,23（11）:1192-1196.

第十四章
狼疮伴长期血清补体 3 下降病案

血清补体 3 明显下降但长期稳定的狼疮性肾炎病案

一、病例资料

（一）病史摘要

1. 基本信息

周某某,女,29 岁,2008 年 9 月 20 日入院。

2. 主诉

反复颜面及双下肢浮肿 9 年,加重 4 天。

3. 病史简介

患者于 1999 年开始出现颜面及双下肢浮肿,伴低热、时有皮疹,关节疼痛,无脱发、乏力等症,至某大医院就诊,查尿蛋白 ++++,ANA 阳性,ds-DNA 阳性,诊断为"系统性红斑狼疮""狼疮性肾炎",初始给予醋酸泼尼松 50mg q.d.、CTX 治疗,随后逐渐减量激素,后尿蛋白水平测定结果为 +~++。4 天前患者再次出现颜面、四肢浮肿,伴面部红色皮疹,小便量减少,查 24h 尿蛋白总量:16 095.8mg/24h,尿蛋白浓度 6 190.7mg/L,考虑病变活动,遂以"狼疮性肾炎"为诊断收入我科系统诊治。

入院症见:神清,精神欠佳,疲倦乏力,颜面、双下肢浮肿,自觉肢体沉重,无心悸胸闷,无偏侧肢体乏力、麻木,口干渴不欲饮,纳眠可,小便量可,夹有大量泡沫,大便调。

既往史:否认高血压病、糖尿病病史,无外伤史、手术及输血史,否认乙肝、结核等传染病史。

（二）体格检查

体温 36.1℃,心率 72 次/min,呼吸 19 次/min,血压 133/79mmHg。

意识清醒,精神欠佳,发育正常,体形中等,营养一般,自动体位。颜面部浮肿,面部散在红色斑丘疹,未见盘状及蝶形红斑,无口腔溃疡无脱发无雷诺现象,颜面及四肢中度凹陷性浮肿,四肢关节无疼痛变形。腹部软,全腹无压痛及反跳痛,肝脾肋下未触及,墨菲征(-),麦氏点压痛(-),移动性浊音(+),肠鸣音正常。双输尿管行程无压痛,肋脊点、肋腰点无压痛,双肾区叩击痛(-)。

(三) 辅助检查

尿常规:尿白细胞(LEU)+,尿潜血 +++,尿蛋白质 ±,尿白细胞计数:59个/μl;尿红细胞位相:正形红细胞数 65 000.0 个/ml,畸形红细胞数 195 000.0个/ml,尿红细胞总数 260 000.0 个/ml;24h 尿蛋白总量 7 238.7mg/24h,尿蛋白圆盘电泳:尿蛋白定性 +++,白蛋白 69.56%,α1 球蛋白 7.3%,α2 球蛋白 2.5%,转铁蛋白 10.7%,β2 球蛋白 1.446%,γ 球蛋白 8.5%。

血常规:WBC 10.02×10^9/L,RBC 3.91×10^{12}/L,Hb 87.0g/L,PLT 234.0×10^9/L;ESR 50.0mm/h;生化:天冬氨酸转氨酶 9.6U/L,血清总蛋白 60.6g/L,白蛋白(ALB)17.3g/L,尿酸(UA)403μmol/L,肌酐(Cr)92.0μmol/L,免疫功能检测:C30.26g/L,C4 0.03g/L;乙肝抗体检测阴性;心酶谱、血脂及凝血功能均正常。

免疫学指标检测:抗心磷脂抗体(ACA):阴性(-)。自身免疫抗体检测:抗核抗体(ANA):阳性,均质型 1:3 200,抗 SSA 抗体:阳性,抗双链 DNA 抗体(间接免疫荧光法):阳性。抗中性粒细胞胞质抗体核周型 pANCA 阴性(-),抗中性粒细胞胞质抗体胞质型 cANCA 阴性(-),抗中性粒细胞胞质抗体 ANCA阴性(-)。

腹部和泌尿系 B 超:肝胆胰脾未见明显异常,双肾、膀胱未见明显异常。胸部 x 线检查:心肺未见病变。心电图:窦性心律,正常心电图。

(四) 肾病理活检

免疫荧光:检及肾小球 9 个,IgA+++,IgG+++,IgM++,C3+++,C1q++,Fib-,HBsAg 未检,HBcAg 未检,沉积方式:沿系膜区及毛细血管襻呈多部位沉积。

光镜检查:共检及肾小球 9 个。其中肾小球球性硬化:0 个。肾小球节段性硬化:0 个。肾小球新月体形成:0 个。肾小球系膜细胞及基质弥漫性中度至重度增生。肾小球基底膜轻度增厚,局灶可见钉突结构和链环结构形成。上皮下、系膜区可见多亮嗜复红蛋白沉积。毛细血管内皮细胞弥漫性增生,毛细血管襻变窄伴少量中性粒细胞浸润,节段性内皮细胞下可见白金耳结构。可见 1 个肾小球小型细胞性新月体形成。肾小管上皮细胞弥漫性空泡变性及颗粒变性。肾间质小片淋巴细胞、单核细胞浸润。肾小动脉管壁增厚,管腔狭窄。

主要诊断:结合临床,符合狼疮性肾炎。

损伤模式:弥漫增生性狼疮性肾炎。

积分/分级:ISN/RPS 2003 分类 Ⅳ-G(A)+V型。

(五)诊断分析

1. 西医方面

本例患者为中年女性,临床表现为多系统损害——肾脏损害、皮肤及血液系统损害,伴有抗核抗体、抗双链 DNA 抗体等自身抗体阳性,符合 2012 年 SLICC SLE 诊断标准,SLE 诊断成立。根据 SLEDAI 评分 14 分(蛋白尿 4 分、血尿 4 分、皮疹 2 分、低补体血症 2 分、抗双链 DNA 抗体阳性 2 分),考虑 SLE 中度活动。同时结合患者病史及实验室检查,考虑狼疮性肾炎(LN)诊断明确。根据其肾穿刺活检结果,弥漫增生性狼疮性肾炎,Ⅳ-G(A)+V型诊断明确。

2. 中医方面

中医诊断依据:四诊摘要:颜面、双下肢浮肿,自觉肢体沉重,疲倦乏力,口干渴不欲饮,舌淡暗,苔白微腻,脉沉细。辨病依据:患者女性,因"反复颜面及双下肢浮肿 9 年,加重 4 天"入院,四诊合参,当属中医学"水肿"范畴,辨证为"脾肾气虚,水湿瘀阻"。辨证依据:患者先天禀赋不足,肾气亏虚,先天损及后天,致脾气亦虚,脾肾气虚,水湿内停而成本病;颜面、四肢浮肿乃因水湿内停,泛滥肌肤所致;口渴不欲饮,湿困于中焦,则水液不能上呈。疲倦乏力、肢体困重为脾主肌肉四肢,湿困于脾,肌肉缺濡养所致。综上所述,本病因为先天禀赋不足,损及后天;病位在脾肾、肌肤;病机为脾肾气虚,水湿瘀阻;病性为虚实夹杂之证。

(六)最后诊断

1. 中医诊断

水肿(病)(脾肾气虚,水湿瘀阻)

2. 西医诊断

(1)系统性红斑狼疮

狼疮性肾炎[Ⅳ-G(A)+V型]

(2)慢性肾脏病 2 期

(七)治疗经过及随访

患者中年女性,病程中出现肾脏损害(血尿、蛋白尿)、颜面部红疹、抗核抗体阳性、抗双链 DNA 抗体阳性,系统性红斑狼疮、狼疮性肾炎诊断明确。最初入院查 C3 明显低下,呈肾病综合征状态,ANA 滴度高,抗双链 DNA 抗体阳性,考虑病情活动。根据 SLEDAI 评分 14 分(蛋白尿 4 分、血尿 4 分、皮疹 2 分、低补体血症 2 分、抗双链 DNA 抗体阳性 2 分),考虑 SLE 中度活动。入院后给予足量激素 60mg q.d.+CTX 冲击治疗,皮疹及水肿减轻,C3 仍处较低水平,但考虑患者病情总体稳定,建议出院门诊随诊。

出院中药方剂:太子参 20g、茯苓 20g、猪苓 20g、白术 15g、泽泻 20g、山茱萸 15g、生地黄 10g、桃仁 5g、红花 5g、大黄 5g(后下)、枳实 15g、白花蛇舌草 20g,水煎服,日 1 剂。后随症加减,辨证施治。

患者 2008 年 10 月出院后近 14 年来一直规律门诊随诊。治疗上予逐渐减量激素,患者发病至 2009 年 5 月 CTX 总量达 20g,2011 年开始出现闭经。2011 年查 24h 尿蛋白总量为 6 000~8 000mg/24h,SLEDAI 评分 8 分(蛋白尿 4 分、低补体血症 2 分、抗双链 DNA 抗体阳性 2 分),病变轻度活动,于 2011 年 10 月 3 日起予甲泼尼龙片 12mg+ 他克莫司 1mg q.12h. 口服,2013 年 5 月 10 日他克莫司减量为 1mg q.d.,2013 年 12 月 4 日停服普乐可复,经治疗后,患者尿蛋白明显减少,现长期口服甲泼尼龙片 1 片,长期复查 24h 尿蛋白总量小于 150mg/24h,患者发病以来反复复查 C3 一直较低水平:0.28g/L 左右,初期考虑与病变活动有关,但狼疮稳定后近 10 年复查仍一直处于较低水平,由此考虑和疾病活动度不相关,临床不能仅以 C3 水平作为治疗参考目标,而应综合考虑。

二、讨论与诊治体会

(一)认识评价系统性红斑狼疮活动的重要性

系统性红斑狼疮(systemic lupus erythematosus,SLE)是典型的自身免疫疾病,血清中存在多种自身抗体。SLE 病程中常有疾病活跃与缓解的交替,当疾病活跃时需要积极地治疗,而当疾病缓解时治疗强度应适当减弱,以避免药物导致的不良反应。准确判断疾病的活跃度是决定治疗强度的关键。有几种主要基于患者临床症状与体征的疾病活跃度的评分系统,如 SLE 疾病活动指数(SLE Disease Activity Index,SLEDAI),在临床上运用广泛且具有很大参考意义。但是当患者合并感染、电解质紊乱和其他伴发病或并发病时临床表现错综复杂,依靠临床表现对该 SLE 的疾病活跃度判断存在困难。

(二)C3 的意义

血清学指标是早期评估 SLE 活动性的重要指标。既往很多研究提示 C3 下降是提示肾炎、狼疮活跃的主要指标,C3 降低,肾炎及狼疮活跃的可能性增加。Schur 等的观察发现补体下降同疾病的活跃程度相关;欧洲学者的研究提示同样的结果。但有美国学者的研究提示:包括补体水平在内的血清学检测对确定和预测狼疮活动无太大的帮助,Walz 等也报道持续性低补体血症不是预测 SLE 复发的有效指标。判断该患者的低水平 C3 是否为支持活动的证据,是本例的难点。虽然很多情况下临床以 C3 作为疾病活动性指标调整治疗方案,但不能仅以 C3 水平作为治疗参考目标,而应综合考虑。

(三) 评价狼疮性肾炎复发的指标

对于某一患者个体而言,LN 复发的诊断需要依靠以下一些临床标准,如:尿沉渣的改变,尿蛋白排泄率的变化,Cr 相对于基线的变化值等。目前尚无对于 LN 复发的统一定义,数个已发表的研究中所用的标准多从肾小球源性的血尿的增多、尿蛋白-肌酐比值相对于基线值增加值、Cr 增加量来定义的。该患者总体肌酐、尿蛋白水平稳定,无大量血尿出现,并不支持复发。血清补体成分水平的下降及抗双链 DNA 抗体滴度的升高同样是支持复发的诊断,但是不是必要条件。

SLEDAI 评分是临床上常用的评估 SLE 活动的工具,患者 2008 年 SLE 复发后,予积极治疗手段,其尿蛋白、肌酐长期维持在较低水平。长期随访,患者无神经系统、血液系统、皮肤等肾外新发活动性征象,尿沉渣无有力活动提示,Cr 多年稳定,仅补体偏低、抗双链 DNA 抗体滴度的升高,SLEDAI 评分为 4 分,考虑病变基本不活动。

(四) 治疗与预后

1. 西医方面

(1) 对症治疗:对症治疗包括控制血压、利尿、维持酸碱水盐代谢平衡、补钙强骨、护胃等对症治疗措施。

(2) 糖皮质激素:糖皮质激素是 SLE 治疗的基础用药。《2020 中国系统性红斑狼疮诊疗指南》指出,应根据疾病活动度及受累器官的类型和严重程度制订个体化的糖皮质激素方案,采用所需的最低剂量,并在我国首次提出,对于病情长期稳定者可考虑逐渐减停激素。患者早期病情偶有反复,予调整激素剂量,后多年病情总体稳定,停用激素无明显复发倾向。

(3) 免疫抑制剂:治疗 SLE 常用的免疫抑制剂包括环磷酰胺、吗替麦考酚酯、钙调蛋白酶抑制剂(环孢素、他克莫司)、硫唑嘌呤、甲氨蝶呤、来氟米特等,需根据患者病情个体化地选择使用。《2020 中国系统性红斑狼疮诊疗指南》建议伴有脏器受累者建议初始治疗时即加用免疫抑制剂。

患者 2008 年肾穿刺活检提示Ⅳ-G（A）+Ⅴ型,多次使用激素加环磷酰胺静脉冲击治疗疗效较佳,CTX 累计剂量已达到 34g,且出现闭经,停用 CTX。文献报道 CTX 一生最大累计剂量为 36g,易引发骨髓抑制、感染等并发症,存在较为明显的用药局限性。2019 年 LN 诊疗指南建议对于肾功能正常或轻度受损伴有大量蛋白尿的Ⅲ型、Ⅳ型及Ⅲ/Ⅳ+Ⅴ型 LN,可选择他克莫司作为诱导治疗。患者长期低补体状态,多次慎重判断其属于病情稳定状态。对于维持期免疫抑制剂的选择,他克莫司作为维持治疗方面,目前虽尚缺乏前瞻性试验结果,但亦有不少研究显示,他克莫司治疗 LN,具有不亚于传统免疫抑制剂的有效性和安全性。综合考虑下,给予患者他克莫司抑制免疫,同时定期检测血药浓度及肝肾功能等指标,患者尿蛋白得到明显控制,使用 2 年余后停用,尿蛋白处于正常水平。

2. 中医方面

LN 好发于年轻女性,所见之水肿,一般以腰以下为多见,且起病缓慢,病程经久,故辨证以虚证为主,脏腑多与脾肾二脏有关,脾肾亏虚则水湿不能运化转输,精微不能固摄化生,水湿不化则浮肿持续难退,精微下流则水肿之症缠绵难愈,久之还会发生脾肾阳虚、肾精不足等变化。患者在脾肾不足之腰酸乏力、尿多泡沫的基础上,往往还伴见发热、红斑、关节肿痛、小便灼热等热象。究其病因,或为脾虚内生湿热,下传膀胱肾腑,迫泻精微,阻塞水道,导致水肿,或为肾阴不足,虚热内生,迫精外泄,导致腰酸、蛋白尿。故临证多虚实并见,以脾肾不足为本,湿热或虚热为标。治疗应以益气补肾、固摄精微为主。

蛋白尿是狼疮性肾炎重要的临床特点之一,长期尿蛋白阳性与脾肾气虚、固摄无权有关。其病机是脾气虚陷,清气不升,清浊互混,精微下注,或肾气亏损,阴阳两虚,封藏失职,精气漏泄。临床对持续性蛋白尿为主要表现的狼疮性肾炎,首先强调健脾气、补肾气,其次要求配合固精涩精之法。临床上患者也多见脾肾精气两亏的表现:面白自汗、倦怠乏力、面目虚浮,或伴肢肿,甚者可有胸腔积液、腹腔积液,食欲不振,大便溏薄,腰膝酸软,夜尿清长频繁,性欲减退,舌淡胖边有齿印,苔薄白而净,脉象软弱,尺脉沉取无力等。治疗上健脾益气为主。用药上,多用生黄芪、太子参、白术、生薏苡仁、淮山药、猪苓、茯苓、芡实、莲肉;补益肾气则喜用黑料豆、山茱萸、生地黄、菟丝子、金樱子,枸杞子;固精涩精则多用益智仁、桑螵蛸、莲须、玉米须。

本例以五苓散加减,方中泽泻为君,以其甘淡,直达肾与膀胱,利水渗湿。臣以茯苓、猪苓相须,佐以白术健脾以运化水湿。《素问·灵兰秘典论》谓:"膀胱者,州都之官,津液藏焉,气化则能出矣。"无用桂枝,考虑其非太阳蓄水,而是少阴太阴内在寒湿。故用太子参、白术、茯苓、山茱萸、生地黄,健脾益气,补肾摄精。利水太过易耗伤阴津,太子参较黄芪、人参之品,更为清润;生地黄较之熟地黄,更为生津。又以桃仁红花相须为用,活血化瘀,枳实、大黄破气行血,气行则血行,气行则水散,亦暗含桃核承气汤逐瘀通利之效。白花蛇舌草乃利尿通淋之品,现代研究表明白花蛇舌草具有广泛的药理活性,可增强免疫功能、抗化学诱变等多种作用,现广泛用于 SLE、肾炎等疾病。随诊多年,随证加减,患者总体情况可,病情稳定。

(五) 体会

狼疮性肾炎患者查 C3 长期偏低水平,是否是病情活动的指标需综合评估。要提高对 C3 偏低但病情长期稳定的这类 LN 的认识。在 CTX 累计大量时,考虑使用 CNI 类药物,注意监测指标,预防不良反应发生。运用中药方剂配合中医特色疗法可以有效减少激素及免疫抑制剂等治疗的副作用及改善预后。随访 14 年,病情稳定,患者工作、日常生活均已恢复正常。

(林俊杰 张翼飞 王立新)

参考文献

[1]　GLADMAN D D,IBANEZD D,UROWITZ M B. Systemic lipuserythemeatosus disease activity index 2000 [J]. J Rheumatol,2002,29 (2):288-291.

[2]　刘锐,谢其冰,刘怡欣,等 . 狼疮活跃度与临床表现和免疫血清学的关系[J]. 免疫学杂志,2010,26 (9):793-798.

[3]　SCHUR P H,SANDSON J. Immunologic factors and clinical activity in systemic lupus erythematosus [J]. N Engl J Med,1968,278 (10):533-538.

[4]　ESDAILE J M,ABRAHAMOWICZ M,JOSEPH L,et al. Laboratory tests as predictors of disease exacerbations in systemic lupus erythematosus. Why some tests fail [J]. Arthritis Rheum,1996,39 (3):370-378.

[5]　BARR S G,ZONANA-NACACH A,MAGDER L S,et al. Patterns of disease activity in systemic lupus erythematosus [J]. Arthritis Rheum,1999,42 (12):2682-2688.

[6]　WALZ LEBLANC B A,GLADMAN D D,UROWITZ M B. Serologically active clinically quiescent systemic lupus erythemato sus-predictors of clinical flares [J]. J Rheumatol,1994,21 (12):2239-2241.

[7]　ROVIN B H,SONG H,BIRMINGHAM D J,et al. Urine chemokines as biomarkers of human systemic lupus erythematosus activity [J]. Am Sco Nephrol,2005,16 (2):467-473.

[8]　ROVIN B H,NADASDY G,NUOVO G J,et al. Expression of adiponectin and its receptors in the kindey during SLE nephritis [J]. Am Sco Nephrol,2006,17:256.

[9]　BIRMINGHAM D J,NAGARAJA H N,ROVIN B H,et al. Fuctuation in self-perceived

stress increasas risk of flare in patients with lupus nephritis patients carrying theserotonin receptor1A-1019Gallele［J］. Arthritis Rheum,2006,54(10):3291-3299.

［10］CLOUGH J D,LEWIS E J,LACHIN J M. Treatment protocols of the lupus nephritis collaborative study of phasmapheresis in severe lupus nephritis. The Lupus Nephritis Collaborative Study Group［J］. Prog Clin Biol Res,1990,337:301-307.

［11］LINNIK M D,HU J Z,HEILBRUNN K R,et al. Relationship between anti-doublestranded DNA antibodies and exacerbation of renal dieases in patients with systemic lupus erythematosus［J］. Arthritis Rheum,2005,52(4):1129-1137.

［12］中华医学会风湿病学分会,国家皮肤与免疫疾病临床医学研究中心,中国系统性红斑狼疮研究协作组. 2020中国系统性红斑狼疮诊疗指南[J].中华内科杂志,2020,59:172-185.

［13］PHILIBERT D,CATTRAN D,Remisson of proteinuria in primary glomerulonephritis:we know the goal but do we know the price ?［J］. Nat Clin Pract Nephrol,2008,4(10):550-559.

［14］FAURSCHOU M,SORENSEN I J,MELIEMKJAER L,et al. Maligancies in Wegener' sgranulomatosis:incidence and realtion to cyclophosphamide therapy in a cohort of 293 prtients［J］. Rheumatol,2008,35(1):100-105.

［15］中国狼疮肾炎诊断和治疗指南编写组.中国狼疮肾炎诊断和治疗指南[J].中华医学杂志,2019(44):3441-3455.

［16］吴晓明,何威,高远赋,等.他克莫司治疗儿童难治性肾病综合征191例[J].中华实用儿科临床杂志,2015,30(5):342-345.

［17］黄俊,李剑文,梁鸣,等.他克莫司联合激素治疗血清抗PLA2R抗体持续高滴度的难治性特发性膜性肾病[J].实用医学杂志,2018,34(8):1355-1359.

［18］Patel N,Cook A,Greenhalgh E,et al. Overview of extended release tacrolimus in solid orgen transplantation［J］,World J Transplant,2016,6(1):144-154.

［19］陈秀珍,朱大诚,王艳辉.白花蛇舌草药理作用及临床应用研究新进展[J].中药材,2009,32(1):157-161.

第十五章
狼疮性肾炎重度肾间质纤维化脱离透析病案

狼疮性肾炎重度肾间质纤维化脱离透析 5 年病案

一、病例资料

（一）病史摘要

1. 基本信息

陆某某,女,23 岁,2021 年 3 月 18 日入院。

2. 主诉

反复颜面部红斑伴肢体浮肿 5 年余,乏力 1 周。

3. 病史简介

患者于 2015 年 7 月出现颜面部散在红斑皮疹,伴双下肢轻度浮肿,于当地医院诊断为"狼疮性肾炎",未行肾穿刺活检,予激素抑制免疫治疗,具体检查结果及用药不详,病情稳定后出院。出院后病情反复,间断在当地医院门诊就诊。2016 年 2 月再次因出现颜面部红斑、双下肢浮肿等症状入院,查血常规:血红蛋白:67g/L;尿常规:尿蛋白 +++,尿潜血 +++,尿红细胞位相:畸形 50 000 个/ml,正形 0 个/ml;24 小时尿蛋白总量:2 290.0mg/24h;生化:血肌酐:203.1μmol/L,尿素氮:17.32mmol/L;免疫功能检测:C3 0.67g/L,CH50:14.0IU/L;自身免疫抗体检测:抗核抗体阳性,抗双链 DNA 抗体阳性。考虑狼疮活动,予醋酸泼尼松联合吗替麦考酚酯免疫抑制,余以利尿消肿等对症处理,症状稍好转后出院,未系统诊治。2016 年 5 月因症状加重到当地医院就诊,查血常规:血红蛋白:58g/L,白细胞计数:2.27 × 10⁹/L;生化:血肌酐:766.80μmol/L,尿素氮:54.90mmol/L,血清白蛋白:18.0g/L;予雷公藤、羟氯喹免疫抑制及对症治疗后患者症状未见明显改善,遂于 2016 年 5 月 18 日转入我科治疗,查血肌酐高达 802μmol/L,少尿,诊断为慢性肾脏病 5 期(慢性基础急性加重）、系统性红斑狼疮、狼疮性肾炎，予行血液透析及其他对症治疗后，结合患者尿红细胞计数仍持续上升，24小时蛋白尿总量：1 848.0mg/24h；未除外狼疮活动可能，予足量甲泼尼龙静脉注射配合羟氯喹免疫抑制诱导缓解，2016年5月25日予行肾穿刺活检，结果提示符合狼疮性肾炎[Ⅳ-G（A/C）型]，考虑狼疮活动，予甲泼尼龙联合球蛋白冲击治疗（500mg/d，共3天）。结合病理结果，以环磷酰胺联合甲泼尼龙、羟氯喹为诱导治疗方案。2016年8月复查血肌酐下降至400μmol/L，每日尿量恢复至800ml以上，故予拔除颈管暂停透析治疗，定期复查肌酐逐步下降并波动在200μmol/L左右（图15-1）。自2016年6月至2018年12月间先后12次在我科规律行环磷酰胺冲击治疗，共累计剂量11.8g。2018年12月查自身免疫抗体检测转阴，出院后口服甲泼尼龙片及硫酸羟氯喹片免疫抑制治疗。2021年3月16日因乏力至当地医院就诊，查血红蛋白：56g/L，血肌酐：819μmol/L，总二氧化碳：19.9mmol/L。为进一步系统治疗，遂至我院门诊就诊，以"狼疮性肾炎[（Ⅳ-G（A/C）型]、慢性肾脏病5期"为诊断收入我科。

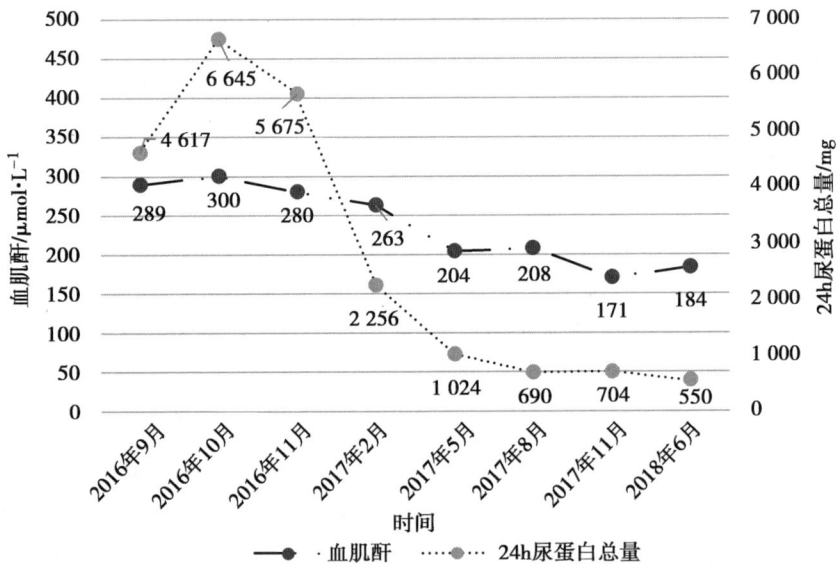

图15-1 停止血透后，环磷酰胺治疗期间血肌酐、24h尿蛋白总量的变化

入院症见：患者神清，精神疲倦，乏力，未见明显颜面红斑，双下肢无浮肿，尿量可，尿中夹中至大量泡沫尿，夜尿3~4次，纳眠一般，大便调。

既往住院期间诊断为"高血压3级（很高危组）、高尿酸血症"。曾因重度贫血,行输血治疗;否认高脂血症、糖尿病、冠心病、慢性肺病等重大内科病史;否认肝炎、结核等传染病史。个人史和家族史无特殊。否认药物、食物及其他过敏史。

(二)体格检查

体温36.6℃,心率88次/min,呼吸20次/min,血压144/85mmHg。神志清楚,精神疲倦,发育正常,形体偏瘦,自动体位,查体合作。全身浅表淋巴结未见明显肿大。心肺、腹部查体无明显异常,双肾区无叩击痛,四肢关节无红肿发热,双下肢无浮肿。四肢肌力、肌张力正常,生理反射存在,病理反射未引出。舌淡暗,苔薄白,脉沉细。

(三)辅助检查

1. 实验室检查

(2021年3月18日)尿液分析+沉渣定量:尿白细胞酯酶++,尿蛋白++,尿白细胞计数59.4个/μl,尿红细胞计数13.2/μl,上皮细胞1+/HP;24h尿蛋白+排泄率:24小时尿量600ml/24h,尿蛋白浓度1 011.0mg/L,24h尿蛋白总量606.6mg/24h。

生化:尿素氮38.90mmol/L,血肌酐881μmol/L,磷1.88mmol/L;亮氨酸氨基肽酶18U/L,前白蛋白369mg/L,血清总蛋白54.1g/L,白蛋白35.0g/L,球蛋白19.1g/L。

血常规:白细胞计数7.2×10^9/L,淋巴细胞计数0.60×10^9/L,红细胞计数1.61×10^{12}/L,Hb 46g/L,血小板计数103×10^9/L;转铁蛋白饱和度不饱和铁结合力27.5μmol/L,总铁结合力43.8μmol/L;溶血性贫血4项未见明显异常。

自身免疫抗体检测:抗核抗体阳性;免疫功能检测:IgA 0.81g/L,IgG 5.43g/L,C3 0.59g/L,CH50 17U/ml;T淋巴细胞亚群:$CD4^+T$淋巴细胞/$CD8^+T$淋巴细胞1.06。

B型尿钠肽:727.9pg/ml;超敏肌钙蛋白T:0.136μg/L;降钙素原:0.19ng/ml;甲状旁腺激素:159.0pg/ml。

2. 其他检查

(2017年5月)泌尿系彩超:双肾实质回声增强。

(2021年3月18日)胸部X线检查:心影增大,右位主动脉弓。腹部彩超:少量腹腔积液。泌尿系彩超:双肾体积缩小,实质回声增强,符合慢性肾功能不全声像。

(四)肾病理活检

(2016年5月)肾病理活检显示狼疮性肾炎[Ⅳ-G(A/C)](ISN/RPS 2003

方案）。

光镜：肾小球 26 个，其中肾小球球性硬化 1 个，肾小球节段性硬化 1 个，肾小球新月体形成 11 个（5 个细胞纤维性新月体，1 个小细胞纤维性新月体，4 个纤维性新月体，1 个小纤维性新月体）。肾小球系膜细胞及基质弥漫性中至重度增生。内皮细胞弥漫性增生，伴少量中性粒细胞浸润，部分血管襻内见透明血栓形成。肾小球基底膜轻微增厚，可见系膜基质插入，双轨征形成，偶见钉突。系膜区和内皮下可见嗜复红蛋白沉积，可见白金耳结构。肾小管上皮细胞弥漫性空泡变性及颗粒变性，大片状萎缩（约 70%）。肾间质大片状纤维化（约 70%），伴灶状淋巴细胞、浆细胞和单核细胞浸润。肾小动脉管壁增厚，管腔轻度狭窄。

免疫荧光：IgA+++，IgG+++，IgM+++，C3+++，C1q+++，FRA−，HBsAg 未检，HBcAg 未检，沿毛细血管襻、内皮下及系膜区呈多部位沉积。

（五）诊断分析

1. 西医方面

该患者是青年女性，慢性病程，2016 年我院首诊时存在多系统受累：皮肤表现为颜面部散在红斑皮疹；肾脏表现为肾小球源性血尿、蛋白尿，血肌酐进行性上升，肾穿刺活检提示狼疮性肾炎[Ⅳ-G（A/C）]；血液系统表现为白细胞减少、贫血，结合抗核抗体、抗双链 DNA 抗体阳性，系统性红斑狼疮、狼疮性肾炎诊断明确。既往针对Ⅳ型狼疮性肾炎采用免疫抑制治疗方案联合血液透析治疗，狼疮活动获得缓解。本次入院结合临床表现及免疫相关指标，SLEDAI-2000 评分标准评为 6 分，考虑狼疮处于静止期。血肌酐 $881\mu mol/L$，肾小球滤过率（eGFR）<15ml/（min·1.73m^2），泌尿系彩超提示双肾体积缩小，同时伴有贫血、高磷、代谢性酸中毒等慢性并发症，故慢性肾脏病 5 期诊断明确。

2. 中医方面

患者女性，23 岁，因反复颜面部红斑伴肢体浮肿 5 年余，乏力 1 周入院，结合血肌酐进行性升高等检查，当属中医学"慢性肾衰"的范畴。患者精神疲倦、乏力为脾肾两虚，气血生化乏源，形体失养之象；久病、舌暗为血瘀阻络之象；小便中夹泡沫为肾虚不固，精微下注之象。舌淡暗为血瘀表现，苔薄白，脉沉细为脾肾两虚之象。综上所述，本病病位主要在脾肾，证属"脾肾两虚血瘀"，病性属虚实夹杂。狼疮性肾炎多属中医"阴阳毒"范畴，是以皮肤损害为主要表现的病证，患者既往发病以皮肤损害为主要表现，现急性热毒期已过，亦属"阴阳毒"，现为脾肾两虚血瘀之缓解期。

（六）最后诊断

1. 中医诊断

（1）慢性肾衰（脾肾两虚血瘀证）

（2）阴阳毒（脾肾两虚血瘀证）

2. 西医诊断

（1）慢性肾脏病 5 期

慢性肾脏病 5 期贫血

（2）系统性红斑狼疮

狼疮性肾炎［Ⅳ-G（A/C）型］

（七）治疗经过及随访

患者既往系统性红斑狼疮累及肾脏，2016 年肾穿刺活检提示病理类型为狼疮性肾炎［Ⅳ-G（A/C）］，且见肾小球硬化、新月体形成，肾小管、肾间质大片状萎缩，肾脏病变慢性化程度较高。但检及肾小球见细胞和纤维细胞性新月体、细胞及基质弥漫增生及炎症细胞浸润，提示狼疮活动导致慢性肾衰竭急剧加重，故在血液透析支持下予积极免疫抑制治疗，治疗相对于肾小管病变而言较轻的肾小球病变。经治疗后肾功能部分恢复，故予拔除颈静脉临时血透导管暂停透析治疗。之后 5 年左右肾功能稳定，狼疮活动基本控制。2021 年 3 月因乏力、肌酐明显升高、重度贫血入院，入院后予紧急插管行血液透析及输注洗涤红细胞后症状较前改善，复查指标较前好转，SLEDAI-2000评分标准评为 6 分，评估狼疮处于静止期。泌尿系彩超提示双肾体积缩小，eGFR<15ml/(min·1.73m²)，排除可能的加重、恶化慢性肾衰竭的诱因后，考虑慢性肾衰竭进展至终末期肾病，存在肾脏替代治疗指征，故于 2021 年 3 月 22 日行上肢动静脉内瘘成形术，维持规律血液透析及以慢性肾脏病一体化治疗，积极防治肾衰并发症。后患者乏力好转，病情稳定出院，出院后常规维持性血液透析。

中医方面，辨证为脾肾两虚血瘀证，以健脾补肾，活血化瘀为法，以黄芪、茯苓、白术、山药补脾益气；菟丝子、淫羊藿益肾填精；大黄通腑泻浊，得丹参、桃仁专入血分开瘀、黄连及薏苡仁共奏开泄郁热之功；兼以薏苡仁、茯苓行气利水。予中药处方如下：淫羊藿 15g 山药 15g 桃仁 10g 茯苓 15g 菟丝子 15g 丹参 15g 薏苡仁 20g 大黄 5g 黄连 5g，浓煎至 100ml。住院期间随证调整。

二、讨论与诊治体会

目前国际上对狼疮性肾炎的病理分型主要是关注肾小球的病理改变。事实上,在狼疮性肾炎中肾小管间质损害亦较常见,本病例是一例狼疮性肾炎合并肾小管间质损伤的病例。

(一)认识狼疮性肾炎肾小管间质损伤的临床意义

肾小管间质(tubulointerstitial,TIN)损伤是以不同程度的间质炎性细胞浸润、肾小管萎缩、间质纤维化及肾小管上皮细胞变性为主要特征的病变。在狼疮性肾炎中,TIN 损伤的发生率可高达 51%。不同类型狼疮性肾炎,其 TIN 损伤程度亦不同,Ⅲ型和Ⅳ型狼疮性肾炎患者 TIN 损伤程度常较重。在狼疮性肾炎的病理组织学分型(ISN/RPS,2003)中,特别提出了Ⅲ型及Ⅳ型狼疮性肾炎应注明肾小管萎缩、肾间质细胞浸润和纤维化等的严重程度和比例。

LN 的 TIN 损害与肾小球病变之间的关系一直存在争议。研究发现间质炎性细胞浸润与肾小球活动性病变,如细胞性新月体、核碎裂和/或祥坏死等有相关性,而肾小管萎缩和间质纤维化与肾小球硬化、纤维性新月体等慢性化改变相关,提示 TIN 损伤可能是肾小球病变的继发表现。而在对Ⅳ型 LN 进行重复肾活组织的研究中发现,TIN 损害与病理转型不相关,且 TIN 损害在转型前后变化不明显。这些证据都说明,LN 患者 TIN 损害可能独立于肾小球病变,是 LN 的独立参与者,与疾病的预后密切相关。研究提示,LN 患者 TIN 损害是判断肾脏预后的重要指标,肾间质炎细胞浸润、肾间质纤维化、肾小管萎缩均是影响 LN 患者肾脏预后的独立危险因素。本例患者 2016 年肾穿刺活检已见肾小管、肾间质大片状萎缩,慢性病变程度高,肾脏纤维化为主的慢性化损伤已不可逆转。但除上述慢性病变外,还存在细胞和纤维细胞性新月体形成、中性粒细胞浸润、白金耳病变等活动性病变。因此,存在慢性基础上狼疮活动导致急性加重,当时仍积极采用激素 + 环磷酰胺针对活动性病变治疗。

(二)明确病理类型和病理活动性以指导治疗方案

研究表明约有 25% 的 LN 患者随着病情的发展演变成为终末期肾脏疾病。狼疮性肾炎的临床表现轻重不一,肾脏病理表现亦多样化。病理类型是狼疮性肾炎治疗方案选择的基础。通过肾活检明确病理类型和病理活动性,对狼疮性肾炎治疗选择及预后判断有重要意义。美国国立卫生研究所肾组织活动性(activity indices,AI)和慢性指数(chronicity indices,CI)评分标准被广泛应用狼疮性肾炎肾脏的病理活动性评价(评分标准见表 15-1)。

AI 指数可反映肾组织穿刺活检时的病理活动程度,对是否应用免疫抑制剂治疗具有重要参考价值。在修订版美国国立卫生研究所狼疮性肾炎活动性及慢性指数评分标准中,细胞或纤维细胞性新月体为严重活动性病变,需双倍加权评分。研究显示伴新月体形成的 LN 患者更容易出现肾功能不全、贫血、高尿酸血症及狼疮活动。新月体形成是 LN 常见的病理改变,且在Ⅳ型中最为常见。新月体是肾小球形态基本病变之一,表现为包曼囊被毛细血管渗出的血细胞、纤维素以及浸润的单核细胞、增生的壁层上皮细胞充填,在毛细血管丘外侧形成的半球状结构。新月体可分为细胞性、细胞纤维性和纤维性新月体,疾病早期以细胞性新月体形成为主,随着病程延长,可逐渐转变为纤维性新月体、肾小球硬化,使肾小球功能丧失。临床和实验研究表明细胞或纤维细胞性新月体具有一定程度的可逆性,经积极治疗可以逆转为正常肾小球。

　　CI 指数可作为判断预后的指标,是终末期肾病的独立危险因素。研究显示,若 CI 指数≥3/12 分时,则预示着预后不良,容易进展为终末期肾病,肾脏的 10 年存活率仅 35%。本例患者 2016 年肾穿刺活检 AI 指数为 10 分,CI 指数为 8 分。虽然肾脏慢性病变程度高,但细胞和纤维细胞性新月体形成、中性粒细胞浸润、肾小球白金耳病变等活动性病变提示存在狼疮活动表现,遂予激素冲击和免疫抑制剂治疗。故结合病理制定的精准的治疗方案,给予积极免疫抑制治疗后肾功能部分恢复,从而能延缓慢性肾衰竭的进程。因此,早期活检不仅可以有效地预测肾脏预后,还具有指导治疗的意义,针对存在活动性病变的病理改变进行免疫抑制等积极治疗,可阻止甚至逆转一些严重的组织学改变,这对肾功能的长期维持来说至关重要。

表 15-1　修订版美国国立卫生研究所狼疮性肾炎活动性及慢性指数评分标准

病变指标	定义	计分(分)
活动性(AI)指数		
毛细血管内细胞增多	毛细血管内细胞增多:<25%(+),25%~50%(++),>50%(+++)	0-3
中性粒细胞浸润/核碎裂	中性粒细胞浸润和(或)核碎裂:<25%(+),25%~50%(++),>50%(+++)	0-3
纤维素样坏死	肾小球纤维素样坏死:<25%(+),25%~50%(++),>50%(+++)	(0-3)×2
内皮下沉积物	肾小球白金耳病变和(或)透明血栓:<25%(+),25%~50%(++),>50%(+++)	0-3
细胞/纤维细胞新月体	细胞和(或)纤维细胞性新月体:<25%(+),25%~50%(++),>50%(+++)	(0-3)×2
间质炎细胞浸润	皮质区间质白细胞浸润:<25%(+),25%~50%(++),>50%(+++)	0-3
AI 总分		0-24

续表

病变指标	定义	计分(分)
慢性(CI)指数		
肾小球硬化	球性和(或)节段硬化肾小球:<25%(+),25%~50%(++),>50%(+++)	0-3
纤维性新月体	纤维性新月体的肾小球:<25%(+),25%~50%(++),>50%(+++)	0-3
肾小管萎缩	皮质区肾小管萎缩:<25%(+),25%~50%(++),>50%(+++)	0-3
间质纤维化	皮质区间质纤维化:<25%(+),25%~50%(++),>50%(+++)	0-3
CI 总分		0-12

注:表中 % 指肾小球病变指标占肾小球的比例,或肾小管间质指标占肾小管/间质的比例。纤维素样坏死和新月体的评分加倍。

(三) 中医对狼疮性肾炎合并肾间质病变的认识

研究发现,狼疮性肾炎合并肾间质病变的患者中医主症证型与肾间质病变无显著相关性,合并肾间质病变的患者中以脾肾气虚型最多见;而在对中医兼证与肾间质病变的分析中,合并肾间质病变的患者以血瘀证为主,无肾间质病变则以湿热证为主,差异具有显著性,提示肾间质的病变与中医的血瘀证具有明显相关性。本病中,血瘀的产生可来源于多方面,阴阳毒急性期热毒炽盛,热迫血行,伤及血脉,血溢脉外而成瘀血。缓解期脾肾气虚,气虚难以推动血行,久而致瘀。且中医认为"久病必瘀,久病入络",而合并肾间质损害的患者多病程长,疗效及预后差,这与血瘀的特点相符合。故对合并肾间质病变的LN 患者可及时配合活血化瘀法治疗。

(四) 体会

本病例是狼疮性肾炎合并肾小管间质损害的病例,经过积极治疗后暂缓透析达 5 年。肾小管间质损伤是判断狼疮性肾炎预后的重要指标。通过肾活检明确病理类型和病理活动性,对狼疮性肾炎治疗选择及预后判断有重要意义。若存在狼疮性肾炎活动性病变,即使慢性病变程度高,积极免疫抑制治疗对延缓慢性肾功能衰竭的进程仍有重要意义。中医方面,合并肾间质病变的患者以血瘀证为主,无肾间质病变则以湿热证为主,在用药上注意肾穿刺活检对于中医微观辨证的作用,合理使用活血化瘀或清利湿热中药。

(苏国彬 李琴 侯海晶)

参考文献

[1]　张岩,蔡广研,刘述文,等.狼疮肾炎肾小管间质损伤的临床特点及其对预后的影响[J].中华肾病研究电子杂志,2017,6(2):58-63.

[2]　YU F,WU LH,TAN Y,et al. Tubulointerstitial lesions of patients with lupusnephritis classified by the 2003 International Society of Nephrology and RenalPathology Society system [J]. Kidney Int.2010,77(9):820-829.

[3]　张辉,杨念生,鲁静,等.狼疮肾炎诊疗规范[J].中华内科杂志,2021,60(9):784-790.

[4]　BAJEMA I M,WILHELMUS S,ALPERS C E,et al. Revision of the International Society of Nephrology/Renal Pathology Society classification for lupus nephritis:clarification of definitions,and modified National Institutes of Health activity and chronicity indices [J]. Kidney Int,2018,93(4):789-796.

[5]　ZHANG W,YUAN M,HONG L,et al. Clinical outcomes of lupus nephritis patients with different proportions of crescents [J]. Lupus,2016,25(14):1532-1541.

[6]　林烁,李虎才,王立新.伴新月体形成的狼疮性肾炎的临床病理特征及预后分析[J].实用医学杂志,2020,36(10):1318-1323.

[7]　TARZI R M,COOK H T,PUSEY C D. Crescentic Glomerulonephritis:New Aspects of Pathogenesis [J]. Seminars in Nephrology,2011,31(4):361-368.

[8]　MORONI G,VERCELLONI P G,QUAGLINI S,et al. Changing patterns in clinical-histological presentation and renal outcome over the last five decades in a cohort of 499 patients with lupus nephritis [J]. Ann Rheum Dis,2018;77(9):1318-1325.

[9]　党西强,易著文.狼疮性肾炎诊治循证指南(2016)解读[J].中华儿科杂志,2018,56(2):95-99.

[10]　张绍杰,汤水福.Ⅳ型狼疮性肾炎中医证型与肾间质病变的相关性探讨[J].辽宁中医杂志,2016,43(6):1200-1202.

第十六章
狼疮性肾炎复发后病理分型改变病例

狼疮性肾炎复发后二次肾活检病理分型改变病例

一、病例资料

（一）病史摘要

1. 基本信息

陈某某,女,42 岁,2017 年 7 月 27 日入院。

2. 主诉

反复蛋白尿 13 年余,再发 2 月。

3. 病史简介

患者 2004 年 6 月生育后出现疲倦、乏力、消瘦,遂来我院就诊,查尿常规提示尿蛋白 +++,临床诊断为系统性红斑狼疮,肾穿刺活检诊断为狼疮性肾炎（Ⅳ型),予足量激素及环磷酰胺每月一次 0.8g 冲击（共 5.6g）治疗后尿蛋白逐渐减少,2005 年 6 月开始服用甲泼尼龙片 8mg 及硫唑嘌呤 50mg 治疗,病情稳定。2012 年 2 月患者因小便泡沫增多入院系统诊治,查尿蛋白 ++++,24h 尿蛋白总量:7 887mg/24h,钙离子:1.86mmol/L,自身免疫抗体检测:ANA 阳性,抗核糖体、抗组蛋白、抗核小体弱阳性,抗 SSA,抗 U1-RNP 阳性,红细胞沉降率 25mm/h,抗心磷脂抗体:阴性,血肌酐 33μmol/L,免疫功能检测:C3:0.67g/L,并于 2012 年 2 月 22 日行重复肾活检,肾组织穿刺活检病理提示:结合临床,符合膜型狼疮性肾炎（Ⅴ型),于 2012 年 2 月 28 日始给予醋酸泼尼松 50mg+ 吗替麦考酚酯（MMF）0.75g b.i.d. 口服免疫抑制治疗,2014 年 9 月 11 日将醋酸泼尼松减至 5mg q.d.,2015 年 11 月 30 日停用 MMF,患者一直规律肾科门诊治疗,24 小时尿蛋白总量在 500mg 左右,病情控制较稳定。2017 年 5 月患者动态复查 24 小时尿蛋白总量逐渐升高,最高可达 5 862mg/24h。现患者为进一步系统诊治,由门诊以"狼疮性肾炎"为诊断收入我科。

高血压病史十余年,收缩压最高达 180mmHg,现规律口服富马酸比索洛尔片、贝那普利控制血压,近期血压控制可;否认糖尿病、冠心病等其他内科病病史;否认肝炎、结核及其他传染病病史;否认其他重大外伤、手术史及输血史,余个人史和家族史无特殊。否认药物过敏史。

入院症见:患者神清,精神稍倦,面部无红斑、浮肿,口干,无口苦,无腹痛腹泻,左足踝部肿痛,局部少许瘀斑,双下肢无浮肿,无咳嗽咳痰,无恶寒发热,纳眠尚可,小便泡沫,大便调。

(二) 体格检查

体温:36.5℃,心率:91 次/min,呼吸:20 次/min,血压:137/91mmHg。神志清楚,精神稍倦,发育正常,形体适中,自动体位,对答合理,查体合作。全身皮肤黏膜及巩膜无黄染,浅表淋巴结未触及肿大,头颅无畸形,双瞳孔等大等圆,直径 3.0mm,对光反应灵敏,耳鼻无异常,咽充血(-),双侧扁桃体无肿大,颈软,无颈静脉怒张,气管居中,双甲状腺无肿大。胸廓对称无畸形,双侧呼吸动度一致,叩诊呈清音,双肺呼吸音清,未闻及干湿啰音,心前区无隆起,心界正常,心率 91 次/min,律齐,各瓣膜听诊区未闻及病理性杂音;腹部平软,全腹无压痛及反跳痛,移动性浊音(-),肝脾肋下未触及,肠鸣音正常。脊柱四肢无畸形,双下肢无水肿。神经系统检查:四肢肌力、肌张力正常,生理反射存在,病理反射未引出。舌淡暗,苔薄白,脉沉细。

(三) 辅助检查

1. 实验室检查

入院前检查:2017 年 6 月 13 日:24h 尿蛋白总量:3 101mg/24h;抗核抗体(ANA);阳性,抗核抗体效价:1:1 000,抗双链 DNA 抗体定量:93.1IU/μl。

入院后检查:尿液检查:尿蛋白 +++,尿葡萄糖 +,24 小时尿蛋白总量 5 862mg/24h。血液学检查:血常规、红细胞沉降率未见明显异常。生化:血清总蛋白 53.2g/L,白蛋白 30.7g/L,肌酐 26μmol/L,总胆固醇 5.45mmol/L,输血 8 项:乙型肝炎表面抗体(HBsAb):阳性。

免疫学指标检测:C3:0.88g/L,抗核抗体阳性,抗核抗体效价:1:1 000,抗组蛋白抗体:弱阳性(±),抗 U1RNP 自身抗体:弱阳性(+++);血管炎 3 项未见异常;抗中性粒细胞胞质抗体核周型 pANCA:阴性,抗中性粒细胞胞质抗体核周型 cANCA:阴性,抗磷脂综合征相关指标未见异常。抗心磷脂抗体:阴性(-)。

大便检查:粪便常规未见异常。

2. 其他检查

动态心电图:窦性心律,部分时间心律不齐;罕见房早;偶发单源性室早;Ⅰ、Ⅱ、Ⅲ、aVF、V_4~V_6导联ST段异常;Ⅰ、Ⅱ、Ⅲ、aVF、V_2~V_6导联T波异常。心脏彩超:左心射血分数EF:73%,二尖瓣少量反流,左室顺应性减退。骨密度:提示低密度骨量。

(四)肾病理活检

2004年我院:结合临床,符合Ⅳ型狼疮性肾炎。

2012年2月我院:结合临床,符合膜型狼疮性肾炎,Ⅴ型。

(五)诊断分析

1. 西医方面

原发病诊断:根据2012年SLICC分类标准中临床标准(尿蛋白-肌酐比值>500mg/g)和免疫学标准(ANA及抗双链DNA抗体升高、低补体),SLE诊断成立。

2. 中医方面

脾为后天之本,吸纳谷气精微,充养先天之本,使肾气充足。脾虚则不能升清,谷气下流失节;脾失固涩,精微下注无制;肾为先天之本,《诸病源候论》:"劳作肾虚,不能藏于精,故因小便而精液出也。"肾虚则封藏失司,肾气不固,精微下泄。患者长期大量蛋白尿,大量精微物质随小便而去,脾肾失于濡养,虚损随着疾病过程进展进一步加重,病久迁延难愈。

患者为年轻女性,因反复小便泡沫入院,当属"尿浊"范畴;精神疲倦,乏力,为脾虚不能化生水谷精微,肌肉四肢失养之象;口干为脾肾亏虚,气不化津,加之湿瘀内阻,津不上承之象;小便泡沫为肾虚精失固摄之象;舌淡暗为气虚湿滞,瘀阻脉络之象;脉沉细为气虚无以行脉中之气。

综上所述,该患者病位在脾肾,病机为脾肾气虚,水湿瘀阻,病性为本虚标实。

(六)最后诊断

1. 中医诊断

尿浊(脾肾气虚,水湿瘀阻)

2. 西医诊断

(1)系统性红斑狼疮

狼疮性肾炎(Ⅴ型)

(2)高血压病3级(很高危组)

（七）治疗经过及随访

患者既往 2004 年系统性红斑狼疮、狼疮性肾炎（Ⅳ型）诊断明确，经激素、环磷酰胺治疗后，尿蛋白升高、水肿症状缓解，间断门诊就诊，于 2009 年 9 月至 2011 年 11 月口服硫唑嘌呤抑制免疫。2012 年患者因大量蛋白尿及感染，入院行二次肾病理活检，结果提示膜型狼疮性肾炎（Ⅴ型），根据病理结果予激素冲击、吗替麦考酚酯（MMF）抑制免疫综合治疗方案，患者经治疗后尿蛋白升高情况改善。此后患者因激素撤退、尝试吗替麦考酚酯减量过程中再次出现大量蛋白尿，重新加量使用激素及 MMF，门诊观察一月未见蛋白尿减少，每周监测发现 24h 尿蛋白总量逐渐升高，即收入院进一步诊治。

入院后复查血常规、红细胞沉降率、免疫学检查均未见明显异常，维持激素加 MMF 治疗方案，同时积极控制血压。住院第 3 天复查尿蛋白 ++，24h 尿蛋白总量 1 885.3mg/24h，2017 年 6 月 15 日调整治疗方案为甲泼尼龙片 12mg/d，MMF 加至 1g/d 口服，治疗期间配合健脾益肾、祛湿活血化瘀中药治疗。

住院中医治疗经过：初入院，考虑患者仍有精神疲倦，泡沫尿明显，辨证为脾肾气虚、水湿瘀阻，治以健脾益肾、祛湿活血化瘀，方药如下：党参 15g，白术 15g，茯苓 20g，炙甘草 6g，黄芪 30g，盐山茱萸 15g，山药 15g，菟丝子 15g，丹参 15g，鸡血藤 20g，石韦 15g。中西医结合治疗后，患者尿浊症状明显缓解，出院后门诊复诊，仍感乏力，精神疲倦，考虑患者脾肾气虚，治以补脾益肾，方药如下：黄芪 30g，党参 30g，茯苓 30g，白术 30g，生地黄 15g，牡丹皮 15g，白扁豆 15g，薏苡仁 30g，枸杞子 15g，酒川牛膝 30g，菟丝子 30g，甘草 15g。后续患者疲乏症状明显改善，定期门诊就诊。

二、讨论与诊治体会

（一）狼疮性肾炎长期维持治疗现状及目标

2020 年中国狼疮性肾炎诊断和治疗指南推荐 LN 的治疗需要长期治疗，分为诱导阶段和维持阶段，在患者病情获得完全缓解后的维持治疗时间应至少 3 年。中国 LN 队列研究发现，血肌酐浓度（SCr）倍增、终末期肾病（ESRD）或死亡与维持治疗时间小于 3 年独立相关。长期维持治疗期间，疗效评估应重视尿蛋白指标，而不是血尿。临床研究普遍采用的疗效评估标准主要分为完全缓解和部分缓解：完全缓解指尿蛋白正常（尿蛋白总量 <500mg/24h，或尿蛋白-肌酐比值 <500mg/g 或 <50mmol/mol），无活动性尿沉渣，血清白蛋白

>35g/L,SCr 正常或升高不超过基础值的 10%,完全缓解应在诱导治疗后 12 月内达成目标;部分缓解指尿蛋白水平下降较基线值下降超过 50% 且尿蛋白总量 <3 000mg/24h,血清白蛋白 >30g/L,SCr 升高不超过基础值的 10%,应在诱导治疗后 6 个月内达成目标。肾病范畴尿蛋白升高的 LN 患者可能需要额外 6~12 个月达完全缓解,所以治疗期间如尿蛋白定量存在下降趋势,不需要过快转换治疗方案。

(二)狼疮性肾炎转型及复发情况

狼疮性肾炎可能自发地从一种类型转变成另一种类型,国内外对狼疮性肾炎二次肾穿刺活检发生病理改变的综述较少,最常见的转变常见于Ⅲ型转为Ⅳ型。近年来,多数回顾性研究均发现重复肾活检能明确患者临床病理的加重情况,如江登科、胡靓倩、Ioannis Parodis 等的研究表明第 2 次肾活检中Ⅳ+V型 LN 确诊比例升高($P<0.05$),且转型多发生在Ⅳ型患者,这可能与Ⅳ型患者长期应用免疫治疗,影响肾组织稳定性,叠加肾功能不全水平进展,造成肾病理加重相关。

系统性红斑狼疮的全身活动性表现在临床上易被发现,而肾脏局部的活动性病变表现则较隐匿。以本患者为例,此患者规律就诊,减少激素及 MMF 使用期间定期检测 24h 尿蛋白总量,发现尿蛋白持续增多,遂进一步住院就诊治疗,但患者无水肿、明显泡沫尿增多等临床表现,肾脏病变活动期较隐匿。这与 LN 患者起病后临床表现呈现发作——缓解期交替,诱导治疗后达到完全缓解期后,患者仍有较高水平复发率相关,真实世界研究发现完全缓解患者 1 年内至少出现 1 次肾脏疾病复发率约 31.9%~47%。

若怀疑患者肾脏病理发生转型,或不能确定 SCr 增高、大量尿蛋白的病理基础属于活动性病变或慢性病变时,应考虑重复肾穿刺活检评估病理复发情况,进一步治疗方案。

另外,有国内研究发现 LN 肾脏病理类型为Ⅳ+V型的患者更易出现复发情况,Ⅳ型 LN 患者起病年龄、SLE 病程、LN 病程、性别均未对患者是否复发产生影响。

(三)V型狼疮性肾炎的临床特点及治疗难点

狼疮肾炎是系统性红斑狼疮引起的肾损害,主要表现为血尿、蛋白尿、浮肿、高血压和肾功能不全等。而V型狼疮肾炎又被称为狼疮膜性肾病,见于 10%~20% 的 LN 患者。V型 LN 患者通常有肾病综合征表现,类似于原发性膜性肾病。就诊时还可能有镜下血尿及高血压,肌酐浓度通常正常或仅轻度升高。因其非增生性病变的特点,肾外临床症状较轻,易与原发性膜性肾病混淆,需通过肾脏病理检查明确诊断。

V型狼疮性肾炎活动期易表现为大量蛋白尿，自行缓解率低，持续蛋白尿是V型LN出现ESRD、心血管疾病和血栓事件的高危因素，因此更加需要积极免疫抑制治疗控制蛋白尿。现有国际指南推荐V型LN治疗的证据级别都较低，方案尚可选择静脉注射环磷酰胺（Ⅳ-CYC）、他克莫司/环孢素CNI（Tac/CsA）、吗替麦考酚酯（MMF）和雷公藤多苷（TW）治疗。

2019年中国狼疮肾炎诊断与治疗指南推荐蛋白尿>2g/24h的V型LN应进行免疫抑制治疗，选择多靶点方案或CNI（Tac/CsA）方案诱导，或TW短疗程治疗。维持期可采用激素联合MMF或CNI方案。尿蛋白总量<2 000mg/24h的V型LN采用激素和肾素-血管紧张素系统抑制剂减少蛋白尿。治疗过程中如出现肾损伤加重（尿蛋白增加，或肾功能减退）应进行免疫抑制治疗。EULAR/ERA-EDTA指南和ACR指南将MMF作为V型LN优先选择的治疗方案，但无显著证据表明MMF和Ⅳ-CYC治疗V型LN的疗效优劣，缓解率均较低。国内缺乏MMF治疗V型LN的对照研究。

非对照研究发现激素联合TW治疗V型LN能获得较高的缓解率（71%）。但此方案生殖毒性较高，62.8%的女性患者在治疗9个月后发生闭经，因此不推荐有生育要求的患者使用。

综上，V型狼疮治疗难点为：①临床表现出的大量蛋白尿是LN病情持续恶化、继发各种并发症的独立危险因素；②国际指南推荐的治疗方案证据等级均较低，各方案间疗效差距未有显著多中心研究证据；③V型LN缓解期复发率较高，维持期用药方案推荐使用MMF或CNI方案，但这些方案对急性复发的临床缓解率较低，再次复发大量蛋白尿后易延误病情，需要更高频的复诊评估狼疮活动情况，临床上受卫生、经济条件等影响难以执行。

（四）长期治疗经过回顾

第1次LN活动：患者2004年初次发病时，诊断为Ⅳ型LN，使用激素+CYC方案控制病情，2009年达到完全缓解标准后激素逐渐减量并过渡至使用硫唑嘌呤（AZA）方案，后续考虑病情完全缓解3年以上，AZA治疗方案逐渐减量，2011年11月停药长期随诊。

第2次LN活动：患者停药3月后，于2012年2月因感染再次出现大量蛋白尿（++++），在怀疑肾病性蛋白尿、病理分型改变的基础上行二次肾活检，明确为V型狼疮，开始予甲泼尼龙片40mg联合MMF0.5g b.i.d.抑制免疫方案治疗，治疗后患者病情缓解。出院后患者维持1~3周门诊复诊频率，综合评估病情，考虑病情属于完全缓解期后，逐渐减药，最终在2014年9月11日将口服激素醋酸泼尼松减至 5mg q.d. 维持。

第 3 次 LN 活动:即此次患者 1 个月门诊随诊及住院治疗时间点。治疗初期考虑 LN 复发,采用低剂量诱导 + 免疫方案治疗,门诊持续观察 1 月余,蛋白尿情况无明显缓解,遂收入院排查免疫异常情况。入院后未发现免疫指标异常情况,后蛋白尿情况缓解后,维持该治疗方案出院。出院后门诊维持 1~3 周频率复诊,激素在 2017 年后减至 5mg/d 维持至今,MMF 出院后维持 0.25g b.i.d. 至今,病情稳定,未见复发。

(五) 中医治疗情况

患者慢性病程,三次急性加重,长期蛋白尿,大量精微物质随小便而去,脾肾失于濡养,慢性病程病机属于脾肾气虚,复发时多为外邪诱发或瘀血内阻。

中医治疗思路以对证治疗为主,此次复发期间,维持期以四君子汤加补肾之品,急性期在原方基础上加祛湿化瘀之品,如丹参、鸡血藤、石韦等,整体治疗以改善患者体质,积极处理患者疼痛、失眠、口干等临床症状为主。

(六) 体会

据统计,SLE 患者 4 年内总复发风险为 60%,其治疗效果直接决定患者的预后。狼疮性肾炎的病理类型以弥漫增生性肾炎Ⅳ型较为常见,临床可见颜面红斑、关节痛及脱发等肾外表现,积极规范治疗后多可获得完全缓解;在维持治疗阶段,应密切观察病情变化,监测复发情况。此患者维持缓解过程中出现大量蛋白尿,但未见肾外表现,为明确患者是复发还是转型,我们做了 2 次肾活检,结果证实患者转为Ⅴ型 LN,遵循Ⅴ型狼疮性肾炎相关指南的治疗取得了满意的效果。

(王立新 朱盛诚)

参考文献

[1] 杨晓萍 . 中医药治疗蛋白尿临床研究进展[J]. 河北中医,2012,34(4):614-617.

[2] 中国狼疮肾炎诊断和治疗指南编写组 . 中国狼疮肾炎诊断和治疗指南[J]. 中华医学杂志,2019(44):3441-3455.

[3] MOK C C,YING K Y,NG W L,et al. Long-term outcome of diffuse proliferative lupus glomerulonephritis treated with cyclophosphamide [J]. Am J Med,2006,119(4):25-35.

[4] DALEBOUDT G M,BAJEMA I M,GOEMAERE N N,et al. The clinical relevance of a repeat biopsy in lupus nephritis flares [J]. Nephrol Dial Transplant,2009,24(12):3712-3717.

[5] 江登科,刘东伟,潘少康,等 . 重复肾活检狼疮性肾炎患者临床病理分析[J]. 医药论

坛杂志,2018,39(6):31-35.

[6] 胡靓倩.重复肾活检患者临床及病理资料分析[D].长春:吉林大学,2019.

[7] PARODIS I,TAMIROU F,HOUSSIAU F A. Treat-to-Target in Lupus Nephritis. What is the Role of the Repeat Kidney Biopsy?[J]. Arch Immunol Ther Exp(Warsz),2022, 70(1):8.

[8] LLEDÓ-IBÁÑEZ G M,XIPELL M,FERREIRA M,et al. Kidney biopsy in lupus nephritis after achieving clinical renal remission:paving the way for renal outcome assessment[J]. Clin Kidney J,2022,15(11):2081-2088.

[9] SPRANGERS B,MONAHAN M,APPEL G B. Diagnosis and treatment of lupus nephritis flares—an update[J]. Nat Rev Nephrol,2012,8(12):709-717.

[10] MINOWA K,AMANO H,ANDO S,et al. Disease flare patterns and predictors of systemic lupus erythematosus in a monocentric cohort of 423 Japanese patients during a Iong-term follow-up:The JUDE study[J]. Mod Rheumatol,2017,27(1):72-76.

[11] 严小倩,韩梅,等.狼疮性肾炎复发风险的中西医结合预测研究[J].中国中西医结合杂志,2019,39(3):299-304.

[12] 漆媛媛.肾脏复发的Ⅳ型狼疮性肾炎:临床、预后特征及临床风险因素分析[D].兰州:兰州大学,2015:21.

[13] FANOURIAKIS A,KOSTOPOULOU M,ALUNNO A,et al. 2019 update of the EULAR recommendations for the management of systemic lupus erythematosus[J]. Ann Rheum Dis,2019,78(6):736-745.

[14] MERCADAL L,MONTCEL S T,NOCHY D,et al. Factors affecting outcome and prognosis in membranous lupus nephropathy[J]. Nephrol Dial Transplant,2002,17(10): 1771-1778.

[15] 许圣淳,陈樱花,等.多靶点治疗Ⅳ+Ⅴ型狼疮性肾炎的长期随访[J].肾脏病与透析肾移植杂志,2012,21(2):101-108.

[16] INES L,DUARTE C,SILVA R S,et al. Identification of clinical predictors of flare in systemic lupus erythematosus. patients:a 24-month prospective cohort study[J]. Rheumatology(Oxford).2014,53(1):85-89.

第十七章
难治性狼疮性肾炎病例

双联合单抗治疗难治性狼疮性肾炎病例

一、病例资料

(一) 病史摘要

1. 基本信息

杜某某,女,53 岁,2021 年 6 月 3 日入院。

2. 主诉

反复双下肢浮肿 17 年,加重伴尿频急 3 天。

3. 病史简介

患者自 2004 年 5 月出现全身浮肿,无关节疼痛、皮疹等不适,外院完善检查诊断为系统性红斑狼疮、狼疮性肾炎,并行肾穿刺活检病理:Ⅰ期膜性肾病,伴轻度系膜增生,予甲泼尼龙联合环磷酰胺(CTX)治疗,并遵医嘱停用 CTX,至 2008 年停用激素,后定期门诊随诊至 2017 年复查尿检结果显示尿蛋白呈阴性,血肌酐稳定。

2017 年 8 月患者因再发水肿 1 周外院住院,白蛋白(ALB):20.1g/L,24 小时尿蛋白总量:5 850mg/24h,抗双链 DNA 抗体阳性,当时狼疮疾病活动性指数(SLEDAI)评分为 12 分,予口服甲泼尼龙 40mg q.d. 联合吗替麦考酚酯(MMF)1g b.i.d.、羟氯喹 0.2g b.i.d.,后逐渐减量,其间蛋白尿持续不能转阴,至 2019 年 6 月患者反复泌尿系感染,培养为大肠埃希氏菌,遂停用 MMF、羟氯喹,维持甲泼尼龙 4mg q.d.,至 2020 年 5 月因血糖、血压难以控制、双眼白内障停用。更改方案为:CTX 50mg p.o. q.d.+ 雷公藤 + 来氟米特 20mg q.d.。

患者 2020 年 5 月至 2021 年 3 月外院维持原方案,CTX 累积约 20g。后自诉因肝功能异常停用 CTX、雷公藤。

2021 年 4 月患者复查蛋白尿 ++ 外院就诊,改用来氟米特 20mg q.d.+ 他克莫司 0.5mg b.i.d.,其间仍见反复泌尿道感染,更改方案后蛋白尿仍未见转阴,患者遂于 2021 年 6 月转至我院就诊。

既往史:于 2017 年 8 月外院住院期间发现血糖升高,诊断糖尿病,血糖波动大,现口服降糖药治疗,血糖控制不佳;2019 年 6 月发现血压(BP)升高,最高 BP180/100mmHg;2019 年至今反复泌尿道感染,尿培养大肠埃希氏菌,反复抗感染治疗;2020 年 3 月因视力模糊诊断双眼白内障。否认传染病病史、无外伤史、输血史。1998 年剖宫产。青霉素过敏史。个人史和家族史无特殊。

(二) 体格检查

1. 一般情况

体温 36.9℃,心率 107 次/min,呼吸 20 次/min,血压 111/37mmHg。神志清楚,精神尚可,满月脸,脱发,全身皮肤巩膜无黄染,未见皮疹及出血点,口腔无溃疡,心、肺、腹部、神经系统查体未见异常,双下肢轻度凹陷性浮肿。舌淡红,苔薄黄,脉细数。

2. 专科查体

面部无蝶形红斑;全身无溃疡、盘状红斑、结节性红斑、皮疹;双肾叩击痛(–),双肾肋脊点、肋腰点无压痛,双侧输尿管行程区无压痛,双下肢轻度凹陷性浮肿。

(三) 辅助检查

1. 实验室检查

尿液检查:尿比重 1.007,尿酸碱度 6.0,尿白细胞酯酶 ++,尿潜血 ++,尿蛋白 +++,尿亚硝酸盐阳性,尿白细胞计数 38.3 个/μl,尿红细胞计数 11.9 个/μl,上皮细胞 1+/HP。降钙素原 0.13ng/ml。尿蛋白肌酐 2 项:尿蛋白-肌酐比值 12.833mg/g。24h 尿蛋白 + 排泄率:24 小时尿量 2 006ml,24h 尿蛋白总量 9 213.6mg/24h。尿液肾功 8 项:尿免疫球蛋白 G(IgGU)514.00mg/L,尿 β2 微球蛋白(β2-Mg)5.73mg/L,尿微量白蛋白(ALBU)2 490.00mg/L,尿 α1 微球蛋白(α1-MU)42.80mg/L,尿 α2 巨球蛋白(α2-MU)16.50mg/L,尿转铁蛋白(TrfU)205.00mg/L,尿视黄醇结合蛋白 0.1mg/L,N-乙酰-D-氨基葡萄糖苷酶 16.61U/L。中段尿培养:大肠埃希菌 >10^5CFU/ml,药敏结果提示对阿莫西林/克拉维酸、复方新诺明、亚胺培南、头孢西丁、替加环素、阿米卡星、厄他培南、头孢哌酮/舒巴坦、头孢他啶、哌拉西林/他唑巴坦等敏感,对头孢吡肟呈剂量依赖性敏感(SSD),对左旋氧氟沙星、头孢曲松、头孢呋辛钠、头孢噻肟、阿莫西林、头孢呋辛酯等耐药。

血常规:白细胞计数(WBC)7.29×10⁹/L,中性粒细胞计数(NEUT)5.01×10⁹/L,淋巴细胞计数(LYM)1.46×10⁹/L,红细胞计数(RBC)4.58×10¹²/L,血红蛋白测定(Hb)123g/L,血小板计数(PLT)192×10⁹/L。急诊生化:尿素(Urea)9.79mmol/L,肌酐(Scr)96μmol/L,肾小球滤过率估算值(eGFR)58.91ml/(min·1.73m²),葡萄糖(Glu)6.51mmol/L,电解质未见异常。肝功能:血清总蛋白(TP)47.2g/L,白蛋白(ALB):21.3g/L,胱抑素C(CysC)1.77mg/L。同型半胱氨酸(HCY)10.30μmol/L。B型尿钠肽(BNP)92.4pg/ml。糖化血红蛋白A1c(HbA1c):6.3%。

凝血功能正常。血常规、CRP、心酶、血管炎3项、抗中性粒细胞胞质抗体、输血4项、粪便常规+潜血试验未见明显异常。

免疫学指标检测:C3 0.63g/L,C4 0.07g/L,CH50 12U/ml;抗核抗体(ANA):阳性,效价1:100;余抗体阴性。

2. 其他检查

心电图:正常心电图。泌尿系彩超:①双肾实质回声稍增强,请结合肾功;②膀胱未见明显异常。双肾动脉:双肾动脉流速尚可,阻力指数稍增高。腹部彩超:①肝实质回声弥漫性改变,考虑脂肪肝声像;②考虑副脾声像;③胆囊、胰腺、脾脏未见明显异常声像。

(四)肾病理活检(2021年9月)

免疫荧光:检及肾小球10个,IgA+++,IgM++,C3+++,C1q+++,FRA−,Kappa链+++,Lambda链+++,HBsAg未检,HBcAg未检,沉积方式:沿毛细血管袢及系膜区呈多部位沉积。

1. 光镜检查

共检及肾小球29个。其中肾小球球性硬化5个,肾小球节段性硬化0个。肾小球新月体形成2个(均为小细胞性新月体)。肾小球系膜细胞及基质弥漫性中至重度增生,内皮细胞弥漫性增生,伴少量中性粒细胞浸润。肾小球基底膜弥漫性增厚,可见广泛性系膜基质插入,双轨征形成,可见钉突形成上皮下、系膜区和内皮下可见嗜复红蛋白沉积,可见节段性白金耳结构。肾小管上皮细胞弥漫性空泡变性及颗粒变性,弥漫性萎缩(80%)。肾间质弥漫性纤维化(约80%),伴灶状淋巴细胞、单核细胞浸润。肾小动脉管壁增厚,管腔狭窄。

主要诊断:结合临床,符合狼疮性肾炎。

损伤模式:膜增生性肾小球肾炎合并膜性肾病。

积分/分级:ISN/RPS分类Ⅳ-G(A/C)+V型。

其他特征:重度肾小管萎缩和间质纤维化(80%)。(图17-1)

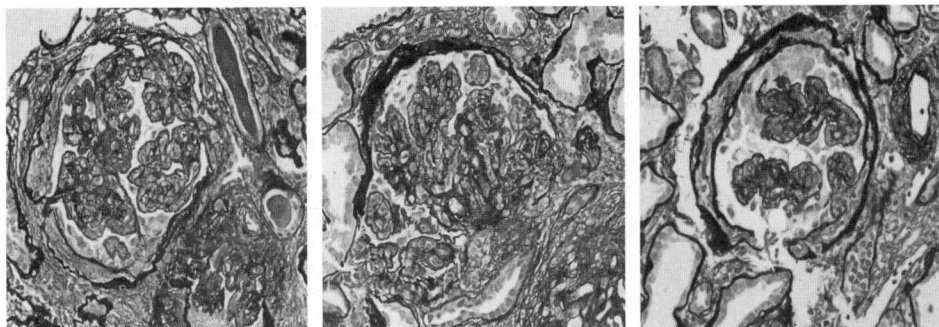

图 17-1 肾小球系膜细胞及基质弥漫性中至重度增生、内皮细胞弥漫性增生

2. 电镜检查

（1）电镜描述：肾小球：镜下检测到 4 个肾小球。毛细血管内皮细胞增生，明显空泡变性，个别管腔内可见红细胞聚集，可见少数淋巴细胞、单核细胞和中性粒细胞，部分毛细血管襻受压，部分管腔狭窄。肾小囊壁层增厚、分层，壁层细胞空泡变性，无明显增生。基底膜：不规则增厚，厚度达 1 000nm。

脏层上皮细胞：上皮细胞肿胀，空泡变性。足突弥漫融合。

系膜区：系膜细胞和基质增生，上皮下、基底膜内、内皮下、系膜区电子致密物沉积。

肾小管-间质：部分肾小管萎缩。肾间质炎症细胞浸润伴胶原纤维增生。

肾间质血管：个别毛细血管管腔内见红细胞聚集。

（2）电镜诊断：符合增生性狼疮性肾炎伴膜性狼疮性肾炎。

（五）诊断分析

1. 西医方面

本例患者为中年女性，既往系统性红斑狼疮（SLE）、狼疮性肾炎（LN）病史，临床表现脱发、双下肢浮肿、大量蛋白尿、低蛋白血症、血尿，伴 ANA 阳性、抗双链 DNA 抗体阳性，结合既往病史，符合 2012 年 SLICC SLE、LN 诊断标准。按 SLEDAI 进行评估，患者目前的 SLEDAI 评分为 18 分。

2. 中医方面

辨病依据：患者中年女性，以双下肢凹陷性浮肿为主要临床表现，四诊合参，属于中医"水肿"范畴。

辨证依据：患者年逾七七，肾气已衰，且长居岭南湿热之地，湿热伤脾，故病位在脾、肾。湿为阴邪，易伤阳气，气机受阻，日久成瘀，故病机总属脾肾阳虚，兼湿热瘀阻。脾气亏虚，气血生化乏源，机体失养，故见精神尚可、舌淡、脉细;脾肾亏虚,气血不能上荣头部以化生毛发,故见脱发;阳气亏虚,水湿运化失司,泛溢肌肤而见双下肢浮肿;脾虚失运,故胃纳一般;肾气亏虚,固提失常而致精微下注,则见尿量偏少,尿中夹泡沫之象;舌淡红,苔薄黄,脉细数符合脾肾阳虚,湿热瘀阻之象。

综上所述,该患者病位在脾、肾,病机为脾肾阳虚证,病性属本虚标实。

(六) 最后诊断

1. 中医诊断

水肿(脾肾阳虚证)

2. 西医诊断

(1) 系统性红斑狼疮,累及器官或系统

狼疮性肾炎

慢性肾脏病 3 期

(2) 2 型糖尿病不伴并发症

(3) 高血压 3 级(很高危组)

(4) 脂肪肝,不可归类在他处者

(七) 治疗经过及随访

本例患者 SLE、LN 诊断明确,临床表现符合肾病综合征(NS)状态,肾功能中重度损害,同时存在血尿、脱发、白细胞尿,入院初诊时 SLEDAI 评分为14 分,考虑狼疮活动,且既往肾穿刺活检提示I期膜肾伴轻度系膜增生。患者2020 年 5 月至 2021 年 3 月维持外院原治疗方案(CTX 50mg p.o. q.d.+ 雷公藤+ 来氟米特 20mg q.d.),CTX 累积约 17g,后自诉因肝功能异常停用 CTX、雷公藤。入院后治疗上停用来氟米特,予他克莫司 1mg p.o. b.i.d.,但患者出现严重的腹泻,且血压较入院前明显升高,遂再停用他克莫司。考虑患者已反复调整治疗方案,并已用多种免疫抑制剂或无效或副作用明显,遂改予注射贝利尤单抗 600mg 免疫抑制治疗,而患者及家属因诉血糖控制不佳且白内障,拒绝使用激素。患者于 2021 年 6 月至 8 月共行贝利尤单抗治疗 4 次。

2021 年 9 月患者返院评估病情,出现尿量偏少,双下肢呈中度凹陷性水肿,生化提示肾功能呈恶化趋势(Scr 升至 250μmol/L),尿蛋白水平无明显下降,伴轻中度贫血,考虑病情加重,予益气活血院内制剂三芪口服液以扶正祛邪。患者 2019 年曾维持甲泼尼龙 4mg q.d.,但 2020 年 5 月因血糖、血压难以控制、双眼白内障停用激素。本次考虑肾功能恶化、病情加重,经与患者及家属充分沟通后于 9 月 9 日起予足量激素(甲泼尼龙 40mg q.d.),9 月 11 日评估 Scr 升高至 409μmol/L,ANA 效价:1:320;抗双链 DNA 抗体:275IU/ml;C3:0.48g/L;

C4:0.06g/L。此时 SLEDAI 为 14 分,因患者的尿蛋白水平持续较高,且血肌酐进行性上升,为进一步明确肾组织具体情况,征得患方知情同意后再次完善肾活检。重复肾穿刺活检后病理结果为增生性狼疮性肾炎伴膜性狼疮性肾炎〔Ⅳ-G(A/C)+Ⅴ型〕,提示活动性病变 + 慢性病变,结合病理结果改治疗方案为甲泼尼龙 40mg q.d. 联合吗替麦考酚酯 0.5g b.i.d.,并继续行贝利尤单抗治疗。

2021 年 9 月 14 日起患者出现少尿,双下肢浮肿明显,反复腹泻,查 BNP:671pg/ml,考虑合并心衰,遂予深静脉置管并行血液透析治疗(9 月 15 日—9 月18 日)连续透析 4 天,后以每周 3 次的频率规律透析)。患者自诉腹泻与吗替麦考酚酯相关,要求停用,之后腹泻缓解。患者自 2021 年 9 月 15 日至 10 月18 日规律于我院行血液透析治疗,其间生命体征均稳定,10 月 20 日再次行血透治疗过程中出现低血压,收缩压在 101~109mmHg,舒张压在 68~75mmHg,10 月 24 日复查 Scr 降至 208μmol/L,患者尿量有所恢复,约每日 1 000ml,考虑患者当前双下肢浮肿轻度,尿量恢复正常,暂停血液透析后血肌酐稳定,予 10 月 24 日停止血透治疗。

予加用激素治疗后,患者血糖较前明显升高,最高血糖达 HI 值,且伴血酮升高,遂于足量激素使用 2 周后开始快速减量改为醋酸泼尼松 25mg q.d. 并逐渐减至 10mg q.d.。由于患者出现难以控制的血糖升高、反复酮症,NS 状态未缓解,且已使用多种免疫抑制剂均效果不佳,经全科讨论后并结合文献复习,于 10 月 26 日予利妥昔单抗(RTX)600mg 每周 1 次加强免疫抑制治疗。患者于 2021 年 10 月 26 日至 11 月 16 日共行 RTX 治疗 4 程。2021 年 11 月 21 日评估病情,仍为 NS 状态,SLEDAI 为 10 分,尿量 1 000ml,免疫治疗方案维持醋酸泼尼松 10mg q.d.+ 贝利尤单抗。

患者出院后按时用药,仍有双下肢浮肿,并于 2021 年 12 月 26 日、2022年 1 月 25 日返院行贝利尤单抗治疗。至 2022 年 2 月 25 再次返院评估病情,CD19 淋巴细胞较前上涨,再于 2 月 26 日行 RTX 500mg 治疗,后于 2 月 28 日停贝利尤单抗改用 MMF 0.25g b.i.d.,患者未再出现腹泻。

患者治疗期间一直维持联合中医药治疗,初始遣方真武汤合五苓散加减,随后辨证处方加减。而激素及免疫抑制剂使用期间,患者免疫力下降明显,泌尿道感染反复,西药方面给予口服或静脉使用抗生素对症治疗,中药方面则予三芪口服液益气扶正祛邪,并配合中医特色疗法调整脏腑功能。目前辨证:气虚湿热,处方:黄芪 45g,天花粉 15g,盐关黄柏 10g,猪苓 30g,阿胶珠 1 包,茯苓30g,熟地黄 15g,白术 45g,泽泻 20g,苏铁贯众 10g,车前子 10g,苍术 20g 加减治疗。

中西医治疗期间动态行病原体检测,除 2022 年 2 月细菌培养提示肺炎克雷伯菌(头孢呋辛、头孢曲松耐药)外,其余中段尿培养以大肠埃希菌为主。此外,治疗上还配合控制血压、控制血糖、利尿消肿、调节电解质及酸碱平衡、抑酸护胃、补钙、降脂、纠正贫血等对症支持治疗。经治疗,患者 NS 部分缓解,Hb 升至 120+g/L,SCR:100~110μmol/L(图 17-2),ALB 升至 37.7g/L,2021 年 10 月 17 日起 ANA、抗双链 DNA 抗体恢复至正常,B 淋巴细胞(CD3⁻CD19⁺)从 21.35%(2021 年 6 月)降至 0%~0.11%(2021 年 11 月起),C3、C4 逐渐呈现稳步上升趋势,UTP 也从 16g/24h 逐步降至 4~6g/24h(图 17-3)。尿路感染方面虽尿常规仍提示有白细胞,偶有尿频急,但未出现过发热,也因感染问题,未再行强化免疫抑制治疗。目前患者一般情况可,无浮肿,并已行人工晶体置入术,精神可,生活自理。

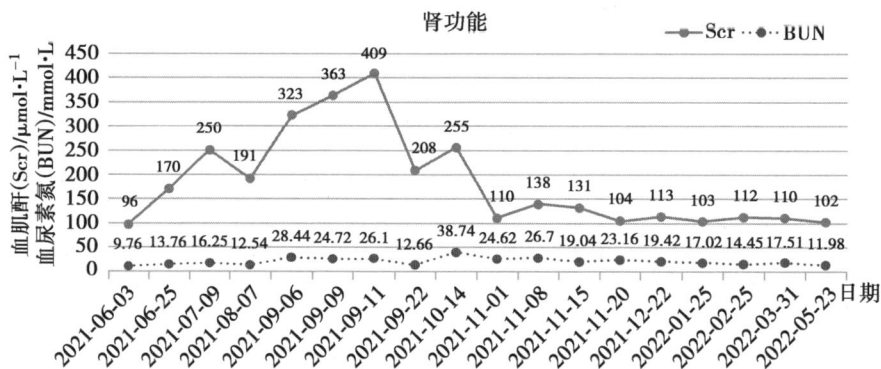

图 17-2 患者肾功能变化曲线图

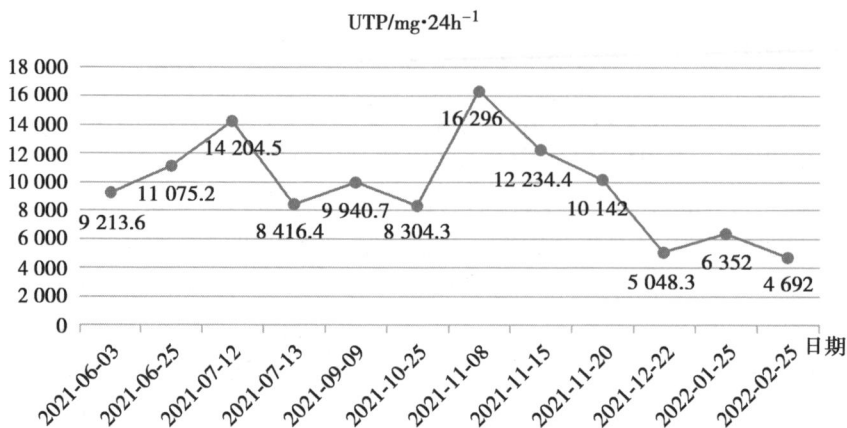

图 17-3 患者尿蛋白总量变化曲线图

二、讨论与诊治体会

(一) 难治性狼疮性肾炎的诊断

本例患者为中老年女性,以 NS 起病,首次肾活检病理提示I期膜性肾病,伴轻度系膜增生,初始激素敏感,后病情反复,LN 活动,NS 状态无明显缓解达数月,病程长达十余年,符合难治性 LN 定义,即肾功能未能在治疗 3~4 个月内得到改善,6~12 个月后不能获得部分缓解,或在治疗 2 年后不能获得完全缓解,多见于III型、IV型、V型以及III型或IV型合并V型 LN。

(二) 重复肾穿刺活检的时机

2021 年 KDIGO 指南提出,对治疗应答不满意的 LN 患者,若怀疑慢性病变或其他诊断者,可进行重复肾活检。本例患者首次肾活检病理提示I期膜性肾病,伴轻度系膜增生,初始激素敏感,后病情反复,LN 活动明显,NS 状态持续不解,采用激素联合其他免疫抑制剂等多种方案治疗,病情仍无明显控制,考虑肾脏组织病理改变可能性大,结合目前 KDIGO 指南指引,征得患方同意后再次完善肾活检。

(三) 生物制剂联用治疗的策略

近年来关于生物制剂治疗难治性 LN 的报道越来越多,并取得了较好的临床疗效。本例患者初始激素敏感,后反复表现 NS,考虑激素依赖 NS,且治疗期间合并多种并发症,无法使用大剂量激素,结合患者狼疮性肾炎评分属于疾病活动期,既往 CTX 剂量大,血肌酐升高,肾间质纤维化明显,未能使用 CNI 类药品。结合目前 KDIGO 指南建议,征得患者同意后开始用贝利尤单抗治疗,但因为各种原因一段时间内是单药的贝利尤单抗治疗,所以在使用过程病情尚未出现明显缓解,治疗过程因大量激素使用反复出现糖尿病性酮症、泌尿系感染、心力衰竭等并发症,结合文献报道,启动贝利尤单抗联合利妥昔单抗治疗,最终取得临床诱导治疗,肾病综合征达到部分临床缓解。

贝利尤单抗是一种全人源化的单克隆抗体,它能阻断可溶性 B 淋巴细胞刺激因子(BLyS)与其受体在 B 细胞上的结合,通过抑制 B 细胞的增殖及分化,诱导自身反应性 B 细胞凋亡。2019 年更新的 EULAR 对 SLE 管理的建议中认为,对于持续活动性 SLE 或肾外疾病,应考虑加用贝利尤单抗。利妥昔单抗(RTX)是特异性针对 B 细胞表面 CD20 分子的嵌合单克隆抗体,其可耗尽前 B 细胞到记忆 B 细胞阶段的成熟 B 细胞和 B 细胞前体,同时保留了不表达 CD20 的干细胞 pro-B 细胞和浆细胞。2021 年 KDIGO 指南建议把 RTX 用于治疗活动性III/IV ± V型狼疮性肾炎,国内专家共识中亦建议 RTX 可用于治疗难治性 SLE,证据级别Ⅱ。

关于贝利尤单抗与利妥昔单抗联合治疗,目前指南未有推荐,本患者贝利尤单抗和利妥昔单抗可能具有协同作用。国外一项研究对 15 例重症难治性系统性红斑狼疮患者(其中 12 例为狼疮性肾炎)联合使用 RTX 和贝利尤单抗治疗随访 2 年后,其研究结果显示:10 例可见临床缓解,5 例为无应答者。12 例 LN 患者中有 9 例出现肾缓解,其中 8 例出现完全肾缓解,且所有抗双链DNA 抗体阳性的患者均转阴,抗 c1q 和可提取核抗原自身抗体均显著降低,CD19$^+$B 细胞在 24 周时较基线下降 97%,持续下降 84% 至 104 周。而对比有应答病例,无应答者的 CD20+B 细胞消耗显著减少,双阴性 B 细胞再生显著提前。该研究表明 RTX 和贝利尤单抗联合 B 细胞靶向治疗可阻止包括双阴性B 细胞在内的 B 细胞的完全再生,同时伴有 SLE 相关自身抗体的特异性减少。

本例患者使用贝利尤单抗治疗 5 次后 ANA、抗双链 DNA 抗体恢复至正常,B 淋巴细胞、C3、C4 均较前改善,但 NS 状态未缓解,后在贝利尤单抗基础上联合 RTX 治疗,随访至 2022 年 2 月,补体升高接近正常范围,B 淋巴细胞(CD3$^-$CD19$^+$)降至 0%,24 小时尿蛋白总量下降至 5 000mg/24h 以下。

(四) 不良反应及合并症的预防与处理

本例患者初始使用激素联用 CTX 治疗,后因病情反复,遂再予先后联用MMF、羟氯喹、来氟米特、他克莫司等其他多种免疫抑制剂进行诱导治疗。但患者治疗期间先后合并糖尿病、高血压、反复泌尿道感染、白内障、心衰等多种疾病,对 LN 的临床治疗决策存在影响。因此,对不良反应及合并症的预防与处理是影响 LN 治疗效果的重要的一环。

糖皮质激素常见不良反应包括库欣综合征、诱发或加重感染、骨质疏松、诱发眼病等,使用时应及时预防、对症处理,且长时间使用激素后需缓慢减药乃至停药,避免因突然停药、撤药而引发反跳现象甚至危及生命。该患者治疗期间反复泌尿道感染、高血糖甚至酮症,主要考虑长期使用激素及免疫抑制剂治疗后诱发的感染及高血糖,故后期疾病活动调整方案时,为避免严重的激素副作用而未使用甲泼尼龙冲击治疗。

他克莫司属于钙调磷酸酶抑制剂,具有潜在的肾小管间质毒性,尤其对Ⅳ期膜性肾病患者可能造成更严重的肾间质损伤,故对该类患者使用需更加谨慎。本例患者血肌酐高,病理提示膜性肾病、间质 80% 纤维化,为避免加重肾损害,后期治疗方案则未考虑再次使用他克莫司或环孢素 A。而该患者CTX 累积使用超过 20g,毒副作用明显,遂停用。对于维持治疗使用羟氯喹者,2021 年 KDIGO 指南则建议对其进行眼部相关风险评估,其中高风险患者建议每年进行 1 次眼科检查,低风险患者建议服药第 5 年起每年进行 1 次眼科检查。

(五) 中医药的干预

广东省中医院杨霓芝教授在其慢性肾病诊疗经验中总结发现"气虚血瘀"为狼疮性肾炎患者的共同特点,提出了益气活血化瘀治疗肾病的学术思想,并在"益气活血法"理论基础上研制了防治慢性肾炎的院内制剂——三芪口服液。三芪口服液的主要成分为黄芪、三七,杨教授团队研究表明,该制剂能调整机体细胞及体液免疫功能,改善临床症状,降低尿蛋白总量;减少肾小球系膜细胞增生,延缓肾小球硬化;还有抗肾小管间质纤维化作用。

在肾脏病的治疗中,杨教授强调扶正祛邪的重要地位,亦强调"益气活血"的重要作用。本例患者 LN 治疗期间反复泌尿道感染,当面临抗感染与免疫抑制之间的治疗矛盾时,杨教授主张用具有益气活血功效的三芪口服液辅助治疗,增强患者免疫力,避免感染加重,以达扶正祛邪之效,这体现了杨教授"未病先防,既病防变,瘥后防复"的治未病理念及狼疮性肾炎稳定不易复发的治疗目标。

此外,患者治疗期间一直维持中药汤剂辨证治疗,先后以温阳健脾祛湿清热、益气养阴祛湿泄浊等中药,随证加减,虽泌尿道感染仍有反复,但并未造成菌血症、重症肺炎等重症感染,中药辨证治疗,达到扶正祛邪之功效,为 LN 缓解保驾护航。

(六) 体会

难治性 LN 患者临床表现可见难治性 NS,考虑激素依赖型。治疗期间可合并高血压、高血糖、感染等多种并发症,调整治疗方案时需及时关注不良反应及合并症的问题。标准治疗方案无效时,可考虑多靶点治疗或联用生物制剂。使用贝利尤单抗、RTX 治疗时应监测自身免疫抗体、补体及 B 淋巴细胞的情况,以便指导用药方案。而中医药的干预,亦是 LN 尽快达到缓解、稳定不易复发的主要原因之一。本例患者诊疗期间,通过西医学检验、检查及病理活检技术明确疾病,使用激素及其他免疫抑制剂等药物控制 LN 病情,并配合扶正祛邪的中药汤剂及中成药等治疗,以达减毒、增效的目的,很好地体现了我院中西医结合诊疗特点,值得临床进一步推广运用。

(胡晓璇　侯洁琼　侯海晶)

参考文献

[1]　HAHN B H,MCMAHON M A,WILKINSON A,et al. American College of Rheumatology

guidelines for screening, treatment, and management of lupus nephritis [J]. Arthritis Care Res (Hoboken), 2012, 64 (6): 797-808.

［2］　BERTSIAS G K, TEKTONIDOU M, AMOURA Z, et al. Joint European League Against Rheumatism and European Renal Association-European Dialysis and Transplant Association (EULAR/ERA-EDTA) recommendations for the management of adult and paediatric lupus nephritis [J]. Ann Rheum Dis, 2012, 71 (11): 1771-1782.

［3］　KIDNEY DISEASE: IMPROVING GLOBAL OUTCOMES (KDIGO) GLOMERULAR DISEASES WORK GROUP. KDIGO 2021 clinical practice guideline for the management of glomerular diseases [J]. Kidney Int, 2021, 100: 1-276.

［4］　王楠, 杜玄一. 贝利尤单抗在肾脏相关疾病治疗中的现状与展望[J]. 中国中西医结合肾病杂志, 2021 (11): 1023-1025.

［5］　FANOURIAKIS A, KOSTOPOULOU M, ALUNNO A, et al. 2019 update of the EULAR recommendations for the management of systemic lupus erythematosus [J]. Ann Rheum Dis. 2019, 78 (6): 736-745.

［6］　MOK C C. Current role of rituximab in systemic lupus erythematosus [J]. Int J Rheum Dis. 2015, 18 (2): 154-163.

［7］　DANZA A, RUIZ-IRASTORZA G. Infection risk in systemic lupus erythematosus patients: susceptibility factors and preventive strategies [J]. Lupus. 2013, 22 (12): 1286-1294.

［8］　中华医学会肾脏病学分会专家组. 利妥昔单抗在肾小球肾炎中应用的专家共识[J]. 中华肾脏病杂志, 38 (2): 151-160.

［9］　KRAAIJ T, ARENDS E J, VAN DAM L S, et al. Long-term effects of combined B-cell immunomodulation with rituximab and belimumab in severe, refractory systemic lupus erythematosus: 2-year results [J]. Nephrol Dial Transplant. 2021, 36 (8): 1474-1483.

［10］　王学叶. 糖皮质激素的不良反应[J]. 临床和实验医学杂志, 2008 (10): 133-134.

［11］　夏梦迪, 谢席胜, 艾娜. 他克莫司治疗膜性肾病进展[J]. 中国中西医结合肾病杂志, 2014 (10): 923-925.

［12］　张再康, 王立新, 包昆, 等. 杨霓芝教授运用益气活血法治疗慢性肾脏病的学术思想[J]. 中国中西医结合肾病杂志, 2009 (2): 98-100.

［13］　王立新, 杨霓芝. 通脉口服液对慢性肾炎气虚血瘀证免疫功能的影响[J]. 中医药研究, 2000, 16 (5): 16-18.

［14］　钟丹, 杨霓芝, 赵代鑫, 等. 中药复方"通脉口服液"对肾小球系膜细胞增殖及分泌IL-1β 的影响[J]. 时珍国医国药, 2008, 19 (1): 4-6.

［15］　朴胜华, 杨霓芝. 通脉口服液对肾小管间质纤维化作用研究[J]. 广东医学院学报, 2010, 26 (4): 391-395.

［16］　金晓, 王文凤, 杨霓芝. 杨霓芝教授治疗慢性肾病药对应用经验撷菁[J]. 中国中西医结合肾病杂志, 2015 (9): 758-759.

［17］　苏琼, 王立新, 杨霓芝. 杨霓芝教授治疗肾小球性血尿的经验浅探[J]. 四川中医, 2017, 35 (4): 23-25.

第十八章
狼疮性肾炎并发感染

第一节　狼疮性肾炎合并肺孢子菌肺炎病例

一、病例资料

（一）病史摘要

1. 基本信息

方某某,男,30岁,2021年9月26日入院。

2. 主诉

颜面及双下肢浮肿3月余,咳嗽、发热4天。

3. 病史简介

患者于2021年6月初无明显诱因出现颜面及双下肢浮肿,于揭阳当地医院就诊,当时诊断考虑肾病综合征,经处理后(具体不详)症状未见明显改善,后于2021年7月15日至广州市某三甲医院住院治疗,伴有颜面红斑,双下肢浮肿明显,查血常规:白细胞计数(WBC)3.33×10⁹/L,血红蛋白(Hb)108g/L,血小板计数(PLT)99×10⁹/L。肾功能:尿素21.6mmol/L,肌酐175μmol/L,尿酸730μmol/L;抗核抗体谱:ANA(+)128.9U/ml,抗双链DNA抗体:(+)229U/ml,抗核糖体P蛋白抗体+++,抗Sm抗体+++;补体:C3:0.26g/L,C4:0.07g/L,CH50:2.3U/ml。尿常规:尿蛋白++++;24h尿蛋白总量6 500mg/24h;诊断为"狼疮性肾炎、系统性红斑狼疮",2021年7月20日行肾脏穿刺活检提示:符合狼疮性肾炎(Ⅳ)型改变。于7月17日—19日予甲泼尼龙250mg q.d. i.v.gtt.冲击3天,7月20日改为甲泼尼龙60mg q.d. i.v.gtt.,7月23日调整为泼尼松60mg q.d. p.o.,7月26日加用吗替麦考酚酯片0.75g q.12h. p.o.抑制免疫,经治疗后症状好转出院,出院前复查血肌酐Cr185μmol/L,尿酸557μmol/L。出院后患者规律于门诊就诊。4天前患者出现咳嗽,无咳痰,伴发热恶寒,体温最高38.5℃,双下肢浮肿明显加重,伴有局部破溃及渗液,遂于当地医院就诊,胸部 X 线检查示:右下肺感染,双侧胸腔少量积液。予对症处理后,症状未见明显改善,遂至我院住院治疗。

入院时症见:精神疲惫,乏力,颜面红斑,咳嗽无痰,发热,无恶寒,无头晕头痛,无胸闷气促,无恶心呕吐,无腹胀腹痛,双下肢重度浮肿,纳一般,眠可,尿量可,尿中夹泡沫,无尿频尿急尿痛,大便调。

既往史:2021 年 7 月发现血压升高,最高血压为 180/105mmHg,规律服用硝苯地平控释片、琥珀酸美托洛尔缓释片后收缩压为 120~130mmHg,舒张压为 80~90mmHg。否认糖尿病、冠心病、肺病等其他内科病史。个人史、家族史无特殊。

(二)体格检查

体温 38℃,心率 103 次/min,呼吸 20 次/min,血压 143/78mmHg。神清,精神疲倦,发育正常,自动体位,对答合理,查体合作。全身皮肤黏膜及巩膜无黄染,未见皮疹及出血点,浅表淋巴结未触及肿大,头颅无畸形,颜面无水肿、颜面散在红斑,双瞳孔 3mm,等大等圆,对光反应灵敏,耳鼻无异常,口唇淡红,咽无充血,双侧扁桃体无肿大,颈软,气管居中,双甲状腺无肿大。胸廓对称无畸形,双侧呼吸动度一致,叩诊呈清音,双肺呼吸音粗,可闻及散在湿啰音,心前区无隆起,心界不大,心率 103 次/min,律齐,各瓣膜听诊区未闻及病理性杂音。腹部平坦,无压痛,无反跳痛,移动性浊音(+),肝脾肋下未触及,肠鸣音正常。脊柱无畸形,腰骶部及双下肢重度凹陷性浮肿,四肢肌力、肌张力正常。神经系统检查:生理反射存在,病理反射未引出。舌淡暗,苔白腻,脉弦细数。

(三)辅助检查

1. 实验室检查

尿液检查:尿常规:尿白细胞酯酶(干化学)++,尿潜血(干化学)+++,尿蛋白(干化学)+++,尿葡萄糖(干化学)+,尿白细胞计数 33.0 个/μl,尿红细胞计数 165.0 个/μl;尿蛋白-肌酐比值 4.272mg/g。

血常规:白细胞计数(WBC)7.65×10^9/L,中性粒细胞百分比(NEUT%)88.71%,中性粒细胞计数(NEUT)6.771 0^9/L,血红蛋白测定(Hb)79g/L,血小板计数(PLT)349×10^9/L;肝功能:白蛋白(ALB)15.51g/L;C 反应蛋白 39.85mg/L;生化:钾离子(K$^+$)3.67mmol/L,总二氧化碳(TCO$_2$)24.8mmol/L,尿素(Urea)8.11mmol/L,肌酐(Cr)125μmol/L。补体:C3 0.9g/L,C4 0.18g/L,CH50 36U/ml;抗核抗体谱:抗核抗体弱阳性,抗双链 DNA 抗体阴性;血管炎 3 项未见明显异常。

2. 其他检查

胸部 CT 检查：①两肺感染，局部为间质感染，两侧胸腔少量积液，建议治疗后复查。②所见腹腔少量积液。泌尿系彩超：双肾实质回声增强，血供丰富，请结合肾功。膀胱、前列腺未见明显异常。腹部彩超：胆囊壁稍厚，考虑胆囊壁水肿可能。肝脏、胰腺、脾脏未见明显异常声像。腹腔积液。心电图：室性心动过速，ST-T 异常。肺泡灌洗液病原学高通量测序检出：卡氏肺孢菌、人类 β 疱疹病毒 5 型、人类 γ 疱疹病毒 4 型，乙型冠状病毒。

（四）诊断分析

1. 西医方面

本例患者为青年男性，既往查抗核抗体、抗双链 DNA 抗体、抗 Sm 抗体阳性，有肾脏及血液系统损害，补体下降，肾脏病理活检提示狼疮性肾炎，符合 2012 年 SLICC SLE 诊断标准。系统性红斑狼疮、狼疮性肾炎诊断明确。根据病史，症状，体格检查及辅助检查结果，肺部感染诊断成立。

2. 中医方面

患者青年男性，四诊合参，当属中医学之"咳嗽""阴阳毒"范畴，证分属"痰浊阻肺证""脾肾气虚水停证"。目前以"咳嗽"为主要矛盾，正邪交争于体内故发热，痰浊阻肺，肺失宣降故咳嗽。肺为水之上源，肺通调水道功能失调则加重下肢水肿。咳嗽病机为痰浊阻肺证，病位在肺，病性属实。

（五）最后诊断

1. 中医诊断

（1）咳嗽（痰浊阻肺）

（2）阴阳毒（气阴两虚，湿热瘀阻）

2. 西医诊断

（1）重症肺炎（肺孢子菌肺炎）

（2）I 型呼吸衰竭

（3）系统性红斑狼疮

狼疮性肾炎（Ⅳ型）

（4）肾性高血压

（5）肾性贫血

（六）治疗经过及随访

入院后完善相关检查，住院初期西医方面予头孢哌酮钠舒巴坦钠抗感染，口服甲泼尼龙（48mg q.d.），吗替麦考酚酯片抑制免疫（0.75g b.i.d.），静脉补充白蛋白、丙种球蛋白支持治疗，雷贝拉唑钠肠溶片护胃，碳酸钙 D₃ 片、骨化三醇补钙等对症处理。9月30日患者出现高热,恶寒,气促,活动后明显,外周血氧饱和度下降,查血气提示I型呼衰,予面罩高流量吸氧。考虑感染情况危重,立即停用吗替麦考酚酯片,经患者及家属知情同意,予以转呼吸科重症监护室,完善相关检查,抗感染方案调整为(复方磺胺甲噁唑片、利奈唑胺、更昔洛韦、卡泊芬净),辅以气管插管 + 呼吸机辅助通气(有创辅助通气、高流量吸氧)、抗炎(甲泼尼龙)、补充白蛋白、利尿减轻心脏负荷、护胃、抗凝等对症处理,经治疗症状改善,予拔除气管插管后于10月11日转回肾内科进一步治疗。10月14日改予半量激素口服治疗(醋酸泼尼松片 30mg q.d.)、硫酸羟氯喹片(0.2g b.i.d.)。抗感染方案按呼吸科会诊意见执行,复方磺胺甲噁唑片减量(0.96g q6h),口服至满3周。出院后嘱患者定期门诊复诊,择期加用免疫抑制剂。中医方面,病情稳定后以益气养阴,清热利湿活血为治疗原则,以参芪地黄汤加减,中药处方如下:太子参 15g,黄芪 15g,生地黄 15g,山药 15g,牡丹皮 15g,茵陈 15g,玉米须 10g,白花蛇舌草 15g,炙甘草 5g,丹参 10g,白术 15g,广陈皮 10g,佛手 10g。

肺炎随访情况,2021年11月8日复查胸部 CT 提示肺部感染已明显吸收,呼吸科判断无需抗感染治疗。

狼疮性肾炎方面,2021年12月13日开始服用他克莫司(1mg b.i.d.)治疗,后门诊复诊,免疫抑制药物规律减量。2022年8月19日查尿蛋白-肌酐比值 0.093mg/g,尿蛋白阴性,2022年9月10日复诊病情稳定,免疫抑制方案改为醋酸泼尼松 10mg q.d.,他克莫司 0.5mg b.i.d.。

二、讨论与诊治体会

(一) 认识到狼疮性肾炎患者对于肺孢子菌肺炎的易感性

由于感染卡氏肺孢菌而获得的肺炎被称为肺孢子菌肺炎(pneumocystis pneumonia,PCP)。PCP 一旦发生,病情进展迅速,并出现严重低氧血症及难以纠正的I型呼吸衰竭,死亡率高。既往认为卡氏肺孢菌是一种条件致病性微生物,通过人际传播获得,可以附着于正常宿主肺泡上皮而不发病,当机体免疫功能受损时继发感染。免疫系统正常者可能会存在无症状的肺部定植,并向免疫功能受损的宿主传播肺孢子菌。

近年来,PCP 越来越多地在非艾滋病感染的免疫功能低下患者中被诊断出来。在非艾滋病患者中,发生 PCP 的重要危险因素包括使用糖皮质激素和细胞介导免疫力的缺陷、使用其他免疫抑制药物、癌症、实体器官抑制等。国外一项病例系列研究纳入了 116 例均为 PCP 初次发作的非 HIV 感染者,其中 91% 的患者在确诊前 1 个月内使用过糖皮质激素。

大剂量激素和免疫抑制药物的应用、肾功能不全、营养不良、免疫防御能力低下都是感染肺孢子菌肺炎的主要危险因素。而对于狼疮性肾炎患者而言，治疗初期大剂量糖皮质激素的应用及病情缓解后免疫抑制剂的长期维持都令自身感染风险增加。

魏桂玲等人回顾研究 699 例Ⅱ、Ⅲ、Ⅳ、Ⅴ、Ⅳ+Ⅴ及Ⅴ+Ⅲ型 LN 患者，在治疗过程中感染的发生率、发生时期、部位及病原体种类特点。发现 LN 并发感染的总体发生率为 27.3%，感染最常发生于诱导治疗 3 月内。本案患者在肾穿刺活检确诊后，于 2021 年 7 月 17 日开始甲泼尼龙 250mg 冲击治疗 3 天，后改为足量激素口服。在激素逐渐减量的过程中，于同年 9 月出现感染。可见预防感染在激素使用过程中的重要性。

（二）肺孢子菌肺炎的诊断方法

肺孢子菌肺炎（pneumocystis pneumonia，PCP）作为一种早期可以治愈，但又非常容易误诊或漏诊的感染性疾病。因此早期识别并诊断是改善患者预后的关键。

实验室检查方面，血清(1,3)-β-d 葡聚糖是卡氏肺孢菌细胞壁的一种成分。一项研究评估了超过 400 例有下呼吸道疾病的免疫功能受损患者，发现检测敏感性和特异性与 β-D-葡聚糖值的高低相关，当临界值为 80pg/ml 时，检测敏感性和特异性分别为 70% 和 81%。临界值 >200pg/ml 时，检测特异性升至100%。因此其是卡氏肺孢菌区别于其他真菌的重要诊断工具，当其指标升高时应高度警惕。

影像学方面，非 HIV 感染者中 PCP 的典型放射影像学的常见特征为双侧弥漫性的间质性浸润，亦可见肺叶浸润、肺大疱、气胸等。如果胸部 X 线检查结果正常，CT 扫描可能显示有广泛的磨玻璃样不透光区或囊性病灶。在影像学，PCP 常常难以与狼疮性肺炎、真菌性肺炎、巨细胞病毒性肺炎等鉴别，有时表现也酷似弥散性肺结核。因此，LN 患者出现肺部感染征象时，临床医师需要及时评估 PCP 的可能性，尽早进行病原学检查。

病原学方面，以往对 PCP 诊断多是对支气管肺泡灌洗液（bronchoalveolar lavage fluid，BALF）内的微生物进行染色和直接观察，现多通过显微镜检查和 BALF 的实时聚合酶链反应（PCR）做出诊断，肺泡灌洗液标本进行宏基因组测序对诊断 PCP 具有较高的敏感性和特异性。

对于有损害免疫功能的情况或正在接受联合免疫抑制治疗（如糖皮质激素联合环磷酰胺），存在肺炎和提示性放射影像学表现的患者，应考虑 PCP 的诊断。在能获取 BALF 时，对其进行病原体微生物学识别是首选方法。当无法获取呼吸系统标本时,可根据患者的风险、临床表现及血清诊断性检测而开始治疗。本例患者因狼疮性肾炎服用糖皮质激素具有明显的危险因素,测β-D-葡聚糖偏高,影像学亦有相应表现,转至呼吸科后获取支气管肺泡灌洗液确诊 PCP,得以尽快开始正确的治疗。

(三)肺孢子菌肺炎的治疗

对于非 HIV 感染者发生的 PCP 一般首选复方磺胺甲噁唑(trimethoprim-sulfamethoxazole,TMP-SMX)治疗。因为使用 TMP-SMX 的某些患者会出现高钾血症,对于肾功能不全患者、老年患者应在治疗期间定期检测血钾水平。如果在呼吸室内空气时动脉血气检测显示血氧分压 <70mmHg 或肺泡-动脉(A-a)氧梯度≥35mmHg,或者脉搏血氧测定显示低氧血症(例如呼吸室内空气时血氧饱和度 <92%),则可考虑辅助使用糖皮质激素治疗。已接受糖皮质激素治疗的患者,则可继续使用当前治疗方案。

有研究者通过 meta 分析发现,糖皮质激素与其他免疫抑制剂联合使用会增加自身免疫性炎症患者发生 PCP 的风险,适当预防用药可以减轻自身免疫性炎症患者发生 PCP 的风险。因为早期诊断和治疗对患者的生存和感染转归至关重要,在怀疑感染 PCP 时,应立即开始经验性治疗。

(四)中西医协同合作提高疗效

与其他细菌性肺炎相比,PCP 患者更易发生急性肺损伤和肺功能持续减退,对免疫功能受损患者的影响更为显著。而早期诊断、及时的药物治疗和后期的中西医协同个体化治疗是狼疮性肾炎患者患肺孢子菌肺炎后临床结局得到改善的重要因素。本例患者发病初期以肺部感染、呼吸衰竭为主要矛盾,因病情进展迅速,故当时治疗以西医为主,中医为辅。西医方面予抗感染、气管插管 + 呼吸机辅助通气、抗炎、补充白蛋白、利尿,以及护胃、抗凝等对症处理。而病情稳定转回肾内科后以狼疮性肾炎为主要矛盾,治疗上中西医并重。狼疮性肾炎与中医学的“阴阳毒”“温毒发斑”“水肿”等相关。该患者由于长期西药糖皮质激素、抗生素的应用,加之肺部感染初愈,耗气伤阴,易形成“药源性证型”,兼具壅结、血脉瘀滞等表现,故治疗上偏重于益气养阴,行气利湿。益气养阴不是益气药和养阴药简单地叠加,不仅要考虑到益气药多偏于温性易伤阴,同时也考虑到滋阴药滋腻有阻滞气机之弊,只有两类药物合理配伍才能发挥“益气养阴”的整体功效。本案的中药处方以参芪地黄汤为底方进行化裁加减,用太子参配黄芪,太子参能补气生津,健脾益肺,黄芪能补气升阳,益卫固表,二药相伍补气生津的作用增强。生地黄清热凉血,养阴生津;山药益气养阴,补脾肺肾;恐山茱萸敛邪故暂去。同时根据病情辨证选用清热活血、行气利湿等药。进而起到清余毒,扶正气的功效,促进疾病恢复调节机体整体免疫。而在维持治疗病情稳定阶段,正虚以脾肾两虚为主,邪实以湿瘀互阻为患,治宜补脾益肾,活血化瘀利湿。出院后以此为治疗法则进行辨证加减,中西医协同治疗、优势互补,减轻了西药的毒副作用,随访至今病情稳定。

(陈国伟　梁展耀　许苑)

参考文献

[1]　WEYANT R B,KABBANI D,DOUCETTE K,et al. Pneumocystis jirovecii:a review with a focus on prevention and treatment [J]. Expert Opin Pharmacother,2021,22(12):1579-1592.

[2]　KIM S J,LEE J,CHO Y J,et al. Prognostic factors of Pneumocystis jirovecii pneumonia in patients without HIV infection [J]. J Infect,2014,69(1):88-95.

[3]　YALE S H,LIMPER A H. Pneumocystis carinii pneumonia in patients without acquired immunodeficiency syndrome:associated illness and prior corticosteroid therapy [J]. Mayo Clin Proc,1996,71(1):5-13.

[4]　魏桂玲,刘志红,章海涛,等. 狼疮性肾炎患者并发感染的临床分析[J]. 肾脏病与透析肾移植杂志,2012,21(3):232-236.

[5]　MORJARIA S,FRAME J,FRANCO-GARCIA A,et al. Clinical Performance of(1,3) Beta-D Glucan for the Diagnosis of Pneumocystis Pneumonia(PCP) in Cancer Patients Tested With PCP Polymerase Chain Reaction [J]. Clin Infect Dis,2019,69(8):1303-1309.

[6]　NASR M,MOHAMMAD A,HOR M,et al. Exploring the Differences in Pneumocystis Pneumonia Infection Between HIV and Non-HIV Patients [J]. Cureus,2022,14(8):27727.

[7]　WANG H,SHUI L,CHEN Y. Combine use of glucocorticoid with other immunosuppressants is a risk factor for Pneumocystis jirovecii pneumonia in autoimmune inflammatory disease patients:a meta-analysis [J]. Clin Rheumatol,2023,42(1):269-276.

第二节　狼疮性肾炎合并重症感染、重度营养不良病例

一、病例资料

(一) 病史摘要

1. 基本信息

陈某某,女,22 岁,2019 年 7 月 1 日入院。

2. 主诉

反复双下肢浮肿 7 月余,咳嗽 1 月余,发热 1 天。

3. 病史简介

患者于 2018 年 11 月因"双下肢浮肿"至我院住院诊治,完善相关检查:生化:钾离子:4.75mmol/L,血肌酐:60μmol/L,自身免疫抗体检测:抗核抗体(+),1:1 000,抗 R0-52 抗体(+),抗 U1RNP 自身抗体(+),抗 Sm 抗体(+),抗双链 DNA 抗体(+),1:10。BMI:14.34kg/m^2。并于 2018 年 11 月 15 日行肾穿刺活检。病理示:符合狼疮性肾炎,弥漫增生肾小球肾炎(膜增生肾小球肾炎)样改变伴膜性病变;ISN/RPS 分类Ⅳ-G(A)+V型。予甲泼尼龙 500mg q.d.×3 天冲击治疗后,予足量激素(55mg q.d. p.o.)联合吗替麦考酚酯胶囊(0.75g b.i.d. p.o.)抑制免疫,并予利尿、补钙、护胃等治疗,中医方面,予参芪地黄汤加减。后症状好转出院。出院后规律服药。

2019 年 2 月患者自行停用所有药物,病情逐渐加重,未予重视。2019 年 5 月患者突发高热,诊断重症感染。经积极抗感染、抑制免疫、输血、补充白蛋白等对症处理后患者感染情况得到控制。同月患者再发感染,诊断为"重症肺炎、呼吸衰竭、心力衰竭等",收入我院 ICU 诊治。予抗感染,解痉平喘、化痰、强心,利尿、输血、血浆置换等处理。因免疫缺陷,患者感染情况反复。

2019 年 7 月 1 日上午患者再次出现发热,自测体温 38.5℃,咳嗽咳痰色黄白,无恶寒、鼻塞流涕,心慌乏力头晕,无胸闷气促等不适,遂至我院就诊,遂以"狼疮性肾炎Ⅳ-G(A)+V型、细菌性肺炎"为诊断收入我科。

既往史:α 型地中海贫血病史。曾于 2018 年 5 月诊断性刮宫术。2019 年 5 月因重度贫血于外院输注同型红细胞悬液 300ml。个人史和家族史无特殊。否认药物过敏史。

(二)体格检查

极度消瘦,营养不良;左肺呼吸音弱,右肺未闻及明显干湿啰音;双侧输尿管行经区无压痛,双肋脊点、肋腰点无压痛,双肾区无叩击痛,腹部移动性浊音(-),双下肢无浮肿。体重:25.6kg,身高 166cm,身体质量指数(body mass index,BMI):9.32kg/m^2。

(三)辅助检查

1. 实验室检查

血常规:白细胞计数 $19.89×10^9$/L,中性粒细胞计数 $18.28×10^9$/L,中性粒细胞百分比 91.9%,血红蛋白 78g/L,C 反应蛋白 136.70mg/L,降钙素原 0.27ng/ml,

血清淀粉样蛋白 A 1 088.67mg/L。生化：血肌酐 240μmol/L，尿酸 948μmol/L，白蛋白 26.6g/L。BNP>5 000pg/ml，TnT 0.085μg/L。G 试验 2 项：内毒素 0.28EU/ml，3-β-D 葡聚糖 74.10pg/ml。

免疫学指标检测：抗核抗体（ANA）（+），抗核抗体核型颗粒型，抗核抗体效价 1：1 000，抗 U1RNP 自身抗体 298AU/ml，抗 Sm 抗体 179AU/ml，抗 SSA（Ro-60）抗体 141AU/ml。免疫功能检测：C3：0.37g/L，CH50：13U/ml。

病原学：血培养：溶血葡萄球菌感染，对万古霉素、环丙沙星、左氧氟沙星、克林霉素、莫西沙星、庆大霉素等敏感。对头孢曲松、头孢吡肟、阿奇霉素、头孢克肟等耐药。粪便培养：奥默科达菌、白念珠菌、克柔念珠菌。痰培养：奥默科达菌、热带念珠菌、耐甲氧西林金黄色葡萄球菌（MRSA）、耐碳青霉烯类肺炎克雷伯菌（KP）、白念珠菌、克柔念珠菌。

尿液检查：尿潜血 +++，尿蛋白 ++。

粪便检查：粪便常规未见异常，隐血 ±~+。

2. 其他检查

心脏彩超：射血分数（EF）：50%，左室短轴缩短率（FS）：26%，左室收缩功能减低；三尖瓣少量反流；心包少量积液；（探查期间患者心率 115bpm）。胸腹部 CT 检查：双肺多发炎症；双侧新发胸腔积液；心脏稍大，心包少量积液；心腔大血管密度减低，注意贫血；胰腺及胰周改变，未除急性胰腺炎；双肾体积增大；腹盆腔积液；肝 S4 段多发小钙化灶。

（四）肾病理活检

免疫荧光：荧光标本未见肾小球，以石蜡切片进行荧光染色：IgA+/-，IgG++，IgM+，C3+，C1q++，FRA-，Kappa 链 ++，Lambda 链 ++，HBsAg 未检，HBcAg 未检，沉积方式：沿毛细血管及系膜区呈多部位沉积。

光镜检查：共检及肾小球 33 个。其中肾小球球性硬化：0 个。肾小球节段性硬化：0 个。肾小球新月体形成：0 个。肾小球系膜细胞及基质弥漫性中至重度增生。内皮细胞局灶节段性增生伴少量中性粒细胞浸润。肾小球基底膜增厚，见系膜基质插入，双轨征形成，并伴有钉突形成。系膜区、内皮下和上皮下可见嗜复红蛋白沉积，白金耳结构易见。肾小管上皮细胞弥漫性空泡变性及颗粒变性，小灶状萎缩（10%）。肾间质弥漫性水肿，伴灶状淋巴细胞、单核细胞浸润及纤维化（10%）。肾小动脉管壁轻度增厚。主要诊断：符合狼疮性肾炎。损伤模式：弥漫增生肾小球肾炎（膜增生肾小球肾炎）样改变伴膜性病变。分级：ISN/RPS 分类Ⅳ-G（A）+V型。

(五) 诊断分析

1. 西医方面

（1）系统性红斑狼疮与狼疮性肾炎：《2020 中国系统性红斑狼疮诊疗指南》推荐使用的 2012 年 SLICC 标准或 2019 年 EULAR/ACR 标准诊断 SLE。本案患者有肾穿刺活检证实的狼疮性肾炎，伴有 ANA 阳性及抗双链 DNA 抗体阳性；满足 2012 年 SLICC 分类标准中临床标准（皮肤狼疮、用尿蛋白-肌酐比值 >500mg/g）和免疫学标准（ANA 及抗双链 DNA 抗体升高、低补体），SLE 诊断成立。肾活检显示符合狼疮性肾炎病理改变的免疫复合物肾小球肾炎，是诊断狼疮性肾炎最可靠的标准。本案中肾活检病理示弥漫球性肾小球内增生病变，累及 ≥50% 肾小球。可见弥漫性白金耳样免疫复合物沉积，伴系膜增生。故诊断 IV-G（A）活动性病变。光镜下，球性肾小球基底膜不规则增厚，见系膜基质插入，双轨征形成，并伴有钉突形成。免疫荧光和电子显微镜下肾小球上皮细胞下免疫复合物沉积。故诊断 V 型膜性 LN。综上，病理明确诊断为狼疮性肾炎 IV-G（A）+V 型，狼疮性肾炎诊断成立。本次入院后患者检验检查提示血尿、蛋白尿、脓尿、胸膜炎、心包炎、低补体等异常，根据 SLEDAI-2000 评分可判断为重度活动（16 分）。

（2）肺部感染：本案患者自 2019 年 5 月反复发热，血培养及痰培养考虑细菌性感染，经积极抗感染治疗后病情改善出院。但患者出院后仍出现病情反复。本次入院后患者因氧合指数差且存在气促，行无创呼吸机辅助通气，肺部 CT 提示双肺多发炎症。故肺部感染诊断可明确。

（3）重度营养不良：根据《中国慢性肾脏病营养治疗临床实践指南（2021版）》推荐，CKD 患者营养评估以蛋白质能量消耗（PEW）为诊断标准，包含生化指标、肌肉量、体重及饮食四个方面。本案患者白蛋白 26.6g/L，小于 38g/L，满足生化指标诊断；BMI：9.32kg/m²，小于 22kg/m²，半年内体重减轻 35%，大于 10%，满足体重诊断标准；通过饮食评估蛋白质摄入不足，小于 0.8g/(kg·d) 至少 2 月，满足饮食标准。4 项标准满足 3 项，故营养不良诊断明确。根据《全球领导人营养不良倡议（GLIM）》，本案患者同样满足 1 项表型标准（BMI<18.5kg/m²）及 1 项病因标准（慢性疾病），分级为重度营养不良（BMI<18.5kg/m²，6 个月体重减少 >20%），故重度营养不良诊断明确。

2. 中医方面

中医学并未有狼疮性肾炎之名，但其类似症状散见于历代文献，如《金匮要略·百合狐惑阴阳毒病证治》云"阳毒之为病，面赤斑斑如锦文……""阴毒之为病，面目青，身痛如被杖，咽喉痛"，依据狼疮性肾炎的临床表现，求诸文献,可将其纳入水肿、阴阳毒、虚劳、阳毒发斑、丹疹等范畴。

患者为年轻女性,既往双腿可见散在出血点,形如"斑斑如锦文"为血瘀内阻;精神疲倦,乏力为脾肾气虚的表现,形体失养;小便夹泡沫为肾虚失摄,精微下注之象。综上所述,本患者诊断应为"阴阳毒",该患者病位在脾肾,病机为气虚血瘀,病性为本虚标实。

中医对肺热病的认识最早见于《素问·刺热论》:"肺热病者,先淅然厥起毫毛,恶风寒,舌上黄身热。热争则喘咳,痛走胸膺背,不得大息,头痛不堪,汗出而寒。"究其病机为正气不足,卫气不固,卫外功能减弱,外邪乘虚侵入,肺失宣肃,痰热瘀毒互阻,进而出现发热、咳嗽、咳痰,甚则胸痛、咯血等症状,其病位在肺,严重者可累及其他脏腑。

虚劳,是指以两脏或多脏耗伤、气血阴阳中两种以上功能虚损为主要表现的慢性虚弱性证候的总称,又称虚损。虚劳的诊断主要参照《中药新药治疗慢性疲劳综合征的临床研究指南》《中医症候鉴别诊断学》及《中医内科学》。临床特征为①形寒肢冷,神疲消瘦,下利清谷,五更泄泻,腰软膝冷,精神萎靡,小便频数或小便不利,面浮肢肿,女性不孕,舌质淡胖,脉沉或迟或细或弱。②有长期慢性病史,或存在引起虚劳的其他致病因素。③排除其他内科疾病中的虚证。患者为年轻女性,极度消瘦,大肉已脱、精神疲倦、乏力、尿少;阴阳毒为长期慢性病、久病。依据上述的诊断标准,可明确本病的诊断。

(六) 最后诊断

1. 中医诊断

(1) 肺热病(肺脾肾虚,痰热瘀阻)

(2) 阴阳毒(肺脾肾虚,痰热瘀阻)

(3) 虚劳(肺脾肾虚,痰热瘀阻)

2. 西医诊断

(1) 肺部感染

耐甲氧西林金黄色葡萄球菌感染(肺部)

(2) 系统性红斑狼疮,累及器官或系统

狼疮性肾炎[Ⅳ-G(A)+Ⅴ型]

重度贫血

(3) 重度营养不良伴消瘦

(4) 心力衰竭(心功能Ⅲ级)

(5) 原发性甲状腺功能亢进症

桥本甲状腺炎

（6）α 型地中海贫血

（七）治疗经过及随访

本次入院后患者因反复肺部感染,结合 5 月份住院病原学培养结果,根据药敏试验结果先后予万古霉素、哌拉西林钠他唑巴坦钠、氟康唑胶囊、利奈唑胺、头孢哌酮钠舒巴坦钠、醋酸卡泊芬净、替加环素多重抗感染。末次抗感染方案为:替加环素 100mg q.12h.+ 头孢哌酮钠舒巴坦钠 3g q.12h.+ 醋酸卡泊芬净 50mg q.d. 覆盖革兰氏阳性菌、阴性菌及真菌治疗。

系统性红斑狼疮及狼疮性肾炎治疗方面,考虑目前感染严重,评估狼疮活动评分 16 分,考虑目前治疗以积极控制感染为主。免疫治疗方面维持甲泼尼龙片 20mg q.d. 抗炎治疗,硫酸羟氯喹抑制免疫治疗。

支持治疗方面,患者重度营养不良,根据营养科会诊意见,肠内肠外营养支持,同时补充左卡尼汀注射液补充肉碱改善脂代谢、营养心肌细胞;患者出现反复腹泻,予枯草杆菌二联活菌颗粒调节肠道菌群,盐酸小檗碱、盐酸洛哌丁胺胶囊止泻等对症处理。

心功能方面,考虑心衰先后予沙库巴曲缬沙坦钠片、重组人脑利钠肽、呋塞米、托拉塞米等利尿减轻心脏负荷,地高辛强心,输血改善贫血。

甲状腺疾病方面:甲巯咪唑片、硒酵母片治疗桥本甲状腺炎、甲状腺功能亢进。

入院后中医以标本兼治为则,以扶正祛邪为法,方用炙甘草汤合甘草黄芩汤加减,处方:桂枝 12g,炙甘草 12g,生姜 12g,大枣 60g,麦冬 24g,生地黄 12g,阿胶 12g(烊化),熟附子 12g(先煎),制远志 12g,黄芩 12g,法半夏 12g,茯苓(云苓)12g,石膏 12g。日 1 剂,水煎煮,浓煎至 100ml。

经治疗患者情况:神清,精神尚可,消瘦,四肢乏力较前改善,纳眠较前好转。舌红。苔薄白,脉细。双肺呼吸音弱,未闻及干湿啰音。双下肢无浮肿。治疗后复查:血常规:白细胞计数:7.35×10^9/L,中性粒细胞百分比:79.8%,血红蛋白:87g/L,BNP:196.0pg/ml;肝功能:白蛋白:23.7g/L,降钙素原 0.28ng/ml,肾功能:肌酐:84μmol/L。 免疫功能检测:C3:0.32g/L,CH50:9U/ml。 免疫功能检测:抗核抗体(+),抗核抗体核型:颗粒型,抗核抗体效价 1∶1 000,抗 U1 自身 RNP 抗体:126AUml,抗 Sm 抗体:2 151AU/ml,抗 SSA(Ro-60)抗体:110AU/ml。

出院中药处方:人参 10g、枸杞 10g、炒鸡内金 9g、熟附子 9g、黄芩 10g、三七 3g。日 1 剂,水煎煮,浓煎至 100ml。

随访情况:经过 3 个月治疗后患者轮椅出院,正常饮食,随后门诊随访,根据病情调整治疗方案。患者在出院一个月后体重上涨,且能下地活动。约半年后生活可完全自理,随访至今年 8 月份病情稳定,正常工作生活。

二、讨论与诊治体会

(一)系统性红斑狼疮患者感染的危险因素及识别

我国 SLE 患者因感染导致死亡的比例呈逐年上升趋势,超过 50% 的 SLE 患者因感染导致死亡,是我国 SLE 患者死亡的首位病因。系统性红斑狼疮患者感染的危险因素包括血小板减少($OR=1.61$)、贫血($OR=2.294$)、低蛋白血症($OR=2.336$)、C3 降低($OR=1.890$)、较高的 SDI 评分($SMD=0.451$)、肾脏受累($OR=2.692$)、糖尿病($OR=3.890$)是 SLE 患者合并感染的主要危险因素。对于亚洲人群,与吗替麦考酚酯相比,包括他克莫司在内的诱导方案的总体感染率较低($RR=0.50$)。诱导期总体感染和严重感染的发生率高于治疗维持期。SLE 患者的感染诊断中,CRP 的综合敏感性为 0.75,特异性为 0.72,PCT 的综合敏感性为 0.68,特异性为 0.75。具有上述临床特征和危险因素的 SLE 患者可能是感染高危人群。因此应及时评估患者的临床表现,加强对感染的识别与预防十分重要。

(二)系统性红斑狼疮并发感染的特点

肺炎、泌尿道和皮肤感染是导致 SLE 住院的常见感染,而菌血症和败血症是住院死亡的主要原因。最常见的病原体种类依次为细菌(大肠杆菌、鲍曼不动杆菌、凝固酶阴性葡萄球菌、金黄色葡萄球菌)、病毒(带状疱疹、巨细胞病毒、流感病毒)及真菌(念珠菌属、曲霉、隐球菌)。革兰氏阴性杆菌中,耐药菌株主要为产超广谱 β-内酰胺酶(extended spectrum β lactamase,ESBL)的大肠杆菌(54.0%)和肺炎克雷伯菌(31.8%)。革兰氏阳性杆菌中,耐药菌株主要为耐甲氧西林金黄色葡萄球菌(MRSA)和耐甲氧西林凝固酶阴性葡萄球菌(MRCNS),分别为 26.7% 和 38.9%。不同病理类型的 LN 患者因肾脏病变程度及治疗方案的不同在感染率上也存在差异,不同研究的结果不一。总体来说,Ⅲ型、Ⅳ型、Ⅲ+Ⅴ型、Ⅳ+Ⅴ型的感染率相对较高。

(三)系统性红斑狼疮伴营养不良

体重减轻是 SLE 的常见临床表现,发病率在 17%~51%,减轻的程度通常小于原体重的 10%。部分 SLE 评估方法包含体重评估,如大不列颠群岛狼疮评估组指数(BILAG)、系统性红斑狼疮活动性测定(SLAM-R)。BILAG 指数中体重减轻 >5% 即可积分。在 SLAM-R 指数中,体重下降 <10% 为轻度;>10% 则为严重下降。根据 Fearon 标准,恶病质定义为 6 个月内体重减轻 5% 和/或 BMI 小于 $20kg/m^2$ 时体重减轻 2% 和/或骨骼肌质量指数小于 $7.26kg/m^2$（男），$5.45kg/m^2$（女）。SLE 患者出现恶病质的危险因素包括使用激素、狼疮性肾炎、浆膜炎等。体重减轻和营养不良与自身免疫性疾病的发展、结局有关。未能恢复体重，表现为持续性恶病质的 SLE 患者更可能发生 $eGFR<50ml/(min \cdot 1.73m^2)$、ESRD、尿蛋白总量 >3 500mg/24h。研究表明，预后营养指数（PNI）与狼疮性肾炎患者发生终末期肾功能衰竭相关（$OR=0.925$），ESRF 患者的中位 PNI 显著降低。PNI 还是狼疮活动的独立预测因子，与 SLEDAI-2000、红细胞沉降率、C 反应蛋白等显著相关。

（四）治疗与预后

1. 西医方面

（1）低剂量糖皮质激素的使用：糖皮质激素和其他免疫抑制剂可增加 SLE 患者的感染率，并加重感染的严重程度。糖皮质激素和免疫抑制剂的使用（$OR=3.116$）是 SLE 患者合并感染的主要危险因素。控制糖皮质激素的使用剂量并避免联合使用免疫抑制剂对感染风险高的患者尤为重要。如感染比较轻，可不必调整激素或免疫抑制药剂量；如果为重症感染，则应适当减少甚至停用免疫抑制药。本例患者狼疮活动评分高，但患者多次反复感染，因此在权衡利弊下，选择调整甲泼尼龙剂量为 20mg q.d.，并且暂停免疫抑制剂治疗，强化抗细菌、抗真菌治疗，结合中医"扶正祛邪"理念，运用中医汤剂扶助患者正气，祛邪外出，经过治疗后患者感染控制出院，出院后坚持中西医结合诊治，治疗效果良好。

（2）积极抗感染：SLE 患者一旦明确感染，就应开始抗感染治疗。在完善病原学检查后，经验性治疗多采取抗菌药物降阶梯疗法，即选用强杀菌剂，如第 3 代头孢、碳青霉烯类以及第 3 代喹诺酮类药物，并根据药敏结果进一步调整抗菌药物治疗方案。SLE 患者合并肺部感染，病原学结果以革兰氏阴性杆菌为主，临床上常用第 3 代头孢作为 SLE 患者发生肺部感染的治疗用药。抗菌药物的选择应尽可能选择靶器官浓度高，本地耐药率低、不良反应相对较小的药物。针对狼疮性肾炎患者，更应该慎重选择药物。本例患者呼吸系统感染致血行感染，应选择血流分布和呼吸系统浓度都较高的药物。血流分布浓度较高抗菌药物包括头孢曲松、头孢哌酮或碳青霉烯类。呼吸系统中浓度较高的抗菌药物包括喹诺酮类。对 MRSA，万古霉素、去甲万古霉素和夫西地酸具有稳定的抗菌活性。因此，重症病例应用万古霉素或去甲万古霉素。在一次菌血症发作后，SLE 患者的 1 年累积存活率只有 67%，复发率为 26.3%，大约 32.7% 的导致反复菌血症的病原体与引起前一次病症的病原体相同。因此当 SLE 患者被怀疑有反复菌血症发作时可以使用针对前一次发作中发现的病原体的抗生素。本案患者 2 月前同样因肺部感染入院,就诊时痰培养为产 ESBLs 肺炎克雷伯菌。故本次入院抗感染方案首选头孢哌酮钠舒巴坦钠。后培养合并溶血葡萄球菌及 MRSA,故根据药敏结果选择替加环素。

(3) 对症及营养支持治疗:本案中,在接诊发现患者严重营养不良,及时请营养科医师会诊,制定合理营养方案,包括肠外营养联合肠内营养。肠外营养为深静脉置管,配置三升袋,根据出入量决定肠外营养供给量。肠内营养补充为安素(肠内营养粉剂)2~6 勺,温开水冲调至 120ml,一日 3~6 餐,为改善预后起到积极作用。肠内营养早期患者未能配合治疗,进食少,后因病情加重改胃管鼻饲,发现使用胃管鼻饲,患者营养餐摄入量得以保证,同时根据患者胃潴留情况调整剂量。

2. 中医方面

患者为年轻女性,极度消瘦,营养不良,大肉已脱为阴阳两虚;精神疲倦,乏力,脉细为脾肾气虚,气血生化乏源,机体失养之象;小便量少肾虚气化无力之象;纳差为脾胃虚弱之象,反复发热为外感邪气,邪正相争之象,咳嗽咳痰为痰热壅肺,肺失宣降之象;舌红、脉数为痰热内阻,久病入络瘀血内生。综上所述,本病病机为肺脾肾虚,痰热瘀阻,病位在肺、脾、肾,病性属本虚标实。

患者在肺脾肾三脏虚损的基础上,外感邪气,遂发为肺热病,痰热瘀阻。此时应以扶正祛邪为大法。故用气血阴阳俱补之方炙甘草汤合清化痰热之方甘草黄芩汤加减。炙甘草汤方中麦冬养阴生津、润肺清心,阿胶滋阴补血润肺,生地黄滋阴养血、充脉养心,诸药合用,共补阴血,此外尚可补阴精以化阳气,从 "阴中求阳";桂枝温阳通脉、助阳化气,生姜辛行温通,二者相合温心阳,通血脉,又防大量滋阴之品过于厚腻;大枣补益中气,以滋气血生化之源;炙甘草坐镇中州,调和阴阳,形成阴阳双补、气血同调的格局,共奏益气养阴、通阳复脉之功。更添附子回阳救逆,远志举陷摄精,交接水火。另一方面,甘草黄芩汤出自《四圣心源》,原书主治:湿热熏蒸,口气秽恶者。究其病机,为土者水火之中气,水泛于土,则湿生。火郁于土,则热作。本案患者脏腑俱虚,虚劳之至,复感外邪,湿生热作,痰热壅肺,故用甘草黄芩汤清化痰热。其中茯苓淡渗利湿健脾;半夏燥湿化痰;石膏清热泻火,除烦止渴;黄芩清热燥湿,泻火解毒;易甘草为炙甘草补中益气。炙甘草汤合甘草黄芩汤加减共奏阴阳双补,清化痰热之功。经治疗,患者邪去正安。

出院时,扶正方面,其中人参配伍熟附子益气回阳,上助心阳,下补肾阳,中健脾气,气阳同救,起到性温和而兼润、补而能固的功效。枸杞滋补肝肾,填补肾精。《本草汇言》:"世俗但知补气必用参、芪,补阳必用桂、附,降火必用芩、连……殊不知枸杞能使气可充,阳可生,阴可长,火可降。"其味重而纯,故能补阴,阴中有阳,故能补气。所以滋阴而不致阴衰,助阳而能使阳旺。祛邪方面,鸡内金是鸡之脾胃也。《医学衷中参西录》认为其能化瘀积。虚劳之证,经络常常瘀滞,加鸡内金于滋补药中,可以化其经络之瘀滞,而病始可愈。黄芩专泻肺胃上焦之火,主治胸中逆气,膈上热痰,咳嗽喘急,发斑发黄,以其大能凉膈也。是肺中湿热,瘀血壅盛,必用之药。三七功能活血化瘀。"久病必有瘀",阴阳毒患者常酌加三七以活血化瘀。临床时常不能找到舌脉之瘀象,但血、尿FDP,血液流变学指标,均提示治疗本病时活血化瘀的必要性。把宏观辨证与微观辨证结合起来,扩大了"瘀血"证的范畴和活血化瘀中药的应用指征,临床实践证明能有效减缓病情的进展。

(五)体会

与一般 SLE、LN 患者相比,本例患者存在以下特殊的地方:①重度营养不良。入院症见形体消瘦,BMI:9.32kg/m²。中-重度贫血,低蛋白血症;②多次反复感染;③接受激素联合免疫抑制剂(环磷酰胺、吗替麦考酚酯胶囊)治疗后,因感染及重度营养不良,结合狼疮评分考虑重度活动,但因感染无法继续使用诱导治疗方案,改用维持治疗方案(甲泼尼龙 20mg q.d. p.o. 联合硫酸羟氯喹片 0.2g b.i.d. p.o.)。④诊治时生物制剂(利妥昔单抗、贝利尤单抗)国内未正式上市。

免疫异常患者感染严重时应积极控制感染:重症感染下免疫低下患者死亡率高。本患者能够成功救治,最关键是在面临狼疮活动与免疫低下的治疗决策,我们以积极控制感染为主。同时本次入院后患者检验检查提示血尿、蛋白尿、脓尿、胸膜炎、心包炎、低补体等异常,根据 SLEDAI-2000 评分可判断为重度活动(16 分)。诱导缓解方案无法完全执行,仍坚持半量激素联合羟氯喹。

营养支持及时:极度消瘦、合并感染患者死亡率极高,我们在治疗之时积极发挥营养科医生的作用,营养支持采取肠内外结合方式,既保证热卡充足,同时维持肠内营养支持稳定肠道菌群,避免在反复大量使用抗生素的情况出现菌群失调或机会致病菌的影响。提示在重症患者治疗方面,临床医生要注重患者营养支持,可采用多种方式结合的营养支持。肠内营养支持的优势在于维持肠道菌群的稳定。广东省中医院名中医黄春林教授调脾六法,注重治疗肾病患者脾胃功能,选方遣药根据现代药理研究结合辨病辨证相结合,临床使用具有抗菌作用中药加入方中,如蒲公英、鱼腥草等。

中医药扶正祛邪治疗到位:中医药汤剂发挥积极的扶正效应。本患者进食少,大肉已脱,处于危重状态,如陈修园先生所述"脏阴太虚,阴虚则不能维阳,阳亦随脱"的状态,故用炙甘草汤加减扶正。同时中医药汤剂发挥积极的祛邪作用。患者复感外邪,痰热内结。故用甘草黄芩汤加减祛邪。强调扶正不留邪,祛邪不伤正的临床经验。

(胡晓璇　卢家言　侯海晶)

参考文献

[1]　CORREIA M I T D,TAPPENDEN K A,MALONE A,et al. Utilization and validation of the Global Leadership Initiative on Malnutrition(GLIM):A scoping review[J]. Clin Nutr,2022,41(3):687-697.

[2]　FEI Y,SHI X,GAN F,et al. Death causes and pathogens analysis of systemic lupus erythematosus during the past 26 years[J]. Clin Rheumatol,2014,33(1):57-63.

[3]　YUAN Q,XING X,LU Z,et al. Clinical characteristics and risk factors of infection in patients with systemic lupus erythematosus:A systematic review and meta-analysis of observational studies[J]. Semin Arthritis Rheum,2020,50(5):1022-1039.

[4]　THONG K M,CHAN T M. Infectious complications in lupus nephritis treatment:a systematic review and meta-analysis[J]. Lupus,2019,28(3):334-346.

[5]　BRUERA S,VENTURA M J,AGARWAL S K,et al. The utility of erythrocyte sedimentation rate,C-reactive protein,and procalcitonin in detecting infections in patients with systemic lupus erythematosus:A systematic review[J]. Lupus,2022,31(10):1163-1174.

[6]　TEH C L,WAN S A,LING G R. Severe infections in systemic lupus erythematosus:disease pattern and predictors of infection-related mortality[J]. Clin Rheumatol,2018,37(8):2081-2086.

[7]　CHEN D,XIE J,CHEN H,et al. Infection in Southern Chinese Patients with Systemic Lupus Erythematosus:Spectrum,Drug Resistance,Outcomes,and Risk Factors[J]. J Rheumatol,2016,43(9):1650-1656.

[8]　解加泳. 380例狼疮性肾炎并发感染者的回顾性分析[J]. 中华实验和临床感染病杂志(电子版),2014,8(4):522-525.

[9]　罗贞,史添立,徐柏平. 狼疮性肾炎患者感染的临床分析[J]. 中华医院感染学杂志,2015,25(18):4216-4218.

[10]　GORDON C,SUTCLIFFE N,SKAN J,et al. Definition and treatment of lupus flares measured by the BILAG index[J]. Rheumatology(Oxford),2003,42(11):1372-1379.

[11]　ROMERO-DIAZ J,ISENBERG D,RAMSEY-GOLDMAN R. Measures of adult systemic lupus erythematosus:updated version of British Isles Lupus Assessment Group(BILAG 2004),European Consensus Lupus Activity Measurements(ECLAM),Systemic Lupus

Activity Measure,Revised(SLAM-R),Systemic Lupus Activity Questionnaire for Population Studies(SLAQ),Systemic Lupus Erythematosus Disease Activity Index 2000(SLEDAI-2KSLEDAI-2000),and Systemic Lupus International Collaborating Clinics/American College of Rheumatology Damage Index(SDI)［J］. Arthritis Care Res (Hoboken),2011,63(11):37-46.

［12］ VANHOUTTE G,VAN DE WIEL M,WOUTERS K,et al. Cachexia in cancer:what is in the definition?［J］. BMJ Open Gastroenterol,2016,3(1):97.

［13］ STOJAN G,LI J,WITTMAACK A,et al. Cachexia in Systemic Lupus Erythematosus:Risk Factors and Relation to Disease Activity and Damage［J］. Arthritis Care Res(Hoboken), 2021,73(11):1577-1582.

［14］ AHN S S,YOO J,JUNG S M,et al. Comparison of the Clinical Implications among Five Different Nutritional Indices in Patients with Lupus Nephritis［J］. Nutrients,2019,11(7).

［15］ AHN S S,JUNG S M,SONG J J,et al. Prognostic nutritional index is correlated with disease activity in patients with systemic lupus erythematosus［J］. Lupus,2018,27(10): 1697-1705.

［16］ 王秀娇,左晓霞,谢晓韵,等. 系统性红斑狼疮住院患者合并严重感染的危险因素 ［J］. 中南大学学报(医学版),2021,46(7):704-710.

［17］ 阮子培,张景利,张晓敏. 系统性红斑狼疮与感染关系的研究进展［J］. 牡丹江医学 院学报,2021,42(2):122-125.